Evolução do CÉREBRO

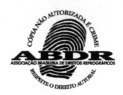

D142e   Dalgalarrondo, Paulo.
              Evolução do cérebro: sistema nervoso, psicologia e psicopatologia sob a perspectiva evolucionista / Paulo Dalgalarrondo. – Porto Alegre : Artmed, 2011.
              461 p. : il. ; 25 cm.

           ISBN 978-85-363-2439-5

           1. Neurociência. 2. Cérebro – Evolução. I. Título.

                                                                                                          CDU 616.8

Catalogação na publicação: Ana Paula M. Magnus – CRB 10/2052

PAULO Dalgalarrondo

Professor Titular de Psicopatologia na Universidade Estadual de Campinas (UNICAMP)
Docente do Módulo de Neurociência do Curso Médico – Faculdade de Ciências Médicas – UNICAMP

Evolução do CÉREBRO

SISTEMA NERVOSO, PSICOLOGIA E PSICOPATOLOGIA SOB A PERSPECTIVA EVOLUCIONISTA

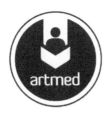

2011

© Artmed Editora S.A., 2011

Capa: Paola Manica
Ilustrações: Vagner Coelho
Preparação de originais: Alessandra B. Flach
Leitura final: Ivaniza O. de Souza
Editora sênior: Cláudia Bittencourt
Assistente editorial: Dieimi Lopes Deitos
Projeto gráfico/editoração eletrônica: TIPOS design editorial

Reservados todos os direitos de publicação, em língua portuguesa, à
ARTMED® EDITORA S.A.
Av. Jerônimo de Ornelas, 670 — Santana
90040-340 Porto Alegre RS
Fone (51) 3027-7000 Fax (51) 3027-7070

É proibida a duplicação ou reprodução deste volume, no todo ou em parte, sob quaisquer
formas ou por quaisquer meios (eletrônico, mecânico, gravação, fotocópia, distribuição na
Web e outros), sem permissão expressa da Editora.

SÃO PAULO
Av. Embaixador Macedo Soares, 10.735 - Pavilhão 5 - Cond. Espace Center
Vila Anastácio 05095-035 São Paulo SP
Fone (11) 3665-1100 Fax (11) 3667-1333

SAC 0800 703-3444

IMPRESSO NO BRASIL
PRINTED IN BRAZIL

para minhas filhas, Luísa e Gabriela

AGRADECIMENTOS

Não sendo especialista em biologia evolutiva, genética, zoologia, paleoantropologia, linguística ou neuroanatomia, esta obra exigiu de mim, além de muito esforço, certa ousadia (e, em alguns momentos, algo de insensatez em adentrar áreas difíceis que não domino), amainados com o contrapeso da autocrítica e de exames atentos e repetidos do material que ia sendo produzido. Além de pesquisar em livros e artigos originais e de revisão dessas áreas, precisei assistir a cursos em disciplinas de graduação e pós-graduação (p. ex., em biologia, linguística e antropologia). Muitos professores e amigos, a maior parte da UNICAMP, foram, nesse sentido, uma fonte valiosa de ensino, estímulo, crítica e discussões ao longo dos últimos cinco anos, período de produção final deste livro. Infelizmente, talvez não possa mencionar todos.

O material aqui apresentado foi, em parte, utilizado nos seminários "Cérebro, consciência e evolução", que integram o módulo de neurociências do segundo ano do curso de graduação em medicina da Faculdade de Ciências Médicas (FCM) da UNICAMP, módulo do qual sou professor há 10 anos. A coordenadora desse módulo, professora Elenice Aparecida Moraes Ferrari, neurocientista do Departamento de Fisiologia e Biofísica do Instituto de Biologia (IB) da UNICAMP, desde o início me incentivou a investir nos seminários e no livro, assim como corrigiu alguns erros. Os alunos que participaram dos seminários contribuíram com críticas ao material e com perguntas que me obrigavam a pensar e pesquisar.

Durante a elaboração desta obra, iniciei doutorado em antropologia social, no IFCH/UNICAMP, sendo meu orientador o professor Mauro W. Barbosa de Almeida, cujos ensino, amizade e estímulo intelectual têm sido fundamentais em minhas trajetórias pessoal e acadêmica. Nesse doutorado, discussões com os professores Nádia Farage, Guita Grin Debert e Omar Ribeiro Thomaz, entre outros, assim como com outros alunos, colegas de curso, me ajudaram a perceber implicações sociais e políticas das ciências naturais e das teses evolucionistas.

AGRADECIMENTOS

O amigo, professor de ecologia e estudioso tanto da história do pensamento evolucionista como da relação entre ciência e sociedade Thomas Michael Lewinsohn foi e é uma referência para mim, fornecendo estímulo e ideias para vários temas deste livro. Através do Thomas, o professor de ecologia e comportamento Rogério Parentoni Martins, da Universidade Federal de Minas Gerais, leu o material e fez comentários muito valiosos.

Foram também importantes os cursos de zoologia, ministrado pelo professor André Victor Lucci Freitas, e de etologia, ministrado pela professora Daniela Rodrigues, do Departamento de Biologia Animal/IB/UNICAMP. A professora do Departamento de Genética e Evolução do IB/UNICAMP Vera Nisaka Solferini com generosidade me ajudou a entender meandros do pensamento de Darwin e suas implicações para as noções atuais em biologia evolutiva. As belas aulas da professora Eleonore Z. F. Setz, zoóloga e etóloga especializada em mamíferos, estimularam o início de colaboração entre nós no estudo etológico do autismo.

Na Faculdade de Ciências Médicas da UNICAMP, Marcos Tadeu Nolasco da Silva, professor de pediatria, foi quem, há cerca de 15 anos, me abriu os olhos para alguns *insights* da medicina evolucionista, em um momento em que pouco se atentava para o tema em nosso meio. Versões prévias deste livro foram gentilmente lidas por Íscia Teresinha Lopes-Cendes, do Departamento de Genética Médica da FCM/UNICAMP, pelos professores Carlos Alberto Mantovani Guerreiro e Fernando Cendes, do Departamento de Neurologia da FCM/UNICAMP, e pelo professor Claudio Eduardo Muller Banzato, do Departamento de Psicologia Médica e Psiquiatria da UNICAMP.

Esta obra cobre um amplo leque de temas, conceitos e fatos científicos, muitos deles complexos, difíceis e polêmicos, assim como algumas teses com conotações valorativas e mesmo sociopolíticas. Erros e imprecisões serão inevitavelmente encontrados, assim como teses plenamente atacáveis. Apenas o autor é responsável por eles, pois resolveu correr riscos que a maior parte dos acadêmicos sensatos não costuma correr.

PREFÁCIO

Este livro visa oferecer ao leitor um conjunto de conhecimentos sobre a evolução do sistema nervoso e do comportamento nas diferentes espécies de animais, de invertebrados, como hidras e insetos, a vertebrados, como peixes, aves e humanos. Trata-se, então, de observar como o cérebro se modificou na história filogenética da vida, incluindo os mamíferos e primatas, que somos nós. Uma questão sempre presente é o que terá acontecido para chegarmos ao ponto de dispor de um cérebro sofisticado como o do *Homo sapiens* e poder estudá-lo (usando esse mesmo cérebro)? Aqui, convida-se o leitor para uma viagem pela neurociência evolucionista, viagem que ainda não foi posta à disposição dos leitores de língua portuguesa no formato de um texto unificado e relativamente acessível.

Há quase quatro décadas, o biólogo evolucionista de origem ucraniana Theodosius Dobzhansky escreveu um artigo que logo se tornaria famoso. Em "Nothing in biology makes sense except in the light of evolution",[1] ele defendeu que os fenômenos fundamentais da vida passam a "fazer sentido", ganham a dimensão de uma compreensibilidade maior, apenas à luz da teoria da evolução, formulada por Charles Darwin há 150 anos. Dobzhansky argumenta nesse trabalho, destinado a incentivar professores de biologia do ensino médio a ensinar a teoria da evolução, que a diversidade e a unidade das formas de vida são os aspectos mais marcantes e significativos do mundo orgânico. A única explicação plausível para compreender o binômio diversidade-unidade dos organismos é que eles evoluíram a partir de um ancestral comum, em resposta às inúmeras mudanças ambientais e ecológicas que ocorreram no planeta em diversos períodos. A unidade da vida, em sua dimensão bioquímica (duas dezenas de aminoácidos em incontáveis proteínas distintas), genética (só há DNA e RNA, com as suas "quatro ou cinco letras") e de estrutura celular, só se torna compreensível à luz da evolução.

Com as neurociências, o estudo do sistema nervoso do homem e dos animais, não é diferente. A neuroanatomia, a neurofisiologia e uma boa parte das

PREFÁCIO

ciências do comportamento e da mente ganham sentido sob a perspectiva das noções darwinianas, as quais estão relacionadas aos vários níveis em que ocorre a evolução biológica, de genes, órgãos e sistemas orgânicos ao indivíduo, a espécies e a outros níveis taxonômicos acima do indivíduo. O cérebro humano, talvez um dos casos de maior complexidade e interesse entre os fenômenos biológicos, torna-se um tema ainda mais rico e fascinante sob a perspectiva da evolução.

Também são abordados neste livro, além da evolução do cérebro, elementos sobre a evolução do funcionamento mental e do comportamento, em vários aspectos intrigantes da experiência humana e do comportamento animal. Por fim, ainda que de forma introdutória, apresenta-se uma revisão dos princípios de evolução filogenética para a psicologia e a psicopatologia, ou seja, sobre como o pensamento evolucionista pode oferecer modelos explicativos de interesse para a compreensão dos estados e dos transtornos mentais mais significativos e de seus sintomas.

Ainda que, em língua portuguesa, tal linha de publicações permaneça escassa, em língua inglesa há obras excelentes disponíveis sobre esses temas. Sobre a evolução do cérebro, em especial sobre vertebrados, por exemplo, há textos clássicos e já antigos, como o trabalho liderado por Ariëns Kappers,[2] de 1936, com 1.845 páginas e cerca de 5.900 referências bibliográficas. Nessa linha, a obra mais completa, abrangente e atual que se dispõe, *The Central Nervous System of Vertebrates*, foi organizada sob a liderança de Rudolf Nieuwenhuys,[3] em 1998, trabalho monumental, contendo mais de 2.200 páginas e 10.000 referências! Tal obra trata em detalhes e de modo aprofundado a evolução do cérebro de peixes e lampreias, anfíbios, répteis e aves, chegando até os mamíferos.

Alguns princípios básicos sobre evolução do cérebro, formulados por Georg Striedter[4] em *Principles of Brain Evolution*, foram assumidos pelo autor. Striedter é representante de uma exposição crítica e inteligente de como se pode pensar de forma elaborada e criativa sobre a evolução do sistema nervoso, em termos mais gerais. Seu livro permite perceber que fazer ciência implica, para além de gerar dados originais, um esforço em organizar os dados obtidos, em comparação com os já disponíveis, e pensar amplamente em esquemas teóricos que façam sentido e que sejam férteis (para gerar novas perguntas e hipóteses relevantes). Este livro não visa, entretanto, fornecer os elementos básicos de neurociências (neuroanatomia, neurofisiologia, bioquímica cerebral, etc.); para esse fim, há excelentes obras disponíveis em nosso meio.*

---

* Ver os livros Lent R. Cem bilhões de neurônios: conceitos fundamentais de neurociência. Rio de Janeiro: Atheneu; 2004. Lent R, organizador. Neurociência: da mente ao comportamento. Rio de Janeiro: Guanabara Koogan; 2008. Bear MF, Connors BW, Paradiso MA. Neurociências: desvendando o sistema nervoso. 3 ed. Porto Alegre: Artmed; 2008. Todos eles muito didáticos e de alto nível científico.

PREFÁCIO 11

Além disso, cabe uma palavra sobre quem é o leitor pretendido por este livro. Desde o início, não se desejou escrever um texto exclusivamente para estudantes de pós-graduação (embora eles possam lê-lo sem prejuízo) ou cientistas "já iniciados" no tema. Ao elaborar esta obra, pensou-se em estudantes de graduação em cursos como ciências biológicas, medicina, psicologia e antropologia e naqueles que pretendem fazer pós-graduação. Da mesma forma, este livro poderá ser lido com proveito por pós-graduandos que buscam sistematizar alguns de seus conhecimentos, assim como por residentes e pós-graduandos em neurologia, psiquiatria e psicologia, sobretudo aqueles que percebem que as neurociências são hoje de grande importância, mesmo para os que se concentram na atividade clínica. Esta obra também foi escrita pensando em um leitor curioso, não especialista em neurociências, mas com alguma formação científica geral, que queira adentrar no universo maravilhoso da evolução do cérebro e do comportamento animal, assim como da mente humana e de seus transtornos.

As neurociências evolutivas formam hoje um vasto campo científico, com múltiplas dimensões em várias linhas de investigação, implicando distintos métodos de pesquisa, assim como diferentes disciplinas científicas, como a neuroanatomia, a neuro-histologia, a neurofisiologia e a neuroquímica, passando pela genética (incluindo aqui a neurogenética e a genética do comportamento, a genômica e a paleogenética), pela paleontologia, sem deixar de abranger também ciências do comportamento, como etologia, ecologia comportamental, antropologia biológica e psicologia evolucionista, além de disciplinas clínicas, como neurologia, neuropsicologia, psiquiatria, psicologia clínica e psicopatologia. Tendo isso em conta, seria impossível querer abranger todos esses campos. Este livro é, portanto, marcado por escolhas e ênfases consideravelmente arbitrárias. Nessa linha, o autor tem plena consciência dos objetivos e alcance restritos desta obra.

Todo trabalho científico, seja ele original e inédito ou de revisão, com fins expositivos e de síntese, deve ter consciência de suas limitações e operar com elas. Assim, o que será lido agora não é nem um tratado abrangente, nem um manual completo, é apenas um convite que mostra algumas das cenas de uma peça muito mais rica e complexa.

REFERÊNCIAS

1. Dobzhansky T. Nothing in biology makes sense except in the light of evolution. Am Biol Teach. 1973;35:125-9.

2. Ariëns Kappers CU, Huber CG, Crosby EC. The Comparative anatomy of the nervous system of vertebrates, including man. New York: Macmillan; 1936.

3. Nieuwenhuys R, Tem Donkelaar HJ, Nicholson C. The central nervous system of vertebrates. Berlin: Springer Verlag; 1998.

4. Striedter GF. Principles of brain evolution. Sunderland: Sinauer; 2005.

SUMÁRIO

Parte I   **Evolução da vida e o homem**

1   Algumas noções sobre evolução biológica e evolução do cérebro   17

2   Transformação e evolução da vida: panorama histórico   31

Parte II   **O cérebro sob a perspectiva evolucionista**

3   A evolução do sistema nervoso:
das primeiras células aos vertebrados   59

4   Os vertebrados: um mesmo plano para todos os encéfalos   83

5   Os mamíferos: animais de cérebros grandes e complexos   107

6   Evolução filogenética de algumas estruturas do sistema nervoso   131

7   O cérebro e o comportamento dos primatas   165

8   A linhagem do homem: cérebro e comportamento dos hominíneos   189

9   A pré-história e o início das produções culturais   243

10   Cultura, linguagem e simbolização   279

SUMÁRIO

Parte III   Cérebro e comportamento

11 Lateralização dos hemisférios,
gênero do cérebro e plasticidade neuronal   315

12 Biologias e psicologias do comportamento evolutivo   329

Parte IV   Medicina evolucionista e psicopatologia

13 Medicina evolucionista e comportamentos básicos de sobrevivência   351

14 Transtornos mentais segundo a perspectiva evolucionista   379

Conclusão: Dilemas e perspectivas na evolução do cérebro humano   439

Livros, revistas científicas e *sites* recomendados   459

PARTE I

EVOLUÇÃO DA VIDA E O HOMEM

ALGUMAS NOÇÕES SOBRE EVOLUÇÃO BIOLÓGICA E EVOLUÇÃO DO CÉREBRO

A EVOLUÇÃO DOS ORGANISMOS VIVOS NÃO VISA UM FIM PREDETERMINADO, ELA NÃO É TELEOLÓGICA

Devedora da ideia de progresso do Iluminismo europeu do século XVIII, parte da ciência dos séculos XIX e XX concebeu a evolução dos organismos vivos atribuindo-lhe um sentido, uma direção que aponta para sua crescente perfeição. A evolução filogenética das espécies conteria uma tendência quase incoercível para o progresso. Assim, a evolução progrediria dos organismos mais simples aos mais complexos, dos mais distantes aos mais próximos do homem; enfim, de organismos "inferiores" para organismos "superiores". H. Beaunis,[1] professor de fisiologia e psicologia fisiológica em Nancy e Paris, produziu um livro que sintetizava, no final do XIX, tudo o que se sabia sobre a evolução do sistema nervoso nos animais invertebrados e vertebrados. Já havia, naquele momento, um acervo de conhecimentos considerável; entretanto, ele era fortemente marcado pela ideia de que os distintos sistemas nervosos e cérebros, para serem compreendidos, deveriam ser colocados em uma linha única, ascendente e cumulativa, de animais inferiores ao topo da criação, a espécie humana. Faz-se necessário reexaminar aqui, logo de início, tais noções enviesadas, ainda arraigadas no discurso científico e no senso comum.

Seguindo o pensamento de paleontólogos e biólogos como Stephen Jay Gould[2] e Richard Lewontin,[3] assim como de filósofos da ciência como Daniel Dennett[4] e Elliott Sober,[5] seria bem mais sensato e pertinente conceber a natureza e a evolução de forma não teleológica. Isso quer dizer que assumo com esses autores o postulado de que a natureza não visa um fim determinado, não tem

capítulo 1 ALGUMAS NOÇÕES SOBRE EVOLUÇÃO BIOLÓGICA E EVOLUÇÃO DO CÉREBRO

uma vocação para o melhor e para o mais perfeito, não possui uma intenciona-lidade para algo presumivelmente superior ou para o progresso (na verdade, como eles demonstram, esta visão não teleológica é um dos pressupostos centrais do pensamento de Charles Darwin). As espécies vivas não objetivam progresso algum; os indivíduos e as populações de qualquer espécie "buscam" (se é que se pode aqui utilizar este verbo), antes de tudo e de alguma forma, sobreviver e reproduzir. Foram os humanos, sobretudo a partir do século XVIII, que inventaram tal perspectiva e a projetaram para os animais e para todos os organismos vivos.

Talvez, se por "progresso" se compreender "melhor adaptado biologicamen-te", possa ser salva essa noção de progresso para a biologia. Entretanto, há uma infinidade de modos pelos quais um organismo pode ser considerado "mais adaptado". Muitos deles não implicam adquirir, por exemplo, cérebros maiores, ser "mais esperto" ou mais parecido com os humanos. Não há, seguramente, uma dimensão única de progresso que a noção de escala filogenética unilinear representa. Por exemplo, "progresso" (ou melhor, adaptação) para alguns mamíferos de vida subterrânea pode significar reduzir o sistema nervoso visual (ficar "mais cego"), para diminuir custos metabólicos.

Historicamente, foi ao longo da primeira metade do século XX que a noção de evolução linear progressiva foi sendo revista e criticada. Embora, ao final dos anos 1950, os paleontólogos e taxonomistas já tivessem abandonado total-mente a perspectiva linear da evolução, a maioria dos neurocientistas e pesquisa-dores do comportamento apenas se deram conta de tal mudança de paradigma nos anos 1970, sobretudo por meio do brilhante artigo de Hodos e Campbell (1969)[6] *Scala naurae: Why there is no theory in comparative psychology.*

Assim, atualmente é importante enfatizar que as diferenças da estrutura do sistema nervoso e do comportamento entre os vários organismos não os situam em uma escala hierárquica de seres inferiores e seres superiores. Cada organismo deve ser tomado como uma realidade singular. As distintas espécies têm histórias evolutivas específicas e peculiaridades adaptativas também específicas em seus ambientes. Em termos de tempo de sobrevivência na Terra, por exemplo, algas e bactérias seriam organismos "superiores", mais bem adaptados, devido à maior capacidade de sobrevivência na dimensão geológica do tempo (mas poucos bió-logos afirmarão que algas e bactérias são "superiores" em relação a insetos, aves ou mamíferos). Assim, ideias como a de progresso, de "seres superiores" e de hierarquia valorativa na natureza são noções antropomorfas aplicadas qua-se sempre indevidamente à natureza.

Os primatas, e, entre eles, o homem, têm cérebros maiores (em comparação com outros grupos de animais vertebrados e também com outros mamíferos) em relação ao tamanho de seus corpos e apresentam comportamentos sociais marcadamente complexos. Entretanto, insetos sociais, como abelhas, formigas e cupins, apesar de terem cérebros muito menores, também têm comportamen-tos sociais complexos (embora diferentes qualitativamente dos primatas) e fun-cionalmente exitosos. Assim, mesmo o tamanho do cérebro e o grau de encefa-lização devem ser relativizados em sua "importância evolutiva" (isso não quer

EVOLUÇÃO E COMPLEXIDADE

Para relativizar o que se afirma no texto, pode-se argumentar que a noção de progresso na evolução biológica, embora criticada pela maior parte dos biólogos evolucionistas atuais, permanece como um "dilema biológico",[7,8] posto que "mudanças direcionais"[9] são notadas e, na história da vida em nosso planeta, constata-se um indelével aumento de complexidade. As primeiras formas de vida foram organismos unicelulares procariotos (bactérias, p. ex.), seguidos por eucariotos (protozoários, p. ex,), que, ao longo da evolução, formaram organismos multicelulares. No período cambriano, ocorreu uma "explosão" de novas espécies e filos, e hoje se observam seres diversificados e complexos, como abelhas, rãs, crocodilos, águias e leões. A complexidade crescente foi e é um fato inconteste na história da vida, e ela demanda teorizações pertinentes. Nesse sentido, John Tyler Bonner[10] considera mais que oportuno insistir na pergunta: "Por que ocorreu uma evolução das primitivas bactérias há bilhões de anos para os grandes e complexos organismos que vivem hoje?".

Nessa linha, deve-se lembrar que a evolução é cerceada pelas chamadas **limitações históricas**. Ela trabalha, como pensou François Jacob, com o que tem à disposição, não com um projeto ou modelo planejado independentemente das estruturas já existentes. Assim, o processo evolutivo é, em certo sentido, conservador; ele não "joga fora" as estruturas antigas para recomeçar do zero, mas descobre formas de reciclá-las e remendá-las para novos usos que os desafios ambientais passam a exigir. Nesse sentido, o processo evolutivo carrega consigo uma história e segue determinada linha no tempo. Em tal processo, as estruturas e as complexidades criadas vão se acumulando, limitando as possibilidades de um "caminho de volta" para as estruturas basais mais simples e antigas.

Para discussões mais aprofundadas sobre o tema, recomenda-se verificar a noção de progresso em biologia evolucionista, de Rosslenbroich,[11] em *The Notion of Progress in Evolutionary Biology: The Unresolved Problem and an Empirical Suggestion*. Para uma discussão ampla sobre a noção de evolução em ciências, incluindo as ciências naturais e as humanas, ver Lewontin e Levins,[12] em seu texto *Evolução*. Um autor que se debruçou de forma aprofundada sobre o tema foi John Tyler Bonner,[10] em *The Evolution of Complexity by Means of Natural Selection*. Sobre a historicidade e a incidência do sentido temporal sobre os fenômenos biológicos, ver Harold F. Blum,[13] *Time's Arrow and Evolution*.

dizer de modo algum, como se verá adiante, que o tamanho absoluto do cérebro não tenha importância funcional e estrutural).

O beija-flor de pescoço rubi tem um cérebro que pesa menos do que 1 g, e a baleia de barbatanas possui um cérebro com mais de 5 kg. Ambos os animais possuem uma variedade maravilhosa de comportamentos. Ambos cantam (o beija-flor adiciona ao canto uma dança para a corte da parceira), defendem seus territórios e parceiros, criam seus filhotes e migram sazonalmente para lugares muito distantes. Os beija-flores também constroem ninhos e resolvem alguns desafios que exigem reconhecimento de padrões na busca de distintas flores. Assim, é duvidoso atribuir maior valor ou complexidade para cérebros maiores.[11] Os sistemas nervosos dos distintos organismos devem ser considerados em relação a suas condições específicas de vida nos seus hábitats particulares; devem, portanto, ser colocados em perspectiva com relação aos seus desafios de sobrevivência e reprodução e à história filogenética própria de cada espécie.

Não obstante, no presente livro, o leitor encontrará termos como "primitivo" e "evoluído", "simples" e "complexo", termos que devem ser tomados com cautela. Os biólogos evolucionistas fazem uma distinção entre traços ancestrais, primários ou *plesiomórficos* que seriam características morfológicas, fisiológicas ou comportamentais herdadas desde os ancestrais do grupo do organismo em questão, e traços secundários, derivados ou *apomórficos*, adquiridos mais recentemente ao longo da evolução filogenética. É importante frisar, então, que traços apomórficos ou secundários não são, necessariamente, mais complexos do que os primários ou plesiomórficos; embora, muitas vezes, seja o caso, não é sempre que a evolução caminha do simples para o complexo, podendo ocorrer o contrário.[15]

Solicita-se aos leitores que tomem alguns termos aqui utilizados em seu sentido mais descritivo, se possível abstraindo qualquer resquício valorativo de tais termos. Assim, **primitivo-evoluído** deve ser lido preferencialmente como ancestral, mais antigo *versus* mais recente na sequência temporal (ou seja, derivado), e não de menor valor ou menor complexidade ou de menor valor adaptativo-evolutivo. O binômio **simples-complexo** indica apenas o número e a variedade de fatores envolvidos, sendo que simples não é igual a inferior e complexo não significa de valor mais elevado. Como já referido, nem sempre as soluções evolutivas fazem aumentar a complexidade. Em muitos casos, é a simplificação que representa uma melhor adaptação biológica. A evolução do cérebro não implica que cérebros maiores e mais complexos tenham sido produzidos para que surgissem animais cada vez "mais bem adaptados" ou "mais evoluídos".[15] O animal mais bem adaptado é aquele que responde melhor aos desafios ambientais e reprodutivos específicos que se colocaram para ele ao longo de sua existência em seu nicho, que não é estático, mas em permanente transformação. Para mantermos a humildade e reforçarmos a perspectiva, vale sempre lembrar que algas e bactérias nos precederam em bilhões de anos neste planeta e, possivelmente, presenciarão (ou talvez mesmo até causem) nossa extinção.

A noção estabelecida por **Ernst Haeckel**[15] de que a ontogenia (o desenvolvimento do organismo na sua vida, da fecundação, passando pelo nascimento, até a morte) repete a filogenia (a evolução da espécie na história da vida no planeta), denominada **teoria da recapitulação** ou **lei biogenética** (na verdade, um desdobramento da "lei do paralelismo" dos filósofos naturalistas alemães do século XVIII e início do XIX, ou seja, a ideia de um certo paralelismo entre o desenvolvimento ontogenético do organismo individual e o desenvolvimento histórico das espécies naturais), muito popular no final do século XIX e em boa parte do XX, tem sido debatida e revista pelos biólogos na atualidade. Na época de Haeckel, acreditava-se que a evolução progredia em determinada sequência linear, na qual eram adicionadas partes novas às mais antigas (conceito de *adição terminal*), e que, ao longo do desenvolvimento, as partes mais complexas se superpunham às mais simples, as mais recentes às mais antigas (p. ex., o cérebro trino – *triune brain*, de Paul MacLean; ver quadro). O que a biologia evolucionista contemporânea tem constatado é que essa não é, de forma alguma, uma regra.

O fundador da embriologia, Karl von Baer (1792-1876) foi um dos primeiros autores que com sua autoridade passou a refutar a "lei do paralelismo" (relacionada à teoria da recaptulação de Haeckel[16]). O estudo do desenvolvimento do indivíduo e de seu cérebro ao longo da ontogenia é de importância para a compreensão da evolução por outro motivo. A evolução opera também em relação às distintas fases do desenvolvimento, havendo, portanto, a possibilidade de se estudar como cada fase do desenvolvimento é afetada por processos evolutivos.[15]

Na segunda metade do século XIX e início do século XX, o estudo comparativo sistemático do cérebro de diferentes animais vertebrados e invertebrados foi "fundado" por Ludwig Edinger (1855-1918), influenciado em Heidelberg, Alemanha, por Karl Gegenbaur (1826-1903), um dos mais importantes anatomistas comparativos do século XIX.[17] Curiosamente, em neuroanatomia comparativa, foi a filha de Ludwig Edinger, Ottilie (Tilly) Edinger (1897-1967), uma das principais personagens que contribuiu para o rompimento do paradigma

O "CÉREBRO TRINO" DE PAUL D. MACLEAN

Segundo a visão do neurocientista Paul D. MacLean, desenvolvida nos anos 1940 e 1950, o cérebro humano seria composto de "três níveis": o "cérebro reptiliano", composto pelo tronco encefálico, mais primitivo e típico da fase animal evolutiva réptil, responsável por respostas instintivas e estereotipadas; o "cérebro mamífero primitivo", composto pelo sistema límbico, relacionado a respostas emocionais, agressivas e sexuais; e, finalmente, o "cérebro mamífero superior", composto pelo córtex cerebral, relacionado a funções cognitivas mais elaboradas, como a inteligência. Tal modelo, muito difundido há algumas décadas, apesar de heurístico e atraente, traz consigo uma visão linear de progresso e de evolução, fazendo com que todos os cérebros vertebrados culminem em uma forma superior, a do cérebro mamífero primata, sobretudo do humano.

De modo geral, essa visão não é mais aceita nos dias atuais, pois a evolução não ocorre de forma linear, mas em ramificações arbóreas, e cada ramo segue seu próprio caminho evolutivo. O cérebro dos répteis atuais continuou evoluindo, em paralelo com o cérebro dos mamíferos modernos, "encontrando" suas soluções próprias. Além disso, o ambiente de uma espécie, família ou filo não permanece constante na natureza; mudam as condições climáticas, o ecossistema, a paisagem adaptativa das populações. Por conta disso, em cada período e para cada nicho, a solução em termos de organização do sistema nervoso torna-se diferente.[18,19]

evolutivo linear e hierárquico que dominou o campo até a segunda metade do século XX. No início de sua carreira, ela trabalhava com as teses do paleontólogo norte-americano Othniel Charles Marsh (1831-1899), que propunha que a evolução do cérebro dos mamíferos durante o período terciário se caracterizava pelo aumento progressivo de tamanho envolvendo os hemisférios cerebrais. A "lei de Marsh" afirmava que as espécies de mamíferos com cérebros pequenos estavam predestinadas à extinção por conta de limitações neuronais. Tilly Edinger começou a trabalhar sobre essa visão e talvez a questioná-la, já em finais dos anos 1920. Nesse contexto, ela ainda defendia uma visão linear e hierárquica da evolução do sistema nervoso, quando publicou seu famoso *Die Fossilen Gehirne* (Os cérebros fósseis), em 1929.[20] Em 1938, ela teve de fugir da Alemanha nazista, indo para o Museu de Zoologia Comparada de Harvard, entrando em contato com Ernst Mayr e George Gaylord Simpson, muito envolvidos naquele momento com a elaboração da "síntese evolucionista" (compatibilização da teoria evolucionista de Darwin com a genética de Mendel). Sua concepção de evolução do cérebro transformou-se radicalmente, passando a rejeitar a visão linear e a lei progressiva de Marsh; não há linha evolutiva, não há hierarquia, o que há é a evolução adaptativa aos contextos ambientais cambiantes, podendo os cérebros aumentar, diminuir ou manter seus tamanhos com as transformações evolutivas.

Para uma breve, mas excelente, revisão sobre a história do estudo científico da evolução do cérebro, em que se descreve detalhadamente como a visão linear e hierárquica do evolucionismo do final do século XIX e primeira metade do XX foi desmontada por evidências científicas, ver Richard Glenn Northcutt.[17]

NÃO HÁ TIPOS CEREBRAIS RELACIONADOS A GRUPOS HUMANOS ESPECÍFICOS

Toda e qualquer tentativa de associar habilidades mentais, capacidades cognitivas e diferenças entre os indivíduos com um tipo de cérebro ou com características do cérebro deve ser vista com ressalva. Há uma longa história, de pelo menos 200 anos, daquilo que foi chamado de "mitologia cerebral" (*Hirnmythologie*, na crítica de Karl Jaspers), ou seja, das formulações reducionistas, exageradas e equivocadas em aproximar cérebro e características comportamentais e mentais. Particularmente problemática e funesta é a associação entre grupos humanos como distintas raças, etnias, grupos religiosos, grupos profissionais, criminosos ou mesmo os chamados "homens de gênio" e um tipo ou perfil especial de cérebro. Nessa busca por identificar e marcar as pessoas por seu cérebro, profundas e danosas formas de discriminação social (racismo, etnocentrismo e sexismo, p. ex.) foram inspiradas, formuladas ou sustentadas por parte da ciência ocidental nos últimos dois séculos.

Stephen Jay Gould[21] demonstrou de forma exaustiva como muitos autores da ciência (sobretudo correntes da antropologia física, da anatomia comparada, da psiquiatria, da psicologia e da neurologia) do século XIX e da primeira metade do século XX utilizou dados falsos e análises distorcidas para "provar" a superioridade dos brancos sobre nativos americanos e negros e dos homens sobre as mulheres. Nesse sentido, lançou-se mão de medidas (quase sempre com vieses de amostragem e/ou de mensuração) do tamanho global dos crânios, de partes do cérebro e de testes de inteligência feitos sem controle ou consideração por fatores culturais, estrutura e contexto de aplicação dos testes, fatores educacionais e socioeconômicos.

É consensual a noção de que o cérebro seja considerado um órgão de importância fundamental e intimamente relacionado ao comportamento e ao que se convencionou chamar mente. Isso é válido tanto para os animais como para o ser humano. Cérebros lesionados resultam em alterações sensoriais, motoras, cognitivas, comportamentais e mentais. Entretanto, saltar dessa noção bem estabelecida do ponto de vista empírico para tentativas de uma aproximação muito próxima e determinista entre tipos e áreas cerebrais e funções mentais e comportamentos específicos e subgrupos humanos é um ato de especulação bastante arriscado e impreciso, conduzindo, na maioria das vezes, a afirmações falsas.

O CÉREBRO NÃO É UMA UNIDADE AUTÔNOMA DE REFERÊNCIA DO COMPORTAMENTO E DA MENTE, MAS O ORGANISMO OU A PESSOA COMO UM TODO

Há uma tendência quase irresistível de atribuir ao cérebro ou a certas partes, áreas ou circuitos cerebrais determinadas características. Assim, lê-se, eventualmente, que as áreas pré-frontais *planejam* a ação, o lobo occipital *enxerga* os objetos, as áreas mesotemporais *registram* e *produzem* a memória e o aprendizado, a linguagem é *captada* e *gerada* pelos giros temporais superiores e frontais inferiores no hemisfério esquerdo, e assim por diante. A rigor, essas são formulações conceitualmente equivocadas ou, no mínimo, metáforas que podem induzir ao erro.

Nenhuma área ou circuito cerebral "percebe", "sente", "planeja", "pensa", "deseja", "fala", "se lembra" ou "alucina". É a pessoa toda, esta sim, unidade de todos os fenômenos humanos que são estudados, ou o animal individual, no caso dos não humanos. Só na pessoa ou no animal individual é que, de fato, esses fenômenos ocorrem. O filósofo britânico P.M.S. Hacker,[22] um dos principais estudiosos da filosofia de Ludwig Wittgenstein (1889-1951), afirmou:

> Um cérebro não pode falar, não porque seja um imbecil, mas porque não faz sentido dizer – "meu cérebro está falando". Eu posso ser um tagarela. Meu cérebro não pode. Cérebros não utilizam linguagem. Eles não têm opiniões, não argumentam, não levantam hipóteses, nem fazem conjeturas. Somos nós que fazemos essas coisas todas.[22]

Certamente, é no cérebro que ocorrem processos funcionais fundamentais, sejam eles bioquímicos, biofísicos, celulares ou de grupos e circuitos neuronais que, de alguma forma, se associam a esses fenômenos vivenciados ou realizados pelo homem ou pelo animal. Também é certo que os processos mentais e os comportamentos ocorrem de forma mais "proximamente correlata" com funções cerebrais do que, digamos, funções do fígado ou dos rins. Isso é evidente e consensual.

Afirmar que "o cérebro pensa isto ou aquilo" pode ser um modo de se expressar. Entretanto, é preciso cuidado para não atribuir a uma parte do corpo, a um órgão específico (o cérebro) ou a parte dele (um dos lobos cerebrais, um circuito cerebral) processos complexos que são sentidos e realizados pela unidade total do organismo. Assim, Bennett e Hacker[23] esclarecem que é o animal que percebe, não partes do seu cérebro, é o ser humano que pensa e raciocina, não seu cérebro. O cérebro e suas atividades, afirmam esses autores, *tornam possível para nós* – não para ele mesmo (cérebro) – perceber e pensar, sentir emoções e fazer e realizar projetos.

Ao longo deste livro, o leitor perceberá esse tipo de uso. Contudo, o autor se desculpa e solicita a quem lê que lembre dessa advertência inicial e leia qualquer afirmação sobre o cérebro ou partes dele "realizando" determinada tarefa apenas, rigorosamente apenas, como metáfora ou forma de expressão.

PRINCÍPIOS EVOLUCIONISTAS DE ORGANIZAÇÃO DO SISTEMA NERVOSO E DO CÉREBRO

Há alguns princípios que orientam a compreensão da evolução dos sistemas nervosos dos animais. A maior parte dos princípios expostos a seguir foi apresentada de modo exemplar por Georg Striedter.[12]

O **primeiro princípio**, possivelmente um dos mais relevantes para a evolução do cérebro, é o que afirma que muitos aspectos da estrutura e da função do cérebro são **conservados** ao longo da evolução das espécies animais. Associado a tal princípio da conservação está o fato de que espécies relacionadas mais proximamente do ponto de vista filogenético tendem a ter cérebros mais parecidos do que aquelas espécies mais distantes desse ponto de vista. Nessa linha, os neurocientistas constatam que o grau de conservação é mais elevado nos níveis de organização mais básicos do organismo (genes e moléculas), assim como nas fases iniciais do desenvolvimento. Assim, os cérebros dos embriões tendem a ser mais semelhantes entre si do que os cérebros de organismos adultos, quando são comparadas duas ou mais espécies. Também é interessante notar que, em particular nos vertebrados, os sistemas de conexão neuronal (vias, feixes, tratos, nervos, ou seja, estruturas de ligação compostas principalmente pelos axônios dos neurônios) são bastante conservadas filogeneticamente.[24]

Um **segundo princípio**, também muito importante, está relacionado ao **tamanho absoluto dos cérebros**. Ao focar não as semelhanças entre os cérebros de duas espécies (baseadas na "conservação"), mas as diferenças nas novidades que se produzem, constata-se o importante princípio de que os cérebros tendem a mudar suas organizações internas à medida que mudam de tamanho. Nos grupos de animais vertebrados, o tamanho absoluto dos cérebros varia cinco vezes na ordem de magnitude, de menos de 20 mg a mais de 2 kg. Tais variações correlacionam-se com vários aspectos estruturais que também variam: número, tamanho e densidade dos neurônios, assim como determinados padrões de conectividade neuronal e o tamanho relativo das várias regiões cerebrais.

Dessa forma, as mudanças evolutivas relacionadas ao tamanho absoluto do cérebro necessariamente implicam uma reviravolta de mudanças estruturais, que, em sua totalidade, terão efeitos acentuados sobre o comportamento do animal. É curioso, no entanto, como lembra Striedter,[24] que muitos neurocientistas veem o tamanho absoluto do cérebro como uma variável antiquada e que não informa nada; o relevante seria apenas o tamanho relativo do cérebro (divisão do volume ou peso do cérebro pelo volume ou peso do animal). Todavia, os dados da pesquisa neurocientífica evolucionista mostram que, embora o tamanho relativo do cérebro seja uma medida "calibrada", importante porque controla a variável confundidora do tamanho global do corpo do animal, o tamanho absoluto do cérebro importa também, sobretudo para profundos rearranjos estruturais que tal aumento absoluto obriga.

Que mudanças estruturais mais evidentes se observam quando os cérebros mudam de tamanho absoluto? São de três tipos:[24] 1) mudanças desproporcionais no tamanho de certas subestruturas com o aumento global; 2) mudanças da organização interna das subestruturas; e 3) mudanças no padrão de conectividade.

Mudanças desproporcionais no tamanho de certas subestruturas O exemplo mais expressivo é o do telencéfalo dorsal (nos mamíferos, p. ex., é representado pelos hemisférios cerebrais). À proporção que o tamanho global do cérebro aumenta, sobretudo nas aves e nos mamíferos, o telencéfalo dorsal aumenta muito mais, de modo desproporcional. Cada grande subestrutura cerebral apresenta um padrão (ou coeficiente) de aumento com o aumento global do cérebro, e cada um desses padrões é diferente para cada subestrutura. Um bom exemplo é o de que, nos mamíferos, conforme seus cérebros crescem, verifica-se um aumento desproporcional de isocórtex (neocórtex) e redução relativa do tronco cerebral.[15]

Um aspecto importante a se destacar relacionado ao aumento do cérebro ao longo da evolução filogenética é o de que, à medida que a evolução foi criando cérebros maiores (sobretudo nas aves e mamíferos), isso foi ocorrendo através de um processo de "esticar" o **tempo de maturação** relativo do cérebro. Assim, estruturas (o lobo frontal em alguns mamíferos é um bom exemplo) que ficam prontas tardiamente no desenvolvimento ontogênico (do indivíduo, do nascimento ao período adulto) são também aquelas que se tornam desproporcionalmente maiores. Tal princípio pode ser resumido com a regra *late equals large* (mais tardios no desenvolvimento igual a maiores anatomicamente).

Mudanças da organização interna das subestruturas Como o cérebro aumenta de tamanho globalmente, vai mudando também a organização interna das subestruturas. De modo mais específico, as regiões cerebrais, quando o cérebro cresce, tendem a fracionar-se em mais subdivisões, como núcleos ou áreas. Nesse sentido, com o crescimento do cérebro, formam-se mais subdivisões independentes, e o cérebro se torna um sistema mais complexo. As subdivisões formadas tendem a ganhar especificidade e a se especializarem para melhorar seu desempenho em determinadas tarefas. Uma forma de adaptar-se ao aumento do cérebro, em vez de formar novos núcleos ou áreas, é a laminação, isto é, os neurônios formam camadas ou lâminas especializadas. O modo como o isocórtex evoluiu nos mamíferos é o melhor exemplo de laminação como reorganização para dar conta do aumento absoluto do cérebro. A laminação é uma estratégia útil para a otimização do espaço e da energia despendida, que se tornam mais limitados conforme o número de neurônios aumenta. A laminação também permite o incremento da funcionalidade do sistema.

Mudanças no padrão de conectividade dos neurônios Constituem a terceira consequência do tamanho absoluto do cérebro. Assim, uma distinção entre cérebros pequenos e grandes é que, em cérebros maiores, tem-se um número maior de neurônios e as conexões nervosas tornam-se mais longas.[15] Conforme os cérebros crescem, com o aumento do número de neurônios, diminui a densidade de conexões (proporção de neurônios que estão ligados diretamente). Isso é resultado natural do fato de que os neurônios individuais têm um limite em relação ao número de neurônios com os quais podem conectar-se. Ao diminuir a densidade de conexões, força-se o cérebro a tornar-se mais "modular". Isso significa que subestruturas cerebrais distantes entre si tornam-se mais independentes e autônomas funcionalmente e mais diferentes entre si. Até certo ponto, o aumento da "modularidade" é benéfico para o funcionamento do cérebro, mas "modularidade" excessiva impede um funcionamento coordenado do sistema como um todo.

Um bom exemplo de aumento de modularidade com o aumento do tamanho do cérebro é o surgimento de áreas corticais muito especializadas no córtex dos primatas, sobretudo no *Homo sapiens*. Essas áreas apresentam acentuada especialização para a visão, a audição, a percepção do próprio corpo, a motricidade e as funções cognitivas complexas (como é caso da linguagem na espécie humana).

Ainda que as modificações dos cérebros das espécies dependentes da mudança global do tamanho do cérebro sejam muito importantes, como relatado, mudanças independentes da variação de tamanho são também consideravelmente relevantes. Por exemplo, muitos padrões diferenciais entre as espécies em termos de neurogênese, migração neuronal e direcionamento dos axônios ocorrem de forma específica entre as distintas espécies e são independentes da mudança de tamanho global dos cérebros.[24]

Por fim, um **terceiro princípio** diz respeito à relação entre o cérebro do organismo, todo o espectro de comportamentos que ele utiliza em sua vida e as **condições e os desafios ambientais** impostos pelo seu nicho ecológico específico, pelo seu hábitat. Como nos ensinaram Darwin e Wallace, a seleção natural é o principal fator na evolução das espécies, assim como dos diferentes sistemas orgânicos pertencentes a cada espécie. Sendo a evolução natural movida, sobretudo, pela relação da espécie com seu ambiente cambiante, irão se manter principalmente aquelas soluções evolutivas adequadas ao nicho ecológico. O sistema nervoso de uma espécie animal só pode ser compreendido considerando-se seu ambiente e os desafios de sobrevivência e reprodução impostos por tal ambiente. Tais desafios corresponderão a comportamentos mais ou menos aptos; tais comportamentos, por sua vez, se relacionam às estruturas nervosas que os viabilizam.

BAUPLAN OU PLANO ESTRUTURAL COMUM

Desde o século XVIII, os naturalistas perceberam que os grupos de organismos vivos eram constituídos segundo um número relativamente limitado de tipos, planos ou estruturas. O poeta e naturalista alemão Johann Wolfgang Von Goethe (1749-1832) notou que classes de organismos são constituídas de estruturas que compartilham os mesmos padrões morfológicos. Essas estruturas básicas passam por transformações em distintas partes do organismo; pétalas de flores seriam transformações de folhas, assim como o crânio representaria transformações de vértebras (muitas de suas intuições têm sido confirmadas por estudos atuais).[25] Outros naturalistas como Étienne Geoffroy Saint Hilaire (1772-1844) e Lorenz Oken (1779-1851) defenderam resolutamente, como Goethe, a ideia de plano estrutural comum.

No século XIX, mais precisamente em 1848, o anatomista e naturalista inglês Richard Owen (famoso inimigo do darwinismo) sugeriu o termo *arquétipo* para indicar um organismo-modelo ou o conjunto de características compartilhadas por um grupo de seres vivos relacionados. Planos corpóreos conservados foram identificados por embriologistas e naturalistas como Karl Von Baer e Ernst Haeckel na segunda metade do século XIX. Foi apenas em 1945 que o filósofo e biólogo britânico Joseph Henry Woodger (1894-1981) sugeriu que o termo *bauplan* (*bau-*, construção; *-plan*, plano, mapa), do alemão **mapa** ou **projeto de construção**, deveria ser utilizado cientificamente em zoologia.[26]

O conceito de *bauplan* é muito importante, pois revela a estabilidade morfológica presente em grupos de organismos (de filos até gêneros), assim como indica que alguns aspectos da morfologia embrionária ou adulta podem variar dentro de certos limites. A evidência mais forte a favor do *bauplan* é o fato de que existem relativamente poucos planos básicos de construção dos corpos dos animais comparando-se à enorme variedade de animais vivos ou extintos encontrados na natureza, assim como é extrema a variação de ambientes e nichos ecológicos que "forçam" a evolução diferencial dos animais. Perante tanta variabilidade, o número de planos de construção dos sistemas nervosos dos animais, por exemplo, é, de certa forma, reduzido.

De modo geral, as estruturas mais básicas que constituem o *bauplan* de um grupo de organismos desenvolvem-se no início da vida embrionária. Além disso, hoje se aceita que o conceito de *bauplan* pode ser evidenciado do nível genômico ao da morfologia total de organismos adultos.[26]

Do ponto de vista evolucionista, o *bauplan* associa-se a duas outras noções relacionadas: **conservação** (princípio já mencionado anteriormente) e **restrição**. Tanto no nível genômico como no da estrutura anatômica ou no plano funcional, há estruturas que limitam e canalizam o que a evolução pode fazer com os organismos. Tais limites correspondem também a determinada história "assentada", a estruturas já conformadas, a determinado sucesso evolutivo adquirido, que, por seu êxito, seria um desperdício reconstruir do zero a estrutura envolvida. Restrição é, de fato, um termo ruim para a ideia, pois grupos com caracteres restritos revelam grande sucesso adaptativo. Assim, por exemplo, os insetos são construídos com um número de segmentos limitados, muito "restritos" morfologicamente, mas ninguém questiona que os insetos sejam, como grupo zoológico, muito sofisticados em termos estruturais e muito bem-sucedidos evolutivamente.[26]

Em relação ao cérebro, o exame do sistema nervoso dos animais, tanto invertebrados como vertebrados, ao longo da evolução filogenética, revela algumas dimensões que expressam as noções de conservação e restrição mencionadas: **centralização** (as células nervosas tendem a se dirigir para um ponto ou pontos centrais do organismo), **cefalização** (as células nervosas concentram-se no polo frontal do organismo), **simetria** (de vários tipos, mas sobretudo bilateral) e **regionalização** das subestruturas dentro do sistema nervoso.

A centralização é ilustrada pelo sistema nervoso dos anelídeos e dos artrópodes. Para o processamento de informações, a concentração das células nervosas em um ponto do organismo representa uma economia considerável tanto em termos de material citoplasmático (células distantes umas das outras necessitam de alongamentos maiores para se comunicarem) como de tempo de processamento.[27] A cefalização relaciona-se ao fato de os organismos se locomoverem com o polo cefálico adiante. Assim, a primeira parte do corpo do animal que entra em contato com os estímulos químicos e físicos do ambiente é a porção cefálica. Estando os órgãos perceptivos nessa porção, a transmissão para o centro nervoso localizado no polo cefálico é mais rápida e eficiente. Simetria e regionalização são explicadas pelo segundo princípio anteriormente mencionado.

Tais dimensões, centralização, cefalização, simetria e regionalização, que foram conservadas ao longo da evolução dos organismos são, entre muitas outras, as que exercem canalização e restrição marcantes para o desenvolvimento de novidades na construção do sistema nervoso, ou seja, do *bauplan* de cada grupo de animais.[15] Também se deve recordar que os mecanismos genéticos, celulares e moleculares básicos relacionados especificamente à função neuronal foram bastante conservados, mudando pouco desde o surgimento dos sistemas nervosos mais simples em hidras, planárias e águas-vivas até o surgimento de organismos mais complexos, como aves e mamíferos. Dessa forma, é interessante seguir o desenvolvimento do sistema nervoso do conjunto de animais invertebrados e vertebrados, em seus diversos filos, classes e ordens, que, como se verá em capítulos posteriores, se transformou mantendo alguns planos de construção básicos relativamente inalterados.[28]

REFERÊNCIAS

1. Beaunis H. L'Evolution du système nerveaux. Paris: J.B. Bailliére et fils; 1890.

2. Gould SJ. Darwin e os grandes enigmas da vida. São Paulo: Martins Fontes; 1999.

3. Lewontin R. Darwin's revolution. In: Lewontin R. It ain't necessarily so: the dream of the human genome and other illusions. New York: New York Review Books; 2000.

4. Dennett D. A perigosa idéia de Darwin: a evolução e os significados da vida. Rio de Janeiro: Rocco; 1998.

5. Sober E. Philosophy of biology. Colorado: Westview; 2000.

6. Hodos W, Campbell CB. Scala naturae: why there is no theory in comparative psychology. Psychol Rev. 1969;76(4):337-50.

7. Greene HW. Snakes: the evolution of mystery in nature. Berkeley: University of California Press; 1997.

8. Greene HW. Organisms in nature as a central focus for biology. Trends Ecol Evol. 2005;20(1):23-7.

9. Gould SJ. Trends as changes in variance: a new slant on progress and directionality in evolution. J Paleontol. 1988;62(3):319-29.

10. Bonner JT. The evolution of complexity by means of natural selection. Princeton: Princeton University Press; 1988.

11. Rosslenbroich B. The notion of progress in evolutionary biology: the unresolved problem and an empirical suggestion. Biol Philos. 2006;21:41-70.

12. Lewontin RC, Levins R. Evolução. In: Ruggiero R, editor. Enciclopédia Einaudi. Lisboa: Imprensa Nacional - Casa da Moeda; 1985. v. 6: Orgânico/inorgânico, Evolução.

13. Blum HF. Time's arrow and evolution. Princeton: Princeton University Press; 1968.

14. Finlay BL, Darlington RB, Nicastro N. Developmental structure in brain evolution. Behav Brain Sci. 2001;24:263-308.

15. Kaas JH, Preuss TM. Human brain evolution. In: Squire LR, Bloom FE, McConnel SK, Roberts JL, Spitzer N C, Zigmond MJ. Fundamental neuroscience. 2. ed. Amsterdam: Elsevier; 2003.

16. Haeckel E. Natürliche Schöpfungs-geschichte. Berlin: Georg Reimer; 1893.

17. Northcutt RG. Changing views of brain evolution. Brain Res Bull. 2001;55(6):663-74.

18. MacLean PD. The limbic system and its hippocampal formation. J. Neurosurg. 1954;11:29-44

19. MacLean PD. The triune brainin evolution: role in paleocerebral functions. New York: Plenum Press; 1990.

20. Edinger T. Die fossilen Gehirne. Berlin: Verlag; 1929.

21. Gould SJ. A falsa medida do homem. São Paulo: Martins Fontes; 1991.

22. Hacker PMS. Wittgenstein sobre a natureza humana. São Paulo: Editora UNESP; 2000.

23. Bennett MR, Hacker PMS. Fundamentos filosóficos da neurociência. Lisboa: Instituto Piaget; 2005.

24. Striedter GF. Principles of brain evolution. Sunderland: Sinauer; 2005.

25. Allman J. Evolving brains. New York: Scientific American Library; 1999.

26. Brusca RC, Brusca EJ. Invertebrados. 2. ed. Rio de Janeiro: Guanabara Koogan; 2007.

27. Bonner JT. A evolução da cultura nos animais. Rio de Janeiro: Zahar; 1983.

28. Swanson LW. The architecture of nervous systems. In: Squire LR, Bloom FE, McConnel SK, Roberts JL, Spitzer NC, Zigmond MJ. Fundamental neuroscience. 2nd ed. Amsterdam: Academic Press; 2003.

2

TRANSFORMAÇÃO E EVOLUÇÃO DA VIDA: PANORAMA HISTÓRICO

Um grande número de sociedades e culturas formularam, e ainda formulam, ideias, concepções e histórias sobre a origem do mundo, dos diferentes seres vivos e do ser humano.[1] Entre muitos povos indígenas, tais concepções ocorrem por meio de *mitos de origem*, narrativas que relatam o surgimento e a história do mundo, dos seres da natureza e dos homens. Muitas dessas sociedades formularam tais origens como algo que ocorreu de modo abrupto, em que os seres já surgiram prontos, em sua forma definitiva. Assim, o mundo teria sido criado não só pronto, mas também perfeito; não haveria nada mais a ser mudado ou substancialmente transformado; mudanças nessa ordem originária só poderiam conduzir à degradação, a uma espécie de "queda fundamental", que revelaria os descaminhos dos seres no mundo.

Uma das visões contemporâneas do mundo ocidental, expressa pelas ciências da vida, é distinta desse tipo de perspectiva. Segundo a ciência dos últimos 200 a 250 anos, os seres vivos teriam surgido de formas simples, ancestrais, que foram se transformando, evoluindo, para formas derivadas, em geral mais complexas do que as ancestrais.

A noção ocidental, entretanto, nem sempre foi assim. Nas origens do pensamento ocidental (que podem ser traçadas até a combinação *sui generis* de vertente greco-romana com a hebraico-cristã), o mundo, os seres da natureza e o homem surgiram em sua forma acabada, mas com o potencial de serem aperfeiçoados. Na Antiguidade, os filósofos das colônias gregas na Ásia Menor, os chamados filósofos iônicos ou pré-socráticos, foram os primeiros, no século VI a.C., a formular teorias originais e independentes de noções religiosas sobre a origem e a evolução do cosmos e da vida (ver texto em destaque sobre os pensadores pré-socráticos). Ain-

VISÃO TRANSFORMISTA DA VIDA SEGUNDO OS PENSADORES PRÉ-SOCRÁTICOS

Tales de Mileto (640-583 a.C.), o primeiro dos pré-socráticos, afirmou que toda matéria provém da água, o princípio do cosmos era a água. Para ele, a Terra era representada como um disco chato, flutuando na água. Haveria um ciclo que, começando no ar, na terra e na água, passaria pelas plantas e pelos animais e retornaria ao ar, à terra e à água. O discípulo de Tales, **Anaximandro de Mileto** (611-546 a.C.), é considerado um dos primeiros autores a propor uma visão transformista da vida. Ele defendeu que, embora a matéria originária não fosse passível de ser encontrada, os organismos vivos se originariam da água e depois se tornariam terrestres. Toda a superfície da Terra no início teria sido recoberta pelo mar, e do elemento líquido teriam surgido os animais, inclusive o ser humano. O homem teria tido a sua origem a partir de um peixe semelhante ao tubarão. Seria também a transformação da água no ventre da mãe que produziria primeiro um embrião em forma de peixe e depois o humano completamente construído. Para Anaximandro, o todo é imutável, mas as partes sofrem mudanças.

Para **Anaxímenes** (588-524 a.C.), o ar, concebido como um elemento inicialmente uniforme, seria o elemento original mais importante, sendo a base para todas as coisas, inclusive para os seres vivos. Com o passar do tempo, o ar iria se diferenciando em partes heterogêneas, umas leves, outras pesadas, umas quentes, outras frias, e tal processo de diferenciação teria produzido o mundo observado por ele em seus dias. O universo não se situava abaixo da Terra, mas em torno dela.

Anaxágoras de Clazômenas (500-428 a.C.) postulava também uma visão de transformação da natureza. Um ser poderia se transformar em outro. O pão que comemos se transforma em carne, a semente em planta. Para ele, a razão, o *logos* (tão central no pensamento grego), era a causa tanto dos seres vivos como dos não vivos. Anaxágoras sustentava que os animais eram o produto da umidade, do calor e de uma substância oriunda da terra. Após sua origem, os seres se reproduziriam por intermédio da geração deles mesmos, uns se originando de outros. Anaxágoras foi acusado de impiedade, pois teria afirmado que o sol não era uma divindade, mas uma rocha incandescente. Também acusado de impiedade foi Aristarco de Samos (310-230 a.C.), por defender a ideia de rotação da Terra em movimento em torno do sol.

Um dos mais importantes filósofos pré-socráticos, **Heráclito de Éfeso** (510-450 a.C.), embora não tenha dado ênfase aos seres vivos em seus escritos, é importante na história do pensamento sobre a vida e suas transformações, pois defendia uma filosofia da transformação e mutabilidade permanente de tudo. O cosmos é dinâmico, em permanente transformação; o real é o eterno devir.

Empédocles de Akragas (ca. 490-430 a.C.), pensador pré-socrático dos mais originais, por sua vez, acreditava que a matéria e os seres vivos eram compostos por quatro elementos básicos: terra, água, ar e fogo. Segundo ele, os seres vivos teriam se originado da matéria não viva, os organismos mais simples teriam surgido antes e os mais complexos depois. Ele postulou um tipo de "protorreprodução": a matéria inanimada não originaria seres vivos completos, mas apenas partes deles (membros, cabeças, etc.). Tais partes se reuniriam posteriormente formando organismos inteiros. Tal teoria ajudava a explicar elementos da mitologia grega, com seus seres monstruosos. Empédocles formulou ainda noções de matiz transformista e "adaptacionista". Segundo sua concepção, apenas formas viáveis desses ajuntamentos de partes orgânicas continuariam a existir, enquanto os agrupamentos não viáveis sucumbiriam e desapareceriam. Sua perspectiva tem ressonâncias, em certo sentido, que lembram a visão da ciência biológica dos séculos XIX e XX, apesar de não se poder comparar as noções gregas antigas com a ciência moderna, pois fazem parte de universos culturais e conceituais muito distintos.

Outro pré-socrático, **Demócrito de Abdera** (ca. 460-370 a.C.), postulava que uma estrutura de tamanho ínfimo, o átomo, seria o "tijolo" constitutivo de toda matéria; sua teoria ficou conhecida como "atomismo". Mais tarde, no período helenista, a visão da natureza segundo Demócrito foi adotada pelo mais importante filósofo materialista da Antiguidade, Epicuro de Samos (341-270 a.C.). Posteriormente, o seguidor romano de Epicuro, o filósofo e poeta **Lucrécio**, ou Tito Lucretius Caro (ca. 96-55 a.C.), defendeu de modo detalhado uma noção materialista e transformista dos seres vivos. Em suas análises da natureza, incluiu os animais domésticos, afirmando que o cuidado humano era necessário para esses animais sobreviverem. Se os animais selvagens podem sobreviver por si mesmos, isso indica que eles têm habilidades maiores (hoje talvez se dissesse que seriam mais bem adaptados ao ambiente).

Fonte: Peters e Gutmann,[2] Théodoridès,[3] Di Mare.[4]

da que a maior parte dos escritos desses filósofos tenha se perdido e tenham nos restado apenas fragmentos, pelos trechos que sobreviveram, é possível notar que eles formularam teses sumamente interessantes e perspicazes, implicando noções transformistas de distintos matizes em relação aos seres vivos.[2-4]

DEPOIS DOS FILÓSOFOS PRÉ-SOCRÁTICOS

Não foram, entretanto, as teses dos filósofos pré-socráticos as que, a partir da Antiguidade, mais influenciaram o Ocidente nos períodos subsequentes (Idade Média, Renascença e Modernidade). Foram os filósofos do auge do pensamento grego, Platão (427-347 a.C.) e Aristóteles (384-322 a.C.). Suas teorias sobre a natureza não contemplavam uma visão transformista. Pelo contrário, as semelhanças e diferenças entre os animais obrigavam a uma ordenação em grupos determinados e relativamente fixos, separando-os formalmente e rejeitando a perspectiva transformista.

Para o historiador das ideias Arthur Lovejoy (1873-1962),[5] em Platão encontra-se a origem de uma das mais persitentes e poderosas pressuposições do

capítulo 2 TRANSFORMAÇÃO E EVOLUÇÃO DA VIDA: PANORAMA HISTÓRICO

pensamento ocidental, a de que há um "esquema geral das coisas", um "padrão constitutivo do universo", que, de forma condensada, é traduzido pela expressão "a grande cadeia do ser" (também denominada *scala naturae, échelle des êtres* ou *chain of being*). É a ideia de que o universo corresponde a um esquema inteligível e racional; uma crença sobre a estrutura da natureza, retomada no início do século XVIII por Gottfried Leibniz (1646-1716), que, de diversas formas, influencia as teses da ciência moderna.

Aristóteles é, com justiça, considerado fundador das ciências da vida como disciplina. Em suas obras naturalísticas que restaram, *História dos animais, As partes dos animais* e *A geração dos animais* (além de opúsculos como *Marcha dos animais, Movimento dos animais* e *Pequeno tratado de história natural*), assim como em obras de anatomia e botânica que se perderam, revela o estudo de cerca de 400 animais que buscou classificar, tendo dissecado cerca de 50 deles. Realizou observações anatômicas, embriológicas e etológicas detalhadas de animais terrestres e aquáticos (moluscos, peixes), fez observações sobre cetáceos e morcegos, tendo *insights* em ecologia e biogeografia. Obviamente, muitas de suas observações e, sobretudo, conclusões são falsas aos olhos da ciência de hoje, mas sua obra naturalística não deixa de ser notável. A vida é vista por ele como um princípio imaterial que anima a matéria, e a natureza está ordenada por uma inteligência suprema (noção aristotélica de *Enteléquia*). Assim, sua biologia tem caráter vitalista e finalista. O conceito de espécie na biologia de Aristóteles é bastante complexo,[6] articulando a visão fixista e essencialista do platonismo com componentes de uma visão gradualista, que ele mesmo desenvolveu. Aristóteles, além disso, introduziu noções como de homologia entre partes e órgãos dos animais.[7]

As noções platônicas e aristotélicas em relação à natureza marcaram de forma penetrante o pensamento do ocidente durante toda a Idade Média, pois foram elas que serviram de referência aos pensadores oficiais do cristianismo e do mundo intelectual ocidental até a modernidade. Tanto para Aristóteles como para Platão, os seres são a manifestação de suas essências metafísicas. Para Aristóteles, a natureza constitui uma hierarquia, a chamada *scala naturae*, com o homem no topo. Assim, nessa perspectiva, todos os outros seres vivos representam determinada degradação em relação à forma humana, que expressaria o auge das espécies vivas. Tais degradações, que formam a série animal, preveem também a separação entre animais inferiores e superiores.[8]

A visão cristã tradicional do período medieval sustentava que as espécies teriam sido criadas de uma só vez por Deus e seriam perfeitas e imutáveis, posto serem criações de Deus. Quase não se veem naturalistas na Idade Média. Exceções são Alberto Magno (1193-1280) e Frederico II de Hohenstaufen (1194-1250). Alberto Magno redigiu um tratado (*De animalibus*, 1270) sobre anatomia comparada de animais, incluindo invertebrados terrestres e marinhos, assim como o homem, obra baseada em Aristóteles e Galeno. Frederico II escreveu um notável tratado de falconaria (*De arte venandi cum avibus*), na verdade uma obra enciclopédica sobre aves em geral. Todavia, a biologia medieval não pôde ousar, tendo que se restringir a descrições e obedecer os cânones da Igreja.[7] Alguns eruditos islâmicos (Ibn Sina ou Avicena [980-1037] e Al-Zahrawi ou Abulcasis [936-1013]), assim como judeus (Moisés Maimónides ou Rambam [1135-1204], que redige um *Traité des poisons*, sobre animais e plantas venenosas e medicinais), dão contribuições originais, mas sem ainda afetar a rigidez das concepções medievais.

Baseados nas narrativas sobre genealogias contidas no Antigo Testamento, vários autores cristãos calcularam a idade do mundo, incluindo a das plantas e dos animais existentes. Segundo pensadores como Theophilus de Antióquia (falecido entre 183 e 185 d.C.), Lactantius (240-320 d.C.) e Santo Agostinho (354-430 d.C.), a Terra, os seres vivos e o ser humano deveriam ter em torno de 6 mil anos.[9] Exprimindo as concepções ortodoxas da Igreja, é conhecida a afirmação categórica do arcebispo James Ussher, em 1664, o qual, apoiado pela leitura cuidadosa da Bíblia, em particular do Antigo Testamento, declarou que o dia da criação teria ocorrido em 26 de outubro de 4004 a.C., mais precisamente às 9 horas da manhã. Assim, a Terra tinha, quando o arcebispo fez seus cálculos, 5.668 anos de idade (um pouco menos do que os 4 bilhões de anos que se supõe atualmente). Nos dois séculos seguintes à afirmação do bispo, as descobertas geológicas e de fósseis de plantas e animais colocaram em evidência que a idade da Terra e da vida neste planeta deveria ser bem mais antiga do que supôs James Ussher.

Com o fim da Idade Média, a observação naturalística foi retomada no Renascimento. Alguns zoólogos franceses (Pierre Belon, 1517-1564; Guillaume Rondelet, 1507-1556) fizeram detalhadas observações de plantas e animais na Europa e no Oriente Próximo. Naturalistas espanhóis (Oviedo, Acosta, Hérnandez) acompanharam os conquistadores das Américas, descrevendo a flora e a fauna desconhecidas dessas regiões. Leonardo da Vinci (1452-1519), por sua vez, fez importantes estudos anatômicos do corpo humano e de animais, investigou o voo dos pássaros, o mecanismo da visão e a fisiologia sexual. Leonardo também chegou a afirmar que fósseis eram restos de animais e que as rochas que os conservam devem ter se erguido de um ponto mais baixo do que o nível do mar. O belga André Vésale (1514-1564) revolucionou a anatomia humana com sua obra *De humanis corporis fabrica* (1543).

No século XVII, William Harvey (1578-1657) descreveu com precisão a então desconhecida circulação do sangue (1628). O microscópio é inventado e permite a Hooke (1635-1703) relatar os aspectos de organismos vivos invisíveis a olho nu (*Micrographia*, 1665). Jan Swammerdam (1637-1680) realiza dissecções de insetos (abelha, piolho, *ephemeroptera*), criando a anatomia de invertebrados, e Marcello Malpighi, por meio do microscópio, descreve elementos da estrutura do córtex cerebral, reconhecendo as células piramidais.

Cabe notar que, mesmo após a Renascença, a Igreja continuou a influenciar por meio de seu controle as visões sobre origens do mundo e do homem. Em 1616, por exemplo, o filósofo italiano Lucilio Vanini (1585-1619), que, como Giordano Bruno (1548-1600), desafiava os dogmas da Igreja, foi o primeiro autor a sugerir que o homem descende de primatas símios (em sua obra *De Admirandis Naturae Reginae Deaeque Mortalium Arcanis*). Foi, por isso e por outras teses suas sobre a natureza e sobre Deus (teses algo panteístas), condenado a ter sua língua cortada e, depois, assim como Bruno, executado.

Um dos aspectos mais importantes das ciências naturais no século XVII é a criação de sociedades e academias científicas,[10] nas quais se relata e se discute os achados e teorias científicas, como, na Itália, a Accademia del Cimento (Academia de Experiências), de 1657, fundada por discípulos de Galileu, Viviani e Torricelli; na Inglaterra, o Gresham College, de 1596, apoiado por Francis Bacon, depois a Royal Society of London for Improving Natural Knowledge (Londres, 1660); na França, primeiro o Jardin Royal dês Plantes Medicinales ou Jardim do Rei (1635), criado por Luís XIII, que será denominado posteriormente Muséum National d'Histoire Naturelle, depois a Académie des Sciences de Paris (1666), onde debateram Descartes e Pascal; e, na Alemanha, a Academia de Ciência de Rostock, de 1620, a Academia Naturae Curiosorum (em Schweinfurt, 1652) e a Academia de Ciências de Berlim, no início do século XVIII. Essas são, entre outras, as condições para o incremento de um vigoroso movimento científico naturalista na Europa nos séculos XVIII e XIX. Nesses séculos, era de se esperar que os naturalistas pesquisassem e debatessem sobre a origem e a transformação dos seres vivos existentes nos diversos pontos do planeta, assim como se dedicassem ao estudo comparativo da morfologia dos distintos animais e de seus sistemas nervosos.

O SURGIMENTO DO PENSAMENTO EVOLUCIONISTA MODERNO NO SÉCULO XVIII

Preparado pelo surgimento da nova ciência dos séculos XVI e XVII, o século XVIII foi época de intensos debates e disputas entre noções fixistas e transformistas da vida. O sueco Carl von Linné, ou Carolus Linnaeus (1707-1778), conhecido por seu sistema binominal de nomenclatura das espécies vivas, defendeu, em seus anos iniciais, uma noção fixista das espécies, pois "o Ser Infinito (Deus) produziu as espécies diversas na origem do universo" (*Classificatio plantarum*, 1738). Nesse sentido, ele acompanhava o importante botânico inglês, John Ray (1627-1705), o qual afirmava que "jamais uma espécie nasceu da semente de outra espécie" (*Historia plantarum*, 1686). No final de sua vida, Linnaeus, provavelmente influenciado pela observação de mutações em plantas, admite aspectos transformistas nas espécies que estudara, pois as espécies (tais como as que sofrem mutações) "são filhas do tempo" (*Amaenitates academicae*, 1779).[7]

Já no início do século XVIII, o filósofo alemão Gottfried Wilhelm Leibniz (1646-1716) retoma a perspectiva aristotélica de continuidade entre os seres (assim como a concepção platônica relacionada à "grande cadeia do ser"), defendendo, entretanto, que, se todos os seres formam uma só cadeia na qual as diferentes classes de organismos se relacionam tão estreitamente umas com as

NATURA NON SALTUM FACIT, A NATUREZA NÃO DÁ SALTOS

Aforismo muitas vezes de autoria (equivocadamente) atribuída a Leibniz, resume e traduz da melhor forma a noção gradualista sobre a natureza. Foi citado e defendido resolutamente por Darwin em *Origem das espécies* e por muitos outros naturalistas e intelectuais.[11] Esse aforismo tem longa história; já era utilizado na época de Aristóteles, mas sua origem exata não é conhecida. Foi usado por pensadores da Antiguidade latina, como Plotino e Porfírio, tendo, possivelmente, relação com a ideia gnóstica de emanação. O teólogo e naturalista, mestre de Tomás de Aquino, Alberto Magno (1193-1280), usa a ideia afirmando que "a natureza não faz os tipos de animais separados sem produzir algo de intermediário entre eles, pois a natureza não passa de um extremo a outro *nisi per medium.*[4]

Apesar de ser um fixista em termos de surgimento de novas espécies, o grande botânico inglês John Ray (1627-1705) escreveu em seu *Methodus plantarum*, de 1682: "Nature, as the saying goes, makes no jumps and passes from extreme to extreme only through a mean. She always produces species intermediate between higher and lower types, species of doubtful classification linking one type with another and having something common with both – as for example the so-called zoophytes between plants and animals".*

Ao que parece, a redação mais citada é *Natura non facit saltus*. Entretanto, Leibniz, o primeiro importante divulgador moderno do aforismo, prefere a forma *Natura non saltum facit*.

* A natureza, como diz o ditado, não dá saltos e passa de um extremo a outro apenas através de uma média. Ela sempre produz espécimes intermediários entre os tipos superior e inferior, espécimes de classificação duvidosa que vinculam um tipo a outro, havendo algo em comum entre ambos – como, por exemplo, os chamados zoófitos, entre plantas e animais.

---

outras, é quase impossível precisar o ponto em que uma começa e outra termina. Tal noção se traduz pelo aforismo citado por Leibniz,[12] "Natura non saltum facit", a natureza não dá saltos (ver texto em destaque). As plantas e os animais, que são definidos como espécies pelo processo de geração (Leibniz já utiliza uma noção de espécie próxima à contemporânea) vieram, ou podem ter vindo, diz ele, de uma mesma origem ou semente, ou seja, de uma única e mesma espécie. Em seus *Novos ensaios*, escreve:

> Tudo procede por graus na natureza, e nada em saltos, sendo que esta regra a respeito das mudanças constitui uma parte da minha lei sobre a continuidade. Entretanto, a beleza da natureza, que quer percepções distintas, exige aparências de saltos e, por assim dizer, quedas de música nos fenômenos, e tem prazer em mesclar as espécies. [...] Aliás, aprovo a pesquisa sobre as analogias: as plantas, os insetos e a anatomia comparativa dos animais forne-

cerão sempre mais analogias, sobretudo se continuarmos a servir-nos do microscópio ainda mais do que se faz agora.[12]

Em meados do século XVIII, o pensamento do naturalista suíço Charles Bonnet (1720-1793) acompanha as noções de Leibniz. Em sua obra *Contemplation de la nature* (1764), Bonnet diz que, "entre o degrau mais baixo e o mais elevado da perfeição corporal ou espiritual, há um número infinito de graus intermediários, que compõem a cadeia universal. Ela une todos os seres, liga todos os mundos, abraça todas as esferas".[7]

Os dois maiores transformistas do século XVIII foram o naturalista Pierre-Louis Moreau de Maupertuis (1698-1759) e o filósofo iluminista Denis Diderot (1713-1784). Maupertuis propõe, precedendo em certo sentido Charles Darwin, um princípio de eliminação dos indivíduos menos aptos à sobrevivência. Na natureza, um número grande de indivíduos nas várias espécies, segundo ele, é composto por partes e órgãos que não satisfazem a suas necessidades; todos eles irão perecer. Os organismos que vemos hoje são os poucos sobreviventes de um destino cego que os produziu (*Essai de cosmologie*, 1750). Na mesma linha de Maupertuis, o filósofo iluminista Denis Diderot defendia que os seres vivos não representavam espécies fixas, mas seres em contínua transformação. Já em 1754, em seus *Pensamentos sobre a interpretação da natureza*, Diderot se pergunta, pensando na organização anatômica e funcional dos animais: "é impossível não acreditar que não houve um primeiro animal, protótipo de todos os outros animais, sobre o qual a natureza não fez mais do que alongar, encurtar, transformar, multiplicar ou obliterar certos órgãos?".

Poucos anos depois, em sua obra *Diálogo de D'Alembert e Diderot*,[13] ele é ainda mais explícito sobre a necessidade de uma teoria transformista que explique as mudanças que os organismos vivos sofreram ao longo de sua existência na Terra. Diderot afirma que:

> Se a questão da prioridade do ovo sobre a galinha ou da galinha sobre o ovo vos embaraça, é porque supondes que os animais foram originalmente o que são agora. Que loucura! Não sabemos o que foram, assim como não sabemos o que se tornarão. O vermezinho imperceptível que se agita na lama encaminha-se talvez para o estado de grande animal; o animal enorme, que nos apavora por sua grandeza, encaminha-se talvez para o estado de vermezinho, é talvez uma produção particular momentânea deste planeta.[13]

No início do século XVIII, o principal naturalista representante do fixismo era o profícuo e polígrafo Georges Marie Leclerc, conde de Buffon (1707-1788). Opositor dos praticantes da nomenclatura lineliana, recusou também a ideia de Leibniz de uma gradação insensível entre os seres. Nenhuma espécie foi produzida pela degeneração (o modelo de transformação). Os animais foram criados pela graça do Criador, e permanecem inalterados em sua forma e estrutura. No final da vida, entretanto, Buffon admitiu a possibilidade de um transformismo limitado, no qual espécies nobres não se transformam, mas gêneros e espécies menos nobres podem sofrer transformações, como o cavalo, a zebra e o asno, que teriam se originado de um mesmo molde.[7]

Também se opõem ao naturalismo materialista de Maupertuis e Diderot, intelectuais filiados ao movimento romântico, como Goethe (1749-1832) e Lorens Oken (1779-1851), que formulam que o conhecimento da natureza pode ser ganho não apenas pela razão materialista e empiricista, mas pela intuição que transcende as experiências sensoriais (por isso, fundam uma anatomia transcendentalista ligada à *Naturphilosophie*). Oken e outros trancendentalistas postulam, entretanto, em perspectiva transformista, que toda matéria, tanto inorgânica como orgânica, pode ser colocada e analisada em uma série linear progressiva (na perspectiva da *scala naturae*) e o desenvolvimento do organismo passa através de todos os grupos de animais abaixo dele (forma inicial da *lei do paralelismo*); assim, todos os animais seriam, em relação ao homem, permanências de formas embrionárias que ainda não chegaram ao estágio humano.[14]

Na segunda metade do século XVIII, os naturalistas franceses são testemunhas de um caloroso debate entre o principal cientista de sua época, Georges Cuvier (1769-1832), e o menos prestigiado Étienne Geoffroy Saint-Hilaire (1772-1844). Cuvier, excelente anatomista comparativo, vê na estrutura dos organismos uma harmonia organizada, um sistema fechado, único e perfeito, em que todas as partes se correspondem mutuamente; nenhuma parte ou órgão, como, por exemplo, nos carnívoros, os intestinos, a mandíbula, os dentes afiados, as pernas e as patas, as capacidades perceptivas da visão e do olfato e os mecanismos instintivos neuronais de atração por presas, poderiam se transformar de maneira independente. Se uma parte mudasse, todo o organismo deveria mudar. Assim, Curvier rejeita o transformismo e mesmo a *scala naturae*.[14] Como paleontólogo, Cuvier reconhece a antiguidade dos fósseis, mas cria uma engenhosa "teoria catastrófica" (série de dilúvios, terremotos, maremotos) para explicá-los, a qual produz o cenário hipotético de fases em que as espécies são destruídas e depois novas espécies são recriadas do zero. Já Saint-Hilaire é assumidamente transformista e continualista. Focado na estrutura dos grupos de animais, ele postula haver uma unidade de composição orgânica na natureza. A semelhança da estrutura esquelética nos vertebrados, por exemplo, revela um princípio de conexão entre essas espécies; em todos vertebrados a medula espinal está alojada em um tubo ósseo, o que é prova inconteste da existência de um mesmo modelo.[7]

É também no século XVIII que a paleontologia começa a se constituir de modo mais consistente; Giovanni Arduino (1714-1795) propõe a classificação de colunas geológicas relativas à evolução temporal e a períodos geológicos sequenciais da Terra: (coluna no estadio) *primário* (onde não se observam fósseis); *secundário* (coluna deformada e já com fósseis); *terciário* (com fósseis e com organização horizontal) e *quaternário* ou *vulcânico* (onde além de fósseis se verificam distintos tipos de areia e cascalho espalhados). No final desse século, o escocês James Hutton (1726-1797) propõe que os processos geológicos sejam vistos como um ciclo, sem começo e sem fim.[15]

capítulo 2 TRANSFORMAÇÃO E EVOLUÇÃO DA VIDA: PANORAMA HISTÓRICO

Em relação à evolução dos organismos, Erasmus Darwin (1731-1802), médico, naturalista, poeta e avô de Charles Darwin, revelou intuições originais interessantes em suas obras biológicas. Para ele, a variedade de espécies animais e botânicas pode ter tido sua origem de um "pequeno número de ordens naturais, e os mestiços animais ou vegetais que puderam perpetuar suas espécies o fizeram e deram nascimento a numerosas famílias de animais ou de vegetais que existem atualmente" (*Zoonomia*, 1794). Intuindo no sentido da seleção natural de seu neto, ele diz que "os animais mais fortes e mais ativos são os implicados na perpetuação da espécie, que, desse modo, deve se aperfeiçoar". Contudo, logo em seguida, alia-se à noção mais lamarckiana, quando diz que, "durante uma longa sucessão de gerações, por esforços contínuos realizados para busca de alimentos, os animais adquirem características que são transmitidas aos descendentes, resultando em uma melhora constante de suas partes, para obter seus objetivos desejados" (*Zoonomia*, 1794).[7]

Todavia, a figura mais importante na transição do século XVIII para o XIX é, sem dúvida, Jean-Baptiste Pierre Antoine de Monet, o Cavaleiro de Lamarck (1744-1829). Suas teses são bem conhecidas, pois são ensinadas até hoje nas escolas para mostrar seus erros e os acertos de Darwin. Comete-se, entretanto, bastante injustiça com Lamarck, pois ele foi um naturalista dos mais argutos e um teórico sofisticado.[16] Suas teses evolucionistas basearam-se em duas ideias bem marcadas: a existência de uma gradação insensível entre os animais e a afirmação de que seus hábitos de vida influenciam a sua constituição e são transmitidos para as gerações subsequentes. Charles Darwin, que muito admirava Lamarck, concordava plenamente com essas duas teses principais, não tendo se oposto a Lamarck (como ensinam alguns livros escolares), mas, com a intuição genial de sua teoria da seleção natural, expandia e introduzia novos mecanismos evolutivos (segundo pensava o próprio Darwin), em vez de derrubar a teoria evolucionista de Lamarck. A bióloga e historiadora da ciência Lilian Al-Chueyr Pereira Martins[17] realizou minuciosa leitura da obra de Lamarck, revelando como ele produziu uma obra avançada para sua época, abordando desde assuntos como química, origem da vida, desenvolvimento biológico, até a sua elaborada teoria da evolução.

O SÉCULO XIX E O SURGIMENTO DO DARWINISMO

Assim, no final do século XVIII e no início do XIX, a *scala naturae* de Aristóteles foi, em certo sentido, colocada de ponta-cabeça. Muitos cientistas passaram, de modo crescente, a defender uma visão oposta à de Aristóteles: as séries animais não representam séries de sucessivas degradações a partir do ser humano perfeito, mas, pelo contrário, os seres vivos evoluem, progridem de formas simples para formas cada vez mais complexas. Também nessa visão linear, nós, humanos, continuamos no topo, mas os outros seres vivos não são mais vistos como for-

EVOLUÇÃO DO CÉREBRO

mas degeneradas, mas antes como formas pregressas ou primitivas (também em relação ao humano).

É no século XIX que a perspectiva de surgimento e transformação da vida como um processo natural, não controlado por forças sobrenaturais, que implica uma evolução biológica das espécies e de seus órgãos e sistemas, irá se consolidar. De fato, os naturalistas do final do século XVIII e início do XIX, como Erasmus Darwin, Saint-Hilaire e Lamark, tornaram-se cada vez mais convencidos de que os seres vivos atuais são o resultado de um lento processo evolutivo.

Por conta disso, os naturalistas do século XIX foram gradativamente se convencendo que deveria haver uma relação de parentesco entre os diversos seres vivos, entre as diferentes espécies. Nessa linha, as espécies biológicas não pareciam ser imutáveis, e as relações de semelhança entre elas deveriam ter algum significado, não apenas teológico (o plano de criação de Deus), mas natural, biológico. Era necessária, pois, uma teoria bem construída da mudança biológica para se compreender como fósseis de animais extintos há milhares de anos poderiam se relacionar com espécies vivas, atuais.[19]

Cabe lembrar que foi também ao longo do século XIX que paleontólogos descreveram um grande número de fósseis vegetais e animais, incrementando as necessidades de teorização em termos de evolução biológica. Embora no século XVII o reverendo Robert Plot (1640-1696) já tivesse descrito ossos de dinossauros (atribuindo-os a elefantes), foi em 1824 que o geólogo inglês William Buckland (1784-1856) descreveu o primeiro dinossauro (um megalossauro). Em 1842, Sir Richard Owen propõe o termo *dinosauria* para designar três fósseis encontrados desse grupo. O paleontólogo norte-americano Othniel Charles Marsch (1831-1899) coletou cerca de 80 novos gêneros de dinossauros, demonstrando a amplidão da vida fóssil; rivalizou com Edward Drinker Cope (1840-1897), que descreveu cerca de 65 novos gêneros de dinossauros. A competição dos dois no sentido de quem coletara o maior número de dinossauros fósseis ficou conhecida como "guerra dos ossos". As evidências no sentido de transformações morfológicas temporais dos animais se avolumavam. Assim, faziam-se necessárias teorizações mais consistentes e mais bem amparadas em fatos naturalísticos.[19]

Charles Darwin (1809-1882) investigou os seres vivos ao longo de sua vida para, ao final, chegar a algumas noções aparentemente simples que revolucionaram a ciência (e também, em certo sentido, a sociedade).[20,21] Após uma infância e juventude colecionando besouros e aranhas, aos 22 anos de idade, empreendeu uma longa viagem como naturalista, em um pequeno navio real inglês, o *Beagle*, viagem cujo trajeto era ao redor do mundo, mas delongava-se na América do Sul. Por quatro anos e nove meses, de 27 de dezembro de 1831 a 2 de outubro de 1836, Darwin teve que suportar enjoos terríveis, vômitos, diarreias e dores de cabeça intensas, pois ele era extremamente sensível aos balanços do barco e ficava muito debilitado durante a viagem, para poder observar material geológico, plantas, insetos, aves, répteis e mamíferos, espécies vivas e fósseis, resgatados por nativos nas regiões que percorreu. Coletou tudo o que pôde, anotou em

capítulo 2   TRANSFORMAÇÃO E EVOLUÇÃO DA VIDA: PANORAMA HISTÓRICO

diários que somam vários volumes, dissecou animais, conservou-os em álcool e enviou-os para a Inglaterra, para estudos posteriores.

Além disso, antes e depois da viagem, Darwin cultivou plantas e criou animais em sua casa, escreveu um grande número de cartas para criadores de animais e agricultores, fazendo sempre perguntas sobre o processo de aperfeiçoamento das crias, tudo para entender como as espécies se modificam, sob a orientação dos homens, em hortas, pomares, granjas e criadouros, ou na natureza intocada. A mudança das espécies (Darwin quase não usa a palavra evolução), já aceita por muitos, foi o tema de sua vida, o mecanismo principal de tal transformação, a seleção natural (cujo esboço foi feito em 1842 e a publicação completa em 1859, em *A origem das espécies*), a descoberta, o longo *insight* que o transformaria em uma das principais referências da ciência biológica moderna (a "descoberta" da seleção natural, feita, diga-se de passagem, em paralelo por ele e Alfred Russel Wallace [1823-1913],[22] é até hoje tema de disputas entre simpatizantes de Darwin ou de Wallace).

A partir de suas observações detalhadas, Darwin logo concluiu que, se ocorreram mudanças nas espécies (ele se tornou cada vez mais seguro disso), tais mudanças não foram abruptas, mas muito lentas e graduais. Como a potencialidade para a reprodução das espécies é muito grande, mas as condições ambientais (sobretudo a quantidade de alimento disponível) são limitadas, ocorre uma constante luta pela sobrevivência. Os indivíduos mais aptos, mais bem adaptados para obter alimentos, escapar de predadores e reproduzir a contento, irão sobreviver e transmitir aos seus descendentes suas características. Além disso, a variação que se observa entre indivíduos, em determinados contextos ambientais, ora fixos, ora em intensa mudança, e sua seleção através da luta pela vida favorecem o surgimento de subpopulações diferenciadas dentro da espécie, as chamadas subespécies. Muito lentamente, tais subpopulações mais bem adaptadas às condições ambientais cambiantes dão origem a novas espécies.

Ao longo de incansáveis estudos, observações e reflexões, impedidos intermitentemente apenas por uma misteriosa doença crônica,[23] Darwin percebeu que a evolução não poderia ser um processo linear, como pensava Lamarck (em linhas paralelas), mas um processo no qual ocorrem divergências a partir de ancestrais comuns.[*] No centro do modelo, em vez de linhas paralelas, Darwin propõe a árvore. Assim, duas espécies muito parecidas entre si deveriam ser descendentes de uma única espécie, que teria existido no passado e se extinguido. Dessa forma, concluiu Darwin, todas as espécies, parecidas ou muito distantes, são, de alguma forma, aparentadas entre si.

---

[*] Para uma sucinta, atualizada e rápida revisão sobre a evolução biológica ver: Meyer D, El-Hani CN. Evolução: o sentido da biologia. São Paulo: UNESP; 2005. Para uma visão mais aprofundada ver: Ridley M. Evolução. 3. ed. Porto Alegre: Artmed; 2006, e Freeman S, Herron JC. Análise evolutiva. 4. ed. Porto Alegre: Artmed; 2009.

EVOLUÇÃO DO CÉREBRO 43

A evolução das espécies poderia, portanto, ser esquematizada por meio de uma "árvore da vida". O mecanismo de tal processo não seria apenas a aquisição de caracteres adquiridos e a transmissão aos descendentes (a proposta de Lamarck, que, como referido, Darwin também aceitava, porém a considerava secundária em importância), mas a seleção dos indivíduos mais aptos à sobrevivência e à reprodução, cujos caracteres seriam transmitidos aos seus descendentes.

Segundo aquele que foi um dos principais biólogos evolucionistas do século XX, Ernst Mayr,[24] a teoria evolutiva em meados e finais do século XIX, ou seja, ao tempo de Darwin, deve ser desmembrada em cinco aspectos básicos, em relação aos quais os grandes naturalistas nem sempre concordavam. Assim, fariam parte das concepções darwinianas de evolução a ideia de uma **descendência comum** (espécies diferentes provêm de ancestrais comuns, até o extremo de todos os seres vivos provirem de uma única matriz comum), o **caráter gradual** da evolução das diferentes espécies (*a transformação evolutiva sempre procede gradualmente, nunca aos saltos*), a **multiplicação das espécies** (a diversidade de espécies ocorre continuamente e é produzida por adaptação diferencial), a **seleção natural** (que ocorre em duas etapas, a produção de variação e sua discriminação por seleção e eliminação, ou seja, diferentes taxas de sobrevivência e reprodução). A seleção natural foi o componente mais ousado e inovador do evolucionismo de Darwin, e que sofreu mais resistência por seus contemporâneos. O quinto aspecto básico é a **especiação populacional**. Segundo Mayr, embora Darwin, em *A origem das espécies*, revele ainda certa confusão acerca do conceito de espécie e especiação, pensava a especiação como um processo geográfico, tendo lentamente intuído um "princípio de divergência", abrindo caminho para a noção de especiação simpátrica. Para se ter uma ideia das controvérsias sobre esses elementos fundamentais da teoria da evolução biológica, reproduzimos a seguir (Quadro 2.1), de forma simplificada, uma comparação formulada por Mayr.[24]

No final do século XIX e início do XX, várias sínteses foram buscadas no sentido de tornar a teoria da evolução mais abrangente, com êxitos variados. O paleontólogo de vertebrados norte-americano Edward Drinker Cope (1840-1897) propôs uma interessante *lei de não especialização de formas basais*, que afirmava que as formas basais, ancestrais, deveriam possuir características anatômicas capazes de ter dado origem aos diversos tipos e estruturas mais especializadas na história do filo. Compatível com essa proposta de Cope, foi sugerido que as formas mais apicais, mais ramificadas nas árvores dos filos, tenderiam a ser mais especializadas.[16] Posteriormente, foi formulada uma *lei de complexidade morfológica crescente* (pelo sueco Erik H. O. Stensiö, 1891-1984, e pelo inglês David M. S. Watson, 1886-1973), que afirmava que, ao se estudar as camadas geológicas, os fósseis revelavam modificações progressivas da flora e da fauna, as quais indicavam transições de formas simples para formas mais complexas (ver breve discussão sobre evolução e complexidade no início do Capítulo 1).

Mais ousado, entretanto, foi o paleontólogo belga Louis Dollo (1851-1931), que defendeu que a evolução deveria ser vista como um processo irreversível,

Quadro 2.1
DIVERGÊNCIAS EM RELAÇÃO À TEORIA DE DARWIN SOBRE ASPECTOS DA TEORIA DA EVOLUÇÃO

Autor	Descendência comum das espécies	Caráter gradual da evolução	Especiação populacional	Seleção natural
Darwin (1809-1882)	Sim	Sim	Sim	Sim
Lamarck (1744-1829)	Não	Sim	Não	Não
T. H. Huxley* (1824-1895)	Sim	Não	Não	Não (totalmente)
Haeckel* (1834-1919)	Sim	Sim	?	Em parte
De Vries* (1848-1935)	Sim	Não	Não	Não

* O cirurgião, paleontólogo e anatomista de invertebrados Thomas Henry Huxley foi um dos mais aguerridos defensores públicos de Darwin na Inglaterra. O controvertido naturalista Ernst Haeckel foi um ativo divulgador do darwinismo na Alemanha. O holandês Hugo de Vries foi o "redescobridor" da genética de Mendel.

Fonte: Mayr.[24]

asseverando que a evolução ocorria por saltos bruscos, que um organismo não pode voltar, mesmo que parcialmente, a um estado anterior já realizado por seus ancestrais, que todas as organizações irão, por fim, se extinguir, após percorrerem um longo percurso evolutivo. A evolução, para Dollo, seria, então, descontínua, irreversível e limitada. Dessas várias hipóteses, a irreversibilidade parece ter maior sustentação empírica.[7] A evolução em saltos foi retomada, de forma mais sofisticada, através da teoria de equilíbrio pontuado (*punctuated equilibria*), formulada por Niles Eldredge e Stephen Jay Gould.[25] Ela propõe que mudanças morfológicas rápidas no surgimento de novos grupos (clados) filogenéticos são mais importantes do que processos graduais (gradualismo filético). O estado normal da linhagem é a ausência de mudança (*stasis*), com longos períodos de estagnação e, de tempos em tempos, ocorre a especiação, sendo que tais eventos de especiação seriam rápidos e revolucionários. Eles baseiam tal teoria no fato paleontológico de que a *stasis* é frequente no registro fóssil. Houve grande debate, nos anos 1970 e 1980, entre a visão de equilíbrio pontuado e o gradualismo (defendido por Mayr e outros). Atualmente, ao que parece, aceita-se que ambos os processos ocorrem; em alguns grupos de organismos prevalece a evolução e a especiação gradual; em outros, o equilíbrio pontuado.[26]

Admite-se hoje que a evolução seja vista como o processo biológico fundamental que coloca a mudança dos organismos ao longo do tempo como elemento central das ciências da vida, ocorrendo mudança na forma ou na anatomia dos

EVOLUÇÃO DO CÉREBRO 45

organismos e também em suas funções (fisiologia) e comportamentos. Nesse sentido, relembramos aqui a frase lapidar de Dobzhansky, "nada na biologia faz sentido, exceto à luz da evolução".

Assim, o processo evolutivo inclui praticamente todas as dimensões da vida, desde as formas dos organismos, em todos os níveis, incluindo as sequências de DNA, a estrutura celular, até a anatomia macroscópica, bem como a fisiologia do organismo, seu comportamento individual e social. A evolução pode também ser definida sucintamente, como postulou Darwin, como "descendência com modificações",[27] ou melhor, mudança ao longo do tempo por meio de descendência com modificações. Outro modo de definir evolução, apoiando-se mais na genética de populações é como "mudança de frequência gênica de uma geração para outra".

Contudo, em que nível da vida dos organismos ocorre a evolução? Os biólogos evolucionistas concordam que ela ocorre em níveis diversos; no indivíduo, em famílias e em populações de indivíduos, mas também no nível genômico (evolução de genes, estruturas moleculares, DNA, RNA, nucleotídeos ou conjunto deles), no nível celular e dos órgãos e em sistemas orgânicos. Há considerável debate sobre quais são, em ordem de importância, as "unidades de seleção" que implicam os benefícios das adaptações produzidas pela seleção.[27] Seriam, por exemplo, os genes, como postularam Williams e Dawkins, ou os indivíduos (como defende Mayr) ou, ainda, as populações (tese defendida inicialmente por Vero C. Wynne-Edwards [1906-1997], e atualmente por J. H. Koeslag)? Além da seleção natural, percebida por Darwin como o principal mecanismo da evolução biológica, outros mecanismos também são relevantes para a evolução: a seleção sexual e a seleção grupal (vistas por muitos como variantes da seleção natural), a deriva genética (processos aleatórios que ocorrem em populações pequenas, nas quais alelos podem, devido ao acaso, se perder ou permanecer), assim como uma série de processos de evolução neutra, sem implicar seleção.[20]

Hoje, os biólogos evolucionistas concordam que a vida complexa surgiu e evoluiu na Terra apenas uma vez; todos os organismos que existem são linhagens evolutivas de um ancestral comum. Assim, a vida de todos os organismos baseia-se em um padrão molecular único que passa de geração para geração, mesmo sendo também basicamente modificável.[28]

O entomologista alemão **Willi Hennig** (1913-1976) revigorou o estudo das relações evolutivas entre as espécies, formulando um método comparativo rigoroso de reconstrução das relações filogenéticas, denominado **cladística**.[29] Esse termo reflete a ênfase de Hennig na correta identificação dos *clados*, isto é, dos grupos de organismos que compartilham um ancestral comum. Assim, todos os *taxa* classificados corretamente segundo a perspectiva filogenética devem representar grupos monofiléticos (com apenas um ancestral comum). Um *clado* é simplesmente um galho de uma árvore evolutiva; os galhos são conectados entre si através de um (ou um grupo de) ancestral comum.

No método de Hennig, as relações evolutivas são reconstruídas por um processo denominado "análise de caracteres" (*character analysis*). Um *caracter* é um aspecto morfológico, funcional ou comportamental observável, podendo ser uma estrutura anatômica (como o corpo caloso no cérebro dos mamíferos placentários), um padrão comportamental de acasalamento ou uma proteína ou sequência de DNA. Considera-se, então, o maior número de caracteres possíveis que identificam uma espécie e adota-se a noção de que espécies mais proximamente relacionadas filogeneticamente compartilham mais conjuntos de caracteres do que espécies mais longínquas. Para reconstruir a árvore evolutiva, busca-se o menor número de mudanças que expliquem a contento os padrões observados de caracteres; esta é a chamada "solução de máxima parcimônia". Segundo Joseph Travis,[30] apenas Carolus Linnaeus rivaliza com Hennig em influência sobre o processo de classificação dos organismos vivos.

Outro aspecto a salientar é que, em biologia evolutiva, busca-se explicar as semelhanças entre as espécies através de dois conceitos fundamentais; *homologia* e *analogia*. Quando diferentes espécies possuem características semelhantes porque elas as herdaram de um ancestral comum, diz-se que tais características são **homólogas**. Todos os mamíferos compartilham uma área cortical somatossensorial primária semelhante (S1, área da percepção do sentido tátil) como uma divisão do isocórtex. Tanto humanos como monotremos, como o ornitorrinco, apresentam tal área cortical em seus cérebros por terem um ancestral comum. Assim, possuir tal área é um exemplo de homologia entre mamíferos.

Quando certas características semelhantes evoluíram de forma independente, diz-se que elas são **análogas** ou **homeoplásicas**. Alguns autores preferem o termo "análogo" para semelhanças em termos de função e "homeoplásico" para semelhanças aparentes, morfológicas. Assim, embora os membros anteriores de todos os vertebrados tenham evoluído de forma homóloga, o fato de morcegos e aves terem transformado tais membros anteriores em asas ocorreu de forma independente do ponto de vista evolutivo, sendo, portanto, as asas das aves e dos morcegos caracteres análogos e não homólogos. Quando semelhanças análogas evoluem produzindo órgãos parecidos funcional ou anatomicamente, diz-se que ocorreu uma evolução *paralela* ou *convergente*.

TEORIA SINTÉTICA DA EVOLUÇÃO OU SÍNTESE MODERNA

A partir dos anos 1920, vários geneticistas e bioestatísticos passaram a trabalhar com os princípios da evolução, buscando dar a eles uma base experimental mais sólida. A teoria sintética da evolução foi o esforço bastante exitoso de integrar a teoria evolutiva de Darwin com a teoria genética de Gregor Mendel (1822-1884). Apesar de Mendel ter publicado seu trabalho enunciando os princípios da hereditariedade nos anos 1860, foi apenas no início do século XX que sua contribuição revolucionária foi, de fato, assimilada.

Nos anos 1920, muitos geneticistas pensavam que a noção de Darwin de que a evolução ocorria de forma profundamente gradual, continuista, era incompatível com a visão atomística da genética de Mendel, que havia sido erigida sobre elementos discretos, caracteres fenotípicos determinados por genes hipotéticos que estariam na base da hereditariedade dos seres vivos. Foi um grupo de matemáticos e geneticistas (sobretudo o matemático britânico Ronald Fisher[31] e os geneticistas J.B.S. Haldane,[32] também britânico, e o norte-americano Sewall Wright[33]) que produziu modelos que prediziam que os genes mendelianos se arranjam, se misturam e separam-se por si mesmos, e são transmitidos em grupos, o que tornou tal modelo compatível com o gradualismo da teoria evolutiva de Darwin. Foi ficando claro que a maioria dos genes transmite caracteres de modo poligênico, em que muitos genes contribuem, assim, para traços fenotípicos contínuos (como a altura de uma pessoa) e bem menos frequentemente se encontram traços discretos ou dicotômicos transmitidos por um gene apenas (herança monogênica, dita mendeliana). Assim, a seleção natural de Darwin, utilizando-se do conceito de genes formulados por Mendel, era, de fato, compatível com um suave e gradativo processo de variações observáveis nos seres vivos.

Fisher, Haldane e Wright contribuíram para o início de uma vigorosa disciplina, a genética de populações, tornando claro que a evolução se relaciona mais a populações do que a organismos individuais. A evolução ocorre, nessa perspectiva, sempre que acontecem mudanças na frequência global dos genes de uma população, ainda que tais mudanças não sejam claramente perceptíveis.

Em 1908, o matemático inglês G. F. Hardy e o médico alemão W. Weinberg propuseram um princípio de equilíbrio de frequências de genes alelos, que passou a ser conhecido como equilíbrio de Hardy-Weinberg. Tal princípio tem uma sólida base matemática (que não abordaremos aqui) e parte de sete pressupostos para provar a ocorrência da evolução (concebida, então, como mudança da frequência de genes em uma população em sucessivas gerações). Se as sete condições estiverem presentes, não há evolução. Dito de outra forma, a evolução pressupõe que um ou mais desses pressupostos sejam rompidos. São eles: 1) não haver mutação; 2) não haver seleção natural; 3) existência de populações muito grandes (assim não há deriva genética); 4) não haver migração; 5) os cruzamentos entre os indivíduos devem ser regidos pelo acaso; 6) não deve haver diferenças nas frequências dos genótipos entre machos e fêmeas; 7) não deve haver mistura genética entre as gerações.

Tal princípio ganhou grande importância em genética de populações e teoria evolutiva, pois fornecia um padrão relativamente simples para comparação da frequência-padrão de genes em populações reais ao longo das gerações. Se a frequência gênica predita pela lei de Hardy-Weinberg não é obtida ao longo das gerações estudadas, então algo alterou o equilíbrio. Talvez os cruzamentos não se deram seguindo o acaso, talvez genes novos foram introduzidos na população, ou alguma pressão seletiva afetou a população (ocorrendo, p. ex., seleção natural). Talvez se trate de uma população pequena em que a deriva genética exerceu seu efeito. Enfim, se as frequências gênicas sob investigação não se mantêm constantes, então algo deve estar produzindo a mudança. A base para estudos experimentais em evolução se tornou disponível de forma simples e aplicável.

capítulo 2 TRANSFORMAÇÃO E EVOLUÇÃO DA VIDA: PANORAMA HISTÓRICO

Além disso, foram fundamentais para a aceitação ampla da teoria da evolução e da síntese moderna no século XX as obras de autores como o biólogo inglês Julian Huxley, o geneticista nascido na Ucrânia Tehodosius Dobzhansky (*Genetics and the Origins of Species*, 1937), o taxonomista alemão Ernst Mayr (*Systematics and the Origins of Species*, 1942), o paleontólogo norte-americano George Gaylord Simpson (*Tempo and Mode in Evolution*, 1944) e o botânico, também norte-americano, George Ledyard Stebbins Jr. (*Variation and Evolution in Plants*, 1950).

A síntese moderna envolveu, portanto, os campos da genética, paleontologia, sistemática, zoologia e botânica, estabelecendo cinco princípios evolutivos principais: 1) há uma imensa variação intrapopulacional e geográfica nos caracteres fenotípicos; 2) em última análise, tal variação é devida apenas à mutação genética e à recombinação; 3) tal variação é necessária para que a seleção natural funcione; 4) as variações geográficas de caracteres são adaptativas e, finalmente, 5) os fenômenos macroevolucionários, assim como os microevolucionários, são regidos por variação fenotípica e seleção natural. A esses princípios correspondem rejeições de noções assentadas na biologia do século XIX e do início do XX, tais como: 1) a *scala naturae* ou "grande cadeia do ser", como compreendida pela tradição intelectual ocidental, ou simplesmente não existe, ou não faz sentido; 2) noções como ortogênese (evolução para formas cada vez mais perfeitas) e a transmissão de caracteres adquiridos não ocorrem, são fantasias teóricas apenas; 3) não há "animais primitivos viventes" ou "fósseis vivos" (todo organismo vivente é o produto de um processo evolutivo particular), pois apenas os caracteres podem ser considerados mais basais ou mais derivados, e os caracteres podem se tornar mais complexos ou mais simples com o passar do tempo evolutivo.[14]

Nessa mesma linha, na segunda metade do século XX, os biólogos evolucionistas chegaram à conclusão que os processos macroevolutivos (evolução de novas espécies) e microevolutivos (evolução de sistemas orgânicos intraespecíficos) são, em essência, os mesmos. Há, em conclusão, quatro forças evolutivas: seleção natural, mutação, migração e deriva genética.

A partir dos anos 1980,[34] a comparação dos genes do desenvolvimento de várias espécies de grupos taxonômicos diversos fez emergir uma nova perspectiva em biologia, a que integra a biologia do desenvolvimento com a biologia evolucionista, aproximando a genética molecular e a embriologia dos conceitos fundamentais da evolução. Assim nasceu o que se passou a chamar de "evo-devo", de *evolution-development* (ver a bela e acessível apresentação da *evo-devo* em Carroll[35]). Trata-se da descoberta de que a maioria dos genes reconhecidos como organizadores da construção corporal de invertebrados, como a drosófila (mosca-de-frutas), são os mesmos genes que organizam a constituição corporal da maioria dos animais, inclusive mamíferos e a espécie humana. Todos os animais complexos, artrópodes, moluscos, répteis, aves ou mamíferos, compartilham um "*kit* de ferramentas" comum que contém os genes ditos "mestres", que, como verdadeiros maestros, coordenam a formação e a diferenciação do corpo de seus organismos.[35]

O CONCEITO DE ESPÉCIE NA BIOLOGIA CONTEMPORÂNEA

O chamado *the species problem* refere-se ao debate em torno de uma das noções mais centrais em biologia, o conceito de espécie.[36] Mais de duas dezenas de definições de espécie foram propostas.[37] As mais importantes são: conceito fenético, conceito biológico, conceito ecológico, conceito evolutivo e conceito filogenético/cladístico de espécie.[27]

O **conceito fenético**, ou tipológico, é o herdeiro da noção de Linnaeus de espécie. Os caracteres morfológicos observáveis (como coloração, esqueleto, etc.) permitem que se agrupem semelhanças e diferenças, de tal forma que "tipos" possam ser identificados e discriminados. O **conceito biológico de espécie** é o mais utilizado. Considera espécie como "grupos de populações naturais capazes de entrecruzamento que são reprodutivamente (geneticamente) isolados de outros grupos similares".[38] Uma espécie é um grupo de indivíduos totalmente férteis entre si, mas impedidos de intercruzar com outros grupos semelhantes.

Já o **conceito ecológico** define espécie como um conjunto de organismos que se assemelham por explorar o mesmo nicho ecológico, são adaptados aos mesmos recursos e ocupam os mesmos hábitats. Os conceitos **evolutivo** e **filogenético** introduzem a dimensão temporal para definir espécie; espécies são as menores unidades analisáveis por métodos cladísticos e interpretáveis como o resultado da história filogenética.[39] O exemplo (entre outros) de espécies como o lobo e o coiote norte-americanos, consideradas espécies claramente distintas, que cruzam e revelam troca gênica, ilustra como se pode questionar a ideia de isolamento reprodutivo como elemento central na noção contemporânea de espécie.

O problema da especiação, a formação de novas espécies, é também campo de intensos debates científicos. Boeger[40] lembra que, ao lado da *especiação aditiva*, que ocorre quando uma espécie forma duas espécies descendentes, há também a *especiação redutiva*, quando, por hibridização com outra linhagem, duas espécies se fundem para formar uma terceira, e ainda o processo chamado *anagênese*, quando uma espécie muda ao longo do tempo, sem sofrer divergência ou especiação aditiva. Espécies, em geral, têm uma longevidade média de 2 a 10 milhões de anos (espécies primatas, entretanto, duram em torno de 1 milhão de anos).[41]

O estudo desses genes e a compreensão de mecanismos de desenvolvimento dos organismos abriram novas perspectivas para o estudo da evolução. A noção, permitida, inclusive, pela análise dos genomas de diversas espécies, revelou que moscas, camundongos e humanos compartilham um grande número de genes fundamentais para suas constituições.[27] Assim, ficamos sabendo que 21% dos genes do *Homo sapiens* são compartilhados com todos os seres vivos, procariotos e eucariotos, outros 32% são homólogos aos de todos os eucariotos (organismos com membrana nuclear e organelas). Além desses 53% de genes compartilhados até com organismos unicelulares, outros 24% são compartilhados apenas com animais multicelulares (somando, então, 77% dos genes). Por fim, compartilhamos mais 22% de nossos genes apenas com os outros vertebrados. Dessa forma, compartilhamos 99% de todos os nossos genes com um camundongo. Tais dados da *evo-devo* e da genômica contemporânea apoiam de forma contundente o genial *insight* de Darwin sobre a descendência comum de todos os seres vivos deste planeta.

A investigação sobre o desenvolvimento dos organismos e sua articulação com seus processos evolutivos filogenéticos foi, recentemente, aplicada ao caso humano (com inspiração no projeto *evo-devo*). O antropólogo e psiquiatra de crianças Melvin Konner[42] escreveu uma longa e preciosa obra analisando a evolução (filogenética) da infância humana, mostrando como a compreensão do desenvolvimento da criança humana ganha nova luz sob a perspectiva do evolucionismo darwiniano.

A ORIGEM E A EVOLUÇÃO DO HOMEM SEGUNDO DARWIN

Charles Darwin (Figura 2.1) reconhece, em sua autobiografia,[43] que o livro mais importante que escreveu foi *A origem das espécies*, publicado em novembro de 1859 ("Trata-se, sem dúvida, da principal obra de minha vida"). Nele, todas as provas possíveis que pôde reunir a favor da evolução e da transformação das espécies são apresentadas, juntamente com uma teoria central destinada a explicar o mecanismo pelo qual novas espécies surgem e desaparecem, a seleção natural.* Em *A origem das espécies,* Darwin não quis expor a evolução de qualquer espécie em particular e evitou deliberadamente discutir como isso teria ocorrido no caso do homem. Ele acreditava que incluir o homem no debate sobre a evolução das espécies favoreceria a rejeição de seu livro por parte das mentes mais conservadoras e religiosas do mundo intelectual da época. Contudo, a questão do lugar do homem na natureza era, de fato, um tema central para Darwin e seus interlocutores científicos mais próximos.

O cirurgião, paleontólogo e professor de anatomia comparada Thomas Henry Huxley, amigo e colaborador, conhecido como "o buldogue de Darwin", publicou, em 1863, um livro apresentando "Evidências do lugar do homem na natureza" (*Evidences as to Man's Place in Nature*[44]), analisando em detalhes os símios mais parecidos com o ser humano. Nessa obra, Huxley descreve os conhe-

---

* Uma suscinta, mas excelente, discussão sobre o conteúdo e as repercussões científicas e sociais de *A origem das espécies* encontra-se em Browne J. A origem das espécies de Darwin: uma biografia. Rio de Janeiro: Zahar; 2007. Sobre as motivações pessoais, sociais e filosóficas de Darwin para o livro sobre a origem do homem (*The Descent of Man*, de 1871), ver: Desmond A, Moore J. A causa sagrada de Darwin: Raça, escravidão e a busca pelas origens da humanidade. Rio de Janeiro: Record; 2009.

cimentos acumulados por viajantes, exploradores e alguns poucos naturalistas sobre os grandes símios: gibões, mandris, orangotangos, chimpanzés e gorilas. Analisa aspectos anatômicos e comportamentais desses primatas. Huxley defendia a ancestralidade símia do homem com base em semelhanças anatômicas, afirmando que a proximidade entre o homem e esses grandes símios era maior do que entre estes e outros primatas.

Huxley também ficou conhecido por seu intenso debate com Sir Richard Owen (1804-1892). Chamado o "Cuvier inglês", por sua grande erudição em anatomia comparada, Owen era um dos principais especialistas em anatomia de primatas. Em 1857, Owen afirmou enfaticamente que o cérebro humano era tão distinto, que separava o ser humano de todos os outros mamíferos, criando para o *Homo sapiens* uma subclasse especial, *Archencephala* (para ele, com o sentido de *ruling brain*, ou "cérebro dirigente"). Tal distinção baseava-se em três critérios: 1) apenas humanos possuiriam o lobo cerebral posterior que se estende inteiramente sobre o cerebelo; 2) apenas humanos possuiriam o corno posterior do ventrículo lateral; e 3) apenas humanos apresentariam o *hippocampus minor* (o hipocampo, uma estrutura muito importante para a memória, situada na parte medial do lobo temporal, e que será vista em detalhe no Capítulo 6). Além disso, Owen, o mais prestigiado anatomista comparativo da Inglaterra, rejeitava a um só tempo a teoria da evolução de Darwin, a seleção natural e a origem primata do ser humano. Huxley procurou desmontar ponto por ponto os argumentos de Owen, mostrando, ao que parece, evidências mais convincentes. O debate Owen-Huxley durou dois anos, chegando à imprensa geral.[14] O

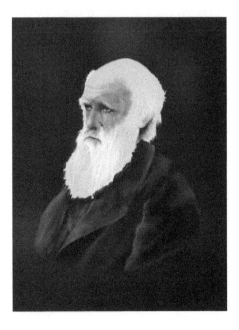

Figura 2.1
Charles Darwin, autor de *A origem das espécies*.

capítulo 2 TRANSFORMAÇÃO E EVOLUÇÃO DA VIDA: PANORAMA HISTÓRICO

escritor Charles Kingsley, em seu livro para crianças *The Water Babies*, de 1863, ironizou os dois, dizendo que "os macacos têm *hippopotamus majors*, assim como os homens... Não se pode confiar em nada a não ser no teste do *hippopotamus majors*".[45]

As polêmicas em torno da ascendência do homem estavam borbulhando. Da mesma forma que Huxley publicara *Evidences as to Man's Place in Nature*, o também amigo de Darwin e mais importante geólogo inglês daquele século, Charles Lyell, havia, no mesmo ano de 1863, publicado o livro *Antiquity of Man*. Darwin não poderia ficar fora do debate sobre o lugar e a origem da espécie humana. Além disso, sua convicção de que o homem, apesar das acentuadas diferenças em relação aos animais, era, ao final, um animal como os outros, marcava sua mente de naturalista. As diferenças intelectuais, comportamentais, linguísticas e mesmo morais entre o homem e os animais eram, sobretudo, de grau, e não de qualidade ou essência. Entre o homem e seus parentes animais (e não apenas os primatas, mas também cães, gatos, aves e mesmo insetos) haveria uma continuidade inescapável.

Curiosamente, a obra sobre a origem do homem, *The Descent of Man*, publicada em 1871, é um livro aparentemente duplo; seu título completo é *The Descent of Man and Selection in Relation to Sex*. A seleção sexual, mecanismo complementar à seleção natural, tratava do mecanismo por meio do qual, na escolha e na relação entre os parceiros sexuais, fêmeas escolhem determinadas características dos machos, estes lutam entre si ou competem mediante caracteres visíveis, como a plumagem, ou comportamentos, como danças, cantos e outros atos exibicionistas para ganhar a preferência das fêmeas do bando. Tal mecanismo seleciona caracteres eventualmente relacionados a maior força e capacidade de luta, mas também outros caracteres em princípio inúteis. Isso intrigava Darwin desde sempre. Analisemos, contudo, um pouco mais devagar o livro sobre a origem do homem.

A parte destinada exclusivamente à origem do homem tem sete capítulos, a seleção sexual tem mais 11, e, na parte de conclusões, mais três capítulos. Os sete capítulos da origem do homem relatam as evidências anatômicas, embriológicas e, sobretudo, comportamentais e mentais que demonstram como o homem descende de espécies anteriores, intermediárias entre o homem moderno e os macacos antropoides; Darwin as designa como "early progenitors of man", "our early semi-human progenitors", "primeval men" e "ape-like progenitors". No início do Capítulo VI, Darwin[46] resume as principais teses defendidas no livro:

> O homem passou por variações numerosas, ligeiras e diversificadas, que foram provocadas pelas próprias causas gerais, reguladas e transmitidas segundo as mesmas leis gerais válidas para os animais inferiores. O homem multiplicou-se tão rápido que, necessariamente, ficou exposto à luta pela existência (*struggle for existence*) e, portanto, à seleção natural. [...] O seu corpo é construído no mesmo plano homológico dos outros mamíferos.

EVOLUÇÃO DO CÉREBRO

Passa pelas mesmas fases de desenvolvimento embriológico. Conserva algumas estruturas rudimentares e fora de uso que, sem dúvida, em outras épocas deviam ser úteis. Neles reaparecem, ocasionalmente, alguns caracteres que temos razão de crer que os seus primeiros antepassados possuíram. [...] Essas características, por outro lado, são inteligíveis, pelo menos em larga medida, somente no caso de o homem descender, juntamente com os outros mamíferos, de algumas formas inferiores desconhecidas.

Do início ao fim do livro Darwin busca demonstrar com uma infinidade de exemplos da zoologia e da etnologia de sua época, sejam observações dele próprio ou de outros, que o homem é, ao final, como as outras espécies, um animal

DARWIN, AS RAÇAS E A COR DA PELE DOS HUMANOS

A tese de Darwin específica sobre a origem das raças humanas e sobre o motivo de haver homens com cor de pele e aparência física distintas tem sido refutada. A forma do corpo, a cor da pele e o tipo de cabelo parecem ter a ver muito mais com adaptações tardias a climas frios (ou quentes) e à maior ou menor intensidade de luz e raios ultravioletas. Hoje, sabe-se que a pele escura, rica em melanina, é proteção contra a ação desses raios (que, em peles claras, causam queimaduras e câncer de pele), e a pele clara permite, nas altas latitudes, com pouca luz solar, a síntese de vitamina D, impedindo o raquitismo.

A seleção sexual, tal como pensada por Darwin, parece não ter tido papel especial na conformação das diferenças entre os vários grupos humanos. O corpo esguio, com poucos pelos e abundante sudorese, cabelos crespos, de muitos povos habitantes de climas equatoriais, permite a perda de calor; o corpo com tronco arredondado e volume maior (em relação à área da superfície) facilita a retenção de calor em habitantes de regiões frias, nas altas latitudes, como é o caso dos esquimós. A evolução opera com mais rapidez sobre caracteres externos, na interface do indivíduo com o ambiente, do que em aspectos morfológicos e fisiológicos internos.

Estima-se que os diferentes grupos humanos, erroneamente classificados como "raças", que revelam caracteres físicos externos distintos (cor da pele, cor dos olhos, tipo de cabelos, altura e forma do corpo, etc.) surgiram entre 40 a 50 mil anos atrás, quando as populações de Homo sapiens, equipadas como a tecnologia de ferramentas do Paleolítico tardio, espalharam-se pelo mundo a partir da África, indo inicialmente para a Ásia e, há 40 mil anos, para a Europa. Tais migrações e colonizações, relativamente recentes explicam a marcante homogeneidade genética da espécie humana (decorrendo disso a inadequação do construto "raça" para o Homo sapiens).*

* Para revisões ver: Klein RG. The human career: human biological and cultural origins. Chicago: University of Chicago Press; 1999. Jablonski NG. The evolution of human skin and skin color. Annu Rev Anthropo. 2004; 33:585-623.

que pertence à natureza. Como todo organismo, ele foi e é sujeito à evolução. Tal evolução ocorre principalmente por ação da seleção natural. Os organismos e, entre eles, os símios antropoides de quem o *Homo sapiens* descende, são produzidos em número superior às capacidades do meio de sustentá-los, devendo, por isso, lutar pela existência, e tal luta seleciona os mais bem adaptados ao seu meio.

Além disso, nos animais, principalmente nos "mais evoluídos", operam outros mecanismos evolutivos, como a seleção sexual e a seleção grupal. Na seleção sexual, os machos lutam entre si pelas fêmeas e estas escolhem os machos mais bonitos, com o canto ou plumagem mais atraente. Para Darwin, a seleção sexual teria sido responsável pela origem das diferentes raças humanas, já que ele acreditava que características como corpo sem pelos, cor da pele e dos cabelos têm pouca relevância para a sobrevivência, mas são caracteres externos que as fêmeas (principalmente) escolhem como mais ou menos atraentes. Isso culminou na origem das diferentes raças humanas, após o surgimento e a migração pelo mundo do *Homo sapiens* original (ver texto em destaque a seguir). A seleção grupal explicaria por que sobreviveriam características como o altruísmo de certos indivíduos que se prejudicam individualmente (sendo eliminados antes de se reproduzirem) em prol do grupo.

Pode-se ver na obra *The Descent of Man* a análise de quase todas as questões que ocuparam as pesquisas do século XX sobre a origem e a evolução da espécie humana. Como foi possível que o *Homo sapiens* surgisse de espécies anteriores, primatas antropoides mais antigos que originaram o homem e os seus primos chimpanzés e gorilas? Darwin expõe teorias suas sobre o papel fundamental da linguagem nessa evolução (e na evolução do cérebro humano), a questão do bipedalismo e da posição ereta, como os instintos sociais e a sociabilidade devem ter sido elementos fundamentais para a sobrevivência dos grupos de hominíneos*, o surgimento da inteligência humana para produzir o fogo, os instrumentos de pedra, armas e armadilhas, o papel da arte e da música. Enfim, Darwin estabeleceu um grande projeto de investigação científica, seguido, de modo consciente ou não, pela maioria dos paleoantropólogos até hoje.

---

* Os termos hominíneo (*hominin*) e hominídeo *(hominid)* não são consensuais entre os paleoantropólogos, seja no Brasil, ou internacionalmente, e refletem diferenças em termos não apenas terminológicos, mas também de visão taxonômica. Walter Neves, possivelmente o mais destacado paleoantropólogo brasileiro, prefere o termo *hominíneo* a *hominídeo*, possivelmente por considerar, como outros autores, *hominíneo (hominin)* um termo mais adequado cientificamente, condizente com a taxonomia atual dos primatas. Entretanto, com certa frequência, os dois termos são usados de forma alternada, às vezes por um mesmo autor ou grupo de autores.

REFERÊNCIAS

1. Lévi-Strauss C. O cru e o cozido. São Paulo: Cosac & Naify; 2004. v. 1.

2. Peters DS, Gutmann WF. The history of the theory of evolution. In: Grzimek B, editor. Grzimek's Encyclopedia of evolution. New York: Van Nostrand Reinhold; 1976.

3. Théodoridès J. História da Biologia. Lisboa: Edições 70; 1984.

4. Di Mare R. A concepção da teoria evolutiva desde os gregos: idéias, controvérsias e filosofias. Porto Alegre: EDIPUCRS; 2002.

5. Lovejoy AO. A grande cadeia do ser. São Paulo: Palíndromo; 2005

6. Louis P. La notion d'espèce dans la biologie d'Aristote. In: Atran S, editor. Histoire du Concept d'Espèce dans les Sciences de la Vie: Fondation Singer-Polignac. Colloque international; 1985 Mai; Paris. Paris: Impr. Gauthier-Villars; 1987.

7. Gaudant M, Gaudant J. Les theories classiques de l'evolution. Paris: Dunod; 1971.

8. Repérant J, Ward R, Hergueta S, Miceli D. A short history of the history of the brain. In: Wolf, M. Les Evolutions: phylogenese de l'individuation: Colloque de la Revue Internationale de Psychopathologie; 1993. Paris: Presses universitaires de France, 1994

9. Goodrum MR. Biblical anthropology and the idea of human prehistory in late antiquity. History and Anthropology, 2002;13(2):69-78.

10. Ronan CA. Os séculos XVII e XVIII. In: Ronan CA. História ilustrada da ciência: da universidade de Cambridge. Rio de Janeiro: Jorge Zahar; 2001. v. 3.

11. Fishburn G. Natura non facit saltum in Alfred Marshall (and Charles Darwin). History of Economics Review, 2004;40:59-68.

12. Leibniz GW. Novos ensaios sobre o entendimento humano. 2. ed. São Paulo: Abril Cultural; 1984.

13. Diderot D. Diálogo de D'Alembert e Diderot. In: Voltaire, Diderot D. Cartas inglesas. São Paulo: Abril Cultural, 1973.

14. Northcutt RG. Changing views of brain evolution. Brain Res Bull. 2001;55(6):663-74.

15. Rudwick MJS. El significado de los fósiles: episodios de la historia de la paleontologia. Madrid: Hernann Blume; 1987.

16. Corsi P. The age of Lamarck: evolutionary theories in France, 1790-1830. Berkeley: University of California Press; 1988.

17. Martins LAP. Lamarck e a evolução orgânica: as relações entre o vivo e o não-vivo. Ciência & Ambiente. 2008;36:11-21.

18. Bowler PJ. Evolution: the history of an idea. Berkeley: University of California Press; 1989.

19. Buffetaut E. A short history of vertebrate palaeontology. London: Croom Helm; 1987.

20. Montalenti G. Charles Darwin. Lisboa: Edições 70; 1984.

21. Desmond A, Moore J. Darwin. London: Penguin Books; 1991.

22. Wallace AR. Sobre a tendência das variedades a divergirem indefinidamente do tipo original [1858]. In: Charles Darwin, A origem das espécies: esboço de 1842. Rio de Janeiro: Clássicos Econômicos Newton; 1996.

23. Campbell AK, Matthews SB. Darwin's illness revealed. Postgrad Med J. 2005;81(954):248-51.

24. Mayr E. Biologia: ciência única. São Paulo: Companhia das Letras; 2005.

25. Eldredge N, Gould SJ. Punctuated equilibria: an alternative to phyletci gradualism. In: Schopf TJM, editor. Models in paleobiology. San Francisco: Freeman, Cooper; 1972.

26. Benton M. Paleontology and the history of life. In: Ruse M, Travis, J, editors. Evolution: the first four billion years. Cambridge: Belknap Press of Harvard University Press; 2009.

27. Ridley M. Evolução. 3. ed. Porto Alegre: Artmed; 2006.

28. Kaas JH, Preuss TM. Human brain evolution. In: Squire LR, Bloom FE, McConnel SK, Roberts JL, Spitzer NC, Zigmond MJ. Fundamental neuroscience. 2nd ed. Amsterdam: Academic Press; 2003.

29. Hennig W. Phylogenetic systematics. Urbana: University of Illinois Press; 1966.

30. Travis J. Willi Hennig (1913-1976) In: Ruse M, Travis J, editors. Evolution: the first four billion years. Cambridge: Belknap Press of Harvard University Press; 2009.

31. Fisher RA. The genetical theory of natural selection. Oxford: Clarendon Press; 1930.

32. Haldane JBS. The causes of evolution. London: Longman; 1932.

33. Wright S. Evolution in Mendelian populations. Genetics. 1931;3:97-159.

34. Raff RA, Kaufman T.C. Embryos, genes and evolution: the developmental-genetic basis of evolutionary change. New York: Macmillan; 1983.

35. Carroll SB. Infinitas formas de grande beleza: como a evolução forjou a grande quantidade de criaturas que habitam o nosso planeta. Rio de Janeiro: Jorge Zahar; 2006.

36. Hey J. On the failure of modern species concepts. Trends Ecol Evol. 2006;21(8):447-50.

37. Mayden RL. A hierarchy of species concepts: the denouement in the saga of the species problem. In: Claridge MF, editor. Species: the unities of biodiversity. New York: Chapman & Hall; 1997.

38. Mayr E. Um outro olhar sobre o problema da espécie. In: Mayr E. Biologia: ciência única. São Paulo: Companhia das Letras; 2005.

39. Nixon KC, Wheeler QD. An amplification of the phylogenetic species concept. Cladistics. 1990;6:211-223.

40. Boeger WA. O tapete de Penélope: o relacionamento entre as espécies e a evolução orgânica. São Paulo: UNESP; 2009.

41. Benton M. Paleontology and the history of life. In: Ruse M, Travis J, editors. Evolution: the first four billion years. Cambridge: Belknap Press of Harvard University; 2009.

42. Konner M. The evolution of childhood: relationships, emotion, mind. Cambridge: Harvard University Press; 2010.

43. Darwin C. Autobiografia: 1809-1882. Rio de Janeiro: Contraponto; 2000.

44. Huxley TH. Evidence as to man's place in nature [Internet]. 1863 [capturado em 14 maio 2010]. Disonível em: http://www.fullbooks.com/Evidence-as-to-Man-s-Place-in-Nature.html .

45. Browne J. A origem das espécies de Darwin: uma biografia. Rio de Janeiro: Jorge Zahar; 2007.

46. Darwin C. A origem do homem e a seleção sexual. São Paulo: Hemus; 1974.

PARTE II

O CÉREBRO SOB A PERSPECTIVA EVOLUCIONISTA

3

A EVOLUÇÃO DO SISTEMA NERVOSO: DAS PRIMEIRAS CÉLULAS AOS VERTEBRADOS

As estimativas atuais da ciência sugerem que o universo teria passado por um estágio inicial, algo próximo ao seu surgimento, há cerca de 13,7 bilhões de anos. A teoria moderna mais aceita é a que propõe ter havido uma imensa explosão dando origem ao universo. O momento originário, o *Big-Bang*, teria ocorrido em um curtíssimo espaço de tempo, a temperaturas elevadíssimas. Segundo tal teoria, logo ao nascer, o universo seria muito menor, extraordinariamente mais denso e mais quente (da ordem do bilhão de graus) do que é agora. Aos poucos, ele teria se tornado mais frio e menos denso, expandindo-se de forma gradativa. Essa tem sido a concepção (ou "o mito de origem") do universo, segundo as ciências físicas contemporâneas.*

O sistema solar e nosso planeta devem, então, ter surgido há aproximadamente 4,5 bilhões de anos. Estima-se que as rochas mais antigas da Terra tenham mais de 4 bilhões de anos. Em 2004, um grupo de geólogos liderados por Harald Furnes[1] identificou um afloramento rochoso no sudoeste da Groenlândia, com cerca de 3,8 bilhões de anos, portanto, um dos mais antigos registros geológicos disponíveis até então. Na última década, no conglomerado rochoso de Jack Hills, na Austrália, foram encontrados cristais de zircão (que indicam possível presença de vida) datados em 4,2 a 4,4 bilhões de anos, mas há certa controvérsia sobre essa datação e sobre se realmente tais cristais indicam atividade biótica.[2]

---

* A leitura de algumas das teorias científicas contemporâneas sobre o universo e sua origem como mito encontra-se na introdução do livro de Lévi-Strauss C. Histoire de Lynx. Paris: Plon; 1991.

Em relação ao surgimento da vida, Harald Furnese colaboradores[3] já haviam identificado, na África do Sul, evidências de atividade microbiana submarina em lavas de 3,5 bilhões de anos. Estima-se, portanto, que a vida na Terra teria surgido há 3,5 a 3,8 bilhões de anos (mas é possível que se possa ir até 4,4 bilhões de anos), sob condições dramáticas, com intenso vulcanismo e quedas de asteroides, em uma atmosfera bem distinta da atual. As hipóteses atuais apontam para o aparecimento da vida a partir de uma substância semelhante ao RNA (ácido ribonucleico), a chamada *RNA-world hypothesis*. Também se postula que tenha havido estágios precursores do RNA, com moléculas menores e mais simples, a partir de açúcares simples ou apenas dois nucleotídeos.[4]

A fase moderna dessa história de investigação do início da vida data de princípios dos anos 1950, quando o químico e biólogo Harold Urey[5] e seu aluno Stanley Miller[6] fizeram um experimento que se tornou famoso. Colocaram em um recipiente uma mistura de gases semelhantes àqueles supostamente presentes na atmosfera da Terra há 3,5 bilhões de anos e aplicaram sobre esses gases descargas elétricas (simulando raios atmosféricos). Tal experimento gerou aminoácidos, os tijolos das proteínas, a base das moléculas dos seres vivos. Assim, postula-se que a ação de descargas elétricas e de raios ultravioletas em uma atmosfera rica em metano, amônia e água teria produzido as primeiras moléculas orgânicas.[7] Essas moléculas passariam a ser englobadas por um filme finíssimo de substâncias lipídicas (ou semelhantes a elas). Teriam-se formado, então, gotículas microscópicas de substâncias orgânicas envoltas por tais membranas lipídicas, ou seja, "pacotinhos" de material orgânico. De alguma forma, essas estruturas adquiriram a capacidade de se reproduzir com fidelidade, gerando células-filhas.[8] Assim, teriam entrado em cena as moléculas de ácidos nucleicos, primeiro o RNA e depois o DNA, portadoras de "letras mágicas", capazes de formar longas cadeias ou filamentos que servem de moldes para cópias idênticas.

Possivelmente, é nessa capacidade de se reproduzir, formar novas cópias, que se esconde a característica central do fenômeno chamado *vida*. Segundo o físico e filósofo austríaco Erwin Schrödinger,[9] a vida seria uma "matéria especial", um estranho "cristal aperiódico", que repete sua estrutura ao nascer. Contudo, tal capacidade de reprodução, dizia ele, não é mecânica e monótona; ela é menos parecida com um papel de parede comum que repete padrões gráficos de forma regular e idêntica do que com uma tapeçaria do pintor Rafael, cujos bordados, apesar de seguirem certos padrões, não exibem uma repetição enfadonha, mas sim um desenho requintado, coerente e significativo, obra genial e criativa daquele grande mestre.

AS ERAS GEOLÓGICAS E A EVOLUÇÃO DA VIDA

Os geólogos ordenam a história do planeta em grandes divisões do tempo, denominadas eons, eras, períodos e épocas. Tais períodos foram delimitados por supostos fenômenos ocorridos na crosta terrestre, fenômenos profundos e de alcance mundial. Os **eons geológicos** são as maiores divisões e alinham-se em três grandes períodos: arqueano (4,5 a 2,5 bilhões de anos atrás), proterozoico (2,5 bilhões a 543 milhões de anos atrás) e fanerozoico (de 543 milhões de anos atrás até o presente).

As **eras geológicas** são três subdivisões do eon fanerozoico, de duração desigual: era Paleozoica, Mesozoica e Cenozoica. Essas eras são, por sua vez, subdivididas em seções menores, os **períodos** (do Cambriano ao Quaternário) e as **épocas** (utilizadas como subdivisões dos períodos Quaternário e Terciário da era Cenozoica). No Quadro 3.1 são expostos alguns dos principais acontecimentos da história da vida e do homem na Terra, nas suas respectivas eras geológicas, períodos e épocas.

A vida surgiu com seres unicelulares procariontes (possivelmente bactérias sem membrana nuclear e organelas) há cerca de 3,5 a 4,4 bilhões de anos. Os fósseis mais antigos encontrados são oriundos de supostas células de cerca de 3,5 bilhões de anos. As condições de vida eram extremas: sem oxigênio, sem proteção dos raios ultravioletas do sol, extremos de temperatura e acidez. Os primeiros organismos eucariontes unicelulares (seres cujas células já apresentam organelas e um núcleo celular delimitado por membrana que separa o núcleo do citoplasma) apareceram há cerca de 2 bilhões de anos (2,7 a 1,9 bilhões de anos atrás) e, algum tempo depois, a reprodução sexuada. Estima-se que os primeiros seres multicelulares* tenham surgido, em média, há 2,0-1,5 milhões de anos, por mecanismos de simbiose entre organismos unicelulares.[10]

A maior parte da história da vida na Terra pertence aos períodos anteriores à era Paleozoica, no período de tempo chamado Pré-cambriano. Além disso, estima-se também que cerca de nove décimos do tempo de existência dos seres vivos ocorreram nos mares. Os primeiros animais (metazoários) apareceram no Cambriano, há cerca de 650 a 540 milhões de anos, e as primeiras plantas terrestres há 500 milhões de anos. No Cambriano ocorreu, de fato, uma irradiação explosiva de novas espécies animais no planeta.[11]

Os primeiros animais vertebrados aquáticos surgiram entre 490 e 545 milhões de anos atrás. Os vertebrados terrestres ou aquático-terrestres, como o *Tiktaalik*, de Shubin, há 375 milhões de anos, e *acanthostega* e *ichthyostega* há 359 a 398 milhões de anos.[12,13] Por fim, o primeiro dinossauro apareceu há 240 milhões de anos, e os primeiros mamíferos surgiram entre 220 e 200 milhões de anos atrás. Os primeiros primatas surgiram há 70 a 80 milhões de anos, e esta ordem diverge há cerca de 40 milhões de anos. Nessa sequência, os primeiros símios antropoides bípedes (homininéos), que pertencem à nossa linhagem evolutiva, surgiram há

---

* A investigação de El Albani e colaboradores indicou, recentemente, a possibilidade de haver organismos multicelulares há mais de dois bilhões de anos. Ver El Albani A, Bengtson S, Canfield DE, Bekker A, Macchiare Illi R, Mazurier A, et al. Large colonial organisms with coordinated growth in oxygenated environments 2.1 Gyr. Nature. 2010;466(7302):100-4.

Quadro 3.1
EVOLUÇÃO DA VIDA, DO HOMEM E DO SISTEMA NERVOSO

Eras geológicas	Período	Época	Milhões de anos atrás	Evolução do sistema nervoso e do cérebro, evolução dos seres vivos; evolução do sistema nervoso
Cenozoico *... a Terra esfria, mamíferos se multiplicam e se diversificam*	Quaternário (de 1,8 milhões de anos até o presente)	Holoceno	0,01	Neolítico: há 8–10 mil anos surgem as primeiras culturas neolíticas e aldeias. Expansão populacional do *Homo sapiens*. Depois, idade do cobre, do bronze e do ferro, primeiras civilizações, escrita.
		Pleistoceno	1,8	Primeiras culturas simbólicas e linguagem (há 40 a 90 mil anos). Áreas frontotemporais da linguagem. Áreas pré-frontais mais desenvolvidas: planejamento complexo, abstração e simbolização. Surgimento do *Homo sapiens* (há 190-200 mil anos). Lobos frontais e córtex associativo parietoccipitotemporal relacionados ao início do raciocínio abstrato e simbólico(?). Gênero Homo (hominíneos humanos), fabricação de artefatos de pedra. Mamíferos e aves predominam.
	Terciário (de 65 a 1,8 milhões de anos atrás)	Plioceno *(climas secos e frios)*	5,2	Primatas hominíneos: início da postura ereta, primatas na linha dos humanos (há 7 milhões de anos). Primeiros primatas antropoides, ancestrais dos micos, gibões, chimpanzés e humanos (há 25 a 13 milhões de anos).
		Mioceno	24	Ascendência dos mamíferos herbívoros. Baleias modernas.
		Oligoceno	34	Primatas divergem. Climas suaves e temperados. Ancestral das baleias.
		Eoceno	56	Grande irradiação adaptativa de mamíferos (há 55 milhões de anos). Todas as ordens de mamíferos modernos.

Eras geológicas	Período	Época	Milhões de anos atrás	Evolução do sistema nervoso e do cérebro, evolução dos seres vivos; evolução do sistema nervoso
		Paleoceno	65	Primeiros primatas. Grande desenvolvimento dos mamíferos. Aves modernas. Extinção dos dinossauros (há cerca de 65 milhões de anos).
Extinção de 85% das espécies (por atividade vulcânica intensa ou meteoritos gigantes)				
Mesozoico (era dos répteis) ... *répteis dominam, primeiros mamíferos*	Cretáceo Rompimento do continente *Pangea*		144	Primeiros mamíferos placentários: surge o corpo caloso. Expansão do córtex. Expansão das angiospermas.
	Jurássico		206	Domínio dos répteis terrestres, aquáticos e aéreos. Primeiras aves (há 170 milhões de anos). Mamíferos. *Córtex com mais de uma camada.*
	Triássico *Pangea* começa a romper		251	Répteis terrestres. Primeiros dinossauros. Primeiros mamíferos (há 200 a 220 milhões de anos)
Grande extinção de espécies (por atividade vulcânica intensa ou meteoritos gigantes)				
Paleozoico ... *a vida deixa o mar*	Permiano Surge o continente *Pangea*		290	Diversificação dos répteis, extinção de muitos invertebrados marinhos (trilobitas, tetracorais). Répteis semelhantes a mamíferos.
	Carbonífero *Clima quente e úmido*		354	Árvores (de até 20 metros) e florestas extensas. Anfíbios originando os répteis. Insetos voadores.
	Devoniano *Era dos peixes*		408	Primeiros anfíbios (há 364 milhões de anos). Primeiros animais nos continentes. Muita seca e chuva. Primeiros insetos (há 396 milhões de anos).

▶ ▶ ▶

▶▶▶ Quadro 3.1
EVOLUÇÃO DA VIDA, DO HOMEM E DO SISTEMA NERVOSO

Eras geológicas	Período / Época	Milhões de anos atrás	Evolução do sistema nervoso e do cérebro, evolução dos seres vivos; evolução do sistema nervoso
	Siluriano *Plantas terrestres vasculares*	443	Primeiros artrópodes no meio terrestre. Vertebrados com mandíbulas (425 milhões de anos).
	Ordoviciano *Vida apenas nos mares*	500	Primeiros organismos vertebrados (há 490 a 545 milhões de anos). Surgimento do cérebro vertebrado.
	Cambriano Surge o continente *Panótia* ("Brasil" no Polo Sul)	543	Artrópodes (clímax das trilobitas). Radiação explosiva de vida animal (multicelular) invertebrada há 542 a 488 milhões de anos. Sistema nervoso com certa complexidade.
Pré-cambriano *... a vida surge e se diversifica*	Proterozoico	2.500	Primeiros seres multicelulares (há ± 950 milhões a 2,0 bilhões de anos): Início de sistema nervoso, mecanismos de comunicação entre as células. Primeiros organismos unicelulares eucarióticos há ± 1,3 a 2,3 bilhões de anos.
	Arqueozoico Rochas mais antigas da Terra já encontradas	3.600 a 4.400	Condições de vida extremas: sem oxigênio, sem proteção dos raios ultravioletas, extremos de temperatura e acidez. Início da fotossíntese (há ± 3,5 bilhões de anos). Possivelmente receptores nas membranas celulares. Origem da vida. Primeiras células procarióticas: arquibactérias e algas nos mares.
	Formação da crosta da Terra	4.600	Há 4,2 bilhões de anos: primeiros mares. Atmosfera sem oxigênio.
		13.700	Big-Bang

Fonte: Barton e colaboradores,[11] Benton.[13]

6 a 7 milhões de anos, e nossa espécie, *Homo sapiens*, há 190 a 200 mil anos. O Quadro 3.1 resume as eras geológicas e alguns marcos da evolução da vida e do homem na Terra.[11,13]

A vida incrementou-se gradativamente em termos de diversidade ao longo do tempo geológico. Hoje, existem cerca de 10 a 15 milhões de espécies (descritas um pouco menos do que 2 milhões), 2 a 4% do total de espécies que já existiram sobre a Terra. A vida média de uma espécie biológica é bem variável, mas, em média, dura de 5 a 10 milhões de anos.[13]

A EVOLUÇÃO DE CÉLULAS NERVOSAS E AS PRIMEIRAS FORMAS DE SISTEMA NERVOSO

Reason tells me, that if numerous gradations from a simple and imperfect eye to one complex and perfect can be shown to exist, each grade being useful to its possessor, as is certainly the case; if further, the eye ever varies and the variations be inherited, as is likewise certainly the case; and if such variations should be useful to any animal under changing conditions of life, then the difficulty of believing that a perfect and complex eye could be formed by natural selection, though insuperable by our imagination, should not be considered as subversive of the theory. How a nerve comes to be sensitive to light, hardly concern us more than how life itself originated: but I may remark that, as some of the lowest organisms, in which nerves connot be detected, are capable of perceiving light, it does not seem impossible that certain sensitive elements in their sarcode (body) should become aggregated and developed into nerves, endowed with this special sensibility.[14]*

Charles Darwin, 1859

A perfeição dos olhos intrigava Darwin e era utilizada por seus opositores como argumento contra a evolução. Como teria a natureza, sem um criador, um arquiteto genial, criado órgão tão perfeito? De fato, a biologia evolutiva após Darwin postulou que os olhos foram inventados e reinventados várias vezes

---

* A razão me diz que, se podem ser demonstradas várias graduações de um simples e imperfeito olho até um complexo e perfeito, sendo cada grau útil ao seu possuidor, como certamente o é, e, além disso, ele sempre varia, e suas variações são herdadas, como também é certo, e, mais, se tais variações são úteis a um animal sob diferentes condições de vida, consequentemente, a dificuldade de acreditar que um olho perfeito e complexo pode ser formado por seleção natural, embora seja insuperável a nossa imaginação, não pode ser considerada como subversiva da teoria. O como um nervo passa a ser sensível à luz dificilmente nos preocupa mais do que o como a vida se originou. Posso observar que mesmo alguns dos mais simples organismos, em que os nervos não podem ser detectados, são capazes de perceber a luz, assim, não parece impossível que determinados elementos sensíveis em seu sarcode (corpo) devem tornar-se agregados e desenvolvidos em nervos, dotando-se dessa sensibilidade especial.

durante a evolução (fenômeno da convergência), de forma muito lenta e gradual, como previa Darwin, existindo em 6 dos 33 filos de animais. Entretanto, um grupo de genes, entre eles o Pax6, tem sido associado à coordenação na formação dos olhos em diversas taxa e espécies, de moscas até mamíferos. É possível que, no futuro, a evolução dos olhos em invertebrados e vertebrados não seja vista apenas como convergência, mas sejam demonstradas homologias embriológicas e genômicas, conectando também para esse órgão maravilhoso a ancestralidade dos vertebrados aos invertebrados.[15]

Assim como os olhos de invertebrados e vertebrados, com suas anatomias e fisiologias altamente elaboradas e refinadas, o cérebro humano é um dos órgãos mais complexos estudados pelas ciências biológicas; ele possui de 850 a 100 bilhões de neurônios[16] e cerca de 100 trilhões de conexões interneuronais, tudo isso funcionando de forma altamente integrada. Entretanto, os elementos estruturais básicos de todos os sistemas nervosos dos mais distintos organismos são, de modo geral, os mesmos; de hidras, planárias e insetos a peixes e mamíferos, incluindo o ser humano, todos possuem células nervosas com uma biologia celular semelhante, com elementos bioquímicos (p. ex., aminoácidos, pepitídeos, proteínas e enzimas, nucleotídeos, DNA, RNA, fosfolípideos), citológicos (membranas fosfolipídicas, organelas) e histológicos equivalentes. O que mudou ao longo da evolução foi o arranjo, o modo de organização das células nervosas em circuitos nervosos funcionais e, sobretudo, a arquitetura e o funcionamento global dos diferentes cérebros.[17]

Como qualquer ser vivo, os primeiros organismos unicelulares precisaram obter energia e se reproduzir. Bactérias são atraídas e movem-se em direção a ambientes ricos em nutrientes (glicose, p. ex.). Nas membranas lipídicas dos seres unicelulares, há grandes proteínas que funcionam como receptores de sinais (p. ex., nutrientes). O funcionamento desses sistemas de sinais e receptores nas membranas das células é, provavelmente, o modelo inicial de mecanismos sensoriais que se desenvolveram em sistemas nervosos complexos.

No início da vida, ainda não havia células nervosas ou sistema nervoso. Os biólogos, entretanto, apontam para a capacidade de irritação e resposta celular como elemento inicial do que viria a ser posteriormente o sistema nervoso.[8,18,19] Os mecanismos por meio dos quais organismos como as bactérias revelam "sensibilidade perceptiva" e "memória", assim como se movem em seu ambiente em decorrência do "percebido" ou do "memorizado", têm sido mais bem compreendidos nos últimos anos.[18] A *Escherichia coli*, uma bactéria que vive em nosso trato intestinal, apresenta, por exemplo, mais de uma dúzia de diferentes tipos de receptores em sua superfície (esses receptores são moléculas de proteínas alojadas nas membranas lipídicas das células), os quais reagem a estímulos ambientais com padrões de respostas específicas.

Na evolução filogenética de tais mecanismos unicelulares até o cérebro humano, com seus complexos mecanismos de percepção, ação e, sobretudo, associação e elaboração de informações, houve um longo e fascinante percurso. A evolução do sistema nervoso é, dessa forma, um dos capítulos mais instigantes de toda a ciência da vida. Nos primeiros seres unicelulares, surgidos há 4 bilhões de anos, uma capacidade de irritabilidade geral e uniforme propicia ao organismo, quando estimulado por excitações químicas ou físicas, uma onda de excitação que se espalha de forma homogênea em todas as direções. Ao longo da evolução filogenética, com o surgimento de organismos multicelulares, sobretudo dos animais, tal propriedade de irritabilidade foi sendo gradualmente canalizada, localizada e tornada eficaz e adaptativa em relação a novos desafios ambientais. Isso ocorreu por intermédio de mecanismos de condutibilidade e contratilidade, de tal forma que apenas partes do organismo e formas de resposta mais específicas passaram a ser desencadeadas pelo estímulo inicial. No Quadro 3.2, a fim de lembrar o leitor do espectro de seres vivos em nosso planeta, são apresentados os seis reinos da vida.

Possivelmente por mecanismos de simbiose, surgiram nos mares, há cerca de 1 bilhão e meio de anos, seres multicelulares. Com estes, surge a necessidade de comunicação e cooperação entre as células de tais organizações vivas. Ao longo da evolução vão se diferenciando células especializadas em receber mensagens (inicialmente químicas e físicas) do ambiente exterior e células com funções contráteis voltadas a ações no ambiente, como, por exemplo, a movimentação necessária à obtenção de nutrientes.

PRIMEIRAS REDES DE CÉLULAS NERVOSAS

Os animais invertebrados atuais são o resultado de mais de 1 bilhão de anos de evolução. Na história filogenética, os primeiros organismos invertebrados que adquiriram sistemas nervosos simples, mas já com uma organização do tipo "sistema", semelhantes às esponjas atuais, surgiram, por sua vez, há mais de meio bilhão de anos. Eles pertencem ao filo cnidária (hidras, corais, medusas ou águas-vivas e anêmonas-do-mar), constituindo um grupo de predominância marítima.

O *bauplan*, ou plano de construção dos animais a partir dos invertebrados, inclui aspectos fundamentais, como a **simetria** corporal, que é um arranjo regular das estruturas do corpo do animal em relação ao eixo corporal. Há várias formas de simetria (esférica, radial, pentalateral, simetria bilateral). Além da simetria corporal, outros elementos do *bauplan* dos invertebrados relacionam-se à locomoção e à sustentação do corpo, à alimentação, à respiração e à reprodução. Como se verá adiante, o *bauplan* do sistema nervoso dos invertebrados inclui aspectos como a centralização, a cefalização e, em alguns filos (como, por exemplo, os platelmintos), a conformação do sistema nervoso (SN) em forma de escada.[20]

Acredita-se que o sistema nervoso mais simples disponível para estudos atuais seja o de cnidários como a hidra ou a anêmona-do-mar (Figura 3.1). Qual é, então, a estrutura do SN das hidras? Em primeiro lugar, deve-se lembrar que a estrutura do SN de qualquer animal, incluindo os invertebrados, é

> **Quadro 3.2**
> **OS SEIS REINOS DA VIDA***
>
> **Procariotos** (organismos unicelulares sem núcleo e sem organelas)
>
> 1. **Reino Eubactéria (bactéria)** Bactérias "verdadeiras", incluindo espiroquetas e cianobactérias (também chamadas "algas azuis"). Além de não possuírem núcleo e organelas, as eubactérias não apresentam citoesqueleto.
>
> 2. **Reino *Archaea* (*Archaebacteria*)** Bactérias anaeróbias ou aeróbias, geralmente produtoras de metano. Também sem núcleo, organelas ou citoesqueleto.
>
> **Eucariotos** (organismos cujas células possuem núcleo e organelas)
>
> Os eucariotos compreendem todos os organismos vivos, unicelulares e multicelulares, cujas células possuem um núcleo delimitado por uma membrana. Além disso, os eucariotos apresentam organelas celulares envolvidas por membranas, como mitocôndrias, peroxissomos e lisossomos. As células dos eucariotos possuem citoesqueleto formado por uma rede interna de proteínas fibrosas. Sua estrutura genômica e seus mecanismos moleculares de controle da expressão genética são consideravelmente mais sofisticados do que os dos procariotos.
>
> 3. **Reino Protista** Os protistas são organismos unicelulares eucarióticos. Incluem, entre outros, amebas, algumas algas verdes, diatomáceas, ciliados, dinoflagelados e foraminíferos.
>
> 4. **Reino *Fungi* (fungos)** Organismos unicelulares ou multicelulares que incluem leveduras, cogumelos e mofos. Os primeiros fungos surgiram há 460 milhões de anos. São organismos saprófitos (obtêm nutrientes a partir de matéria orgânica em decomposição) e heterotróficos (obtêm alimento pronto do meio ambiente).
>
> 5. **Reino *Plantae* (plantas)** As plantas, ou *metaphyta*, são organismos multicelulares que fazem fotossíntese, sendo autotróficas (sintetizam seus próprios alimentos a partir de substâncias inorgânicas). Incluem grupos de algas, briófitas e plantas vasculares. Atualmente, as plantas vasculares com flores totalizam cerca de 240 mil espécies.
>
> 6. **Reino *Animalia* (animais)** Nesse reino dos *metazoa* estão todos os animais multicelulares, invertebrados e vertebrados. São organismos heterotróficos (obtêm seus alimentos, sua fonte energética, de outros organismos). Atualmente, estão descritas cerca de 1,3 milhões de espécies distintas de animais.
>
> * Os vírus e organismos subvirais (viroide e príons) não foram incluídos aqui.
>
> **Fonte:** Adaptado de Brusca e Brusca.[20]

intimamente dependente de dois grandes aspectos; o *bauplan* do SN de seu grupo e o modo de vida a que cada espécie está submetida.[20]

As hidras são pequenos seres que vivem no fundo dos rios, geralmente presos a pedras ou plantas aquáticas. Alimentam-se captando matéria orgânica e mineral pela movimentação de tentáculos localizados acima de sua boca. Represen-

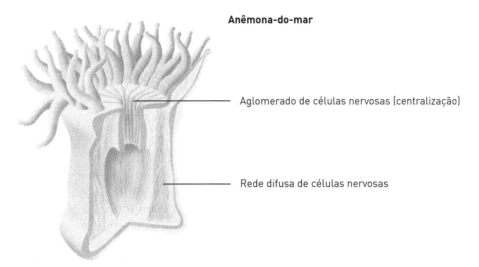

Figura 3.1
Anêmona-do-mar e sua rede difusa de células nervosas.

tam, portanto, um grupo de animais multicelulares que se assemelham aos ancestrais dos animais atuais. Seu comportamento é mediado por um agrupamento de células musculares lisas (miócitos) que, por meio de movimentos contráteis, controlam o fluxo de água nos poros do organismo. Seu SN é, consequentemente, bem simples, sem gânglios ou centros coordenadores das funções nervosas.

O SN da hidra tem três divisões: células receptoras epiteliais, que, ao receber estímulos químicos ou mecânicos, acusam as mudanças no ambiente; células que conduzem tais informações para várias partes do organismo, na forma de uma fina rede de neurônios de condução que ligam as células sensoriais às efetoras, as quais, por sua vez, comandam os tentáculos que atuam no sentido de captar os nutrientes que as células receptoras identificaram. Enfim, nesse tipo de SN, as células efetoras respondem às mudanças ambientais principalmente através de movimentos (via ação de células epiteliomusculares), mas o sistema ainda é uma rede bastante difusa de células nervosas, sem uma organização espacial mais específica e sofisticada.[17]

Especula-se que as primeiras células nervosas a se diferenciarem tenham sido as sensoriais. Os neurônios motores inervam as células efetoras, recebendo o *input* das células sensoriais. Todavia, cabe mencionar que, na hidra, os neurônios motores possuem dois tipos de conexão: uma direta, para as células efetoras (miócitos), e outra para outros neurônios motores. Assim, o estímulo recebido pode irradiar-se para partes distantes do animal, pois um neurônio sensorial influencia muitos e distantes neurônios motores. Na hidra, já é possível uma ação conjunta coordenada; um estímulo alimentar via estimulação química aciona um neurônio sensitivo, que, por sua vez, aciona neurônios motores, os quais, por ação coordenada, fazem com que os tentáculos levem o pedaço de alimento detectado até a boca do pequeno animal. A boca da hidra, por concentrar um número maior de células nervosas, já revela um primeiro princípio organizador dos sistemas nervosos dos animais, a *centralização*.[17]

O SISTEMA NERVOSO DE VERMES E MOLUSCOS: SURGIMENTO DE SISTEMAS NERVOSOS BILATERAIS

Na evolução filogenética, surgiu com os vermes e os moluscos um plano de organização corporal bilateral, assim como um eixo longitudinal com duas extremidades mais bem-definidas. Dessa forma, aqui já há um fluxo unidirecional de informação ao longo do sistema, das células sensoriais para as efetoras, de dendritos para corpos celulares e destes para axônios (e destes novamente para dendritos). Em geral, na extremidade anterior, a rede de células nervosas passou gradativamente a centralizar o controle do comportamento do animal.[17]

Nos vermes chatos, ou **platelmintos**, por exemplo, pode-se aventar um "pré-cérebro", ainda rudimentar (se comparado com o cérebro dos insetos, por exemplo), mas já com definida complexidade. Assim, esses vermes têm um SN mais desenvolvido do que o dos cnidários (como o da hidra) (Figura 3.2). Na porção cefálica desse "pré-cérebro" rudimentar (na verdade, dois gânglios cerebroides, constituídos principalmente de células sensoriais), saem dois cordões nervosos ventrais e longitudinais, com ramos transversais ao longo de todo o minúsculo organismo, revelando um *bauplan* em forma de escada.[20] As células sensoriais

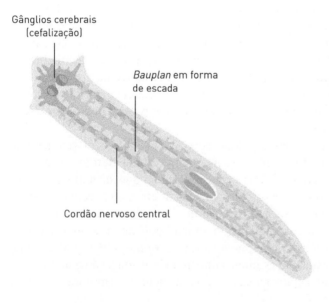

Figura 3.2
Sistema nervoso da planária.

se concentram na porção cefálica, provavelmente porque essa é a parte do animal que primeiro entra em contato com o ambiente, na medida em que o verme se locomove nadando no meio aquático ou rastejando pelo chão úmido. As planárias já apresentam comportamentos um tanto mais complexos que as hidras. Sendo móveis, podem se alimentar como ativos predadores. Assim, mudanças no plano global do corpo do organismo e de seus comportamentos correspondem a mudanças pertinentes de seus sistemas nervosos.[17]

Após certa *centralização* já vista nas hidras, constata-se um segundo princípio organizador do SN nos platelmintos: a *cefalização*, ou seja, a concentração das células nervosas no polo cefálico ou rostral do organismo. A cefalização do SN, já nos animais invertebrados, tem implicações comportamentais relevantes. Comportamentos de caça, perseguição e outras formas de localização de alimento são facilitados pelo fato de o animal possuir receptores apropriados localizados na parte anterior do corpo, localização esta voltada para a direção do movimento. *Centralização* e *cefalização* são, portanto, dois princípios de organização muito básicos já presentes em organismos bem simples, como a hidra e a planária, mas que se fazem presentes em todos os filos e classes do reino animal.[20]

Outra novidade dos platelmintos em relação ao SN é o surgimento de um novo tipo de neurônio, que não é nem sensorial, nem motor. Trata-se do *interneurônio*, cuja função é interpor-se entre os neurônios sensoriais e os motores, permitindo que o processo de fluxo de informação e ação do organismo ganhe em coordenação e em possibilidades de modulação. Os interneurônios podem agir como elementos excitatórios ou inibitórios, mudando e modulando as cadeias de neurônios, podendo agir também como "marca-passos", regulando mudanças rítmicas na atividade do organismo. Cabe lembrar que, em animais complexos, como os vertebrados, os interneurônios compõem a maioria dos neurônios de seus sistemas nervosos.[17]

Os **vermes anelídeos** possuem planos corporais e comportamentos mais complexos em relação aos platelmintos, com um padrão de centralização mais intenso.[21] A novidade evolutiva dos anelídeos em relação aos platelmintos é que aqueles introduzem um princípio de organização de seus corpos denominado *segmentação*. O corpo do anelídeo é formado por segmentos corporais, ou metâmeros, que são partes ou séries repetidas do corpo do animal ao longo do eixo rostrocaudal. Esses segmentos compartilham um programa genético comum. Os anelídeos, além disso, apresentam ainda outra novidade evolutiva: eles possuem um cordão nervoso ventral, consistindo de pares bilaterais de gânglios (ou um fuso ganglionar fundido) presentes em cada segmento ou metâmero do animal, assim como feixes axonais que ligam longitudinalmente esses gânglios. Em cada segmento do anelídeo há também conexões das células nervosas dos gânglios com estruturas sensoriais e com células musculares, permitindo maior complexidade de movimento para o animal.[17] Os anelídeos podem aprender tarefas muito simples, mesmo após a remoção de seus gânglios cefálicos.

Os **moluscos**, por sua vez, apresentam conjuntos de células nervosas que se agrupam formando diversos gânglios, ou seja, já possuem algo que poderíamos chamar de "primeiros cérebros organizados". O cérebro do polvo, por exemplo, é constituído por diversos lobos, que contêm o mesmo número de neurônios de um rato. Com tais cérebros, polvos podem aprender tarefas um pouco mais complexas do que os anelídeos, como discriminar superfícies ásperas de lisas e diferenciar áreas quadradas de círculos. De modo geral, em animais simples, as partes do organismo agem de forma relativamente independente, enquanto, em animais mais complexos, as ações passam a ser coordenadas por agrupamentos de células nervosas, que culminam em um órgão especial, o cérebro de maior complexidade.[20]

SISTEMA NERVOSO DOS ARTRÓPODES

O filo dos artrópodes representa o grupo de animais (metazoários) mais numeroso existente no planeta. Adaptados a quase todos os ambientes da Terra, são invertebrados com simetria bilateral, cujo corpo é revestido por um exoesqueleto, e possuem pernas articuladas (*arthros* significa articulação e *podos*, pé). Fazem parte desse grande filo, entre outros, as abundantes espécies de insetos, crustáceos, aranhas e escorpiões, e as extintas trilobitas.[20]

Os artrópodes apresentam um sistema nervoso relativamente complexo e, como consequência, são capazes de esquemas comportamentais elaborados.[22] Os órgãos sensoriais (táteis, olfatórios e de sensibilidade térmica) são muito sofisticados, permitindo uma avaliação detalhada do ambiente. Tais órgãos sensoriais estão distribuídos em várias partes do corpo, em especial em antenas e palpos. Apresentam também órgãos do tipo apêndices em pares articulados (tipo "pernas", "braços" e órgãos bucais complexos, que podem manipular objetos do ambiente). Além disso, os artrópodes têm um cérebro com considerável capacidade integrativa. Tal cérebro comanda plenamente os movimentos dos apêndices a partir de informações de olhos compostos e de órgãos sensoriais que indicam posição e movimento (estatócitos). Os artrópodes apresentam um plano corporal de forma invertida em relação ao plano dos animais vertebrados (ou vice-versa). Os artrópodes têm uma cabeça anterior e um cordão nervoso que se estende anteroposteriormente na **porção ventral** (ou abaixo do trato digestivo); de forma invertida, os vertebrados têm tal cordão nervoso estendendo-se **dorsalmente** (ou acima do trato digestório).[23]

Os **crustáceos** (Figura 3.3) são artrópodes com cabeça, tórax e abdome e dois pares de antenas, habitando, geralmente, ambiente aquático ou terrestre úmido.[20] Mesmo que o cérebro dos crustáceos ainda contenha um número relativamente pequeno de células nervosas (os lagostins, p. ex., têm 97.722 células), seus interneurônios apresentam-se integrados em tratos nervosos de forma já bastante complexa.[24]

O cérebro mais sofisticado dos crustáceos possibilita vários comportamentos complexos e diversificados. Eles podem ser carnívoros, vegetarianos ou onívoros. As espécies predadoras têm comportamentos complexos, como espreitar e perse-

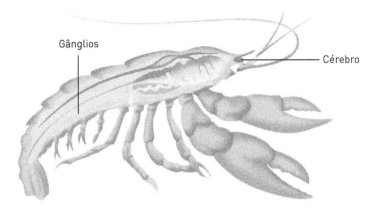

Figura 3.3
Sistema nervoso dos artrópodes – crustáceos.

guir a presa. Alguns espreitam na entrada de seus buracos e atacam pequenos animais ao seu alcance. Outros perseguem pequenos peixes e camarões. Alguns caranguejos predadores são tão rápidos e ágeis que conseguem capturar moscas. Alguns enfeitam-se de forma cuidadosa e realizam acrobacias para se camuflar de predadores. As interações entre os indivíduos e os comportamentos de corte para o acasalamento são também bastante sofisticadas.

INSETOS: COMPORTAMENTO E SISTEMA NERVOSO

No filo *Arthropoda* cabe ressaltar a classe dos **insetos** (classe *Insecta*). Segundo o entomologista Reginald Frederick Chapman,[25] em seu clássico *The Insects: Structure and Function*, os insetos são caracterizados por possuir cabeça, tórax e abdome, três pares de pernas e um par de antenas e, sobretudo, por revelar variada riqueza comportamental. Os insetos são animais terrestres, adaptados a quase todos os ecossistemas, porém não se adaptaram à vida aquática, nos oceanos, lagos ou rios. Por conta disso, como artrópodes, os insetos possuem exoesqueleto que impede a perda de água e, uma parte deles, asas, que os auxiliam na locomoção no meio aéreo.[20]

Há mais de 1 milhão de espécies conhecidas de insetos (ou seja, mais espécies do que todas as outras classes somadas dos outros grupos de animais) e se infere que possa haver mais 7 milhões a serem reconhecidas.[20,25] Por exemplo, a entomologia contemporânea registra aproximadamente 350 mil espécies de *Coleoptera* (besouros), 170 mil de *Lepidoptera* (borboletas), 120 mil de *Diptera* (moscas e mosquitos), 110 mil de *Hymenoptera* (abelhas, vespas e formigas), 82 mil de *Hemiptera* (percevejos e pulgões), 20 mil de *Orthoptera* (gafanhotos) e 5 mil espécies de *Odonata* (libelinhas e libélulas).

Um fenômeno interessantíssimo de se observar é a incrível variação de formas de vida dos insetos, com seus respectivos organismos e comportamentos complexos.[20,25] Apesar de os insetos terem cérebros ainda muito pequenos, já possuem sistemas sensoriais bem desenvolvidos. Tais sistemas incluem olhos compostos e sofisticados (embora diferentes daqueles dos vertebrados), com capacidade de diferenciar sutis variações no comprimento da luz (visão de cores). Seus olhos são divididos em subunidades, nas quais há células sensíveis à luz e lentes para focar tal luz. Os insetos têm também um preciso sentido de olfato, identificando os odores de predadores, presas e plantas. As drosófilas (moscas-das-frutas), por exemplo, discriminam um grande número de aromas.[8] As antenas dos insetos são sensíveis tanto ao tato como a mudanças químicas.[26] Assim, nos insetos, os sentidos visual, olfativo e tátil se revelam bastante desenvolvidos. Com o uso desses sentidos, tornaram-se capazes de manipular seus ambientes. Construção de ninhos sofisticados, comportamentos referentes a territorialidade e locomoção (nadar, caminhar ou voar) são também bastante complexos nos insetos.[19,25] Além disso, o fato de possuírem membros e bocas articuladas garante maior riqueza comportamental para manipular o ambiente.[26]

Ainda que os insetos sejam predominantemente herbívoros (eles são os principais herbívoros do planeta) e tendam a se especializar em suas respectivas plantas (de modo geral, tem-se uma espécie de inseto para uma espécie ou gênero de planta), eles revelam uma grande variedade potencial de dietas e comportamentos alimentares. Qualquer substância imaginável é devorada por algum inseto; dietas exóticas são descritas como cera de abelha, cortiça, pimenta, fumo, algumas plantas muito tóxicas, pelos de preguiças sul-americanas e partes dos cornos de antílopes africanos. Determinados insetos perfuram canos, cabos e isolamentos de borracha.[19]

Os insetos são, com frequência, animais que vivem em sociedades complexas. Muitas espécies de abelhas, vespas, todas as espécies de formigas e térmitas (cupins), besouros, gafanhotos e baratas revelam uma marcante complexidade comportamental relacionada à vida social, e seus sistemas nervosos são compatíveis com tal complexidade.[20,22,25] As abelhas, por exemplo, possuem sistemas de navegação para distâncias longas e para a volta a suas colmeias, utilizando-se do sol que lhes serve de bússola. Elas são capazes de identificar fontes alimentares a partir das cores e dos odores de flores diversas. Após a identificação, por meio de sistemas sofisticados de orientação espacial, voltam à colmeia e comunicam seus achados por meio de determinadas "danças". As danças das abelhas foram descritas pelo famoso etólogo alemão, von Frisch.[27] A dança das abelhas operárias é usada por elas para recrutar companheiras para irem a uma nova fonte de alimentos ou para um novo local, a fim de estabelecerem novas colmeias. Identificaram-se dois grupos distintos de danças, com diferentes objetivos comportamentais: 1) um conjunto de danças para **alertar** colegas sobre fontes de alimentos fora da colmeia e 2) outro conjunto de danças para **guiar** as colegas da colmeia para uma fonte específica de alimento. Além disso, os entomologistas descobriram que a vivacidade e a duração da dança informam sobre o grau de atratividade da fonte de alimento, o que, por sua vez, influencia no número de companheiras recrutadas ao final. A distância e a duração de uma "corridinha sacudida" (*waggle run*), assim como as sacudidas abdominais e a vibração das asas nas "corridinhas" correspondem à distância da fonte de alimentos em relação à colmeia. O ângulo perpendicular da "corridinha sacudida" em relação à posição do sol indica a direção da fonte alimentar.[28] As danças constituem, enfim, um sistema de comunicação complexo e exitoso.

No caso das formigas, verificou-se que elas escolhem coletivamente o melhor lugar para fazer seu ninho, com o uso de informações trazidas por formigas-batedoras. Segundo informam os ecólogos comportamentais John R. Krebs e Nicholas B. Davies,[29] há colônias de formigas com até 10 milhões de indivíduos, colônias que chegam até 50 metros abaixo da terra. Assim, em relação a formigas e abelhas, insetos cujas sociedades são compostas por indivíduos geneticamente idênticos e cuja vida social revela marcante complexidade, os cientistas chegam a pensar que, de fato, esses grupos seriam bem descritos como um único "superorganismo societário" que compartilharia uma espécie de "inteligência coletiva".[8]

SISTEMA NERVOSO E CÉREBRO DOS INSETOS

O sistema nervoso dos insetos evoluiu a partir do sistema nervoso segmentado dos vermes anelídeos. Cada segmento do SN tem o seu próprio centro nervoso, denominado "gânglio" (um aglomerado de células nervosas), que se conecta por um par de nervos com o gânglio do segmento adjacente. Como demonstrou Malcolm Burrows,[30] em seu livro *The Neurobiology of an Insect Brain*, o incrível cérebro do inseto integra uma grande gama de informações sensoriais para gerar movimentos.

Entre os invertebrados, o cérebro dos insetos é bem desenvolvido tanto devido à riqueza comportamental em suas vidas sociais, como por possuírem mais órgãos sensoriais especializados na cabeça. No polo cefálico dos insetos, há um gânglio supraesofágico ou "cérebro" (situado acima do trato digestivo) e um gânglio subesofágico, abaixo de tal trato digestivo. Desses gânglios subesofágicos, sai um cordão nervoso duplo que se estende ventralmente ao longo do animal. Em vários insetos, há muitos gânglios também no cordão nervoso longitudinal, como, por exemplo, nas abelhas (*Apidae*).[24,30]

Como pode ser visto na Figura 3.4, abaixo do esôfago do inseto tem-se o **gânglio subesofagiano**, que é responsável pela enervação das demais peças bucais (aquelas não enervadas pelo tritocérebro; ver abaixo) e das glândulas salivares. Prossegue, então, o cordão nervoso ventral, constituído por vários gânglios menores, torácicos e abdominais. Tal sistema nervoso é tipicamente duplo e contém gânglios para cada segmento do corpo.[30]

O **cérebro (gânglio supraesofagiano)** de um inseto (Figura 3.5) é, portanto, um conjunto de massas nervosas divididas em três partes: o **protocérebro**, associado à visão, que contém os nervos ópticos, sendo assim relacionado à recepção e ao processamento de estímulos visuais; o **deuterocérebro**, correspondendo ao agregado de células nervosas relacionadas às informações recebidas pelas antenas, e o **tritocérebro**, associado ao lábio superior, contendo os nervos destinados às peças bucais e à digestão em geral.[30] A seguir são descritas, funcionalmente, as principais partes do cérebro de um inseto.

Áreas relacionadas a estímulos visuais

Lobos ópticos Permitem a conexão entre os receptores nervosos da superfície dos olhos do inseto e o resto do cérebro, sendo, portanto a primeira estação de interpretação da informação visual captada pelo inseto.

Áreas relacionadas ao *ocellis* (singular: *ocellus*) Aparelhos oculares acessórios dos insetos, importantes na percepção da intensidade luminosa. Alguns insetos têm três deles, outros têm dois *ocellis*.

Áreas relacionadas a estímulos gustativos e olfativos

Lobos antenais Recebem aferências de milhões de receptores olfativos e interpretam *inputs* em termos de informações gustativas e olfativas.

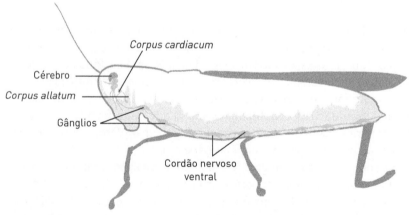

Figura 3.4
O sistema nervoso de insetos consiste de um cérebro (também denominado gânglio supraesofagiano), localizado na cabeça, acima do esôfago, um gânglio subesofágico ligado ao cérebro e, ligado a este, um cordão nervoso ventral, com vários gânglios que se estendem em direção posterior.

Áreas relacionadas a equilíbrio químico e endócrino

Células neurossecretórias São células nervosas que produzem hormônios (quimicamente peptídeos) que regulam as funções homeostáticas e endócrinas do inseto. São análogas ao hipotálamo do cérebro dos vertebrados.

Corpora cardíaca e *corpora allata* São estruturas análogas à hipófise dos vertebrados, que secretam hormônios como o hormônio juvenil (secretado pela *corpora allata*) com função de regulação comportamental em muitos insetos.

Áreas de integração multimodal e de aprendizado

Corpora pedunculata (ou *mushroom bodies*) Esses corpos ou núcleos de neurônios integram várias informações sensoriais multimodais, sendo considerados o "centro integrativo" do cérebro dos insetos. Neles ocorrem processos relacionados à memória e ao aprendizado. Serão abordados a seguir.

É importante ressaltar que a maioria dos comportamentos dos insetos é programada geneticamente (p. ex., construir ninhos, dança das abelhas para achar as flores cheias de néctar), mas certamente os insetos podem aprender muitas coisas. Em laboratório já se verificou que formigas podem aprender a

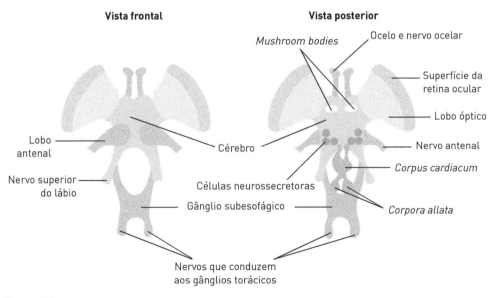

Figura 3.5
O cérebro de um inseto.
Fonte: Adaptada de Breed.[31]

achar caminhos corretos em labirintos complicados e abelhas aprendem qual cor é associada à água adocicada em pratos de diferentes cores.[26]

Uma estrutura muito interessante do cérebro dos insetos é a ***Corpora pedunculata*** (ou ***mushroom bodies***). Descrita pelo entomologista Félix Dujardin (1801-1860) em 1850, foi por ele reconhecido, já em meados do século XIX, que o cérebro dos insetos possui centros cerebrais multimodais, isto é, centros de integração complexa da informação sensorial.[32] Estudos detalhados têm demonstrado que os *mushroom bodies* consistem em fileiras de centenas a milhares de células nervosas, cujos *outputs* integram informação sensorial multimodal (informações sensoriais olfativas, gustativas, visuais). Além disso, os *mushroom bodies* coordenam a plasticidade das respostas comportamentais dos insetos, sendo um centro importante para a formação da memória e para o aprendizado. Pode-se afirmar que eles são o centro de inteligência dos insetos.

Wehner e colaboradores[33] demonstraram que, em formigas, espécies que se organizam em colônias pequenas (umas poucas centenas de indivíduos), o cérebro é menor (assim como os *mushroom bodies*) do que em formigas com colônias de muitos milhares de indivíduos. Mais interessante ainda, Sarah Farris[32] demonstrou que, em insetos que têm um estilo de vida mais "generalista", menos especializado em termos sobretudo de obtenção de alimento, espécies dotadas de maior flexibilidade comportamental, os *mushroom bodies* são significativamente maiores do que naqueles ultraespecializados em termos de padrões alimentares.

Os insetos (protostomes) e os vertebrados (deuterostomes) divergiram em termos evolutivos há 600 milhões de anos. Apesar dessa grande distância no tempo evolutivo, constata-se que a capacidade para comportamentos flexíveis é associada a centros cerebrais maiores, provavelmente por processos de evolução convergente (em relação ao que ocorreu com os vertebrados). Tanto em insetos como em vertebrados, o aumento de regiões cerebrais de integração sensorial multimodal (associadas à memória e ao aprendizado) correlaciona-se com nichos ecológicos mais ricos e complexos, ou seja, com exigências ambientais mais sofisticadas.[32]

COMPORTAMENTO E CÉREBRO DO POLVO

Os invertebrados com cérebros maiores são os **cefalópodes**, como o **polvo** (*Octopus vulgaris*). O cérebro do polvo é composto por 1 a 2 centenas de milhões de células nervosas, podendo ser dividido em muitos lobos.[34] No polvo, o SN tornou-se altamente centralizado, de tal forma que, em vez de gânglios nervosos em cordões nervosos, aglutinou-se uma massa maior de células nervosas no cérebro. Os diferentes lobos do cérebro parecem ter funções especializadas. Por exemplo, o núcleo subesofágico coordena os movimentos do polvo e os lobos ópticos da porção supraesofágica recebem fibras dos olhos, que, no polvo, são bem mais semelhantes aos olhos dos vertebrados. Esses lobos ópticos analisam as informações visuais. Os lobos verticais e frontais parecem estar mais estreitamente relacionados com o aprendizado. Os polvos aprendem e são facilmente testados em laboratório; podem aprender a coletar restos para construir casas (como o fazem no solo dos oceanos) ou a atacar um caranguejo quando lhes mostram um cartão preto ou, ainda, a refrear tal ataque quando o cartão é branco.[26]

Conclui-se que, nos invertebrados, os sistemas nervosos variam de maneira significativa de sistemas muito simples até aqueles de grande complexidade, com cérebros relativamente grandes com porções especializadas.[21,29] Em muitos invertebrados, os gânglios cerebrais parecem iniciar movimentos como resultado de informações sensoriais, mas, em alguns deles, tais gânglios parecem ter pouca participação na organização dos movimentos. Em outros (como nos artrópodes e nos polvos), o cérebro toma o controle dos movimentos corporais e controla o comportamento de forma bem centralizada. Assim, comportamentos complexos são possíveis nos invertebrados, sendo importante para eles que haja uma variedade de órgãos sensitivos, um cérebro altamente centralizado e membros complexos. De modo geral, os invertebrados são organismos de vida curta (raramente maior do que quatro semanas); assim, por exemplo, um inseto como indivíduo tem pouco tempo de vida para aprender como se alimentar, construir abrigos ou participar de seu grupo social. Seus comportamentos, controlados por seus cérebros, devem ser, de forma predominante, programados geneticamente.

REFERÊNCIAS

1. Furnes H, de Wit M, Staudigel H, Rosing M, Muehlenbachs K. A vestige of earth's oldest ophiolite. Science. 2007;315(5819):1704-7.

2. Nemchin AA, Whitehouse MJ, Menneken M, Geisler T, Pidgeon RT, et al. A light carbon reservoir recorded in zircon-hosted diamond from the Jack Hills. Nature. 2008;454(7200):92-5.

3. Furnes H, Banerjee NR, Muehlenbachs K, Staudigel H, de Wit M. Early life recorded in archean pillow lavas. Science. 2004;304(5670):578-81.

4. Penny D. An interpretive review of the origin of life research. Biol Philos. 2005;20(4):633-71.

5. Urey H. On the early chemical history of the earth and the origin of life. Proc Natl Acad Sci U S A. 1952;38(4):351-63.

6. Miller S. A production of amino acids under possible primitive earth conditions. Science. 1953;117(3046):528-9.

7. Bada JL, Lazcano A. The origins of life. In: Ruse M, Travis J, editors. Evolution: the first four billion years. Cambridge: Belknap Press of Harvard University Press; 2009.

8. Rose S. O cérebro no século XXI. São Paulo: Globo; 2006.

9. Schrödinger E. My view of the world. Cambridge: Cambridge University Press; 1967.

10. Margullis L. O planeta simbiótico: uma nova perspective da evolução. Rio de Janeiro: Rocco; 2001. Tradução de Symbiotic planet: a new look at evolution. New York: Basic books; 1998.

11. Barton NH, Briggs DEG, Eisen JA, Goldstein DB, Patel NH. Evolution. New York: Cold Spring Harbor Press; 2007.

12. Shubin N. A história de quando éramos peixes: uma revolucionária teoria sobre a origem do corpo humano. Rio de Janeiro: Campus; 2008. Tradução de Your inner Fish: a journey into the 3.5-billion-year history of the human body. New York : Pantheon Books; 2008.

13. Benton M. Paleontology and the history of life. In: Ruse M, Travis J, editors. Evolution: the first four billion years. Cambridge: Belknap Press of Harvard University Press; 2009.

14. Darwin C. The origin of species by means of natural selection. Chicago: University of Chicago; 1977.

15. Aboitiz F. Montiel J. Evolução do cérebro e do comportamento. In: Lent R, coordenador. Neurociência da mente e do comportamento. Rio de Janeiro: Guanabara Koogan; 2008.

16. Azevedo FAC, Carvalho LRB, Grinberg LT, Farfel JM, Ferretti RE, Leite RE , et al. Equal numbers of neuronal and nonneuronal cells makethe human brain an isometrically scaled-up primate brain. J Comp Neurol. 2009;513(5):532-41.

17. Swanson LW. The architecture of nervous systems. In: Squire LR, Bloom FE, McConnel SK, Roberts JL, Spitzer NC, Zigmond MJ. Fundamental neuroscience. 2nd ed. Amsterdam: Academic Press; 2003.

18. Allman JM. Evolving brains. New York: Scientific American Library; 1999.

19. Dethier VB, Stellar E. Comportamento animal. São Paulo: Edgard Blücher; 1973.

20. Brusca RC, Brusca GJ. Invertebrados. 2. ed. Rio de Janeiro: Guanabara Koogan; 2007.

21. Ranson SW, Clark SL. The origin and function of the nervous system. In: Ranson SW. The anatomy of the nervous system: its development and function. Philadelphia: Saunders; 1959.

22. Gupta AP, editor. Arthropod brain: its evolution, development, structure and functions. New York: Wiley; 1987.

23. Wolpert L, Jessell T, Lawrence P, Meyerowitz E, Robertson E, Smith J. Princípios de Biologia do desenvolvimento. 3. ed. Porto Alegre: Artmed; 2008.

24. Strausfeld NJ. Crustacean-insect relationships: the use of brain characters to derive phylogeny amongst segmented invertebrates. Brain Behav Evol. 1998;52(4-5):186-206.

25. Chapman RF. The insects: structure and function. Cambridge: Cambridge University Press; 1998.

26. Passingham R. Brain. In: McFarland D, editor. The Oxford companion to animal behavior. Oxford: Oxford University Press; 1981.

27. Von Frisch K. Die Tänze der Bienen. Österr Zoolog Zeitschr. 1946;1:1-48.

28. Brockmann A, Robinson GE. Central projections of sensory systems involved in honey bee dance language communication. Brain Behav Evol. 2007;70(2):125-36. Epub 2007 May 18.

29. Krebs JR, Davies NB, editors. Behavioral ecology: an evolutionary approach. Cambridge: Blackwell Science; 1997.

30. Burrows M. The neurobiology of an insect brain. Oxford: Oxford University Press; 1996.

31. Breed MD. The insect brain [internet]. c2002 [capturado em 12 maio 2010]. Disponível em: http://www.animalbehavioronline.com/insectbrains.html.

32. Farris SM. Structural, functional and developmental convergence of the insect mushroom bodies with higher brain centers of vertebrates. Brain Behav Evol. 2008;72(1):1-15. Epub 2008 Jun 17.

33. Wehner R, Fukushi T, Isler K. On being small: brain allometry in ants. Brain Behav Evol. 2007;69(3):220-8. Epub 2006 Nov 14.

34. Hochner B, Shomrat T, Fiorito G. The octopus: a model for a comparative analysis of the evolution of learning and memory mechanisms. Biol Bull. 2006;210(3):308-17.

OS VERTEBRADOS: UM MESMO PLANO PARA TODOS OS ENCÉFALOS

Os vertebrados (subfilo *vertebrata*), animais cujos corpos são sustentados por um endoesqueleto ósseo ou cartilaginoso, exibem grande diversidade de forma, tamanho e funcionamento; há desde minúsculos peixes que pesam 0,1 grama até enormes mamíferos como baleias, com 100 toneladas. [1,2]

No filo *chordata*, há três subfilos; *Urochordata* (ascídias), *Cephalochordata* (anfioxos) e *Vertebrata* (todos os animais vertebrados). Todos os cordados têm um sistema nervoso dorsal, com uma estrutura de sustentação relativamente dura (notocorda, que é um bastão de colágeno, nos urocordados e nos cefalocordados, e coluna vertebral e crânio nos vertebrados) que acompanha tal sistema nervoso. Este, em todo o filo, resulta da invaginação do ectoderma dorsal embrionário e se constitui como um tubo nervoso oco. Os primeiros animais vertebrados surgiram no período Cambriano, há 543 milhões de anos, e os primeiros vertebrados ágnatos (sem mandíbulas, como as atuais lampreias) são reconhecíveis no início do período Ordoviciano, há cerca de 490 milhões de anos.[2]

Uma das principais hipóteses filogenéticas para explicar o surgimento dos animais cordados e vertebrados está associada com a possibilidade de captura de alimentos maiores e predação mais eficaz. Isso se refere ao fato de que, ao se ter uma notocorda ou uma coluna vertebral, o animal é capaz de movimentos de propulsão, contrações e flexões, que resultam em locomoção ativa mais eficaz do que nos invertebrados. Além disso, um cérebro maior, nervos cranianos e estruturas sensoriais nasais, ópticas e auditivas pareadas concentradas na cabeça revelam a natureza ativa dos primeiros vertebrados. Indicam que a "solução

capítulo 4 OS VERTEBRADOS: UM MESMO PLANO PARA TODOS OS ENCÉFALOS

vertebrada" pode ter tido a ver com uma ênfase em uma busca mais ativa por alimento.

Há, atualmente, em torno de 56 mil diferentes espécies vivas reconhecidas de vertebrados (cerca de 50 a 55% são peixes, 18 a 20% aves, 12 a 14% répteis, 9 a 10% anfíbios e 8 a 10% mamíferos), habitando quase todos os ambientes da Terra. As mudanças geológicas, climáticas e ecológicas que ocorreram no planeta influenciaram acentuadamente a evolução dos vertebrados (ver Quadro 3.1, no Capítulo 3). Com a deriva continental (movimentação das placas tectônicas e dos continentes), a mudança de posição dos continentes transformou o clima e a possibilidade de os vertebrados migrarem de uma região para outra. No final da era Paleozoica e início da Mesozoica, cerca de 250 milhões de anos atrás, a continuidade do continente Pangeia permitiu que os vertebrados tetrápodes pudessem migrar mais livremente, fazendo com que as faunas de todo o planeta fossem relativamente mais homogêneas. Entretanto, no final da era Mesozoica, há 80 milhões de anos, com o fim da Pangeia e a fragmentação dos continentes, o isolamento continental limitou as grandes migrações de muitos vertebrados e produziu um relativo isolamento geográfico e ecológico, permitindo que um tipo de especiação compatível com distintos contextos biogeográficos ganhasse em importância entre os tetrápodes.[2]

Didaticamente, os vertebrados atuais são classificados em peixes (incluindo as lampreias), anfíbios, répteis, aves e mamíferos, mas essa é uma classificação falha, baseada em aspectos morfológicos e não em padrões filogenéticos. Como apenas aves e mamíferos são grupos monofiléticos, isto é, todas as aves têm um ancestral comum, assim como todos os mamíferos têm seu ancestral comum, formando grupos filogeneticamente consistentes, o mesmo não pôde ser constatado para peixes, anfíbios e répteis. Assim, tais grupos não são táxons monofiléticos. Como a tendência atual da taxonomia zoológica é adequar a classificação à filogenia, tais agrupamentos deverão ser refeitos em um futuro próximo. Por hora, são utilizados e assim os examinaremos neste livro.

Os animais vertebrados subdividem-se em dois grandes grupos: aqueles cujo desenvolvimento do embrião ao longo da evolução revelou uma importante inovação, ou seja, passaram a ser recobertos por três membranas constituídas por tecidos a partir do embrião, o chamado âmnio, e aqueles que não possuem âmnio. Assim, classificam-se os vertebrados em **não amniotas** ou anamniotas (embrião sem âmnio, em geral animais aquáticos) e os **amniotas** (embrião com âmnio, em geral animais terrestres).[2]

Peixes e tetrápodes divergiram há 410 milhões de anos; anfíbios e amniotas (vertebrados totalmente terrestres), há 360 milhões de anos; e répteis e mamíferos, há cerca de 310 milhões de anos.[3] No Quadro 3.1 (Capítulo 3) é apresentada a evolução dos vertebrados e, na Figura 4.1, os agrupamentos e as classificações atuais de vertebrados.

SISTEMA NERVOSO DOS VERTEBRADOS

Os animais vertebrados representam uma grande complexificação evolutiva em termos de desenvolvimento do cérebro. O número de genes relacionados ao sistema nervoso aumentou muito nos vertebrados, possivelmente relacionado ao incremento da complexidade de seus cérebros.[4] Discute-se hoje o grau de continuidade e herança comum das estruturas nervosas entre invertebrados e vertebrados. Por exemplo, estudos recentes de biologia molecular indicam que células fotorreceptivas de ancestrais invertebrados são elementos ancestrais comuns dos olhos dos insetos e dos vertebrados (embora, até algum tempo, postulava-se a independência evolutiva dos olhos nesses dois grupos). Assim, elementos do sistema nervoso dos vertebrados podem ser traçados até ancestrais comuns (de invertebrados e vertebrados), que remontam até sistemas nervosos menos (mas ainda bastante) complexos, 600 milhões de anos atrás.[5] Além disso, tanto invertebrados como vertebrados revelam a conservação de genes regulatórios do desenvolvimento ao longo dos *phyla*.[6] Assim, apesar da tradicional distinção radical entre o sistema nervoso de invertebrados e vertebrados, nas últimas décadas evidências embriológicas, genômicas e filogenéticas têm questionado tal separação; muitos elementos estruturais básicos do sistema nervoso de vertebrados e invertebrados são comuns, revelando a ancestralidade comum, também em relação ao sistema nervoso complexo.[7]

A disciplina científica conhecida como *anatomia comparada* inicia a descrição da transição dos animais invertebrados para os vertebrados, analisando o anfioxo (*Amphioxus*), um pequeno verme invertebrado (como visto, um protocordado) que compartilha muitas características com os animais vertebrados. Ainda que o anfioxo não tenha coluna vertebral, apresenta a notocorda, o já citado bastão de colágeno que lhe desce pelas costas e que sustenta seu corpo (acompanhando a notocorda, o anfioxo também já apresenta um cordão nervoso dorsal, sem ainda possuir coluna vertebral).

No início do século XIX, em 1822, o grande naturalista francês Étienne Geoffroy Saint-Hilaire (1772-1844), já apresentado ao leitor no Capítulo 2, reconheceu que grupos invertebrados protostomados, como os artrópodes e os moluscos, têm seus sitemas nervosos estendidos na porção ventral de seus corpos, e os vertebrados, na posição dorsal.[8] Assim, os animais vertebrados, possuidores de uma coluna óssea posterior (coluna vertebral), apresentam o cordão nervoso (medula espinal) atravessando longitudinalmente seus corpos pela porção posterior ou dorsal. Ações simples, como a retirada rápida de um membro quando do contato com algo que causa dor, ocorrem por ação de circuitos localizados inteiramente na medula espinal.[9]

Em todos os vertebrados, a medula espinal tem como funções principais a integração de comportamentos reflexos, tanto das extremidades do corpo como

Vertebrados não amniotas
(sem âmnio envolvendo o embrião, animais geralmente aquáticos ou semiaquáticos)

Ágnatas (sem maxilas): lampreias e feiticeiras (estas têm crânio, mas não vértebras)

Peixes cartilaginosos: tubarões, raias e quimeras

Peixes ósseos: 50% de todas as espécies de vertebrados

Anfíbios: rãs, salamandras e cecílias (cobras-cegas)

Vertebrados amniotas
(com âmnio envolvendo o embrião, animais geralmente terrestres)

Répteis: crocodilos, tartarugas, lagartos, serpentes, camaleões, iguanas, lagartixas e tuataras

Aves

Mamíferos

Não placentários: monotremos (ornitorrincos e équidnas)

Marsupiais: mamíferos com placenta rudimentar

Placentários — **Todos os outros mamíferos** (eutérios: placenta extensa)

Figura 4.1
Classificação dos animais vertebrados.

do tronco. Por exemplo, a inervação das vísceras dá-se por circuitos que, de modo geral, saem e chegam à medula espinal, circuitos esses que compõem o *sistema nervoso autônomo* (dividido em dois subsistemas, simpático e parassimpático).[9] Além disso, a medula espinal conduz os impulsos nervosos em direção ao encéfalo. Assim, esse cordão nervoso dorsal que caracteriza os vertebrados termina anteriormente em uma grande massa de neurônios, o **encéfalo**.

Então, como o encéfalo teria surgido na evolução dos vertebrados? Postula-se que os animais vertebrados ou craniados ancestrais desenvolveram seus encéfalos a partir da elaboração de um tubo encefálico semelhante ao do anfioxo, porém nos primeiros vertebrados surgiram novos níveis de organização neuronal, fornecendo avanços evolutivos importantes.[1] Para o surgimento desses novos níveis de organização, foi fundamental um grupo de genes que organizasse o desenvolvimento embrionário de todo o corpo do animal, inclusive da segmentação da cabeça e das partes do sistema nervoso. Assim, para a evolução do SN dos vertebrados, foram fundamentais os **genes Hox**, possuidores de uma pequena sequência de DNA chamada *homeobox* (oito genes que contêm a sequência *homeobox* são então denominados genes Hox). Sabe-se hoje que versões dos genes Hox surgem em todos os animais dotados de estrutura corporal. Tais genes comandam a organização dianteira-traseira dos corpos de animais tão distintos quanto moscas e camundongos; eles definem as proporções dos corpos, o tamanho de diferentes partes da cabeça, do tórax e do abdome, do desenvolvimento de membros, da genitália e de outros órgãos. Esses genes não "fabricam" os órgãos e partes do corpo, mas coordenam a sequência e a ordem na construção do corpo, incluindo o sistema nervoso; são maestros que comandam os músicos que executam as partes, com isso permitindo a construção harmoniosa dos corpos dos animais.[10]

A hipótese mais aceita é que o encéfalo dos *Vertebrata* é resultado da duplicação de diversos genes Hox (sequências *homeobox*), que permitiram que interações mais complexas entre os tecidos neuronais tivessem surgido nos animais vertebrados. Duplicação de genes é um mecanismo conhecido em biologia evolutiva através do qual inovações evolutivas podem surgir e ser (ou não ser) beneficiadas pela seleção natural. Nos vertebrados, as duplicações dos genes Hox participaram da gênese de estruturas embrionárias como as cristas neurais e os placodes neurogênicos, que permitiram o surgimento de animais com um estilo de vida mais ativo.

Postula-se, como mencionado anteriormente, que a origem dos vertebrados surge de um desvio ecológico de alimentação de partículas em suspensão para uma busca mais ativa de alimentos mediante estratégias de predação ativa. Possuindo um encéfalo com hemisférios cerebrais pares, diencéfalo, teto óptico e bulbo (que já se veem em feiticeiras e lampreias, mas não no anfioxo), tal estrutura de sistema nervoso permitiu ações comportamentais mais complexas e ativas na busca de alimentos.[1]

ESTRUTURA COMUM DO SISTEMA NERVOSO DOS VERTEBRADOS

Ainda que a estrutura básica do sistema nervoso dos invertebrados tenha considerável continuidade com a dos vertebrados, verifica-se agora um acentuado incremento tanto em termos de tamanho global e número de células como de complexidade funcional e estrutural. Nos vertebrados, os nervos sensoriais dos olhos, do nariz, da face e do ouvido chegam diretamente ao encéfalo, através dos chamados *nervos cranianos*. A parte do encéfalo mais desenvolvida e complexa é o **cérebro**, constituído pelas duas divisões do encéfalo mais altas e anteriores; o diencéfalo (epitálamo, tálamo e hipotálamo) e o telencéfalo (hemisférios cerebrais e núcleos da base).

O fundamental no desenvolvimento do sistema nervoso dos vertebrados é a *cefalização*, ou seja, a vigorosa expansão da parte mais anterior do sistema nervoso, produzindo-se um encéfalo muito maior e mais sofisticado.[10] Deve-se atentar aqui que, em contraposição ao encéfalo (sobretudo a parte do encéfalo denominada prosencéfalo), no curso da evolução filogenética dos vertebrados, a **medula espinal** e as partes mais baixas do encéfalo, **mesencéfalo** e **rombencéfalo** (sobretudo o bulbo e a ponte, mas não o cerebelo), passaram por **mudanças relativamente mais modestas**.[11] Assim, o que muda mais claramente entre os diferentes grupos de vertebrados, dos peixes aos mamíferos, são as estruturas do prosencéfalo representadas pelo **telencéfalo** (hemisférios cerebrais e núcleos da base), pelo **diencéfalo** (epitálamo, tálamo e hipotálamo) e pelo **cerebelo**.[12]

Um dos importantes avanços da biologia no século XIX foi ter demonstrado que, nos primeiros estágios da embriogênese (formação do embrião antes de nascer), todos os animais vertebrados passam por fases fundamentalmente semelhantes.[10] Outro aspecto interessante da embriogênese é que, nessa fase, as diferenças do sistema nervoso entre os diferentes grupos de vertebrados são bem menos pronunciadas do que no período adulto.[12] Nas últimas décadas, também se constatou, unificando o desenvolvimento neuronal de todos os vertebrados, que há uma continuidade do *bauplan* embriológico do sistema nervoso de todos os grupos de vertebrados; todos os grupos apresentam aproximadamente o mesmo número de neurômeros (segmentos morfológicos e moleculares do desenvolvimento embrionário precoce do sistema nervoso) e, em todos os vertebrados, cada neurômero é modelado dorsoventralmente.[6]

ENCÉFALO: UM PLANO COMUM PARA TODOS OS VERTEBRADOS

A estrutura biológica dos animais vertebrados caracteriza-se não apenas pelas características peculiares desses seres com estrutura óssea interna, mas também, e isso nos interessa em particular, todos os animais vertebrados têm um **encéfalo** dotado de um **plano geral comum**.[10] Nesse plano comum são encontradas **três estruturas básicas,** de cima para baixo: 1) prosencéfalo, 2) mesencéfalo e 3) rombencéfalo, as quais se subdividem em **cinco subestruturas** (duas provenientes do prosencéfalo, a saber, diencéfalo e telencéfalo; o próprio mesencéfalo e duas oriundas do rombencéfalo, mielencéfalo e metencéfalo)[13] (Figura 4.2). É a noção de *bauplan* (projeto ou plano de construção), já mencionada no Capítulo 1, que, no caso do SN, se relaciona ao plano geral de construção do encéfalo dos vertebrados.[14]

A partir do estudo comparado da embriologia de várias classes de vertebrados, assim como da anatomia de organismos adultos de uma ampla variedade de classes, ordens, famílias, gêneros e espécies distribuídas ao longo do subfilo de animais vertebrados, concluiu-se que o encéfalo dos vertebrados, dos agnatas aos mamíferos, contém as três estruturas e as cinco subestruturas mencionadas. É impressionante notar como as estruturas e as subestruturas organizadas nesse *bauplan* são exatamente as mesmas para todos os vertebrados (Figura 4.3).

Do ponto de vista funcional, na maioria dos vertebrados, o **prosencéfalo** relaciona-se predominantemente ao **olfato**. Com exceção dos mamíferos, nos vertebrados, o **mesencéfalo** processa a **visão**, e o **rombencéfalo** relaciona-se

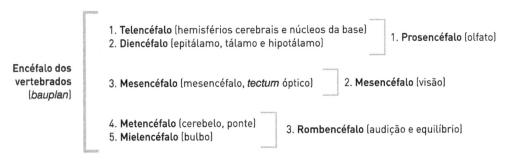

Figura 4.2
Plano comum do encéfalo dos vertebrados.

predominantemente ao **equilíbrio** mecânico do organismo e à detecção de vibrações, ou seja, em um sentido amplo, à **audição**.[2] Nos mamíferos, boa parte das funções associadas à visão como que "migraram" do mesencéfalo para o telencéfalo.

Compõem o **prosencéfalo** (também denominado cérebro) o telencéfalo e o diencéfalo. O **telencéfalo**, a parte mais alta do encéfalo, é composto por duas vesículas pareadas (originadas da vesícula prosencefálica embrionária). Uma delas consiste, basicamente, de um córtex e de um assoalho ventral mais grosso,

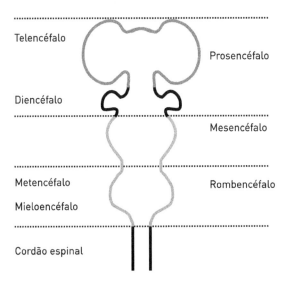

Figura 4.3
Estrutura do encéfalo dos vertebrados.

descrito como corpo estriado.[15] A porção rostral de cada vesícula telencefálica é o bulbo olfatório. Dessa forma, o telencéfalo dos vertebrados contém três grupos de estruturas: os centros olfatórios, os núcleos basais e o córtex. Em vertebrados como peixes, anfíbios e répteis, há predomínio dos bulbos e dos centros olfatórios e, em alguns mamíferos, sobretudo nos primatas, os bulbos e os centros olfatórios tornam-se pequenos, ganhando o córtex cerebral importância no controle do comportamento. Em resumo, nos vertebrados, o sentido que mais basalmente se relaciona com o telencéfalo é o olfato, embora, como salienta Northcutt,[6] isso não é exclusivo (ou seja, o telencéfalo dos vertebrados mais basais não é sempre e exclusivamente olfativo), como se pensou no passado. Além disso, a percepção olfativa, apesar de ter perdido importância entre os primatas, parece estar na origem do sofisticado córtex cerebral dos mamíferos.[8]

Abaixo do telencéfalo, o **diencéfalo** é composto por três partes: epitálamo, tálamo e hipotálamo. O tálamo, nos vertebrados inferiores, é responsável pela integração sensorial dos estímulos ascendentes que chegam ao organismo. Na medida em que os cérebros evoluíram filogeneticamente, o tálamo ligou-se de forma mais específica às regiões sensoriais novas do córtex, passando a transmitir informações para ele. O hipotálamo é responsável pelas funções ditas vegetativas, ou seja, relacionadas ao controle da temperatura corporal, funções endócrinas, sono, ritmos biológicos, fome e alimentação, sede e consumo de água e alguns aspectos do comportamento reprodutivo e emocional.

O **mesencéfalo** (originário do próprio mesencéfalo no período embrionário), ou encéfalo médio, cujos centros sensoriais dorsais formam o teto ou *tectum* óptico, desenvolveu-se em associação com as fibras ópticas que chegam ao encéfalo. Ele se tornou, na maioria dos vertebrados, o centro visual primário, formando, assim, um grande lobo óptico em peixes e anfíbios.[16] Para poder lidar melhor e de forma mais complexa com informações sensoriais visuais e atuações motoras, o *tectum* óptico se expandiu nos vertebrados, formando dois lobos separados, repletos de neurônios.[14] Nos mamíferos, entretanto, o telencéfalo (em particular as porções posteriores dos hemisférios cerebrais, os lobos occipitais) assumiu boa parte da função visual que era atributo do mesencéfalo.[2] Apesar da parte sensorial da visão ter migrado para os lobos occipitais do telencéfalo, nos mamíferos, o mesencéfalo conservou estruturas relacionadas à visão, como os colículos superiores, que regulam os movimentos dos olhos no sentido vertical, a área pré-tectal, que controla os reflexos das pupilas, o núcleo do nervo oculomotor, que se relaciona aos músculos extrínsecos dos olhos responsáveis pela movimentação dos globos oculares, e o núcleo de Edinger-Westphal, cujas fibras estão relacionadas ao músculo ciliar do cristalino (que regula o foco da visão) e o músculo esfincter da pupila.[17] Assim, mesmo nos mamíferos, o mesencéfalo permanece muito relacionado à visão.

Na porção mais baixa do encéfalo, há o metencéfalo e o mielencéfalo, que correspondem ao rombencéfalo no período embrionário. O **metencéfalo** inclui a **ponte**, por onde passam fibras longitudinais e transversais, estando aí a sede de vários núcleos de nervos cranianos (do V ao VIII). É interessante notar que

EVOLUÇÃO DO CÉREBRO 91

a base da ponte em primatas é de origem filogenética relativamente recente, associada ao neocerebelo e ao neocórtex. A porção dorsal do metencéfalo forma o **cerebelo**, responsável, entre outras funções, pela manutenção da postura e do equilíbrio do corpo, assim como pela coordenação dos movimentos. Por fim, mais embaixo, logo acima da medula espinal, o **mielencéfalo** forma o **bulbo** ou medula oblonga, que pode ser considerado uma extensão da medula espinal. O bulbo, além de suas fibras longitudinais relacionadas a vias ascendentes e descendentes, é também sede de vários núcleos de nervos cranianos (sobretudo do IX ao XII).[17] A correspondência dos termos em inglês e português é a seguinte: *forebrain*: prosencéfalo, que irá constituir o telencéfalo (hemisférios cerebrais e núcleos da base) e o diencéfalo (epitálamo, tálamo e hipotálamo); *midbrain*: mesencéfalo; *hindbrain*: rombencéfalo (que irá constituir o mielencéfalo-bulbo e o metencéfalo-cerebelo e ponte). É impressionante constatar como essa estrutura básica do encéfalo dos animais vertebrados se manteve ao longo de todo o subfilo, nos milhares de anos de sua evolução. Todas as mudanças relacionam-se ao tamanho relativo de cada subestrutura, à complexidade estrutural e funcional delas e às relações topográficas entre os vários componentes, mas a estrutura básica se mantém.

A origem do telencéfalo nos vertebrados é ainda um ponto de debate. Há concordância, entretanto, de que surgiu como um órgão olfativo na porção rostral final do tubo neural. Também é possível afirmar que as porções basais do encéfalo permaneceram com as funções mais simples e estereotipadas e as porções altas e anteriores passaram, de forma gradativa, a mediar as funções mais complexas e mais recentemente adquiridas. Cabe também assinalar que o encéfalo dos vertebrados terrestres evoluiu em duas direções distintas e contrastantes: a direção tomada pelos répteis e pelas aves e a direção tomada pelos mamíferos. Nas aves, a partir dos répteis, a base do prosencéfalo foi se aperfeiçoando, desenvolvendo-se o corpo estriado (assim como, do metencéfalo, o cerebelo). Nelas, o ápice do prosencéfalo pouco se desenvolveu, permanecendo restrito o córtex cerebral. Já nos mamíferos ocorreu o oposto. Embora o corpo estriado tenha sofrido algum aumento e modificação evolutiva, a maior transformação ocorreu no ápice do prosencéfalo, com um grande aumento e complexificação do córtex cerebral. Alguns zoólogos enfatizam que tal desenvolvimento permitiu aos mamíferos uma maior flexibilidade comportamental e maior capacidade de memória e aprendizado.

A seguir será apresentada, de modo resumido, a estrutura do sistema nervoso das várias classes de vertebrados (Figura 4.4). Apesar de serem apresentados em uma sequência evolutiva, cabe lembrar que, a rigor, não há sistemas nervosos (assim como não há organismos, de modo geral) mais "evoluídos" e menos "evoluídos", com alguns organismos e sistemas nervosos situando-se no alto da hierarquia e outros abaixo em tal hierarquia. Não há, na verdade, essa hierarquia (apesar de estarmos condicionados a pensar a partir dela), pois cada organismo, cada espécie, caracteriza-se por sua adaptação e sobrevivência específicas em determinado nicho ecológico.

Tomando-se o subfilo dos vertebrados como um todo, pode-se afirmar que o cérebro de peixes, anfíbios e répteis são, de modo geral, semelhantes entre si e muito menos desenvolvidos do que o das aves e dos mamíferos. Considerando o tamanho do corpo, há certa sobreposição em termos de tamanho dos cérebros quando se consideram as aves e os mamíferos como grupos, apesar de algumas ordens de mamíferos (proboscídea, cetácea e primata, p. ex.) terem cérebros bem maiores em relação aos seus corpos do que as aves.[9]

Um ponto importante a ser criticado refere-se a uma tradição da neuroanatomia comparativa. Era muito comum se pensar, em décadas anteriores, que, na evolução filogenética, teria havido uma sucessão de transformações que culminaram, como obra final, no cérebro humano. A partir de então, traçava-se uma linha evolutiva que iria dos vertebrados supostos como ancestrais, como lampreias e peixes, até os primatas. O neurocientista Ariëns Kappers, em seu grande tratado de 1936,[18] propôs, nesse sentido, os prefixos arque, paleo e neo para designar partes e estruturas do cérebro dos vertebrados, prefixos esses relacionados à antiguidade e ao primitivismo das respectivas estruturas na evolução do sistema nervoso.

Mesmo tendo sido amplamente utilizados (e alguns autores utilizam até hoje), esses prefixos se inspiraram em um modelo evolucionista em que partes novas do sistema nervoso são como que acopladas a partes mais antigas (p.ex., o neocórtex sobre o paleocórtex, e este sobre o arquicórtex; ou o neocerebelo sobre o paleocerebelo e este sobre o arquecerebelo). Além disso, o arquicórtex e o paleocórtex em mamíferos, por exemplo, representariam o cérebro de peixes, anfíbios e répteis presentes nos mamíferos. Trata-se de uma noção equivocada,

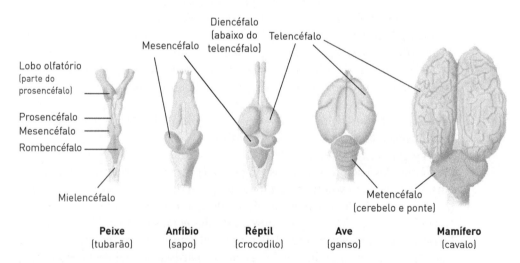

Figura 4.4
Plano de construção (*bauplan*) do encéfalo das diferentes classes de vertebrados.

já que peixes, anfíbios e répteis atuais não pararam no tempo! Eles são também o resultado de milhares de anos de evolução, assim como os mamíferos atuais.

Por conta de tais equívocos, a importante revista científica que publica principalmente artigos sobre neurociência evolucionista, a *Brain, behavior and evolution*, decidiu, a partir de 1992, através de seu conselho editorial, avisar os autores para que evitem tais prefixos (arqui, paleo e neo) nos trabalhos a serem publicados, pois eles se baseiam em sequências filogenéticas de modo geral inválidas.[6,12]

O CÉREBRO DOS PEIXES

Os primeiros peixes surgiram há cerca de 490 milhões de anos, no período Ordoviciano, e provavelmente não possuíam mandíbulas (ágnatas).[2] Há 417 milhões de anos, no Devoniano, os peixes dominavam os mares, sendo por isso chamado de "era dos peixes". Os peixes (assim como os anfíbios e os répteis) não formam um táxon monofilético, isto é, todos os peixes não têm um ancestral comum; eles são mais bem definidos como grupo parafilético, ou seja, apresentam um ancestral comum, mas alguns descendentes de tal ancestral não são peixes. Assim, embora sejam um grupo taxonômico aceito, não constituem, a rigor, um táxon no sentido filogenético. Por razões didáticas, abordaremos aqui os peixes de forma conjunta.

Todos os peixes são adaptados à vida aquática, quase todos têm respiração branquial e possuem nadadeiras. A estrutura de seus cérebros e corpos corresponde a essa adaptação, a essa forma de vida. O ambiente aquático preservou neles o modo originário de reprodução, respiração, locomoção, percepção sensorial e os métodos de adquirir alimento.

É importante assinalar que a água e o ar têm propriedades físicas distintas; portanto, os sistemas sensoriais e motores dos vertebrados aquáticos e dos terrestres devem ser diferentes, compatíveis com as propriedades de seus ambientes.[2] Por exemplo, a luz no ambiente aquático é absorvida pelas moléculas de água e espalhada pelas partículas em suspensão. Dessa forma, os objetos que no meio aéreo são visíveis a grandes distâncias, no meio aquático tornam-se invisíveis a algumas poucas centenas de metros. Os peixes precisaram complementar a visão com outros sentidos perceptivos, como a sensitividade elétrica, a chamada eletrorrecepção. Assim, muitos peixes emitem e percebem descargas elétricas para a comunicação com outros indivíduos e para a defesa contra predadores. Sendo a água densa e viscosa, a evolução proveu esses animais com a capacidade de perceberem os movimentos de correntes de água por intermédio do chamado "sistema da linha lateral", cujo centro nervoso situa-se no bulbo (Figura 4.5).[2,19]

Além da eletrorrecepção e do "sistema da linha lateral", muitos peixes possuem quimiorreceptores em locais além da boca, como nas nadadeiras peitorais e ao redor da cabeça. São receptores químicos muito eficientes; salmões e tubarões são capazes de detectar odores em concentrações menores que uma parte por bilhão. A incrível capacidade dos salmões para migrar de distâncias imensas para as corredeiras dos rios em que nasceram é orientada por sinais químicos preservados em seu sistema de memória olfativa, desde o início de suas vidas. Caso os órgãos olfatórios dos salmões fossem bloqueados, eles perderiam a capacidade para a migração.[2]

No meio aquático, a organização do sistema nervoso dos peixes aperfeiçoou-se em um nível reflexo, com cada sistema de reflexos adaptado a uma reação importante para tal ambiente. Como assinalado anteriormente, desenvolveram-se e aperfeiçoaram-se, em particular, os órgãos de olfato e paladar para testar substâncias diluídas na água, assim como órgãos acústicos, de percepção da pressão e de orientação espacial. Além disso, muitos peixes também têm uma visão bastante desenvolvida.[11,14]

Os peixes se originaram de animais ancestrais extintos, semelhantes às atuais lampreias. Peixes antigos originados no período Siluriano da era Paleozoica (há 443 milhões de anos), como os peixes cartilaginosos, *chondrichthyes* (tubarões e raias, p. ex.), habitaram sempre águas salgadas, enquanto peixes ósseos, *osteichthyes*, tenderam a dominar águas doces, mas agora coabitam e competem nos mares com os tubarões.[13] No cérebro dos tubarões e dos peixes ósseos desenvolveram-se sistemas neuronais reflexos altamente diferenciados em relação a órgãos olfatórios, ópticos, gustativos e acústico-laterais. Porém, o que chama a atenção aqui é o fato de o telencéfalo dos peixes ser quase que exclu-

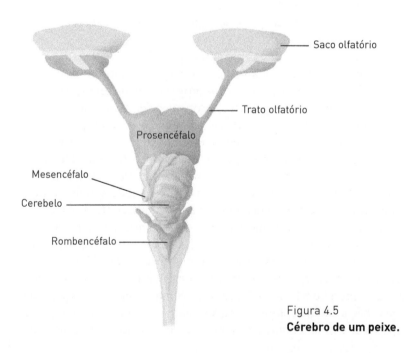

Figura 4.5
Cérebro de um peixe.

sivamente um órgão olfatório. Nos répteis, o telencéfalo se tornará um pouco maior do que nos peixes e passará a apresentar o chamado neocórtex. Por sua vez, os tubarões atuais e muitos peixes ósseos têm um cerebelo quase tão desenvolvido como o das aves (muito desenvolvidos, como se verá adiante). As formas que habitam as águas rasas tendem a ter cerebelos menores, mas os centros gustativos são mais alargados.[11,14] Os peixes possuem 10 pares de nervos cranianos.[20] Ainda que um cérebro relativamente grande seja uma característica que irá surgir apenas nos vertebrados tetrápodes, em muitos peixes ósseos verifica-se um telencéfalo de certa forma grande e complexo.[2]

OS VERTEBRADOS TETRÁPODES

Os animais vertebrados com quatro membros, chamados por isso tetrápodes, originaram-se de peixes com nadadeiras lobadas, ou seja, com nadadeiras que já possuíam uma estrutura óssea em seu interior. Dessa forma, os vertebrados dos grupos anfíbios, répteis, aves e mamíferos evoluíram de um tronco ancestral comum (tetrápodes) que surgiu no período Devoniano (que se iniciou há 400 milhões de anos).

O CÉREBRO DOS ANFÍBIOS

Setenta e cinco milhões de anos depois de seu surgimento, os anfíbios alcançaram o seu ápice no período Carbonífero superior (que se iniciou há 354 milhões de anos), mas até o final do Triássico (de 251 a 206 milhões de anos atrás) foram muito abundantes. Portanto, os anfíbios foram o primeiro grupo de animais vertebrados que invadiu o ambiente terrestre, há cerca de 365 milhões de anos. Eles evoluíram provavelmente dos chamados peixes sarcopterígeos, que têm nadadeiras pares carnosas e lobadas e que respiram através dos pulmões (Figura 4.6).[1]

São denominados anfíbios, pois vivem uma parte de suas vidas em ambiente aquático (quando geralmente ocorre a reprodução no meio externo) e parte em ambiente terrestre. Mesmo tendo sido muito mais abundantes em eras geológicas pregressas, atualmente representados por salamandras, rãs e cecílias ou cobras-cegas (*urodela, anura* e *gymnophiona*), somam apenas uma pequena porção do total de espécies de animais vertebrados vivos. Os anfíbios atuais também não são um grupo monofilético, não constituindo, a rigor, um táxon do ponto de vista filogenético. Além disso, é difícil generalizar o que se sabe sobre os anfíbios vivos para todos os anfíbios já existentes, posto que o grupo de sobreviventes é muito pequeno, representando, possivelmente, uma marcante especialização, com particularidades ecológicas muito singulares. Os anfíbios atuais, por exemplo, quando adultos, caracterizam-se por ter bocas amplas e uma língua carnosa,[1] mas isso não pode ser generalizado.

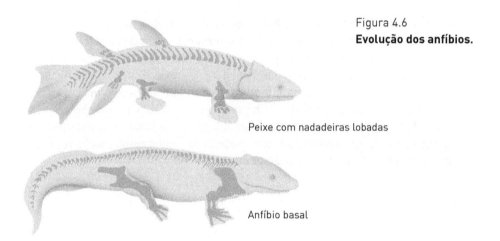

Figura 4.6
Evolução dos anfíbios.

Peixe com nadadeiras lobadas

Anfíbio basal

A posição filogenética intermediária dos anfíbios espelha-se em sua estrutura encefálica, que se situa entre a dos peixes e a dos répteis,[11] tendendo a assemelhar-se um pouco mais com a dos peixes.[20] Os primeiros cérebros de animais terrestres muito se assemelharam aos cérebros das salamandras e dos tritões atuais, ou seja, os anfíbios vivos provavelmente mais parecidos com os anfíbios ancestrais. Cérebros muito semelhantes aos desses anfíbios encontram-se também nos peixes pulmonados. O importante neuroanatomista comparativo norte-americano, C.J. Herrick (1868-1960), dedicou sua vida ao estudo do sistema nervoso da salamandra, pois acreditava que, para entender o cérebro dos vertebrados, deveria concentrar-se em um tipo básico, como o da salamandra (Herrick, 1948)[2].

As crias de sapos, rãs e salamandras começam suas vidas como girinos ou larvas. Nesse estágio, assemelham-se aos peixes em relação à estrutura de seu organismo e ao seu modo de vida. Assim, os anfíbios nessa fase apresentam cérebros cuja estrutura é muito parecida com a dos peixes de águas barrentas (*mudfishes*), incluindo os peixes pulmonados. Quando adultos, adquirem uma estrutura um pouco diversa.[10]

O **encéfalo** dos anfíbios é, de modo geral, uma estrutura pouco especializada, assemelhando-se ao dos peixes cartilaginosos. A atividade encefálica permanece centralizada na região dorsal do **mesencéfalo**. Nessa região, os núcleos celulares que formam a substância cinzenta estão concentrados em uma área chamada **teto**.[18] O **cerebelo** nos anfíbios é pequeno, liso e pouco complexo, sendo meramente o espessamento da parede do tubo encefálico. Um cerebelo muito rudimentar é condizente com os movimentos lentos e vagarosos de muitos desses animais.[1] O **telencéfalo** dos anfíbios, cuja atividade é predominantemente relacionada ao olfato (como nos peixes), consiste em dois hemisférios invaginados conectados na extremidade dianteira com os nervos olfatórios. Pela primeira vez nos anfíbios, células do telencéfalo invadem o pálio, resultando em um

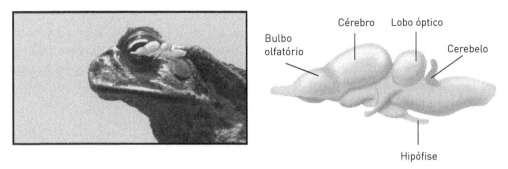

Figura 4.7
Estrutura cerebral de um anfíbio (rã).

aumento discreto dos hemisférios cerebrais.[18] Áreas primitivas do hipocampo e do lobo piriforme formam-se, e o corpo estriado é pequeno.[1] A glândula pineal é observada em todos os anfíbios, os quais possuem 10 pares de nervos cranianos (Figura 4.8).[18]

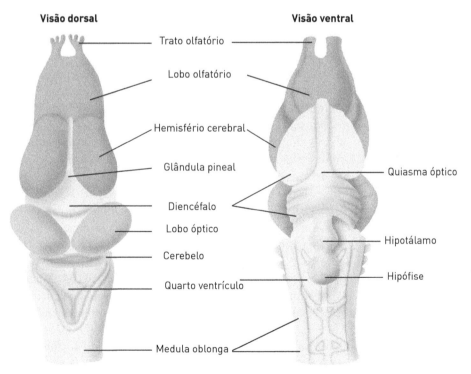

Figura 4.8
Sistema nervoso de uma rã.

capítulo 4 OS VERTEBRADOS: UM MESMO PLANO PARA TODOS OS ENCÉFALOS

Em anfíbios, répteis e aves, o processamento dos estímulos visuais e auditivos foi deslocando-se progressivamente para a frente do sistema nervoso. As conexões partem do *tectum* óptico, no mesencéfalo, para as regiões do prosencéfalo, permitindo um nível adicional de análise visual. O tálamo começou a assumir nesses animais um papel de coordenação.[14]

O CÉREBRO DOS RÉPTEIS

Como já assinalado, filogeneticamente, os répteis não constituem um grupo unitário (assim como os peixes e os anfíbios), havendo, portanto, controvérsia em agrupá-los em um único táxon denominado "répteis". Neste livro, por motivos didáticos, eles também serão tratados como uma unidade. Na evolução dos animais vertebrados, os répteis evoluíram de um grupo de anfíbios (antracossauros) extintos 60 milhões de anos após o surgimento dos primeiros anfíbios.[1] Bem adaptados ao ambiente terrestre, já não dependem, como os anfíbios, de um ambiente aquático para a reprodução. Por conta disso, os répteis, criaturas em geral cobertas por escamas córneas, são o primeiro grupo de animais vertebrados totalmente aptos para a vida em um ambiente seco. Na evolução dos vertebrados, já se verificam animais com a estrutura de um réptil (reptilomorfos) no início do período Carbonífero, cerca de 350 milhões de anos atrás.

Os répteis dominaram o mundo por um período em torno de 180 milhões de anos, na era Mesozoica (251 a 65 milhões de anos atrás), também conhecida como *Era dos Répteis*. Os répteis atuais são representados por tartarugas (marinhos), cágados (de água doce) e jabutis (terrestres), lagartos e serpentes, assim como por jacarés e crocodilos, somando, ao todo, cerca de 7.780 espécies diferentes.[2]

Uma diferença digna de nota entre o cérebro dos anfíbios e o dos répteis é que, nos répteis, observa-se o início da transição no modo de dispor a substância cinzenta nas paredes dos hemisférios cerebrais.[1,15] No prosencéfalo dos anfíbios, a maior parte da substância cinzenta se localiza junto às cavidades interiores (ventrículos), do mesmo modo que ocorre na medula espinal dos mamíferos; ou seja, o cérebro dos peixes e dos anfíbios reproduz, nesse aspecto, a estrutura da medula espinal: de dentro para fora – **ventrículo ou cavidade central – substância cinzenta – substância branca** (envolvendo a substância cinzenta).

Nos répteis dá-se a transição desse tipo de disposição, tornando-se invertida nas aves e nos mamíferos. Nesses dois últimos, a substância cinzenta, formada por uma fina camada de corpos celulares (nos mamíferos serão seis subcamadas) na parte superior dos hemisférios, separa-se das cavidades dos hemisférios, passando a substância branca a situar-se entre o córtex cinzento e as cavidades do interior dos hemisférios cerebrais. Assim, tem-se nos encéfalos das aves e mamíferos o seguinte esquema: **ventrículo ou cavidade central – substância branca – substância cinzenta**. O cérebro dos répteis representa, portanto, em sentido descritivo, a transição de um esquema para outro.[15]

EVOLUÇÃO DO CÉREBRO

O **encéfalo** dos répteis é, de modo geral, estreito e alongado, mas de maior volume relativo do que nos anfíbios, pois seus hemisférios cerebrais são maiores.[20] Os bulbos olfatórios são relativamente pequenos, menores do que o dos peixes. O tamanho global do cérebro dos répteis é também grande em relação ao de peixes e anfíbios, devido à expansão do corpo estriado e do córtex a ele associado.[1]

Ocorreram duas tendências na evolução do **prosencéfalo** dos répteis: uma linha evolutiva representada pelas tartarugas, que vai na direção dos mamíferos, e outra linha representada pelos crocodilianos, que se encaminha na direção das aves.[1]

Nos primeiros animais terrestres, sejam os parcialmente terrestres (anfíbios) ou os totalmente terrestres (répteis), desenvolveram-se, em adição, as regiões frontais do cérebro, associadas, de forma mais específica, ao sentido do olfato (tendência que se acentuará nos mamíferos). Além disso, em anfíbios, répteis e aves, o encéfalo se expandiu também às custas do *tectum* óptico, relacionado funcionalmente à visão e embriologicamente ao mesencéfalo.[14] Os répteis, pela primeira vez entre os vertebrados, não possuem mais 10 pares de nervos cranianos (como os peixes e os anfíbios), mas 12 pares deles.[20] O cerebelo dos répteis é ainda bastante liso, sendo maior nos répteis nadadores e muito rudimentar nas serpentes.[1]

Em um réptil atual típico, como a tartaruga, o cérebro não ocupa toda a caixa craniana, parecendo reduzido em seu tamanho. Tal aspecto é muito semelhante ao da maior parte dos peixes. Em outros répteis, como nos lagartos e nas serpentes, o tamanho da cabeça é pequeno, e a caixa craniana envolve o cérebro mais justamente. De modo geral, o cérebro dos répteis é estreito e alongado (Figura 4.9). De qualquer modo, seu telencéfalo revela crescimento e especialização indubitáveis em relação a peixes e anfíbios.[11] O *pallium*, ou córtex dos hemisférios cerebrais, é, entretanto, ainda bastante simples e rudimentar, se comparado ao dos mamíferos. Nos répteis, o córtex cerebral tem apenas

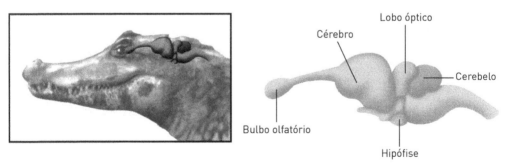

Figura 4.9
Estrutura cerebral de um réptil (crocodilo).

COMO SERIA O CÉREBRO DOS DINOSSAUROS?

O grupo heterogêneo dos dinossauros representa uma notável expansão da vida réptil. Foram animais com grande diversidade de tipos e *habitats* e, coletivamente, ocuparam um enorme "espaço" – algo em torno de 150 milhões de anos – na evolução dos vertebrados. Ossos de dinossauros foram encontrados em todos os continentes, exceto na Antártida; seus fósseis contam-se aos milhares. Crânios são eventualmente encontrados intactos e completos, o que permite o estudo e a formulação de hipóteses de como teriam sido seus cérebros.[21]

O cérebro dos dinossauros, como o de muitos outros répteis, possivelmente não ocupava toda a cavidade craniana, tendo que receber suporte de tecido conjuntivo. Estima-se que eles ocupavam cerca de metade ou menos do volume endocraniano. Mas o que se pode afirmar sobre o cérebro desses magníficos animais?

Tudo indica que tiveram cérebros claramente reptilianos, com as divisões e funções de animais vertebrados que respiravam ar em um ambiente de predominância terrestre. Assim, o cérebro dos crocodilos atuais tem servido de guia do que teria sido o cérebro dos dinossauros. Através dos fósseis e dos modelos crocodilianos, infere-se que eles tinham bulbos olfatórios característicos, hemisférios cerebrais pareados, lobos ópticos pares, seguidos de um cerebelo, que, por sua vez, era seguido pelo quarto ventrículo e pelo bulbo. Verificam-se nos crânios fósseis o espaço para a glândula pineal, sem, entretanto, o espaço de abertura parietal. Assim, os dinossauros não apresentavam olhos parietais como aqueles encontrados em alguns répteis contemporâneos e no moderno *Sphenodon*.

Os dinossauros, inclusive os de maior tamanho, como os famosos *Tyrannosaurus* e *Megalosaurus*, foram répteis típicos no sentido de possuírem um cérebro relativamente grande. Seus cérebros evoluíram pouco ao longo do tempo, pois o ambiente Mesozoico foi consideravelmente estável. Pelo que se sabe hoje dos estudos sobre a vida dos dinossauros e pelos achados anatômicos fósseis, estima-se que suas capacidades sensoriais eram bem desenvolvidas; o olfato era importante e acurado, a visão ocular boa e, em alguns, muito boa, como nos *Deinonychosauridae*, do Cretáceo tardio. Em alguns, ela talvez chegou a ser binocular. Especula-se sobre a possibilidade de visão de cores. Pelos crânios fósseis, verifica-se que eles possuíram sistemas auditivos complexos, com canais semicirculares, tímpano e, talvez, os ossículos (martelo, bigorna e estribo). O paleoanatomista William Swinton,[21] estudioso do cérebro dos dinossauros, concluiu que os dinossauros, com seus cérebros répteis, viveram "o tanto e melhor que puderam", em um mundo que durou muito, em termos de tempo de evolução filogenética. Para uma visão mais detalhada e atualizada sobre o cérebro dos dinossauros, ver Witmer e Ridgely.[22]

uma única camada de células (nos mamíferos atuais são seis camadas de isocórtex).

AS AVES E SEUS CÉREBROS

Apesar de serem animais de sangue quente (endotérmicos, produzem seu próprio calor), as aves têm um parentesco estrutural muito próximo com os répteis. De fato, o grande naturalista colaborador de Darwin e também anatomista de prestígio, Thomas H. Huxley (1825-1895), afirmou que as aves nada mais seriam do que "répteis glorificados".[2] Apenas em 1974, o paleontólogo norte-americano John Ostrom (1928-2005) retomou a ideia, dormente desde os anos 1860, de que as aves teriam evoluído de dinossauros. Pesquisas atuais, utilizando tanto a genômica como os métodos da moderna classificação cladística, confirmam essa tese de Huxley, da íntima proximidade evolutiva entre aves e répteis.

As aves surgiram na era Mesozoica, no final do período Jurássico, há cerca de 170 milhões de anos. A *Archaeopteryx* (fóssil descoberto em 1855) é a ave extinta mais antiga e basal que se conhece. Ela possuía asas cujas penas primárias se dispunham de forma assimétrica, o que a habilitava para o voo. Acredita-se que tenha evoluído de um pequeno dinossauro predador, bípede e veloz, provavelmente não voador (e não de pterossauros, répteis voadores, com os quais a *Archaeopteryx* apenas compartilhava os ares).[23] Curiosamente, as penas evoluíram antes do voo e talvez também de forma independente da função de isolamento térmico.[2] Atualmente há cerca de 9 mil espécies diferentes de aves. Assim, é possível postular que as aves são "dinossauros" que se adaptaram ao voo e puderam ocupar o nicho aéreo. Com o voo, as aves ganharam grande capacidade de locomoção e de busca de alimentos, enfim, um território mais amplo e com mais recursos.

Por conta do voo e do estilo de vida aérea, como se verá adiante, as aves tiveram sua capacidade visual e de equilíbrio muito desenvolvida. Em contraposição, de modo geral (talvez as mais marcantes exceções sejam aves carniceiras, como os urubus), o olfato ficou sendo um sentido muito pouco desenvolvido. O cérebro das aves assemelha-se em termos estruturais ao dos répteis, embora seja bem mais desenvolvido.[20] Tal semelhança também ocorre no nível da estrutura da cabeça e na distribuição dos nervos cranianos. Mesmo havendo aspectos da forma e estrutura do cérebro das aves que são relativamente constantes ao longo de toda a classe,[11] estudos recentes têm indicado variações importantes entre as ordens, as famílias e os gêneros de aves. Iwaniuk e Hurd[19] compararam o cérebro de 67 espécies de aves, de distintas famílias, e concluíram haver pelo menos cinco "tipos cerebrais" distintos. Tais "tipos" não correspondem estritamente à relação filogenética entre as espécies, mas, sobretudo, às semelhanças de comportamento locomotor, nos modos de captura das presas e nas habilidades cognitivas apresentadas pelas espécies. Dessa forma, o cérebro das aves reflete muito das exigências ecológicas e comportamentais de suas vidas.

As características mais marcantes do cérebro das aves são: no prosencéfalo, o grande desenvolvimento do **corpo estriado**, ou *striatum* (que corresponde aos núcleos da base em humanos); no mesencéfalo, a presença de dois **lobos ópticos** (*tecta*) grandes com camadas internas, localizados lateralmente, e o desenvolvido **cerebelo** medial no rombencéfalo.[1] O desenvolvimento dos lobos ópticos relaciona-se à já mencionada visão aguçada que muitas aves possuem. Ao lado desse acentuado desenvolvimento do corpo estriado, dos lobos ópticos e do cerebelo nas aves, as porções mais altas de seus telencéfalos desenvolveram-se relativamente pouco, permanecendo pequeno o córtex cerebral (nos mamíferos, como descrito mais adiante, ocorreu basicamente o oposto). Os lobos olfativos do cérebro são pequenos, compatíveis com um sentido olfativo relativamente pobre (Figura 4.10).[20] Achados fósseis da *Archaeopteryx* indicam que, em seu crânio, havia grandes olhos e lobos ópticos bem desenvolvidos, sendo, portanto, a visão um sentido já muito desenvolvido nessas primeiras aves.[23]

O **telencéfalo** das aves, em geral de volume reduzido, costuma ser mais largo do que comprido. Um verdadeiro córtex não se desenvolveu plenamente nas aves, mas o estriado é bastante desenvolvido nesses animais. O tálamo é, de modo geral, também pequeno. Ainda que o telencéfalo seja, na maioria das vezes, pequeno, devido à exiguidade do córtex, entre as aves passeriformes, verificam-se telencéfalos relativamente maiores, sobretudo à custa das estruturas

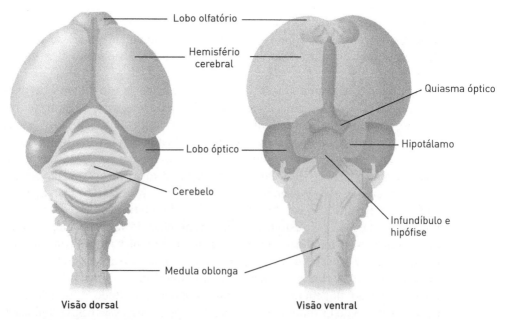

Figura 4.10
Sistema nervoso de uma ave.

hiperestriado ventral e neostriado. Essas estruturas refletem a expansão de capacidades de integração multimodal nesse grupo de aves, análogo ao córtex associativo dos mamíferos.[24]

O **mesencéfalo** das aves atuais apresenta dois lobos ópticos, que são penetrados pelos tratos ópticos. Como dito anteriormente, as aves apresentam um desenvolvido sentido visual, o que corresponde a seu sistema óptico-sensorial neuronal bem desenvolvido. No interior do mesencéfalo, encontram-se os núcleos oculomotores principais, além de importantes conexões cerebelares rubroespinais desenvolvidas em relação à locomoção e ao voo. Ventralmente ao cerebelo, no encéfalo das aves, verifica-se o começo do desenvolvimento da ponte. Cabe lembrar que, como nos outros amniotas, as aves apresentam 12 pares de nervos cranianos.[20]

Em contraste com peixes, anfíbios e répteis, nas aves, o **cerebelo** é uma estrutura medial muito desenvolvida, apresentando um considerável número de "folhas". O mesencéfalo das aves é também mais complexo em sua forma e estrutura interna, principalmente devido ao grande desenvolvimento do *tectum* ou lobos ópticos. Assim, os nervos ópticos são igualmente desenvolvidos, em contraposição aos nervos e aos bulbos olfatórios, que são pequenos e pouco desenvolvidos.

O desenvolvimento importante do corpo estriado, do cerebelo e do sistema óptico-sensorial nas aves está associado à necessidade de aperfeiçoamento do equilíbrio, relacionado a dois aspectos funcionais marcantes nesses animais: o já mencionado **voo** (característica central do grupo) e a **locomoção bípede**. Por andarem com apenas dois pés e por voarem, as aves passaram, com o processo evolutivo, a necessitar de um aparelho sensório-motor, incluindo visão e equilíbrio, bem mais sofisticado do que os anfíbios e os répteis.

Além disso, no **cérebro** das aves há também áreas específicas densamente povoadas de neurônios relacionados à percepção do som. Digno de nota é que há áreas cerebrais especializadas na memória para a navegação e a orientação espacial. A capacidade para migrações a grandes distâncias é uma das características mais intrigantes do grupo de aves chamadas migratórias. Muitas espécies de aves migram antes que os meses mais frios do ano cheguem, alcançando regiões quentes, com mais alimentos, em outras latitudes. Pesquisas recentes identificaram que as aves migratórias utilizam como instrumento de navegação a posição do sol, estímulos infrassonoros, a luz polarizada e o campo magnético da Terra.[2]

Em pássaros que possuem cantos variados como forma de comunicação com seus pares, esses cantos visam, entre muitas outras funções, a demarcação de territórios e a atração de parceiras. Há módulos cerebrais organizados especificamente para a produção e o reconhecimento de canções.[14] Os trabalhos inovadores do zoólogo holandês Johan J. Bolhuis[25] propiciaram o avanço dos conhecimentos sobre os circuitos no cérebro das aves relacionados à percepção, à produção e à memória para o canto, circuitos que, apesar da distância evolutiva, fazem lembrar os circuitos do cérebro humano relacionados à linguagem. Até pouco se pensava que apenas os núcleos do *arquistriatum* (HVC – ou *high vocal center* – e o RN – ou núcleo robusto) estavam relacionados ao canto. Recentemente se verificou que a percepção dos cantos dos pássaros envolve a ativação da parte caudal do *neostriatum* (NCM – ou caudomedial *neostriatum*) e o *hiperstriatum ventral*. Em tentilhões zebra a ativação neuronal do NCM (medida por meio da expressão de genes do desenvolvimento) se correlaciona com o número de elementos de cantos que o pássaro aprendeu. O núcleo caudomedial *mesopallium* (CMM), próximo ao NCM, se relaciona de forma mais específica à memória de cantos do pai.

O canto das aves é, em parte, herdado e, em parte, aprendido.[26] Em algumas espécies, é predominantemente herdado, em outras, aprendido. De modo geral, as aves de cada espécie têm cantos específicos. Há um período adequado para a aquisição do canto pelos filhotes. Algum tempo depois de nascer, ouvem o canto dos adultos e ficam como que "marcados" por tal canto. Quando adultos, irão expressar esse mesmo tipo de canto ouvido no início da vida. Se não ouvirem o canto específico dos adultos, irão expressar um canto defeituoso. As espécies são capazes de reconhecer "dialetos" de grupos distintos de aves de sua mesma espécie, grupos que vivem separados às vezes apenas por alguns quilômetros de distância. Além disso, as corujas, em particular, têm um aguçado sentido auditivo, sobretudo relacionado à caça.

Por fim, tem sido identificado que as aves revelam complexos comportamentos sociais, em especial relacionados ao acasalamento, à reprodução e à criação de filhotes. A monogamia social e o cuidado das crias tanto pelo pai como pela mãe é o mais comum entre as aves. Tais comportamentos sociais têm sido de grande utilidade para os etólogos (cientistas que estudam os comportamentos dos animais) compreenderem as relações entre o contexto ecológico e os sistemas de acasalamento de animais vertebrados.[2]

REFERÊNCIAS

1. Hildebrand M, Goslow G. Análise da estrutura dos vertebrados. São Paulo: Atheneu; 2006.

2. Pough FH, Janis CM, Heiser JB. A vida dos vertebrados 4. ed. São Paulo: Atheneu; 2008.

3. Marshall Graves JA. Weird animal genomes and the evolution of vertebrate sex and sex chromosomes. Annu Rev Genet. 2008;42:565-86.

4. Ridley M. Evolução. 3. ed. Porto Alegre: Artmed; 2006.

5. Kaas JH, Preuss TM. Human brain evolution. In: Squire LR, Bloom FE, McConnel SK, Roberts JL, Spitzer NC, Zigmond MJ. Fundamental neuroscience. 2nd ed. Amsterdam: Academic Press; 2003.

6. Northcutt RG. Evolution of the nervous system: Changing views of brain evolution. Brain Research Bulletin, 2001;55(6):663-74.

7. Ghysen A. The origin and evolution of the nervous system. Int J Dev Bio. 2003;47:555-62.

8. Aboitiz F, Montiel J. Evolução do cérebro e do comportamento. In: Lent R, coordenador. Neurociência da mente e do comportamento. Rio de Janeiro: Guanabara Koogan; 2008.

9. Passingham R. Brain. In: McFarland D, editor. The Oxford companion to animal behavior. Oxford: Oxford University Press; 1981.

10. Swanson LW. The architecture of nervous systems. In: Squire LR, Bloom FE, McConnel SK, Roberts JL, Spitzer NC, Zigmond MJ. Fundamental neuroscience. 2nd ed. Amsterdam: Academic Press; 2003.

11. Papez JW. Comparative neurology: a manual and text for the study of the nervous system of vertebrates. New York: Hafner; 1967.

12. Striedter GF. Principles of brain evolution. Sunderland: Sinauer Associates; 2005.

13. Repérant J, Ward R, Hergueta S, Miceli D. A short history of the history of the brain. In: Widlocher FP. Les evolutions: phylogenèse de l'individuation. Paris: PUF; 1994.

14. Rose S. O cérebro do século XXI. São Paulo: Globo; 2006.

15. Walker WF, Homberger DG. Vertebrate dissection. 8th ed. Fort Worth: Saunders; 1992.

16. Dethier VB, Stellar E. Comportamento animal. São Paulo: Edgard Blücher; 1973.

17. Machado ABM. Neuroanatomia funcional. Rio de Janeiro: Atheneu; 1981.

18. Ariëns Kappers CU, Huber CG, Crosby EC. The comparative anatomy of the nervous system of vertebrates, including man. New York: Macmillan; 1936.

19. Iwaniuk AN, Hurd PL. The evolution of cerebrotypes in birds. Brain Behav Evol. 2005;65(4):215-30. Epub 2005 Mar 8.

20. Orr RT. Biologia dos vertebrados. 5. ed. São Paulo: Roca; 1986.

21. Swinton WE. Brains of dinosaurs. In: Rose FC, Bynum WF, editors. Historical aspects of the neurosciences: a festschrift for Macdonald Critchley. New York: Raven Press; 1982.

22. Witmer LM, Ridgely RC. New insights into the brain, braincase, and ear region of tyrannosaurs (Dinosauria, Theropoda), with implications for sensory organization and behavior. Anat Rec (Hoboken). 2009;292(9):1266-96.

23. Palmer D, Fernandes AA. Atlas do mundo pré-histórico. Lisboa: Estampa; 2000.

24. Rehkämper G, Frahm HD, Zilles K. Quantitative development of brain and brain structures in birds (galliformes and passeriformes) compared to that in mammals (insectivores and primates). Brain Behav Evol. 1991;37(3):125-43.

25. Bolhuis JJ, Gahr M. Neural mechanisms of birdsong memory. Nature Reviews Neuroscience. 2006;7:347-57.

26. Bolhuis JJ, Eda-Fujiwara H. Birdsong and the brain: the syntax of memory. NeuroReport. 2010;21;395-8.

5

OS MAMÍFEROS: ANIMAIS DE CÉREBROS GRANDES E COMPLEXOS

Estima-se que os primeiros mamíferos (os *morganucodontídeos* ou *megazostrodon*) surgiram há cerca de 220 a 200 milhões de anos. Os mamíferos originaram-se de répteis sinapsídeos do grupo dos cinodontes. Estes eram caçadores ativos, com altas taxas metabólicas, heterodontia (dentes com distintas funções) e dentes com raízes e mandíbula com menos ossos do que a média dos répteis. Supõe-se que as linhagens que deram origem aos mamíferos eram de animais noturnos (como os sinapsídeos), o que também se relaciona a uma audição e a um olfato mais desenvolvidos nos mamíferos mais basais. Assim, os primeiros mamíferos teriam surgido no Triássico superior e no Jurássico inferior, sendo animais pequenos (que lembram pequenos ratos), de alimentação carnívora ou insetívora.[1]

Os mamíferos apresentaram como novidade evolutiva um método especial de gerar suas crias, que já nascem relativamente maduras e, além disso, de poder alimentá-las, isto é, amamentá-las com leite logo ao nascer. Além disso, outra novidade evolutiva foi o "sangue quente". Como as aves, os mamíferos são endotérmicos, produzem o próprio calor, o que está associado a uma alta taxa metabólica. Por sua dentição especializada em distintas funções (são, como dito, heterodontes), eles também puderam dispor de uma maior variedade de dietas alimentares. A mandíbula é composta de um osso apenas, e os ossículos do ouvido médio (oriundos de parte da mandíbula de répteis ancestrais) são também característicos. As patas dos mamíferos, em geral, são voltadas do tronco diretamente para baixo (e não para o lado, como no caso dos répteis), ficando os membros em uma posição vertical em relação ao corpo. Tal disposição permite uma movimentação mais rápida, que, com a taxa metabólica alta, faz com que

capítulo 5 OS MAMÍFEROS: ANIMAIS DE CÉREBROS GRANDES E COMPLEXOS

esse grupo de animais seja, em geral, caracteristicamente rápido e ágil, o que é uma vantagem importante para a fuga e para a predação.

Além da temperatura homeotérmica e da produção de leite, os mamíferos diferem dos outros vertebrados por possuírem pelos verdadeiros e glândulas na pele que secretam uma substância oleosa que os ajudam no isolamento do frio e da chuva e assim conservam o calor do corpo nos climas frios. Cabe aqui lembrar que, no Cenozoico, quando os mamíferos mais se expandiram, houve um relativo esfriamento global do planeta. Assim, pode-se dizer que os mamíferos são vertebrados que puderam adaptar-se a diferentes latitudes e climas, dos mais frios aos mais quentes. Atualmente, há registro de 4.447 espécies no mundo. As ordens com mais espécies são a dos roedores (41% das espécies de mamíferos) e a dos morcegos (22%). Nossa ordem, a dos primatas, representa apenas 5% de todas as espécies de mamíferos.

No Brasil, ao contrário da África, onde há grandes mamíferos bem visíveis nas savanas, os mamíferos (652 espécies, 37% do total de espécies de mamíferos no mundo) são de pequeno porte, dificilmente observáveis, sendo poucas espécies gregárias, apenas formando grupos nos períodos reprodutivos.[2] Quase todos os mamíferos têm sete vértebras cervicais, apresentam o arco aórtico esquerdo em conexão com o coração (e não o direito, como ocorre nas aves) e dispõem de um diafragma, músculo que funciona como um septo ou lâmina a separar a cavidade torácica da cavidade abdominal. O número de ossos do crânio é reduzido, quando comparado a outros vertebrados, e a mandíbula é formada por um osso único. Sendo o crânio uma estrutura compacta, com musculatura pronunciada, tais características fornecem maior estabilidade para a caça.

Nos mamíferos, desenvolveu-se uma aguçada sensibilidade auditiva, superior à dos outros vertebrados. Possivelmente tal sensibilidade foi essencial para seu sucesso adaptativo, permitindo que esses animais permanecessem ativos à noite, enquanto os dinossauros, dominantes no Mesozoico, permaneciam passivos. Em 2009, descobriu-se na China o fóssil de uma nova espécie de mamífero que viveu há 123 milhões de anos, o *Maotherium asiaticus*.[3] Esse fóssil evidenciou a complexidade e a evolução do órgão audivo dos mamíferos. Nestes, o sentido auditivo relaciona-se a uma estrutura complexa da orelha média, com os ossículos (martelo, bigorna e trapézio) articulados à membrana timpânica. Esses ossículos provêm de partes da mandíbula dos répteis e permitiram uma funcionalidade sofisticada ao aparelho auditivo.

Os mamíferos são, como já dito, animais com intensa vitalidade, necessitando buscar constantemente seus alimentos. Como se verá adiante, os répteis, competidores iniciais dos mamíferos, quando expostos a baixas temperaturas, entorpecem e, no calor intenso, morrem. Os mamíferos são mais tolerantes às mudanças de temperatura, e a peculiaridade de permanecerem ativos em contextos ambientais inóspitos pode ter sido uma das causas de seu relativo sucesso evolutivo.

A maioria dos mamíferos depende intensamente do aprendizado social para sua sobrevivência, aprendizado esse obtido, sobretudo, através dos cuidados parentais. Não há descrição de nenhuma espécie de mamífero que não revele cuidados parentais. As ordens *Carnívora* e *Primata* são aquelas em que o período de convivência com os pais é mais prolongado, ocorrendo nesse convívio importantes processos de desenvolvimento comportamental.[2] Mais adiante discutiremos as relações entre cuidados parentais, aprendizado social e desenvolvimento cerebral.

Os mamíferos dividem-se em três grandes infraclasses: 1) *Prototheria* ou monotremos, como os ornitorrincos e as équidnas da Austrália, que são mamíferos que botam ovos de modo semelhante aos répteis e às aves; 2) os *Metatheria* ou marsupiais, como o canguru e o gambá, que, embora possuam placenta, esta é de extensão limitada, e os embriões nascem imaturos e precisam ficar no marsúpio até amadurecerem; e 3) os *Eutheria*, ou mamíferos com placenta extensa. Estes últimos formam o grupo mais diversificado e com mais espécies (cerca de 3.800 espécies de *Eutheria*) de todos os mamíferos, incluindo animais tão distintos como o tamanduá, o leão, a foca, os morcegos, os ratos, as baleias, as girafas e os humanos.

Há certa polêmica em torno da origem dos mamíferos placentários (*Eutheria*), que teriam divergido dos marsupiais (*Metatheria*) há cerca de 180 milhões de anos.[4] Em torno de 105 milhões de anos atrás, dois grandes grupos de mamíferos placentários divergiram; um que inclui primatas, roedores, morcegos, carnívoros e ungulados e outro, composto por mamíferos da América do Sul e da África. Por fim, há cerca de 55 milhões de anos, ocorreu uma grande irradiação adaptativa dos mamíferos sobre a Terra, os quais passaram a ocupar uma infinidade de nichos ecológicos disponíveis.

AS PECULIARIDADES DO CÉREBRO DE MAMÍFEROS

Desde o início do século XX,[5,6] os neuroanatomistas têm sugerido a existência de um cérebro mamífero basal, um protótipo oriundo do ancestral mamífero comum; é a hipótese do *initial brain* mamífero.[7] A partir desse protótipo, os cérebros mamíferos percorreram com afinco a mesma trilha, no sentido de um aumento de seus volumes globais, com avanço do número de unidades funcionais (neurônios) e de comunicação interneuronal (dendritos e axônios) (Figura 5.1). O telencéfalo cresceu extraordinariamente, à custa do isocórtex, e houve um aumento dos sistemas sensoriais mediados por sensações biofísicas (visão, audição, propriocepção e sensação somática geral), em comparação àqueles mediados quimicamente (olfato e paladar).

A endotermia ("sangue quente") tem implicações fisiológicas muito significativas, pois quase todas as reações químicas importantes nos organismos vivos são dependentes de temperatura. Uma temperatura estável garante um rendimento bioquímico marcante. No entanto, manter uma temperatura estável implica um grande custo energético; por isso, organismos endotérmicos, como as aves e os mamíferos, precisam alimentar-se constantemente. As crias, incapazes de obter alimentos por si mesmas, necessitam ser alimentadas com cuidado pelas mães e pelos pais; caso contrário, perecem. É, portanto, nas aves e nos mamíferos que se observam os cuidados parentais mais intensos. Isso tem importantes implicações comportamentais, cognitivas e cerebrais. O contato mais íntimo e prolongado com os pais possibilita interações variadas (pelo menos durante a fase inicial), e o aprendizado social torna-se muito mais relevante. Por sua vez, o aprendizado social favorece a seleção de cérebros maiores e mais complexos.[8]

É notável que os mamíferos, de modo geral, tenham **cérebros proporcionalmente maiores** do que todos os outros animais vertebrados. Os mamíferos mais antigos tinham um cérebro em média quatro vezes maior do que os dos répteis com tamanhos corporais semelhantes. Dependendo do tipo de medida adotada, o cérebro dos mamíferos atuais é cerca de 10 vezes maior do que o de répteis e anfíbios, em relação ao tamanho do corpo.[9] Tal diferença decorre, principalmente, de terem desenvolvido um córtex cerebral bem maior. Aliás, como se verá adiante, tão característico como secretar leite, caracteriza os mamíferos o fato de possuírem o chamado **isocórtex,** ou **neocórtex,** com **seis camadas celulares**. Em vez de definirmos os mamíferos como animais vertebrados endotérmicos

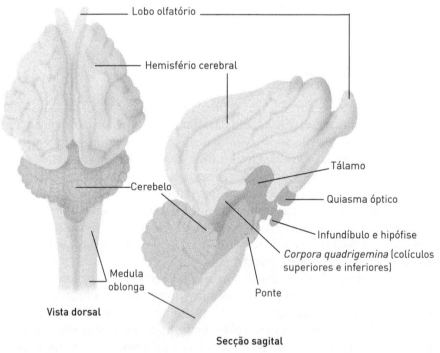

Figura 5.1
Sistema nervoso de um gato.

que secretam leite, poderíamos substituir "secretam leite" por "possuem cérebros com isocórtex com seis camadas".

O cérebro é um órgão muito "caro" para a economia do organismo; em humanos, por exemplo, o cérebro representa 2% do peso total do corpo, mas consome cerca de 18% da energia disponível.[9] Por que os mamíferos teriam sua massa encefálica e córtex cerebral acentuadamente maiores do que outras classes? Por que seus cérebros, além de maiores, são também qualitativamente distintos e, em geral, mais complexos?

Além da hipótese associada ao fato da endotermia, da necessidade de mais cuidados parentais e da possibilidade de ter mais aprendizado social, outra hipótese diz respeito ao fato de que os primeiros mamíferos teriam sido animais noturnos. Como os répteis, que dominavam o planeta no período em que surgiram os mamíferos, não são endotérmicos, necessitam do calor do sol para a vida ativa (no frio da noite, tendem a se recolher e ficam menos móveis). Assim, na competição com os répteis, sugere-se que os mamíferos teriam ocupado o "nicho noturno", buscando alimento durante a noite e se escondendo durante o dia. Os mamíferos teriam necessitado, para a busca de alimentos e locais protegidos, de cérebros maiores com os quais pudessem captar, analisar e processar informações provenientes dos diferentes sentidos. Para sobreviver, necessitavam não apenas de uma visão mais aperfeiçoada, mas também da audição e do olfato e, sobretudo, integrar essas informações sensoriais em um córtex cerebral mais complexo.

Esse processo deu-se em todas as ordens de mamíferos. Contudo, algumas foram mais adiante nesse processo de adquirir cérebros proporcionalmente maiores em relação ao corpo e maiores córtices cerebrais. Entre os grupos de mamíferos que mais longe prosseguiram nesse desenvolvimento cerebral estão certamente os primatas (e, em seguida, no tempo paleontológico, a superfamília dos hominoides e dos hominíneos).

Se compararmos, por exemplo, a relação cérebro/tamanho do corpo (encefalização) do *Homo sapiens* moderno com a média dos outros mamíferos, tem-se que o *Homo sapiens* possui um cérebro cerca de seis vezes maior do que seria de esperar em relação aos outros membros da ordem *mammalia*.[10] Dessa forma, embora os rudimentos de um cérebro complexo já tenham aparecido nos peixes, anfíbios e, sobretudo, nos répteis, é na classe dos mamíferos que seu maior desenvolvimento se verificou, em particular na ordem dos primatas e na superfamília dos macacos antropoides e hominoides (grandes símios africanos, como os chimpanzés e os gorilas, e hominíneos como os australopitecinos, o *Homo erectus* e o *Homo sapiens*).

Em relação ao sistema nervoso, de todos os seres do reino animal, a classe dos mamíferos se caracteriza particularmente por ter uma parte do cérebro, o **telencéfalo**, mais bem desenvolvida.[11,12] O telencéfalo é a estrutura mais anterior, rostral (e, nos hominíneos de postura ereta, mais alta), do cérebro. Ele inclui o córtex cerebral (localizado nos hemisférios cerebrais), os centros olfativos e os núcleos da base. Em ciclóstomos, peixes e anfíbios, a organização do telencéfalo é mais simples, restringindo-se, predominantemente, à função olfativa, útil na busca e seleção de alimentos.

Assim, filogeneticamente, o telencéfalo se divide em um **cérebro olfativo** e em um **cérebro não olfativo**, situado dorsalmente em relação ao olfativo.[13] Tal telencéfalo não olfativo se desenvolveu plenamente nos primatas hominoides e nos humanos. O cérebro olfativo e seus correspondentes bulbos e tratos olfatórios é a parte mais antiga do cérebro mamífero. Ele se compõe de um córtex olfativo, sua área pré-terminal, do lobo piriforme e, em parte, do hipocampo. Tais estruturas já estavam presentes em peixes, anfíbios e répteis.

Em contraposição ao caso dos primatas, o cérebro olfativo é de grande importância em alguns mamíferos, como marsupiais, insetívoros, roedores, ungulados e, principalmente, carnívoros, cuja função olfativa é fundamental para a localização da presa. Assim, em certos grupos de mamíferos que mais dependem do olfato para sobreviver, encontram-se, além de órgãos olfativos periféricos desenvolvidos (ossos convolutos em formato de turbinas nas cavidades nasais, membranas olfatórias úmidas, nervos e bulbos olfatórios alargados), amplas áreas cerebrais olfatórias, que os ajudaram na vida terrestre, munindo-os de uma fina percepção olfativa.

O tamanho do bulbo olfatório é um bom indicador da sensibilidade do animal para o olfato. Eles são bem menores em aves do que em répteis, que vivem no solo e podem fazer bom uso da informação olfativa obtida em seus nichos. Os bulbos olfatórios são bem desenvolvidos nos seguintes mamíferos: nos pequenos insetívoros (toupeira) e nos roedores (rato e esquilo), cujo focinho muito próximo do solo é um importante instrumento de busca de alimento. Entretanto, nos primatas, o bulbo olfatório tornou-se bastante reduzido, já que não necessitam tanto do olfato, mas muito mais da visão em suas vidas nas árvores.[14]

O **córtex piriforme** e o **hipocampo** se expandiram muito nos mamíferos; e a **amígdala** foi plenamente mantida.[13] Isso permitiu aos primeiros mamíferos a recepção, o processamento e a intensificação da percepção de odores sutis e atenuados. De fato, nos primeiros mamíferos, o córtex ainda tinha uma função quase que exclusivamente olfativa.[15] Também o **tálamo** e o **hipotálamo** são muito desenvolvidos e diferenciados nos mamíferos. O **cerebelo** dos mamíferos é, de modo geral, grande, convoluto e relativamente largo; a **ponte** é, da mesma forma, bastante proeminente, sendo sua base filogeneticamente nova.[13]

O número de **áreas corticais** também varia entre as diferentes ordens de mamíferos: os ratos têm cerca de 20 diferentes áreas corticais, enquanto os humanos têm cerca de 50.[16] Roedores como ratos e esquilos (*Sciuridae*) e insetívoros como o mussaranho (*Soricidae*) e o ouriço (*Erinaceidae*) têm cérebros relativamente pequenos para um mamífero, mas os cérebros dos *perissodactyla* como os cavalos (*Equidae*) ou dos carnívoros como os canídeos e os felinos são muito maiores, mesmo ao se considerarem as diferenças dos tamanhos dos corpos.

Como temos salientado, acentuadas especialização e complexificação surgiram nos primatas. Os prossímios (como lêmures, társios e lorises) têm cérebros que não diferem muito dos outros mamíferos, mas os macacos e os grandes símios têm cérebros relativamente maiores, considerando-se o tamanho do corpo.[14] Os golfinhos possuem cérebros ainda maiores em proporção ao tamanho do corpo, mas é preciso cuidado ao se comparar o tamanho relativo de cérebros de animais de vida aquática com o dos de vida terrestre. O ser humano situa-se fora da linha de volume cerebral dos mamíferos; seu cérebro é três vezes maior do que era de se esperar para um grande primata. A diferença de volume entre o cérebro humano e o de um chimpanzé é semelhante à diferença entre o cérebro do chimpanzé e o de um ouriço (que é um mamífero com cérebro relativamente bem pequeno).[14] Dessa forma, constata-se que o cérebro dos mamíferos varia muito conforme as diferentes ordens, das mais próximas dos mamíferos ancestrais, como monotremos e marsupiais, até os primatas. Em monotremos e marsupiais, embora as conexões talamocorticais tenham se desenvolvido bem mais do que nos répteis, o telencéfalo é dos mais rudimentares. Os hemisférios desses mamíferos são lisos, sem sulcos ou giros. Em alguns mamíferos com cérebros mais desenvolvidos (principalmente cetáceos, elefantes, primatas e homem), surgem os cérebros denominados girencefálicos, ou seja, cérebros com muitos giros e sulcos (Figura 5.2).

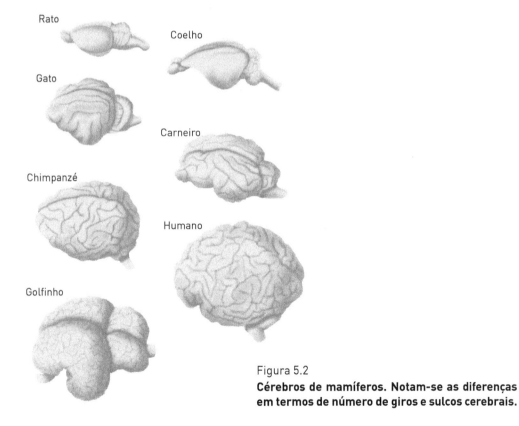

Figura 5.2

Cérebros de mamíferos. Notam-se as diferenças em termos de número de giros e sulcos cerebrais.

capítulo 5 OS MAMÍFEROS: ANIMAIS DE CÉREBROS GRANDES E COMPLEXOS

A proeminência dos giros e dos sulcos aumenta muito a superfície cortical do cérebro, permitindo a expansão do córtex cerebral sem grande necessidade de aumento do volume da caixa craniana. De fato, nos mamíferos supostamente mais basais, verifica-se um início de expansão do córtex olfatório, com surgimento dos primeiros giros e sulcos, seguido, nas outras ordens mais apicais, pela *girificação* progressiva das outras áreas corticais não olfatórias. Um significativo **aumento do córtex cerebral**, de modo geral, é o aspecto pelo qual os mamíferos se diferenciam de forma mais profunda das outras classes de animais, aumentando suas possibilidades comportamentais e cognitivas (em termos de flexibilidade e aprendizagem).

Alguns exemplos de diferenças cerebrais em mamíferos podem ser citados aqui. Na ordem insetívora, por exemplo, o telencéfalo é pequeno e liso. Suas partes olfatórias são bem desenvolvidas, embora o cérebro como um todo seja pequeno. Nos roedores, o cérebro já é um pouco mais desenvolvido do que em monotremos e marsupiais. Nos gatos, o córtex é mais desenvolvido, porém seus lobos frontais são ainda bastante pequenos. Nos cães, em comparação com os gatos, o cérebro é maior, o córtex mais desenvolvido, com mais giros e sulcos (por isso, provavelmente, os cães são considerados mais inteligentes e "simpáticos" do que os gatos, animais considerados por alguns como egoístas e solitários). Nos ursos, cujas capacidades de preensão nos membros superiores e de postura ereta são relativamente bem desenvolvidas, verifica-se a expansão das áreas corticais motoras, com uma incrível semelhança com as áreas pré-centrais de primatas como lêmures, társios e lorises. Assim, além de algum gradiente evolutivo nos mamíferos, dos mais basais aos mais recentes e derivados, há também certa correspondência entre o estilo de vida e a estrutura e o desenvolvimento cerebrais. Os mamíferos carnívoros têm suas áreas olfativas mais desenvolvidas, pois dependem delas para encontrar as presas e sobreviver; nos primatas, as áreas visuais e os sistemas de equilíbrio do cerebelo se desenvolveram mais, pois isso se tornou essencial a sua estratégia de fuga por entre as árvores, também com grande valor de sobrevivência.

MAMÍFEROS COM CÉREBROS, NICHOS E COMPORTAMENTOS DISTINTOS: ELEFANTES E GOLFINHOS

O comportamento e o cérebro dos elefantes

A ordem a que pertencem os elefantes, os Proboscídeas, surgiu no Paleoceno tardio, há cerca de 60 milhões de anos. Atualmente há dois gêneros de elefantes, *Loxodonta* e *Elephas*, os quais surgiram 4 a 6 milhões de anos atrás.[17]

Os elefantes, em especial os africanos (com duas espécies descritas, uma das savanas – *Loxodonta africana* – e outra, um pouco menor, que habita preferencialmente florestas – *Loxodonta cyclotis*), são animais muito sociais,[18] que revelam padrões de sociabilidade complexos, com níveis hierárquicos múltiplos, mantidos por processos de fusão (aliança entre indivíduos e grupos de indivíduos) e fissão ("rachas", separações, quando as alianças não são mais possíveis ou se tornam muito conflituadas).

Os grupos sociais de elefantes são matriarcais e matrilineares, sendo as fêmeas intensamente ligadas aos seus parentes. As fêmeas líderes, as matriarcas, tendem a ser as mais velhas e maiores. As matriarcas são excepcionalmente altruístas, prontas para se exporem ao perigo para proteger sua horda, sendo as mais corajosas quando o grupo se dispõe em círculos para defesa. Quando o grupo bate em retirada, elas "dão cobertura" ao grupo, continuando a encarar o inimigo, fazendo ameaças ou encenações. Quando morrem de repente, produz-se um efeito dramático; as sobreviventes rondam seus corpos estonteadas, em pânico, incapazes de organizar a própria defesa.[18] Caçadores de elefantes sabem disso há muito tempo, buscando primeiro matar a matriarca, para depois poder caçar o bando todo com mais facilidade.

As fêmeas permanecem em seus grupos natais por toda a vida, grupos esses constituídos por mães, avós, tias, filhas e filhos (antes de estes alcançarem a maturidade sexual). Um membro do grupo nunca se afasta de sua unidade a distâncias maiores do que 1 km, e não mais do que por um dia. O núcleo do grupo social centrado na fêmea é, portanto, baseado em relações de parentesco.[19,20] Fêmeas relacionadas por parentesco formam coalizão contra fêmeas não parentes, e grupos familiares grandes de matriarcas mais velhas são capazes de dominar grupos familiares menores, com matriarcas mais jovens. As alianças de parentesco, além disso, se relacionam a maior sobrevivência das crias.[21]

Os grupos matriarcais de elefantes africanos têm sido estudados com afinco pelos zoólogos. Wittemyer e colaboradores[22] realizaram um extenso estudo no norte do Quênia, em uma reserva com 5.200 elefantes, no período de 1998 a 2002. Eles identificaram que os elefantes têm verdadeiras sociedades, com quatro tipos de ligações ou subunidades bem distintas e reconhecidas pelos próprios elefantes. A primeira unidade é da **mãe-filhotes**, composta de 3 a 4 membros. A segunda é a **família** (mãe, seus filhotes pequenos e suas filhas adultas, geralmente um grupo de 5 a 10 indivíduos), a terceira é do grupo de **parentesco** (10 a 20 indivíduos; mãe, filhas e filhotes, assim como avós, tias e irmãs), e o quarto grupo é o **clã** (todos os indivíduos relacionados de alguma forma com a matriarca do grupo, contendo 100 a 250 indivíduos). As populações de elefantes somam de mil a oito mil indivíduos, em áreas de 1.300 a 2.600 km^2.[18] Quando as filhas tornam-se adultas, algumas permanecem no grupo da matriarca e algumas saem para formar seu próprio grupo, mas, até o final da vida, elas parecem não esquecer qual é (ou qual era) o seu grupo de origem. As ligações intensas entre as fêmeas podem durar até 50 anos.

Os filhos machos saem do grupo por volta dos 14 anos de idade. Primeiro ficam à margem do grupo, depois se desgarram completamente. Os machos adultos têm uma vida social muito diferente das fêmeas; após se tornarem adultos tendem a ser solitários, só buscando companhia para acasalar ou às vezes formam ligações frouxas com alguns poucos machos, os chamados "grupos de solteirões" (*bachelor herds*). Os machos gastam muito mais tempo do que as fêmeas brigando pela dominância; apenas os dominantes irão cruzar com as fêmeas no cio. Os menos dominantes têm de esperar. De modo geral, são os mais velhos, com 40 a 50 anos, que podem cruzar com as fêmeas. Durante o período do cio das fêmeas, os machos têm picos intensos de liberação de testosterona, ficam muito agressivos e lutam com qualquer macho que porventura encontram; é o chamado *musth* (loucura, no idioma hindi).

McComb e colaboradores[23] já haviam identificado que as fêmeas se comunicam com uma rica variedade de *chamados* (emissões vocais). Além dos característicos chamados que soam como uma trombeta mais ou menos grave, uma parte substancial dos chamados tem sua frequência sonora abaixo do limiar de audição humana. São denominados "chamados infrassônicos", com frequência de 15 a 25 Hz. Essa frequência é muito resiliente à atenuação pela distância, permitindo a comunicação a quilômetros de distância. De modo geral, os chamados desse tipo tem a função de estabelecer contato, há pouco tendo sido sua função comunicativa plenamente demonstrada.[24] As fêmeas os utilizam para identificar onde estão suas colegas, dos diferentes subgrupos; ao que parece, elas precisam muito permanecer em contato com companheiras sociais separadas visualmente. Essa comunicação a distância é fundamental para a coordenação dos movimentos dos membros dos distintos grupos de elefantes, espalhados em amplas distâncias, nas savanas africanas.

Os receptores auditivos dos elefantes não se situam apenas nas orelhas. O tronco e, sobretudo, os pés dos elefantes são especialmente sensíveis e muito enervados para os chamados infrassônicos. Já foram observados elefantes ouvindo esses chamados infrassônicos colocando o tronco no solo e elevando os quatro pés (ou, em pé, elevando apenas um dos pés), o que possivelmente melhora a capacidade de captação das ondas infrassônicas. A pele do tronco e dos pés funciona como a pele de um tambor (um bumbo grave) que ressoa com ondas infrassônicas.

Além dos aspectos relacionados à rica vida social dos elefantes, estudados de forma sistemática por vários grupos de zoólogos, há relatos seguros que indicam várias capacidades cognitivas sofisticadas em elefantes. Estudos demonstram comportamentos como uso de ferramentas, maternagem de filhotes que não são seus filhos (*allomothering*) e altruísmo. Testes empíricos indicam que os elefantes reconhecem a si mesmos, possuindo autorreconhecimento.[27] Elefantes foram observados por longos períodos ao lado da carcaça de outros elefantes mortos, e não (com tal atitude) ao lado de outros animais mortos, como búfalos. Isso pode indicar uma atitude de luto e de certa consciência da morte.[28] Chega-se a especular, a partir de observações menos sistemáticas, que elefantes tenham alguma capacidade para a música, compaixão e autoconsciência. Os elefantes são, juntamente com golfinhos e primatas, os únicos animais que se reconhecem no espelho, sugerindo autoconsciência.[27]

A VIDA E O COMPORTAMENTO DOS ELEFANTES

Em muitas culturas asiáticas, os elefantes são recobertos simbolicamente por uma aura especial, sendo evocadas uma suposta memória e uma inteligência extraordinárias no reino animal. Aristóteles disse deles que são as "feras que ultrapassam todas as outras em esperteza e inteligência". Ele os classificava logo abaixo dos homens, em sua *Scala Naturae*.

Os elefantes são os maiores mamíferos terrestres atuais. Sua gestação é de quase dois anos, a mais longa para animais terrestres. Ao nascer, o recém-nascido pesa em torno de 120 kg. Nos primeiros três meses após o nascimento, o filhote alimenta-se apenas do leite materno. Até os 2 anos de idade, é muito dependente de sua mãe do ponto de vista nutricional, e, apenas após esse período, ocorre uma mudança em direção à alimentação mais independente, apesar de o leite continuar a representar uma parte importante da dieta do filhote de elefante até os 10 anos de idade. Portanto, o período infantil do elefante não é breve, podendo durar uma década. O filhote é totalmente dependente de sua mãe por, pelo menos, 3 a 5 anos. Esse período infantil prolongado é muito importante, sobretudo para o aprendizado. Os elefantes vivem de 50 a 70 anos. Trata-se de animais herbívoros generalistas, relativamente não seletivos e dependentes de fontes alimentares distribuídas em amplos territórios. Eles passam 60 a 80% de um dia de 24 horas se alimentando.

Apesar de sua popularidade, deve-se lembrar que são animais potencialmente perigosos. Eles podem atacar e matar qualquer outro animal que esteja em seu alcance, inclusive grandes rinocerontes. Os machos têm períodos de explosões de agressividade, chamados *musth* (loucura, no idioma hindi), quando apresentam picos de testosterona no período reprodutivo. Já foi relatado que, na África, elefantes jovens atacaram povoados humanos (os nativos acreditam que isso foi uma vingança pelo massacre de elefantes perpetrado por humanos, nos anos 1970 e 1980). Estima-se que, na Índia, os elefantes matem cerca de 200 pessoas por ano e, no Sri Lanka, por volta de 50.

Os adultos, fortes e pesados, não têm predadores, embora filhotes e adultos ou idosos doentes possam ser atacados por leões. Seus principais predadores atuais são os humanos. Se, em épocas passadas, havia milhões de elefantes no mundo, hoje sua população é estimada em 470 a 690 mil indivíduos (novembro de 2008).

Fonte: Scullard[25] e Poole[26]

O cérebro dos elefantes

Pesando cerca de 5 kg, o cérebro dos elefantes é o maior dos animais terrestres.[28,29] Ainda que as maiores baleias pesem cerca de 20 vezes mais do que o elefante, seus cérebros têm apenas o dobro do peso em relação ao cérebro de um elefante médio (mas lembremos que a comparação de animais terrestres e aquáticos é inapropriada).

Devido ao fato de os filhotes nascerem com um cérebro pouco desenvolvido, considera-se que o elefante é uma espécie com um cérebro muito propício ao aprendizado do filhote, na qual uma boa parte de seus comportamentos deve ser adquirida a partir do contato com seus pares adultos.[28] Assim, nesse aspecto, o elefante é muito parecido com humanos e outros grandes símios, particularmente em relação à necessidade de crescimento e aprendizado na infância, na vida fora do útero. O cérebro do filhote de elefante tem que crescer muito depois do nascimento; o cérebro do elefante recém-nascido é apenas 30 a 40% do tamanho do adulto (nos bebês humanos, representa 25% do cérebro adulto).[30] Isso implica a possibilidade de aprendizado complexo e de um desenvolvimento social exigente. Como para muitos primatas e cetáceos, fala-se aqui também na existência de culturas entre os elefantes.

As áreas cerebrais mais desenvolvidas nos elefantes relacionam-se ao olfato e à memória olfativa, à audição e à coordenação de movimentos. Em termos absolutos, o cérebro de um elefante é cerca de 3,4 vezes maior do que o cérebro de um ser humano.[28] Em comparação com o peso corporal, entretanto, a relação entre humanos é de 1/50, enquanto a do elefante é de 1/600 (um cérebro bem menor em relação ao tamanho do corpo). Entretanto, tal relação é contestável, pois, quanto menor o animal, maior tende a ser o cérebro em relação ao tamanho do corpo, independentemente da complexidade neuronal ou comportamental do animal (tal relação é de 1/35 em ratos e de 1/12 em alguns macacos pequeninos).

O trabalho minucioso recentemente empreendido por Shoshani e colaboradores,[28] *Elephant brain*, revelou que, de modo geral, o cérebro do elefante segue, basicamente, o plano dos grandes mamíferos placentários, com telencéfalo e corpo caloso grandes e um grau de girificação e complexidade dos giros acentuado. Assim, deve-se assinalar que tanto o cérebro dos elefantes como o dos humanos é marcado por um número elevado de giros e sulcos. Em termos de complexidade dos giros cerebrais, o cérebro dos elefantes situa-se entre o dos primatas (como o humano) e o dos cetáceos. Apesar de tais semelhanças comuns a um grande mamífero placentário, o cérebro do elefante têm características bem distintas, que serão examinados a seguir.

Em comparação com o cérebro de humanos, o cérebro dos elefantes apresenta lobos frontais relativamente pequenos, lobos occipitais e parietais pouco definidos e lobos temporais bem maiores. Além disso, como já referido, os lobos cerebrais são bem complexos em termos de grau de girificação. Como explicar tais peculiaridades?

Considera-se que os elefantes têm cérebros macrosmáticos (grande importância do sentido olfativo e seus correspondentes cerebrais). Assim, seus lobos olfativos, ou rinencéfalo, são muito desenvolvidos. Eles têm um bulbo olfatório muito grande e desenvolvido e persistência do ventrículo olfatório. Dessa forma, o cérebro macrosmático dos elefantes difere bastante do cérebro microsmático (com pouca representação para o olfato) de animais como o ornitorrinco e de todos os primatas, incluindo os humanos, assim como o dos cetáceos.

Considerando-se o tamanho total do cérebro e do corpo inteiro, ao se comparar o cérebro de um elefante com o de um ser humano, chama a atenção que os lobos temporais dos elefantes são maiores (absoluta e relativamente) do que o dos humanos (Figura 5.3). Nos humanos, os lobos temporais são intimamente relacionados com as capacidades auditivas, com a aprendizagem, com a memória e com as emoções.[28] Em relação especificamente ao tamanho do hipocampo, os resultados[17] indicam hipocampos relativamente grandes, proporcionalmente um pouco maiores que os dos humanos.[28]

Áreas cerebrais relacionadas ao olfato, à audição, ao aprendizado e à memória correlacionam-se bem com as constatações acerca do comportamento e da vida social dos elefantes. Tais evidências de pesquisas etológicas revelam ser os elefantes animais com extraordinária memória olfativa e auditiva, grande habilidade para reconhecer chamados de seus pares e capacidades ímpares de aprendizado, sobretudo relacionadas a uma vida social complexa.

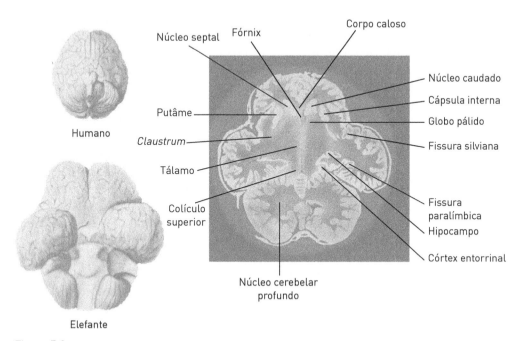

Figura 5.3
Comparação do cérebro do elefante com o humano (note-se a proeminência dos lobos temporais no cérebro do elefante).

O comportamento e o cérebro dos golfinhos

Os cetáceos oferecem um interessante contraste com os primatas e outros mamíferos terrestres (como o elefante) para se estudar tanto o comportamento e a vida social como o cérebro. A ordem *Cetacea* inclui duas subordens: a subordem das baleias, ou misticetos (*Mysticeti*), caracterizadas por possuir barbatanas de queratina presas na mandíbula que servem para filtrar alimentos como peixes e crustáceos, e a subordem dos odontocetos (*Odontoceti*), representada por golfinhos, botos e toninhas, que, tipicamente, possuem dentes para se alimentar de lulas, peixes e, às vezes, tubarões. O maior misticeto é a baleia azul, com até 33 metros, e o maior odontoceto é o cachalote, com até 18 metros. Aliás, a orca (*Orcinus orca*), chamada "baleia assassina", e o cachalote (*Physeter macrocephalus*), a famosa Moby Dick, de Herman Melville, são golfinhos, e não baleias, apesar do tamanho. Os golfinhos são animais que despertam simpatia há muito tempo; aparecem ao lado dos deuses há dois mil anos, em mosaicos do Império Romano.

Cetáceos possuem comportamentos, funcionamentos mentais, transmissão cultural e cérebros muito sofisticados, comparáveis em complexidade ao dos elefantes, ao dos primatas antropoides e, em alguns aspectos, aos dos humanos. Entretanto, são seres que habitam os mares, um ambiente radicalmente diferente daquele dos primatas. Além disso, enquanto os grandes símios africanos divergiram dos hominíneos há 6 a 7 milhões de anos, os cetáceos se separaram evolutivamente de nós há mais de 50 a 65 milhões de anos. Eles representam modelos interessantíssimos de como a evolução do comportamento e do cérebro pôde ocorrer de forma contrastante com aquela mais estudada, a dos primatas.[31,32]

Estudos sobre o comportamento de golfinhos e baleias são muito difíceis e trabalhosos, pois a observação em seus ambientes naturais é pouco acessível. Mesmo assim, um volume grande de pesquisas tem se tornado disponível nas últimas décadas.[31] Há cerca de 80 espécies diferentes de cetáceos, mas cinco delas foram mais estudadas em termos comportamentais (golfinho nariz-de-garrafa ou boto-da-tainha – *Tursiops truncatus* –, golfinho comum – *Delphinus delphis* –, cachalotes, orcas e baleias jubarte). Seus tamanhos variam de um metro e meio (o golfinho vaquita, *Phocoena sinus*) a 18 metros (cachalotes). Seus *habitats* estendem-se de lagoas costeiras protegidas (golfinho nariz-de-garrafa) a águas profundas do oceano (cachalotes). Suas dietas também são muito variadas, de plantívoros, como a baleia jubarte, a predadores no topo da cadeia alimentar, como as orcas.

Os cetáceos vivem em sociedades bastante distintas. As baleias jubarte vivem em sociedades de frouxas fissões e fusões. Ambos os sexos nas orcas tendem a permanecer em seus grupos natais matrilineares. As fêmeas dos cachalotes vivem em grandes grupos matrilineares, dos quais os machos se dispersam para viver uma vida adulta bastante solitária. Golfinhos nariz-de-garrafa machos tendem a formar alianças matrimoniais estáveis, enquanto muitas fêmeas tendem a possuir uma rede mais lábil de relações conjugais.[31] Pesquisas indicam que

EVOLUÇÃO DO CÉREBRO 121

golfinhos podem usar representações abstratas de objetos, ações e conceitos para guiar seus comportamentos.[33]

No Brasil, na Bacia Amazônica, vivem os famosos boto tucuxi (*Sotalia fluvialitis*) e boto cor-de-rosa (*Inia geoffrensis*), que são golfinhos de água doce. Ao lado dos botos, os **peixes-boi** representam uma ordem de mamíferos aquáticos muito interessante, a ordem *Sirenia*.[34] Há no Brasil apenas duas espécies da família *Trichechidae*. Ao contrário dos golfinhos, os peixes-boi são mamíferos exclusivamente herbívoros, alimentando-se de plantas aquáticas, como gramas e aguapés, comendo tanto quando estão submersos quanto quando vêm à superfície. Há o peixe-boi marinho (*Trichechus manatus*), encontrado no litoral do nordeste brasileiro, e o peixe-boi de água doce (*Trichechus inunguis*), que vive na Bacia Amazônica. São animais grandes: o marinho chega até 4,5 metros, pesando até 800 kg, e o de água doce atinge 2,8 metros, pesando até 300 kg. Os filhotes vivem cerca de dois anos com suas mães. São, presumivelmente, sociais, e a comunicação, como nos golfinhos, é feita com o uso de vocalizações subaquáticas. Tais vocalizações parecem ser muito importantes na relação entre a mãe e o filhote pequeno e nos comportamentos de acasalamento (quando usam também o odor, o sabor e a visão para a comunicação). A mãe pode reconhecer o seu filhote entre muitos pela vocalização.

São animais muito mansos, facilmente caçados. Por isso, as duas espécies que vivem no Brasil correm riscos sérios de extinção.[34] Os peixes-boi têm olhos pequenos, mas parecem enxergar bem e reconhecer cores. Os ouvidos são dois pequenos orifícios atrás dos olhos, mas que garantem boa audição. Apesar de não haver muitos estudos, os peixes-boi parecem ser animais inteligentes, em alguns aspectos semelhantes a golfinhos e baleias. Eles revelam sinais de aprendizagem complexa e boa memória de longo prazo. Mesmo não havendo grande número de pesquisas detalhadas sobre o cérebro dos peixes-boi, O'Shea e Reep[35] relataram que eles, mesmo possuindo comportamentos complexos, têm cérebros relativamente pequenos (quociente de encefalização [QE] entre 0,27 e 0,38), com poucas circunvoluções. O crescimento pós-natal prolongado, baixas taxas metabólicas e peculiaridades ecológicas e de história de vida talvez expliquem esse paradoxo.

Sendo animais muito sociáveis, os golfinhos apresentam uma atividade sonora intensa relacionada com a comunicação entre os indivíduos. Um dos aspectos mais intrigantes no comportamento de golfinhos é a ocorrência em seu sistema de comunicação de um rico repertório de assobios (*whistles*), em particular dos assobios que assinalam uma distinção individual para cada golfinho. Trata-se de uma forma de marcar a individualidade de cada golfinho, através dos chamados assobios-assinaturas (*signature whistles*).[36] Em 1965, Melba e David Caldwell[37] descobriram que cada golfinho produzia um sinal (assobio) diferente, particular, quando isolados de seus coespecíficos. Desde então, esses assobios-assinatura foram relatados em 143 golfinhos nariz-de-garrafa, por mais de 14 grupos independentes de investigadores.

Os assobios-assinaturas parecem ter um papel importante no reconhecimento individual. Em experimentos de *playback* conduzidos em golfinhos temporariamente retidos na Baía de Sarasota, na Flórida, os golfinhos responderam de forma bem mais enérgica a assobios-assinaturas de outros golfinhos de seu grupo familiar, mas não de outros indivíduos, que, embora conhecidos, não pertenciam a suas famílias consanguíneas.[38] Os assobios-assinatura também são úteis para manter a coesão grupal. Vincent Janik e Peter J. B. Slater[39] identificaram que os golfinhos produzem mais assobios-assinaturas quando um membro do grupo se isola do resto do grupo, como que chamando de maneira personalizada seus parentes perdidos. Tem sido constatado também que, no caso dos golfinhos, esses assobios são aprendidos e não herdados geneticamente, como é o caso dos sinais emitidos por macacos saimiris (*Saimiri* sp), adquiridos por herança da espécie.

Entre os golfinhos, cada indivíduo é capaz de produzir uma variedade grande de assobios, além dos seus próprios assobios-assinatura. Eles podem também aprender a imitar tanto assobios-assinatura como assobios comuns (não assinatura) de outros golfinhos. Em golfinhos em cativeiro, verificou-se que eles produzem muito mais assobios comuns do que assobios-assinatura, sobretudo quando estão em contato visual com o resto de seu grupo. Assim, ao que tudo indica, os assobios-assinatura servem, primordialmente, ao reconhecimento dos indivíduos, assim como à coesão grupal.

Em sua vida diária, os golfinhos nariz-de-garrafa são desafiados por um ambiente comunicativo relativamente barulhento, no qual costumam estar separados de seus companheiros por dezenas, se não centenas, de metros. A utilização de um sinal pessoal altamente estereotipado (um nome próprio) facilita a manutenção do contato entre os indivíduos do grupo de pertença.[36]

Além dos assobios-assinatura e da possível posse de identidade individual, nas últimas décadas, desenvolveu-se um vigoroso debate sobre a capacidade dos golfinhos de reconhecer seus próprios estados mentais, de possuir autoconsciência, ou seja, ter habilidades em termos de metacognição.[42,43]

A existência de cultura animal entre cetáceos

Uma longa e detalhada revisão sobre estudos relativos à cultura de golfinhos e baleias, (*Culture in whales and dolphins*) foi apresentada por Luke Rendell e Hal Whitehead, em 2001.[31] Cultura animal, segundo esses autores, corresponde a padrões comportamentais de populações em seus *habitats* que não podem ser explicados nem por fatores genéticos, nem por exigências ecológicas. Seja por imitações ou pelo aprendizado social, várias espécies animais desenvolvem hábitos de busca e preferências por alimentos, sistemas de chamados, cantos e outros recursos para comunicação social, rituais de boas vindas e boa vizinhança para grupos vizinhos e outros comportamentos que, além de não se originarem de padrões instintivos geneticamente transmitidos ou de constrangimentos ambientais, são criados no grupo e permanecem nele como repertório.

Conforme Rendell e Whitehead,[31] a existência do que se poderia chamar de cultura em cetáceos depende de se comprovar a ocorrência estável e duradou-

A VIDA E O COMPORTAMENTO DOS GOLFINHOS

As espécies de golfinhos mais estudadas são o golfinho comum (*Delphinus delphis*) e o golfinho nariz--de-garrafa (*Tursiops truncatus*), no Brasil chamado boto-da-tainha ou caldeirão. Golfinhos dão à luz a um filhote por vez. Para o *Tursiops truncatus* a gestação dura por volta de 12 meses, e os filhotes nascem pesando cerca de 20 kg. No parto, surge primeiro a cauda, depois o resto do corpo.

O filhote mama, em média, até os 18 meses (mas pode ir até 4 anos de idade, dependendo das circunstâncias). Ao nascer, o filhote de um boto-da-tainha tem cerca de 90 a 130 cm e pode crescer até cerca de 4 m. Tal golfinho vive, em média, 40 anos. O filhote fica com a mãe por volta de 3 a 6 anos, tempo em que aprende muito sobre técnicas relacionadas a interações sociais e forrageio (busca de alimentos, como a pesca em grupo). Atinge a maturidade sexual entre os 7 e 10 anos.

Como os elefantes, as fêmeas tendem mais a ficar com seu grupo materno, e os machos saem mais cedo. Os golfinhos são animais muito sociáveis, vivendo em grupos pequenos chamados *pods*, de 10 a 20 indivíduos, mas em águas oceânicas formam às vezes grupos de 100 indivíduos (embora já tenham sido observados grupos de até mil indivíduos). Os grupos podem ser mais ou menos fluidos, pois os golfinhos se relacionam, com frequência, com membros de outros *pods*. Se um golfinho está se afogando, outros poderão ajudá-lo, sustentando-o com seus corpos, elevando-o à superfície da água para que respire. Muitas vezes, observam-se grupos de golfinhos acompanhando barcos por longos períodos, assim como se verificam grupos de golfinhos em associações com outras espécies de cetáceos. Golfinhos são poligâmicos, machos e fêmeas cruzam com vários indivíduos.

Os golfinhos passam a maior parte de suas vidas buscando alimento, pescando solitariamente ou em grupo, pois têm um metabolismo muito alto, precisando constantemente de nutrição. Onde há golfinhos, costuma haver muito peixe. Eles usam o seu sistema sonar (localização utilizando pulsos de ultrassons de alta frequência e a captação de seus ecos, como o sonar de barcos) para identificar a distância de cardumes. Os golfinhos são mais ativos durante a noite, quando realizam suas pescarias. Comunicam-se entre si através de sons de alta frequência (assobios típicos), tendo uma audição muito sensível. Utilizam também uma linguagem mímica corporal.

Seus principais predadores são os tubarões e o homem, pela matança direta ou indireta, uso de redes de pescar, lixo marinho, poluição e destruição de seus *habitats*. Os golfinhos podem mergulhar até grandes profundidades de 500 m e saltar alto para fora da água (eles saltam para fugir de predadores e para se mostrar para as fêmeas, nos períodos de acasalamento). Saltos com quedas barulhentas na água são também usados para cercar cardumes.

Para poder dormir e não se afogar, o golfinho adormece apenas um de seus hemisférios cerebrais por vez, pois o controle da respiração mantém-se de forma voluntária (coordenado pelo hemisfério que não dorme) durante esses "hemissonos". Para não se afogar, eles também podem tirar sonecas muito rápidas, de alguns segundos de duração.

Fontes: López e Shirai,[32] Carwardine,[40] Monteiro Filho.[41]

ra dos seguintes elementos etológicos: difusão rápida de novos comportamentos, similaridades comportamentais entre mães e seus descendentes, padrões comportamentais específicos do grupo a que pertence o animal ("grupo cultural"), uso da imitação e do aprendizado. Todos esses aspectos comportamentais, segundo os autores, foram observados de forma rigorosa em cetáceos, em numerosos estudos.

Foram percebidos padrões homogêneos de chamados e canções em determinados grupos de baleias jubarte, mantidos ao longo de grandes distâncias no oceano. Os filhotes de golfinhos e baleias aprendem estratégias de migração e diversos tipos de comportamentos alimentares, específicos do grupo, com suas mães. Padrões comportamentais exclusivos de alguns grupos (*pods*) de baleias e golfinhos, que inclusive dividem o espaço com outros grupos de sua espécie que não apresentam tais padrões, foram amplamente registrados. De forma mais específica, "dialetos vocais" de *pods* distintos (*pods* com média de 12 animais cada um), com 7 a 17 "chamados particulares", foram amplamente documentados. Tais dialetos se mantêm, a despeito de associações e relações intensas entre os diversos *pods* (ou seja, não são "diluídos" pelo contato entre os grupos). Alguns grupos que se relacionam entre si compartilham parte de seus chamados (até 10 chamados), configurando o que se poderia chamar de "clãs dialetais". As variações dialéticas parecem ser o resultado de aprendizado vocal que pode sofrer modificações ao longo do tempo.

Mas por que teria a evolução propiciado padrões de cultura animal, algo análogo aos encontrados em primatas e hominíneos, especificamente para esses grandes mamíferos aquáticos? O mais provável é que elementos que favorecem o aprendizado social, tais como tempo de vida relativamente longo (as diferentes espécies de cetáceos vivem de 20 a 90 anos), habilidades cognitivas desenvolvidas relacionadas a cérebros também desenvolvidos e tempo prolongado de cuidados parentais (sobretudo em espécies matrilineares). Tais elementos, associados a um contexto ecológico marítimo, com a possibilidade de expressiva mobilidade dos grupos sociais, ao que parece, favorecem o desenvolvimento de tradições culturais. Presume-se também que, entre baleias e golfinhos, tenham ocorrido muitos processos de coevolução genes-cultura, tais como descritos em primatas e no *Homo sapiens*.

Um dado curioso a se observar é que, em algumas espécies de cetáceos, as fêmeas apresentam o fenômeno da menopausa, até décadas depois de dar à luz seus últimos filhotes, algo que se presumia ser exclusivo das mulheres. Nessas espécies (orcas, *Globicephala macrohynchus*), as fêmeas mais idosas parecem ser essenciais para a preservação e a transmissão das tradições culturais. Orcas jovens foram observadas aprendendo de coespecíficas mais velhas a difícil e perigosa técnica de "autoencalhe" para caçar focas, leões-marinhos e morsas. Tais períodos de aprendizagem podem durar até oito anos. Assim, a "hipótese das avós", concebida para explicar a lógica evolutiva da menopausa na espécie humana, parece aplicar-se também a algumas espécies de cetáceos.

O cérebro dos cetáceos

Intrigados com a riqueza comportamental dos cetáceos, anatomistas e biólogos marinhos têm se dedicado ao estudo de seus cérebros desde o final do século XIX[44] e o início do XX.[45,46] Desde o princípio, esses cientistas ficaram impressionados com o tamanho e a complexidade das circunvoluções das estruturas corticais dos cetáceos.

Os mamíferos ancestrais das baleias e dos golfinhos retornaram ao mar há 50 a 65 milhões de anos (mamíferos voadores, como os morcegos, adaptaram-se à vida aérea na mesma época). No processo de adaptação ao ambiente aquático, parecem ter retido as características fundamentais do cérebro dos primeiros mamíferos.[7] Em baleias e golfinhos, o isocórtex se expandiu marcadamente, mas sem a reorganização básica em seis camadas observada nos mamíferos terrestres mais apicais.

Recentemente, Oelschläger e colaboradores[47] realizaram um detalhado estudo com imagens obtidas por ressonância magnética e estudos histológicos referentes à morfologia e aos aspectos evolutivos do cérebro de golfinhos (*Delphinus* sp). De modo geral, o cérebro desses cetáceos é grande, com os hemisférios cerebrais dominando sobre o tronco cerebral. Tanto baleias como golfinhos apresentam cérebros bastante volumosos quando se considera o tamanho de seus corpos. O quociente de encefalização (QE) da orca foi estimado entre 2,5 e 3,0, e o do golfinho nariz-de-garrafa, em 4,0 a 5,0 (o QE do chimpanzé é de 2,6 e o do *Homo sapiens*, de 6,9).

O córtex cerebral dos cetáceos (tanto golfinhos como baleias) apresenta as seguintes características:[48,49]

- Seus neurônios têm relativamente poucos dendritos primários e estes são pouco arborizados.
- O isocórtex é uniforme e relativamente fino (cerca de 1,5 mm, comparado como 2,9 mm em humanos).
- Uma relativa baixa diferenciação entre as camadas corticais e suas células.
- No córtex cerebral, observa-se desenvolvimento acentuado das camadas I e VI (que são filogeneticamente mais antigas) e desenvolvimento menor das camadas II, III e IV (mais desenvolvidas em mamíferos terrestres).

Assim, estudos histológicos revelam que a organização neocortical do cérebro dos cetáceos é bastante similar à de mamíferos terrestres mais basais, como a do porco-espinho norte-americano.[49,50] O cérebro dos cetáceos, portanto, segue muito de perto a estruturação de um cérebro mamífero protótipo, tal como sugerido pela hipótese do *initial brain concept*;[7] entretanto, por pressões seletivas do ambiente marinho, tal protótipo cresceu e se desenvolveu de forma marcante.

Mesmo com uma camada relativamente fina de células, o isocórtex ou neocórtex é encontrado de forma extensa no cérebro do golfinho, sendo a substância cinzenta cortical amplamente distribuída e densamente convoluta (com muitos giros cerebrais, o que aumenta muito a quantidade de córtex em seus cérebros). Não há recesso ventricular olfatório, devido à ausência de um sistema olfativo anterior (bulbo olfatório e pedúnculo). No cérebro dos golfinhos, não se verificam lobos occipitais bem distintos, nem os cornos posteriores dos ventrículos laterais. Também não foi encontrada neles a glândula pineal. Ao contrário dos peixes, os golfinhos, como se espera em mamíferos, apresentam volumosos cerebelos. Embora o hipocampo e os corpos mamilares sejam pequenos e o fórnice bem fino, o complexo amigdaloide e o córtex límbico são volumosos.

Em conclusão, a anatomia cerebral dos golfinhos pode ser compreendida como o correspondente morfológico e estrutural de uma espécie marinha que evoluiu de forma exitosa no ambiente aquático. Os golfinhos têm cérebros compatíveis com o desenvolvimento de um poderoso sistema sonar de localização no meio aquático, com um sistema complexo de assobios que permitem uma vida social e cognitiva sofisticada[51] e com um sistema igualmente desenvolvido de navegação acústico-motor (Figura 5.4).[47]

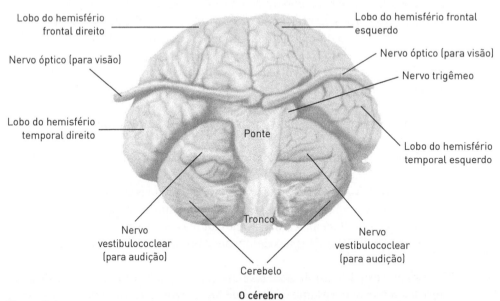

Figura 5.4
Cérebro de um golfinho comum (*Delphinus delphis*). Vista ventral anterior do cérebro de um macho com 1,90 m de comprimento. Talvez o mais importante a assinalar é que, compatível com a vida aquática e com um sistema social e cognitivo sofisticado dependentes da visão e de um sistema de comunicação complexo baseado em assobios, os golfinhos têm um cérebro visual desenvolvido, só suplantado por um sistema nervoso acústico muito robusto. No mesencéfalo dos golfinhos, o colículo inferior (que recebe fibras auditivas) é bem mais volumoso do que o colículo superior (que recebe fibras relacionadas à visão).

REFERÊNCIAS

1. Gore R. The rise of mammals: adapting, evolving, surviving. Natl Geogr. 2003;203(4):2-37.

2. Reis NR, Shibatta OA, Peracchi AL, Pedro WA, Lima IP. Sobre os mamíferos do Brasil. In: Reis NR, Perachi AL, Pedro WA, Lima IP. Mamíferos do Brasil. Londrina: Universidade Estadual de Londrina; 2006.

3. New Mesozoic mammal: discovery illuminates mammalian ear evolution while dinosaurs ruled [Internet]. Washington: ScienceDaily; c1995-2009 [capturado em 10 nov. 2009]. Disponível em: http://www.sciencedaily.com/releases/2009/10/09100814 3001.htm.

4. Murphy WJ, Pringle TH, Crider TA, Springer MS, Miller W. Using genomic data to unravel the root of the placental mammal phylogeny. Genome Res. 2007;17(4): 413-21. Epub 2007 Feb 23.

5. Smith GE. Some problems relating to the evolution of the brain. The Lancet. 1910;175(4505):1-6.

6. Herrick CJ. A sketch of the origin of the cerebral hemispheres. J Comp Neurol. 1920;32:429-54.

7. Glezer II, Jacobs M, Morgane PJ. Implications of the "initial brain" concept for brain evolution in Cetacea. Behav Brain Sci. 1988;11:75-116.

8. Allman JM. Evolving brains. New York: Scientific American Library; 1999.

9. Lewin R. Evolução humana. São Paulo: Atheneu; 1999.

10. Jerison HJ. Adaptation and preadaptation in hominid evolution. In: Tobias PV, editor. Humanity from African naissance to coming millennia: colloquia in human biology and palaeoanthropology. Joanesburgo: Witwatersrand University Press; 2001. p. 373-378.

11. Papez JW. Comparative neurology: a manual and text for the study of the nervous system of vertebrates. New York: Hafner; 1967.

12. Kaas JH, Preuss TM. Human brain evolution. In: Squire LR, Bloom FE, McConnel SK, Roberts JL, Spitzer NC, Zigmond MJ. Fundamental neuroscience. 2nd ed. Amsterdam: Academic Press; 2003.

13. Hildebrand M, Goslow G. Análise da estrutura dos vertebrados. São Paulo: Atheneu; 2006.

14. Passingham R. Brain. In: McFarland D, editor. The Oxford companion to animal behavior. Oxford: Oxford University Press; 1981.

15. Rose S. O cérebro do século XXI. São Paulo: Globo; 2006.

16. Pinker S. Como a mente funciona. 2. ed. São Paulo: Companhia das Letras; 1999.

17. Hakeem AY, Hof PR, Sherwood CC, Switzer RC, Rasmussen LEL, Allman JM. Brain of the African elephant (Loxodonta africana): neuroanatomy from magnetic resonance images. Anat Rec A Discov Mol Cell Evol Biol. 2005;287(1):1117-27.

18. Wilson EO. Sociobiology: the new synthesis. Cambridge: Belknap Press of Harvard University Press; 1975.

19. Archie EA, Morrison TA, Foley CAH, Moss CJ, Alberts SC. Dominance rank relationships among wild female African elephants, Loxodonta Africana. Anim Behav. 2006;71(1):117-27.

20. Wittemyer G, Getz WM. Hierarchical dominance structure and social organization in African elephants, Loxodonta Africana. Anim Behav. 2007;73(4):671-81.

21. Poole JH. Sex differences in the behavior of African elephants. In: Short RV, Balaban E, editors. The differences between sexes. Cambridge: Cambridge University Press; 1994.

22. Wittemyer G, Daballen D, Rasmussen H, Kahindi O, Douglas-Hamilton I. Demographic status of elephants in the Samburu and Buffalo Springs National Reserves, Kenya. African Journal of Ecology. 2005;43(1):44-7.

23. McComb K, Moss C, Durant SM, Baker L, Sayialel S. Matriarchs as repositories of social knowledge in African elephants. Science. 2001;292(5516):491-4.

24. Leighty KA, Soltis J, Leong K, Savage A. Antiphonal exchanges in African elephants (Lexodonta africana): collective response to a shared stimulus, social facilitation, or true communicative event? Behaviour. 2008;145(8):297-312.

25. Scullard HH. The elephant in the Greek and Roman world. London: Thames and Hudson; 1974.

26. Poole JH. Elephants. Stillwater: Voyageur Press; 1997.

27. Plotnik JM, de Waal FB, Reiss D. Self-recognition in an Asian elephant. Proc Nati Acad Sci U S A. 2006;103(45):17053-7. Epub 2006 Oct 30.

28. Shoshani J, Kupsky WJ, Marchant GH. Elephant brain. Part I: gross morphology, functions, comparative anatomy, and evolution. Brain Res Bull. 2006;70(2):124-57.

29. Hakeem AY, Hof PR, Sherwood CC, Switzer RC, Rasmçussen LEL, Allman JM. Brain of the African elephant (Loxodonta africana): neuroanatomy from magnetic resonance images. Anat Rec A Discov Mol Cell Evol Biol. 2005;287(1):1117-27.

30. Papalia DE, Olds SW, Feldman RD. Desenvolvimento humano. 8. ed. Porto Alegre: Artmed; 2006.

31. Rendell L, Whitehead H. Culture in whales and dolphins. Behav Brain Sci. 2001;24(2):309-24; discussion 324-82.

32. López BD, Shirai JAB. Marine aquaculture and bottlenose dolphins' (Tursiops truncatus) social structure. Behav Ecol Sociobiol. 2008;62(6):887-94.

33. Herman LM, Kuczaj SA 2nd, Holder MD. Responses to anomalous gestural sequences by a language-trained dolphin: evidence for processing of semantic relations and syntactic information. J Exp Psychol Gen. 1993;122(2):184-94.

34. Monteiro-Filho ELA, Filla GF, Domit C, Oliveira LV. Ordem Sirenia. In: Reis NR, Perachi AL, Pedro WA, Lima IP. Mamíferos do Brasil. Londrina: Universidade Estadual de Londrina; 2006.

35. O'Shea TJ, Reep RL. Encephalization quotients and life-histories traits in the Sirenia. J Mammal. 1990;71(4):534-43.

36. Sayigh LS, Esch HC, Wells RS, Janik VM. Facts about signature whistles of bottlenose dolphins, Tursiops truncatus. Anim Behav. 2007;74(6):1631-42.

37. Caldwell MC, Caldwell DK. Individualized whistle contours in bottle-nosed dolphins (Tursiops truncatus). Nature. 1965;207(4995):434-5.

38. Sayigh LS, Tyack PL, Wells RS, Solow AR, Scott MD, Irvine AB. Individual recognition in wild bottlenose dolphins: a field test using playback experiments. Animal Behav., 1999;57(1):41-50.

39. Janik VM, Slater PJB. Context-specific use suggests that bottlenose dolphin signature whistles are cohesion calls. Anim Behav. 1998;56(4):829-38.

40. Carwardine M. Whales, dolphins, and porpoises. London: Dorling Kindersley; 2000.

41. Monteiro-Filho ELA, Filla GF, Domit C, Oliveira LV. Ordem Cetácea. In: Reis NR, Perachi AL, Pedro WA, Lima IP. Mamíferos do Brasil. Londrina: Universidade Estadual de Londrina; 2006.

42. Reiss D, Marino L. Mirror self-recognition in the bottlenose dolphin: a case of cognitive convergence. Proc Nati Acad Sci U S A. 2001;98(10):5937-42. Epub 2001 May 1.

43. Browne D. Do dolphins know their own minds? Biol Philos. 2004;19(4):633-53.

44. Beauregard DH. Recherches sur l'encéphale des Balaenides. Journal d'Anatomie Physiologique. 1883;19:481-516.

45. Langworthy OR. Factors determining the differentiation of the cerebral cortex in sea-leaving mammals (the Cetacea): a study of the brain of the porpoise, tursiops truncatus. Brain. 1931;54(2):225-36.

46. Langworthy OR. A description of the central nervous system of the porpoise (tursiops truncates). J Comp Neurol. 1932;54:437-99.

47. Oelschläger HH, Haas-Rioth M, Fung C, Ridgway SH, Knauth M. Morphology and evolutionary biology oft he Dolphin (Delphinus sp.) brain-MR imaging and conventional histology. Brain Behav Evol. 2008;71(1):68-86. Epub 2007 Oct 5.

48. Morgane PJ, Jacobs MS. The comparative anatomy of the cetacean nervous system. In: Harrison RJ, editor. Functional anatomy of marine mammals. New York: Academic Press; 1972.

49. Morgane PJ, Jacobs MS, Galaburda AM. Evolutionary aspects of cortical organization in the dolphin brain. In: Bryden MM, Harrison R, editors. Research on dolphins. Oxford: Clarendon Press; 1986.

50. Valverde F. Intrinsic neocortical organization: some comparative aspects. Neuroscience. 1986;18(1):1-23.

51. Marino L, Connor RC, Fordyce RE, Herman LM, Hof PR, Lefebvre L, et al. Cetaceans have complex brains for complex cognition. PLoS Biol. 2007;5(5):e139.

EVOLUÇÃO FILOGENÉTICA DE ALGUMAS ESTRUTURAS DO SISTEMA NERVOSO

Neste capítulo, são abordadas algumas estruturas e sistemas presentes no cérebro dos animais vertebrados para mostrar como diferentes partes e subsistemas do sistema nervoso central se transformaram ao longo da evolução filogenética. Serão apresentadas uma estrutura responsável pela postura, pelo equilíbrio e pelo movimento (cerebelo), outra responsável pela memória e pelo aprendizado (hipocampo), outra pelo processamento complexo das informações (córtex cerebral) e ainda uma outra estrutura recente só presente nos mamíferos placentários, responsável pela integração de informações entre os hemisférios cerebrais (corpo caloso). Por fim, expõem-se aspectos evolutivos de alguns importantes sistemas de transmissão da atividade neuronal dependentes de mecanismos químicos, os chamados neurotransmissores.

EVOLUÇÃO DO CEREBELO

O cerebelo, ou "pequeno cérebro", evoluiu primariamente para o controle da postura e do equilíbrio, além de ser importante no planejamento e na coordenação do movimento e na estabilização da visão.[1,2] Trata-se de uma estrutura oval, relativamente pequena (bem menor do que o cérebro), que se aloja na fossa posterior do crânio, atrás da ponte e da medula. Além de menor do que o cérebro, ele é, em humanos, bem mais convoluto (com muitas fissuras, sulcos, lóbulos e folhas cerebelares) do que os hemisférios cerebrais (Figura 6.1).

Considerando o aspecto embriológico, o cerebelo surge do rombencéfalo, que é a estrutura embrionária que dá origem ao bulbo, à ponte, além de ao

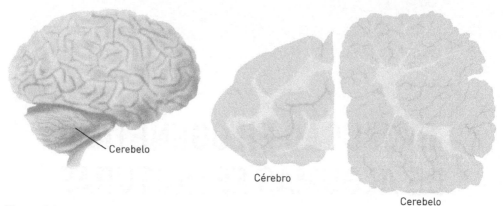

Figura 6.1
Cerebelo no *Homo sapiens* (nota-se como ele é mais convoluto do que os hemisférios cerebrais).

próprio cerebelo. Sob a perspectiva da evolução, ele surge nos vertebrados ágnatos como uma especialização da chamada região acústica lateral, que, nesses animais semelhantes a peixes, recebe basicamente projeções mecanorreceptoras da linha lateral.[3] Tendo, portanto, surgido em vertebrados marítimos mais antigos (lampreias e primeiros peixes) que haviam desenvolvido musculatura do tronco, o cerebelo responde pela necessidade desses primeiros vertebrados de coordenar seus movimentos natatórios.

O cerebelo varia em tamanho relativo e morfologia entre as classes de vertebrados, revelando desde estruturas muito simples nos ágnatos (lampreias e feiticeiras) até estruturas complexas e multilobuladas em aves e mamíferos.[4] Em alguns peixes, nos anfíbios e nos sauropsídeos, a morfologia do cerebelo é simples, como uma folha de tecido, enquanto, em aves e mamíferos, se vê uma estrutura lobulada e complexa.[5] Em rãs e répteis não aviários, o cerebelo já é uma estrutura encurvada, mas ainda sem dobras. O grau de foliação cerebelar (quantidade de folhas cerebelares) relaciona-se à aquisição de comportamentos novos e à evolução de um incremento de complexidade comportamental. Assim, ao longo da evolução, o cerebelo foi se tornando mais sofisticado, alcançando seu "auge" nas aves e nos mamíferos.[6]

Além disso, na filogenia, o cerebelo passou, cada vez mais, a se conectar intimamente com as regiões telencefálicas, envolvendo-se, de maneira paulatina, em funções cognitivas, na proporção que se tornava mais complexo em termos estruturais e funcionais. Nesse processo de incremento da encefalização nas classes de vertebrados, ocorreu também uma crescente complexidade na arquitetura sináptica do cerebelo, sobretudo em aves e mamíferos.[3]

É importante destacar ainda que, nos primeiros vertebrados, sobretudo em peixes predadores, o cerebelo evoluiu em conjunto com o **sistema visual** e com

EVOLUÇÃO DO CÉREBRO **133**

o **sistema vestibular** (sistema que, através dos canais semicirculares do labirinto, na orelha interna, capta informações de postura e movimento e envia-as à ponte e ao cerebelo para a obtenção de equilíbrio e para a coordenação da posição e dos movimentos da cabeça). Tanto o cerebelo como o sistema vestibular são importantes para permitir que a imagem formada na retina permaneça estável no momento em que o animal realiza movimentos ativos. Segundo Allman, a caça com sucesso requer movimentos rápidos na perseguição da presa.[2] Para tanto, o predador deve ser dotado de mecanismos que estabilizem a imagem na retina. Essa estabilização depende do trabalho conjunto do sistema vestibular e do cerebelo, que registram os movimentos da cabeça e enviam sinais para a ponte, que, por sua vez, envia mensagens aos músculos motores extrínsecos dos olhos, a fim de que a imagem permaneça precisa e estável na retina. Assim, para Allman, a função mais básica do cerebelo ao longo da evolução foi a de comparar a velocidade dos movimentos dos olhos com a dos movimentos da cabeça, para que a imagem na retina fosse estabilizada.[2]

A importância das relações entre o desenvolvimento do cerebelo e as funções visuais é também exemplificada pelo trabalho de Sánchez-Villagra e Sultan, os quais, em 23 espécies de mamíferos placentários, identificaram que, naquelas espécies cujos filhotes nascem com os olhos abertos, o cerebelo é bem mais maduro e desenvolvido do que naquelas que nascem com os olhos fechados.[7]

Em uma fase evolutiva inicial, o cerebelo surgiu em vertebrados supostamente primitivos, como as lampreias, animais aquáticos sem membros que realizam movimentos ondulatórios simples.[8] Nesses animais, o **arquicerebelo**[*] (formado pelo nódulo do vérmis e pelo flóculo dos hemisférios cerebelares), por intermédio de informações dos canais semicirculares da orelha interna, permite uma movimentação muscular equilibrada do animal no meio aquático. Quando surgem os peixes com membros, ou seja, nadadeiras, os movimentos tornam-se mais elaborados. Aqui os receptores que informam sobre o grau de contração dos músculos das nadadeiras enviam tais informações ao **paleocerebelo** (formado também principalmente pelo vérmis cerebelar), para que este coordene a movimentação desses membros. Nos animais com quatro membros (tetrápodes), é o paleocerebelo que controla a movimentação coordenada dos quatro membros, sejam eles anfíbios, répteis, aves ou mamíferos.

O cerebelo apresentou aumento de tamanho, desenvolvimento e complexificação importante com o surgimento das aves.[8] Por que tal estrutura se complexifica de forma tão acentuada nas aves? A resposta mais provável decorre do fato de haver surgido nas aves a necessidade de coordenação de movimentos

---

[*] Lembrar que os termos arqui, paleo e neo são criticados atualmente, havendo a tendência de suprimi-los. Foram aqui mantidos apenas por motivos didáticos, mas convém recordar o que foi assinalado no início deste livro sobre a relação desses prefixos com uma noção inadequada de evolução linear do sistema nervoso dos vertebrados.

relacionados ao voo e da postura em dois pés (e não em quatro, como nos répteis). Esses animais passaram a necessitar de uma estrutura mais sofisticada de controle da postura, equilíbrio e movimento em seus sistemas nervosos. De toda forma, o cerebelo também varia muito entre os distintos grupos de aves e pássaros, variação que depende do tamanho global do cérebro (escalagem alométrica), da forma do crânio, de distintas exigências funcionais e ambientais e da combinação de tais fatores.[5]

O cerebelo dos mamíferos difere do das aves por possuir hemisférios ou lobos laterais que muito se expandiram, sobretudo em mamíferos com cérebros grandes. Tais lobos laterais passaram a constituir a maior parte do cerebelo dos mamíferos. Entre as diferentes ordens e famílias de mamíferos o cerebelo é distinto; é maior em carnívoros, *artiodactyla* (porco, carneiro, camelo, girafa, boi, veado) e *perissodactyla* (anta, cavalo, rinoceronte) e menor em roedores (rato, coelho) e insetívoros (toupeira).[9] No ornitorrinco, o cerebelo é grande, com muitas fissuras e relaciona-se funcionalmente com a eletrorrecepção (capacidade de detectar campos elétricos). Em morcegos, embora o cerebelo seja relativamente pequeno, seus lóbulos paraflocular e VIII do vérmis estão aumentados e envolvidos no complexo processo auditivo desses mamíferos voadores noturnos que utilizam os ecos sonoros para se localizarem.[4] Nos cetáceos, em particular nos golfinhos, é muito desenvolvido, tendo um volume proporcional maior do que nos primatas (nos quais o desenvolvimento do cerebelo foi também bem acentuado).[10] É provável que esse crescimento muito acentuado nos golfinhos se relacione com a sofisticação de movimentos demonstrada por esses animais e com o controle motor necessário para a produção das emissões sonoras, igualmente sofisticadas.

Os mamíferos nos quais as funções do cerebelo se desenvolveram de forma mais intensa foram os primatas e, em particular, o *Homo sapiens*. Assim, surgiu em alguns primatas a capacidade de utilizar os membros para a realização de movimentos finos, delicados e assimétricos, e isso exige uma coordenação ainda mais apurada. Entre os primatas, demonstrou-se que o cerebelo é mais desenvolvido (45% proporcionalmente maior) em grandes símios africanos (chimpanzé, gorila, orangotango) e hilobátides (gibão, siamango) do que em macacos como os saguis, micos, macacos-prego e mandris.[11]

Assim, no cerebelo de alguns mamíferos, desenvolve-se a contento o chamado **neocerebelo** (relacionado principalmente aos hemisférios cerebelares e não tanto ao vérmis cerebelar).[1] O neocerebelo coordena os movimentos finos, como o das mãos e dos dedos no *Homo sapiens*. Possuir tal neocerebelo (além do sistema motor piramidal dos hemisférios cerebrais), por exemplo, permite a capacidade para os intricados movimentos de mãos e dedos de uma bordadeira, de um malabarista, de um pintor ou escultor que produz miniaturas, de alguém que escreve (pense-se na escrita chinesa ou árabe) ou de um pianista ao executar um noturno de Chopin.

No *Homo sapiens*, o cerebelo pode ser afetado por tumores, doenças desmielinizantes, distúrbios vasculares ou infecciosos ou degenerações específicas (como, p. ex., as degenerações espinocerebelares). Quando o arquicerebelo e o paleocerebelo são lesados, os sintomas que surgem, como é de se esperar, são relacionados à perda do equilíbrio e da função motora dos membros, com aumento do tônus da musculatura extensora. De forma mais específica, o **arquicerebebo** (lobo floculonodular) tem menor interesse clínico. Já as lesões do **paleocerebelo**, que, anatomicamente, corresponde ao vérmis cerebelar, relacionam-se ao fato de este ser o centro do equilíbrio estático do corpo, o qual, em coordenação com o sistema vestibular, propicia o equilíbrio na posição em pé e durante a marcha.[12] Assim, quando há lesão específica do vérmis, verifica-se a chamada ataxia axial, em que o sujeito acometido alarga a base de sustentação de seu corpo (em pé e andando, abre mais as pernas para melhor se equilibrar) e sua marcha torna-se cambaleante, por isso denominada "marcha ebriosa".

Quando a lesão ou a alteração é no **neocerebelo** (ou seja, nos hemisférios cerebelares), perde-se a capacidade para a coordenação motora fina, havendo sinais como dismetria (p. ex., incapacidade no teste indicador-nariz, não se conseguindo atingir corretamente o alvo) e ocorrendo decomposição dos movimentos (movimento feito por etapas). Além de tais sinais de incoordenação da atividade motora voluntária, outros sintomas característicos das lesões nos hemisférios cerebelares são tremor cinético ou de movimento, assinergia muscular, fala escandida, adiadococinesia (incapacidade ou dificuldade para movimentos alternados de dedos, mãos e antebraços) e hipotonia muscular.

EVOLUÇÃO DO HIPOCAMPO

O hipocampo é uma pequena estrutura bilateral que, no homem, localiza-se profunda e internamente em relação aos hemisférios cerebrais, na parte medial dos lobos temporais (Figura 6.2). Tem o formato curvo e, no lobo temporal, situa-se acima do giro para-hipocampal, prolongando a extensão do assoalho do corno temporal dos ventrículos laterais.[13] Quando isolado do cérebro, sua forma aparente assemelha-se à de um cavalo-marinho (daí seu nome *hippocampus*, que é o nome grego do cavalo-marinho; *hippos* = cavalo; *kampos* = monstro marinho).

O hipocampo faz parte do chamado sistema límbico, um conjunto de estruturas que, por se localizar em torno do topo da parte de sistemas nervosos filogeneticamente mais antigos, recebeu o nome de sistema límbico, pois a palavra *limbus,* em latim, significa anel. Como o hipocampo no cérebro humano situa-se em uma posição central e inferior, ficando como que "escondido" no interior do cérebro, recebeu, no século XVIII, o nome de *cornu Ammonis* (corno de Amon), uma alusão ao deus-chefe de Tebas, no Egito Antigo, pois esse deus era conhecido como "Amon, o escondido". Designam-se, até hoje, as partes do hipocampo com o prefixo CA (CA1, CA2, CA3 e CA4) em referência a corno de Amon.[14]

No homem, apesar de serem estruturas relativamente pequenas, os hipocampos têm uma importância significativa para o funcionamento cognitivo espe-

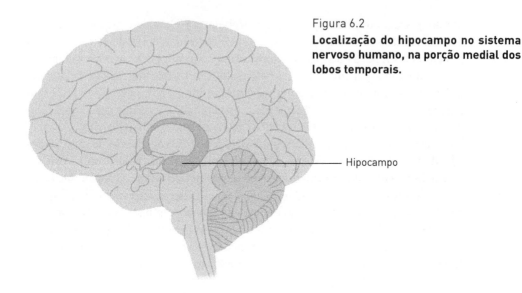

Figura 6.2
Localização do hipocampo no sistema nervoso humano, na porção medial dos lobos temporais.

cífico e mental geral. Os processos de memória e aprendizado dependem, em boa parte, de se possuir um hipocampo anatômica e funcionalmente íntegro, pois lesão ou degeneração bilateral destroem a capacidade de memorizar e aprender. O hipocampo faz parte da chamada **região hipocampal**, composta por ele mesmo, pela fímbria, pelo giro denteado e pelo subículo. Tal região é fundamental para o início do armazenamento e o processamento de estímulos e informações adquiridas. Sendo fundamental para a memorização (memória de curto prazo e transferência desta para a memória de longo prazo) e para o aprendizado, não é, entretanto, essencial para a evocação e a recuperação de memórias antigas, não sendo o local onde tais memórias ficam armazenadas. Assim, no ser humano, quando ocorrem amplas lesões ou degenerações do hipocampo, há incapacidade de memorizar e aprender a partir de experiências novas, mas ainda é possível evocar fatos antigos.

O hipocampo, estrutura cortical, também se relaciona, em termos de anatomia e função, com a **amígdala**, que é constituída de núcleos de substância cinzenta de localização subcortical; ambos formam o "coração" do sistema límbico.[13] A amígdala é uma estrutura associada tanto ao processamento de odores (em animais como os anfíbios) quanto à coordenação do sistema endócrino e nervoso autônomo, assim como à memória emocional e às respostas emocionais, sobretudo de medo, ansiedade e raiva. Processos emocionais relacionados à amígdala dizem respeito, nos animais vertebrados mais antigos, a reações relativas à sobrevivência, como respostas de alerta e fuga. O hipocampo tem, além disso, amplas conexões com o hipotálamo, que é uma estrutura que regula processos hormonais e associa-se, de forma direta ou indireta, a sensações e comportamentos básicos, como sede e fome, impulso sexual e o ciclo sono-vigília.

Nos **anfíbios**, já se observa uma estrutura neuronal correspondente ao hipocampo (*area medialis pallii*), ainda que muito rudimentar. Neles, a estrutura análoga ao hipocampo localiza-se na parte dorsomedial da porção anterior do cérebro. É interessante notar que, nos anfíbios, constata-se o aspecto laminar cortical próprio do hipocampo, aspecto esse que caracteriza o chamado arquicórtex. Nesses animais, o hipocampo recebe primordialmente **estímulos olfativos**. Sendo uma estrutura que lida funcionalmente com a memória, um dos primeiros tipos de memória que se verifica na história filogenética dos vertebrados, sendo processada pelo hipocampo, é justamente a memória olfativa, ou seja, a memória para cheiros de alimentos, presas, predadores, parceiros sexuais e substâncias tóxicas e venenosas (os odores que "interessam" de fato ao animal). Nos **répteis,** a área análoga ao hipocampo de aves e mamíferos é o chamado *córtex medialis*, tendo funções próximas às dos anfíbios.

Nas **aves,** o hipocampo revela um desenvolvimento notável. A formação hipocampal (formada pelo hipocampo e pela área hipocampal) consiste de uma faixa cortical curva situada sobre a face dorsomedial dos hemisférios cerebrais.[14] Cabe assinalar que, em aves que armazenam e escondem seus alimentos e necessitam de uma memória espacial sofisticada para localizar seus esconderijos de alimentos, é de se esperar que os hipocampos sejam particularmente desenvolvidos. Várias pesquisas identificaram que, em tais espécies, os hipocampos são, de fato, maiores e mais complexos do que em aves que não escondem seus alimentos. Garamszegi e Eens, por exemplo, compararam o cérebro de muitas espécies de aves que escondem seus alimentos e de aves que não os escondem.[15] Após controlar para os efeitos alométricos (tamanho global do corpo e do cérebro), verificaram que, em especial, o volume do hipocampo (e também do cérebro, de modo geral) das aves se relaciona positivamente com o grau de especialização da ave em armazenar e esconder seus alimentos. Assim, esses autores mostram uma relação muito interessante entre um comportamento complexo (armazenar e esconder alimentos) e um aumento filogenético de estruturas cerebrais relacionadas com a memória e com tarefas cognitivas relacionadas.

Quando os **mamíferos** surgiram, há cerca de 220 a 200 milhões de anos, os hipocampos também passaram a se desenvolver. Estruturas adjacentes aos hipocampos, a chamada formação hipocampal e os fórnices evoluíram em conjunto. Com a transformação do cérebro nas diferentes classes de mamíferos, particularmente com a expansão do isocórtex e o surgimento do corpo caloso, os hipocampos foram se deslocando de uma posição mais alta e anterior para uma posição mais baixa e mais posterior, migrando para a profundidade dos lobos temporais (Figura 6.3).

Não apenas nas aves, mas também nos mamíferos, o hipocampo relaciona-se à memória espacial. No processamento de habilidades cognitivas relacionadas à ação no espaço ("cognição espacial"), identificou-se, em cérebros de roedores, uma participação importante tanto do hipocampo como do córtex entorrinal medial, intimamente relacionado ao hipocampo.[16,17] Trabalhos com esse enfoque têm demonstrado que o hipocampo opera uma espécie de mapa mental espacial

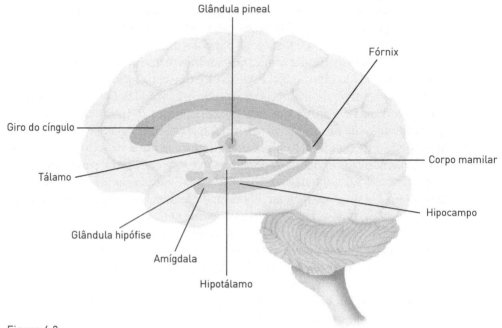

Figura 6.3
As diversas estruturas relacionadas ao hipocampo (nota-se a relação do hipocampo com a amígdala, o fórnix e os corpos mamilares).

regulado com sinais relacionados a contextos específicos que criam representações espaciais armazenadas na memória.

Especula-se que, no processo de evolução das espécies, novos tipos de memória, não apenas espaciais, passaram a ter um papel cada vez mais proeminente relacionado às funções neuronais do hipocampo. Assim, no processamento da memória, o hipocampo iniciou sua função cuidando mais da memória olfativa, depois acrescentou a memória espacial e, por fim, passou a gerenciar e processar a memória de um modo mais geral, incluindo outras modalidades sensoriais (Figura 6.4). Em humanos, além de processar a memória espacial, o hipocampo tem um papel fundamental na memória chamada declarativa para episódios autobiográficos (*com quem me encontrei ontem, quem me visitou há uma semana, o que comi no almoço*), na memória semântica (conhecimentos gerais baseados em palavras: *qual a cor do leão*), participando também de aspectos do comportamento alimentar e da resposta e do comportamento emocionais.[14] Por fim, cabe destacar que o cérebro de cada tipo de mamífero é adaptado às suas condições de vida e sobrevivência; por exemplo, verificou-se que os camundongos do deserto que escondem sementes têm um hipocampo (memória olfativa e espacial) bem maior do que espécies de roedores parecidos com eles que não têm esse hábito para a sobrevivência.[14]

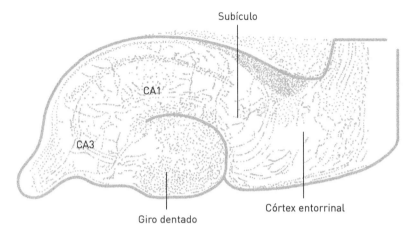

Figura 6.4
Regiões do hipocampo. A região CA1 é protagonista da formação de memórias declarativas em mamíferos, mas não atua isoladamente.
O circuito CA1 → subículo → córtex entorrinal → giro dentado → CA3 → CA1 é fundamental na formação da memória declarativa.

As principais consequências das lesões hipocampais no *Homo sapiens* relacionam-se à memória e ao aprendizado. **Lesões bilaterais relacionadas** à porção do hipocampo CA1 produzem graves amnésias anterógradas (incapacidade de memorizar eventos que ocorrem após o evento que causou dano). Se o dano bilateral no hipocampo envolver estruturas adjacentes, como o córtex perirrinal, o entorrinal e o giro para-hipocampal, a amnésia será ainda mais grave, proporcional à extensão da lesão.

Quando as lesões do hipocampo acometem apenas um dos dois hipocampos, direito ou esquerdo, o déficit produzido dependerá de qual dos dois foi destruído: **lesão do hipocampo direito** em geral afeta a memória e o aprendizado para material não verbal (padrões visuoespaciais ou auditivos complexos). Se a lesão tiver ocorrido no **hipocampo esquerdo**, a perda de memória e aprendizado implicará, com mais frequência, material verbal, ocorrendo prejuízo da memória relacionada com a fala e a escrita, mas preservando as funções visuoespaciais. Entretanto, o hipocampo não se relaciona com alguns tipos especiais de memória, como as capacidades percepto-motoras (como lembrar como andar de bicicleta, fazer tricô, escovar os dentes, etc.) ou a evocação de memórias remotas, muito antigas, já "distribuídas" em amplas áreas corticais independentes do hipocampo. Assim, lesões hipocampais não prejudicam esses tipos de memória e aprendizado.[18]

CÓRTEX CEREBRAL: ESTRUTURA, FUNÇÃO E EVOLUÇÃO

O córtex cerebral é uma camada superficial de substância cinzenta composta pelos corpos dos neurônios (núcleos celulares). Mesmo que já se reconheça um córtex cerebral nos répteis e nas aves, foi apenas nos mamíferos que se desenvolveu de forma mais acentuada. Nestes, pela primeira vez na evolução, passou a apresentar seis subcamadas e uma organização citoarquitetônica bastante complexa.[19] O córtex cerebral é de particular importância, pois de sua integridade dependem funções como as percepções, os movimentos voluntários e o aprendizado (e, nos humanos, a linguagem e habilidades cognitivas complexas como planejamento, abstração e simbolização).

O córtex cerebral divide-se em dois tipos básicos: isocórtex e alocórtex. O **isocórtex** é o mais recente na história filogenética, por isso também designado neocórtex (assim isocórtex = neocórtex, mas, por motivos anteriormente explicados, deve-se preferir a designação isocórtex). A organização laminar do isocórtex parece ser similar em todos os mamíferos, sugerindo que um *design* ancestral foi muito útil, de tal forma que permaneceu inalterado nos grupos modernos. Na maioria dos mamíferos, **o isocórtex tem seis camadas** (Figura 6.5).[20] Em relação às seis camadas de neurônios, da superfície para a profundidade, de forma simplificada, pode-se dizer que cada camada tem funções específicas, como descrito a seguir:[20,21]

- A **camada I**, ou molecular, logo abaixo da pia-máter, se constitui como uma fina camada de escassos neurônios (células horizontais de Cajal) e recebe os dendritos apicais das células piramidais situadas nas camadas mais profundas.

- A **camada II**, camada granular externa, constituída principalmente por células granulares (*Körnerzellen*), cujo número aumentou progressivamente na filogênese.

- A **camada III**, formada por células piramidais pequenas e de tamanho médio que estabelecem comunicações com outras regiões do córtex, sendo importantes, portanto, também para a integração do córtex no sentido horizontal.

- A **camada IV**, granular interna, é constituída por pequenas células estreladas (*Sternzellen*) e por células granulares, recebe *inputs* de ativação subcortical do tálamo ou de outras partes do córtex, sendo desenvolvida nas áreas sensitivas do córtex.

- A **camada V**, formada por grandes células piramidais que projetam seus axônios para estruturas subcorticais. É muito desenvolvida nas áreas motoras do córtex.

- A **camada VI**, mais profunda, formada por células fusiformes, envia especificamente informações de *feedback* para os núcleos talâmicos ou para outras áreas corticais que forneceram *inputs* para ela.

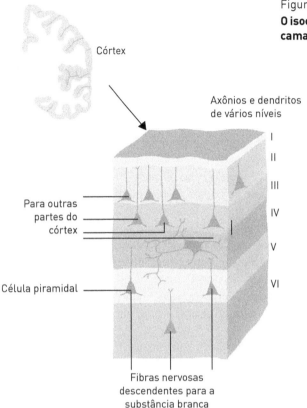

Figura 6.5
O isocórtex, ou neocórtex, com suas seis camadas.

Evolutivamente, as células das camadas mais superficiais parecem ser mais recentes e participam, sobretudo, da gênese de circuitos locais que aumentam a capacidade de processamento.[3] Além dessa organização citoarquitetônica em camadas paralelas da superfície para a profundidade, verifica-se no córtex também uma sofisticada arquitetura vertical em microcolunas celulares, observáveis mais facilmente nas camadas III e V do isocórtex (Figura 6.6).[22] Essas microcolunas celulares formam unidades funcionais básicas do córtex, cuja significação tem sido muito debatida.[23] Alterações da organização das microcolunas em transtornos mentais como o autismo, com variação da espessura e do número das microcolunas, têm sido identificadas.[24]

Do ponto de vista funcional, há três tipos de córtex: o **córtex sensitivo**, que recebe *inputs*, informações dos órgãos do sentido (tato, visão, audição, olfato e propriocepção), do ambiente externo e interno do organismo; o **córtex motor**, relacionado a ações do organismo, como contrações musculares para a realização dos movimentos, emissão de sons, produção da fala, etc.; e um terceiro tipo de córtex, que não se relaciona diretamente nem à sensibilidade nem à ação, o

córtex associativo, relacionado à integração de distintas informações em uma mesma modalidade sensorial e entre distintas modalidades sensoriais, além de elaboração de planos de ação, aprendizado e, de modo geral, de toda a cognição mais complexa e flexível. Nas áreas corticais associativas, o isocórtex, ou neocórtex, é dito homotípico, sendo as camadas bem individualizáveis. Nas áreas corticais sensoriais e motoras, o isocórtex é do tipo heterotípico e se divide em granular (que corresponde ao córtex sensorial) e agranular (que corresponde ao córtex motor).

A diferenciação das áreas corticais depende de um controle genético. Os genes *Emx1* e *Emx2* são expressos na parte anterolateral em mínimas concentrações e na região posteromedial em altas concentrações. Já para o gene *Pax6* é o contrário, expresso minimamente no córtex posteromedial e ao máximo no anterolateral.[3]

O isocórtex como estrutura não é absolutamente novo, posto que se aceita que ele é homólogo ao córtex dorsal dos répteis e também possivelmente a uma região subcortical (também dos répteis) chamada crista ventricular dorsal (*dorsal ventricular ridge*). Entretanto, o córtex dorsal dos répteis é uma camada bastante fina e pequena de tecido, apresentando raramente mais do que uma faixa única de neurônios. Em contraste, os mamíferos apresentam um isocórtex configuran-

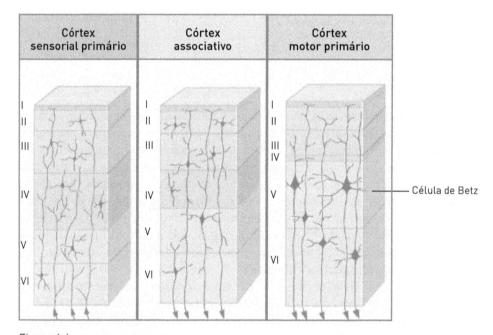

Figura 6.6
As seis camadas do isocórtex dos mamíferos no córtex sensorial primário, no córtex motor e no córtex de associação.

do uma grossa camada cortical, dividida em várias camadas de células, com diferentes tipos e densidades celulares.[21]

Em contraposição ao isocórtex, o **alocórtex** é um tipo de córtex mais antigo na história filogenética, tendo quatro camadas e não seis, como o isocórtex. Divide-se em **arquicórtex**, sendo este o tipo de córtex do hipocampo, e em **paliocórtex**, que é o tipo de córtex do *úncus* e de parte do giro para-hipocampal. Cabe lembrar que, enquanto peixes, répteis e aves têm paleocórtex e arquicórtex, apenas os mamíferos apresentam um isocórtex ou neocórtex.[9]

À medida que os mamíferos evoluíram, ocorreram dois processos com o córtex das diversas ordens:

- **O alocórtex** (antes designado **arquicórtex** e **paleocórtex**), de modo geral, se desloca para uma posição mais ventral, e o hipocampo (também formado por alocórtex) dobra-se na massa visceral embaixo do isocórtex.
- **O isocórtex** (também designado **neocórtex**) se expande muito e começa a dobrar-se sobre si mesmo, formando os giros, os sulcos e as fissuras que caracterizam o cérebro muito convoluto de cetáceos, elefantes e grandes primatas.

Dessa forma, o córtex cerebral se transformou bastante ao longo da evolução dos vertebrados, diversificando seus tipos de neurônios, diferenciando sua estrutura laminar de variadas formas, alterando suas conexões, mudando seu tamanho global e os tamanhos das diversas áreas corticais, adicionando novas áreas corticais e dividindo áreas em módulos especializados de unidades de processamento.[21] Obviamente, mudanças no isocórtex foram acompanhadas de mudanças em outras áreas do sistema nervoso. Além disso, nos distintos mamíferos, a quantidade relativa de isocórtex foi ganhando proporções diferentes. Por exemplo, entre diferentes ordens de mamíferos, verificam-se distinções significativas: nos insetívoros ou *soricomorpha* (como a toupeira), com seus cérebros pequenos, o isocórtex e as fibras subjacentes formam menos de 30% do tamanho total do cérebro, que é o mais liso, com menos giros; em contraste, cerca de 70% do cérebro dos macacos é formado por isocórtex, compreendendo 75% do cérebro dos chimpanzés e cerca de 80% dos cérebros humanos. Outra maneira de expressar a importância relativa do isocórtex nos mamíferos é comparar a proporção de isocórtex com alocórtex ou arquicórtex. Assim, o porco-espinho, um mamífero mais próximo do ancestral comum a todos os mamíferos, tem uma proporção de volume de isocórtex em relação ao alocórtex de 3:2; nos grandes primatas, tal proporção aumenta para 30:1.[25]

Os mamíferos, de modo geral, apresentam uma ampla faixa de adaptação tanto à vida terrestre como aquática. No início, há cerca de 220 a 200 milhões de anos, seu sucesso como classe deveu-se, em parte, a uma nova estrutura, o córtex cerebral olfativo. Essa expansão do tecido nervoso proveio da parede dorsal de estruturas cerebrais olfativas mais antigas. Com a evolução das diferentes ordens de mamíferos, ocorreu um deslocamento do controle funcional para outras áreas do cérebro. Além disso, a função fundamental de integração das

144 capítulo 6 EVOLUÇÃO FILOGENÉTICA DE ALGUMAS ESTRUTURAS DO SISTEMA NERVOSO

informações oriundas das várias modalidades sensoriais passou a depender cada vez mais da dominância cortical sobre o controle talâmico. Por conta disso, o tálamo, com suas subdivisões correspondentes às áreas neocorticais apropriadas, foi se tornando cada vez mais subordinado ao controle do isocórtex.

Com a evolução dos mamíferos, pode-se afirmar que o desenvolvimento do isocórtex se intensifica anatômica e funcionalmente. As regiões corticais mais antigas (alocórtex) são "empurradas" para o fundo da estrutura cerebral, tornando-se encurvadas, formando o hipocampo e estruturas relacionadas. Como visto anteriormente, essa estrutura, apesar de muito antiga, tem uma função primordial para o organismo relacionada à formação da memória e do aprendizado.[25]

Nos primeiros mamíferos, o isocórtex era uma área basicamente de recepção sensorial. O coelho e o rato, por exemplo, têm córtices cerebrais pouco convolutos, as **áreas corticais sensoriais** são relativamente bem organizadas e "segregadas", destinadas especificamente para visão, audição, paladar e sensação somática, ocupando a maior parte da superfície cortical. As **áreas corticais motoras**, por sua vez, localizadas nas porções anteriores do encéfalo, são relativamente pequenas e de organização pouco sofisticada, tendo esses animais poucas áreas de associação independentes de funções sensoriais ou motoras específicas (Figura 6.7).

O córtex dos mamíferos se desenvolve também de acordo com os desafios ambientais a que cada tipo de animal é submetido. Animais como os insetívoros (toupeira) e os roedores (ratos, coelhos), que usam seus focinhos para farejar comida por todos os cantos, têm uma extensa representação de seus focinhos e bigodes no córtex sensitivo relativo ao tato e no córtex motor referente ao controle dos movimentos do focinho. Outro exemplo da adaptação do córtex a suas condições de vida e sobrevivência é o caso dos morcegos. Esses mamíferos voadores dependem de um sonar natural para navegar no ar de forma eficiente; têm, portanto, uma área cortical de audição ultrassônica muito ampla e desenvolvida.

Os primeiros primatas já apresentavam bem mais isocórtex do que mamíferos não primatas. Nos primeiros primatas, verifica-se mais isocórtex destinado ao processamento visual, que, nesses animais (mas não na maioria dos outros), ocorre no lobo temporal. Primatas mais desenvolvidos cognitivamente, que exploram o ambiente não apenas com uma visão binocular desenvolvida, mas também tocando os objetos e se agarrando em galhos, têm amplas áreas de seu córtex não apenas para a visão, mas também para as áreas sensitivas táteis e para as áreas de controle motor de mãos e pés, sobretudo para seus sensíveis e ágeis dedos. O macaco-aranha, por exemplo, que possui uma cauda extremamente ágil na locomoção pelas árvores, tem uma grande área sensitiva e motora destinada para tal cauda.[9]

Em relação à porção do isocórtex classificada como **córtex associativo**, tal área começa a aumentar nos carnívoros. Porém, é nos primatas que se verifica um substancial crescimento do córtex associativo. Principalmente nos grandes símios africanos e nos hominíneos, apenas faixas relativamente pequenas do córtex cerebral são dedicadas a funções sensoriais e motoras exclusivas, a maior

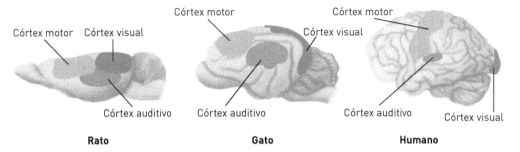

Figura 6.7
Comparação entre o córtex do rato, do gato e do ser humano em termos de áreas primárias motoras, visuais, auditivas e de áreas de associação (tais áreas de associação do córtex são as áreas claras não indicadas com setas).

parte do córtex cerebral sendo destinada a funções supramodais, que são processadas no córtex associativo.

Na Figura 6.7, por exemplo, vê-se como, à frente no cérebro, está o **córtex motor**; em posição intermediária, o **córtex auditivo**; nas porções posteriores do cérebro, observa-se o **córtex visual**. Estas são as áreas motoras e sensitivas primárias, monomodais. As demais áreas correspondem ao **córtex associativo**, relacionado à integração das informações monomodais em estruturas multimodais, além de estar envolvido com o planejamento, a flexibilidade e o aprendizado comportamental.

Como visto, a proporção das áreas sensitivas, motoras e associativas do neocórtex não é constante nos diferentes mamíferos. Naqueles com cérebros relativamente pequenos, como marsupiais (canguru, gambá), insetívoros (toupeira) e roedores (ratos, capivara, paca e esquilos), as áreas associativas formam uma proporção relativamente pequena de isocórtex. Nos primatas, no entanto, as áreas associativas abrangem cerca de metade do total de neocórtex do cérebro do animal, e, em algumas espécies, como no chimpanzé, o isocórtex associativo compreende cerca de 80% do volume total dessa estrutura.[9]

Já foi bem demonstrado que a remoção das áreas associativas do neocórtex interfere na capacidade do animal para aprender, mas distintas áreas associativas correspondem a funções cognitivas distintas. Para os primatas, por exemplo, a capacidade de aprender coisas novas deve ter sido um elemento de grande pressão seletiva, pois a seleção natural produziu para eles cérebros com estrutura específica para o aprendizado elaborado. Em geral, aqueles mamíferos com cérebros maiores, com maior proporção de neocórtex, tendem mais a examinar e manipular objetos que nunca viram antes, e seus filhotes tendem a brincar mais. Possivelmente, a curiosidade e o gosto pela brincadeira são indicativos de uma maior flexibilidade cognitiva e de uma maior capacidade para aprender, assim como de áreas neocorticais associativas mais extensas.[9]

capítulo 6 EVOLUÇÃO FILOGENÉTICA DE ALGUMAS ESTRUTURAS DO SISTEMA NERVOSO

Deve-se lembrar, ainda, que as funções sensoriais foram "corticalizadas" nos mamíferos em graus diferentes. Por *corticalização* entende-se aqui a aquisição de crescente especificidade das várias áreas corticais para funções sensoriais e motoras específicas. Por exemplo, a destruição da área cortical visual em macacos e nos homens costuma resultar em cegueira total, pois a função visual está muito *corticalizada* para áreas determinadas dos lobos occipitais. Em contraste, a destruição dessas áreas no rato e no gato, apesar de eliminar a capacidade de ver padrões, permite ainda a distinção entre claro e escuro e a resposta a movimentos. Também em relação às funções motoras, a *corticalização* é diferencial para as diversas ordens de mamíferos. Quando destruída a área motora de ratos, não se observam deficiências motoras marcantes, enquanto que, no homem ou nos macacos, haverá paralisia acentuada do lado oposto do corpo em relação ao córtex do hemisfério lesado. Cães e gatos revelam paralisia e pobreza de movimentos, mas a recuperação é bem maior do que nos primatas.

Além do desenvolvimento das distintas camadas do neocórtex, foi fundamental no desenvolvimento cerebral dos mamíferos uma integração cada vez mais complexa e sofisticada das várias áreas corticais. Seus centros visuais e auditivos se conectaram mais com outras áreas do cérebro, possibilitando que os impulsos sensoriais se integrassem melhor em suas várias modalidades. Assim, como indicado, as áreas isocorticais ou neocorticais não sensoriais e não motoras, ou seja, aquelas fundamentalmente de associação supramodal, expandiram-se bastante ao longo da evolução dos mamíferos. Dessa forma, sendo tais áreas corticais não possuidoras de conexões diretas fora do córtex, pois são destinadas à integração das várias estruturas e funções intracorticais, em algumas ordens de mamíferos, o cérebro se tornou um centro múltiplo e flexível, no qual as experiências sensoriais são continuamente integradas e submetidas a uma análise refinada.

Uma área muito importante para a cognição complexa, na qual o animal não mais depende exclusivamente de respostas padronizadas e estereotipadas e sim de flexibilidade cognitiva, é o **córtex pré-frontal**. Funções como o raciocínio, a avaliação de desafios e problemas novos, a organização de planos e estratégias para lidar com tais problemas e a monitorização contínua da ação (corrigindo ações que fracassam) dependem, de forma direta, da integridade do córtex pré-frontal. Tal área cortical foi expandindo-se entre os diferentes mamíferos; nos gatos, ela representa 3,5% de todo o córtex; nos cães, 7%. Já nos primatas houve um crescimento contínuo do córtex pré-frontal: os pequenos e mais basais lêmures têm 8,5% de córtex pré-frontal, os gibões, 11,5%, os chimpanzés têm 17%; e o *Homo sapiens,* 29%.[26]

Além dos que foram relatados, outros fatores equiparam o córtex dos mamíferos para a superação de um padrão comportamental baseado em respostas reflexas automatizadas, possibilitando uma resposta mais flexível a exigências ambientais cambiantes e complexas. Assim, além da formação de novas áreas de associação, uma maior integração de centros sensoriais com centros de respostas motoras possibilitou uma destacada flexibilização comportamental.

EVOLUÇÃO DO CÉREBRO 147

CÓRTEX CEREBRAL HUMANO

Já deve estar claro ao leitor que o isocórtex é desproporcionalmente representado nos primatas, sobretudo no *Homo sapiens*, tendo envolvimento crítico em atividades e processos mentais considerados específicos aos humanos.[21] Por exemplo, a linguagem, atributo dos mais fundamentais para os seres humanos, ocupa cerca de 20% das áreas corticais do hemisfério esquerdo.[27]

Desde o início do século XX, os neurocientistas conseguiram identificar que, no córtex cerebral humano, há entre 40 e pouco mais de 100 "áreas", com características estruturais e funcionais mais ou menos distintas. O trabalho fundamental de mapeamento dessas áreas foi iniciado pelo importante neurocientista Korbinian Brodmann (1868-1918). Na primeira década do século XX, ele produziu um mapa histológico relativamente completo de todo o córtex cerebral humano, identificando, a princípio 46 áreas,[28] e logo procurou verificar como, em distintos animais, o córtex se organiza (Figura 6.8).[29] Duas décadas depois, von Economo e Koskinas[30] publicaram seu famoso atlas, no qual identificaram 107 áreas corticais no cérebro humano, que são úteis até hoje, sobretudo em estudos de localização funcional. Mesmo que refinamentos e algumas interpretações

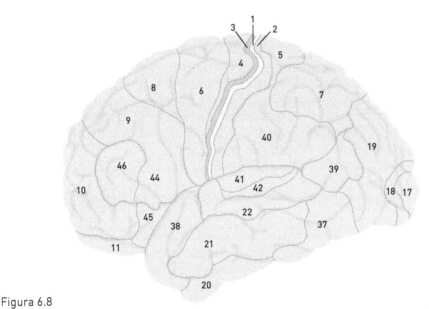

Figura 6.8
Mapa das áreas corticais no cérebro humano de acordo com Korbinian Brodmann. Áreas sensoriais e motoras primárias de Brodmann: 1, 2 e 3 do lobo parietal = áreas sensoriais somáticas primárias; 4 do lobo frontal = área motora primária; 17 do lobo occipital = área visual primária; 41 e 42 do lobo temporal = áreas auditivas primárias. **Áreas associativas de Brodmann:** na encruzilhada parietoccipitotemporal = 39, 40 e porções de 19, 21, 22, 37; no lobo frontal = todas as áreas rostrais (ou seja, à frente) à área 6. Áreas límbicas não aparecem nessa imagem, com exceção das áreas 11 e 38).

parciais alternativas tenham sido produzidas depois do trabalho magistral de Brodmann, seus mapas continuam tendo validade ainda nos dias atuais.[31]

É interessante notar também que praticamente todo o tálamo projeta-se topograficamente para o córtex sensitivo (ou seja, cada subunidade do tálamo projeta-se para partes específicas do córtex sensitivo). O córtex motor, por sua vez, projeta-se também topograficamente para núcleos de neurônios subcorticais, nos núcleos da base. Assim, as informações do ambiente de distintas modalidades sensoriais alcançam o córtex cerebral de forma específica e organizada. Além disso, o córtex sensitivo envia informações e comandos para os córtices associativo e motor, os quais, ao final, comandam a ação que o organismo deverá executar.[31]

Em humanos, lesões corticais produzem sinais, sintomas e síndromes muito diversas, dependendo da extensão, da idade em que a lesão ocorre, da velocidade de instalação e da área cortical acometida. De forma muito simplificada e geral, é possível estabelecer correlações entre lesões e alterações, de acordo com o Quadro 6.1. As principais síndromes relacionadas a lesões específicas de áreas corticais são expostas a seguir.

SÍNDROMES NEUROPSICOLÓGICAS FRONTAIS

As diversas lesões que acometem as grandes áreas corticais frontais, sobretudo pré-frontais, produzem alterações mentais e comportamentais de extrema relevância para o comportamento e o funcionamento mental. Cabe lembrar que as regiões pré-frontais são compostas de áreas neocorticais de grande importância para funções psíquicas próprias do ser humano: abstração, capacidade de resolver problemas novos, de planejar a ação futura, de adiar gratificações e lidar com as frustrações (inibindo impulsos mais primários).[32] As principais síndromes frontais estão descritas no Quadro 6.1.

SÍNDROMES NEUROPSICOLÓGICAS TEMPORAIS E PARIETAIS

Os quadros com lesões temporais focais não são tão característicos como os quadros frontais, sendo inclusive controvertido falar-se em uma síndrome temporal específica do ponto de vista psicopatológico. Sintomas como impulsividade, tendência a reações explosivas, agressividade, hiper ou hipossexualidade, hiper--religiosidade, medo de origem orgânica, alucinações auditivas, depressão e delírios, assim como certos tipos de compulsões, são descritos em alguns pacientes com lesões temporais.

Em 1937, dois pesquisadores, Klüver e Bucy, com o intuito de explorar as funções dos lobos temporais, submeteram alguns *Macacus rhesus* a lobectomia temporal bilateral.[33] Eles observaram que esses macacos desenvolveram a seguinte síndrome: exagero do **comportamento oral**, isto é, o animal levava à boca

Quadro 6.1
CORRELAÇÕES ENTRE LESÕES DAS ÁREAS CORTICAIS E ALTERAÇÕES CLÍNICAS NO *HOMO SAPIENS*

Lesões no córtex occipital	Síndromes occipitais	– Perdas do campo visual, alterações do controle motor dos olhos e agnosia visual (incapacidade de *reconhecimento* de imagens visuais) – Crises epiléticas visuais
Lesões no córtex parietal	Síndromes parietais	– Alterações da sensibilidade contralateral (anestesias ou parestesias do lado oposto do corpo), apraxias (perda do gesto complexo), alexia e acalculia (perda da capacidade para a leitura e para o cálculo matemático), autotopagnosia e anosognosia (perda do reconhecimento de partes do corpo e "deficiência de reconhecimento do déficit") – Crises epiléticas somatossensitivas, eventualmente crises versivas e jacksonianas
Lesões no córtex temporal	Síndromes temporais	– Afasia de compreensão e afasia amnéstica, perdas auditivas (se a lesão for bilateral em áreas primárias da audição), hemianopsias homônimas, alterações do humor no sentido de depressão e ansiedade – Crises epiléticas psicomotoras (parciais complexas), crises auditivas, crises de sensações de familiaridade (*déjà vu*) ou de estranheza (*jamais vu*) – Crises autonômicas (sudorese, taquicardia) por focos no córtex insular
Lesões no córtex frontal	Síndromes pré-centrais (áreas 4 e 6 de Brodmann)	– Paralisia ou paresia do lado oposto da área lesada – Crises epiléticas motoras envolvendo a marcha (jacksonianas) ou não, crises versivas e posturais
	Síndromes Orbitofrontais (áreas frontais acima das globos oculares)	– Síndrome de desinibição: impulsividade, labilidade afetiva, agressividade, desinibição comportamental, perda do "tato social" – Alterações sensoriais: anosmia (perda do olfato) – Crises epiléticas olfativas
	Síndromes Frontais da Convexidade (porções dorsais superiores do córtex frontal)	– Síndrome cognitiva da convexidade: perda das funções executivas frontais (capacidade de planejamento, resolver problemas novos, perda da flexibilidade cognitiva, perseveração cognitiva e/ou comportamental, impersistência, incapacidade de realizar tarefas que incluam sequências complexas) – Pode ocorrer afasia de expressão

▶ ▶ ▶

▶ ▶ ▶ Quadro 6.1
CORRELAÇÕES ENTRE LESÕES DAS ÁREAS CORTICAIS E ALTERAÇÕES CLÍNICAS NO *HOMO SAPIENS*

Síndromes Mesofrontais ou Frontomediais (incluindo a porção anterior do cíngulo)	– Síndrome apático-acinética: apatia, perda da iniciativa, diminuição da motivação e lentificação e diminuição dos movimentos

As síndromes decorrentes de lesões deficitárias correspondem a perdas neuropsicológicas, sobretudo cognitivas. As crises epiléticas correspondem a crises parciais com focos irritativos localizados nas áreas corticais indicadas no quadro.

todos os objetos que pegava; **placidez**, ou tendência a se comportar de forma passiva e indiferente; **hiperfagia**, com ingestão maciça de alimentos; **comportamento sexual exagerado** e, em alguns casos, aumento de atividades autoeróticas e homossexuais; **hipermetamorfose**, ou tendência a uma responsividade aumentada e indiscriminada a objetos no campo visual, com tentativa de agarrá-los; e cegueira psíquica, ou **agnosia visual**, isto é, incapacidade de reconhecer visualmente objetos conhecidos. Essa síndrome parece só ocorrer em primatas e humanos. Nestes, desenvolve-se após encefalites virais e traumatismo cranioencefálico.[34] A síndrome revela implicações dos lobos temporais no comportamento alimentar, na sexualidade e na capacidade de reconhecimento. **Lesões temporoparietais esquerdas** estão associadas a afasia fluente, e lesões mediotemporais esquerdas a amnésia verbal. **Lesões temporoparietais direitas** relacionam-se a perda da capacidade musical e a aprosoidia (perda da prosódia, da "música da fala"), assim como lesões mediotemporais direitas associam-se a amnésia não verbal.

SÍNDROMES POR LESÕES DE ÁREAS MESOTEMPORAIS: SÍNDROMES AMNÉSTICAS

As síndromes amnésticas, ou **síndrome de Wernicke-Korsakoff (SWK)**, caracterizam-se pela perda da memória de fixação. Nos casos graves, o doente é incapaz de reter qualquer nova informação; não aprende nada, poucos minutos após ser apresentado ao médico não sabe dizer quem é essa pessoa e qual seu nome. Tal condição é formada por duas "subsíndromes", que, em geral, sucedem-se temporalmente. A primeira delas é a **síndrome de Wernicke**, que corresponde ao quadro agudo, manifestando-se pela tríade: 1) oftalmoplegias (paresias de diversos músculos orbitários, com ou sem nistagmo); 2) ataxia; e 3) confusão mental. Tal síndrome costuma decorrer de lesões devidas à deficiência de vitamina B1 (tiamina), geralmente em indivíduos desnutridos, alcoolistas crônicos, caquéticos e outros.

A **síndrome de Korsakoff**, por sua vez, corresponde ao componente crônico, sequelar, da SWK, sendo classicamente definida pela tríade: 1) perda da memória de fixação; 2) desorientação espaciotemporal; e 3) confabulações (preenchimento involuntário das falhas de memória com material imaginativo). Tanto a desorientação como as confabulações são consideradas consequências da grave incapacidade do paciente em reter novas informações. A síndrome de Wernicke-Korsakoff resulta de lesões nos corpos mamilares, nos núcleos dorsomediais do tálamo ou do trato mamilo-talâmico, por fatores como déficit de vitamina B1, encefalite por herpes simples, distúrbios vasculares, traumas cranioencefálicos, hemorragias, neoplasias e anoxia.[35]

As **lesões dos lobos parietais** chamam a atenção pelas apraxias (perdas do "saber-fazer"), alexias (perda de leitura) e acalculias (perda da capacidade para o cálculo), pela perda da capacidade de reconhecimento (agnosias) e pela negligência de importantes aspectos da realidade. As pessoas afetadas podem não reconhecer o hemicorpo contralateral à lesão ou não reconhecer que têm um déficit motor ou sensorial (anosognosia) nesse lado do corpo. Alguns pacientes com amplas lesões parietais, apesar de gravemente doentes, apresentam certa indiferença e alegria pueril diante de suas sérias deficiências.

CORPO CALOSO: UM ENIGMA EVOLUTIVO

O corpo caloso (CC) é o trato neuronal de maior importância para os mamíferos placentários, pois conecta o isocórtex dos dois hemisférios, transferindo e integrando informações de um hemisfério para o outro. Esse conjunto de fibras forma o assoalho dos ventrículos laterais e do terceiro ventrículo. As fibras (axônios) altamente mielinizadas do CC cruzam os dois hemisférios, o direito e o esquerdo, e conectam áreas simétricas de ambos (Figura 6.9).[36,37] O CC é, portanto, a maior comissura (conjunto de fibras que integram estruturas) do sistema nervoso dos mamíferos placentários. As outras, menos importantes, que unem os dois hemisférios são a comissura anterior, que une áreas límbicas e neocorticais temporais, e as comissuras do fórnix ou hipocampais, que unem o hipocampo, o subículo e o córtex entorrinal, dos dois lados (a área para-hipocampal é também suprida por fibras do CC).[37]

O CC é uma aquisição própria e única dos mamíferos placentários. Ao que parece, surgiu nos ancestrais dos mamíferos placentários quando estes divergiram evolutivamente dos mamíferos não placentários. É tão característico dos mamíferos placentários possuir um corpo caloso como seus embriões possuírem

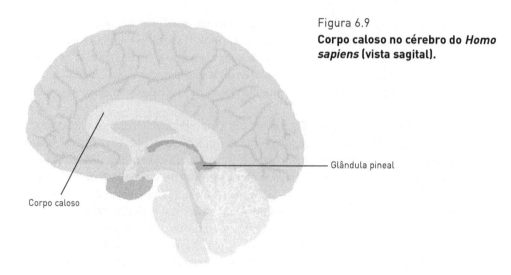

Figura 6.9
Corpo caloso no cérebro do *Homo sapiens* (vista sagital).

uma placenta completa e extensa.[38] É curioso notar que, nos primatas (e em alguns outros mamíferos), o número de fibras do CC sofre uma redução de 75% após o nascimento.[19]

Foi descrito em 1863 pelo grande anatomista inglês Richard Owen (um dos famosos inimigos de Darwin e de sua teoria evolutiva), o qual notou que o CC estava ausente no fascólomo (marsupial de toca australiano), que possuía uma comissura hipocampal localizada ventralmente em relação ao CC. Owen percebeu, portanto, que o CC era uma estrutura exclusiva dos mamíferos "mais evoluídos". O suposto surgimento abrupto dessa estrutura nos mamíferos placentários era mais um argumento de Owen contra o gradualismo evolucionista de Darwin (mesmo o amigo de Darwin, o também anatomista Thomas Huxley, um gradualista convicto, aceitava o surgimento abrupto do CC).

À parte essas curiosidades da história da teoria evolutiva, o CC permanece um enigma para a teoria evolucionista. Ele parece ser absolutamente importante, pois nenhum mamífero placentário não o possui (se fosse de menor importância, haveria possivelmente linhagens de placentários desprovidos dessa estrutura). Contudo, lesões do CC em humanos e em outros animais produzem poucos efeitos comportamentais ou neurológicos notáveis.[19] Qual seria, então, a função do maior conjunto de fibras mielinizadas do cérebro dos mamíferos placentários? É importante lembrar que as conexões entre os dois hemisférios são realizadas nos mamíferos não placentários atuais, os monotremos (ornitorrincos e équidnas), pela comissura anterior. Nos mamíferos placentários, tais conexões passaram a ser realizadas de forma mais direta, através do CC.[21]

O CC não é uma estrutura homogênea e indiferenciada de fibras mielinizadas; há determinada representação topográfica nas diversas partes do CC. Assim, áreas corticais anteriores conectam-se com áreas anteriores do outro lado, e posteriores com posteriores, mantendo-se uma simetria bastante rigorosa. Deve-se notar que as regiões do CC que conectam as áreas frontais e parietotemporais associativas de um lado a outro são compostas por fibras de pequeno calibre, pouco mielinizadas, e as regiões do CC que conectam áreas corticais sensoriais e motoras, primárias e secundárias, são compostas por fibras grossas e altamente mielinizadas. Cabe lembrar que, quanto mais grossa e mielinizada uma fibra, maior a velocidade de condução nervosa e melhor a função de conexão. As fibras do corpo caloso mais grossas conectam, portanto, o córtex visual, o auditivo e o somatossensorial dos dois hemisférios, sendo, dessa forma, nessas modalidades sensoriais que possivelmente ocorre a "melhor conexão" entre os hemisférios.[19]

Por que a evolução reservou para a sensibilidade visual, auditiva e somatossensorial a melhor integração entre os hemisférios? É provável que a integração de informações visuais, auditivas e corporais vindas dos dois campos perceptivos (direito e esquerdo) tenha sido necessária para os organismos. Em relação à visão, a integração da informação visual do lado esquerdo e direito parece ser de grande importância para mecanismos sutis de percepção visual da profundidade, em particular quando se utilizam as diferenças de movimento de objetos próximos e distantes para melhor julgar a profundidade no campo visual. Assim, o CC participa da predição da trajetória de objetos móveis que cruzam a linha média do campo visual. Em mamíferos que usam a visão frontal, como o cão, o gato e os primatas, as fibras mais grossas estão relacionadas ao córtex visual, confirmando a hipótese do envolvimento do CC com aspectos da visão central dinâmica.[19]

Ultimamente, tem-se dado ênfase à sincronicidade de disparos neuronais, em especial em processos perceptivos, em que as informações de cor, forma e movimento devem ser integradas em um percepto unificado.[19] Em mamíferos placentários, além da importante função do CC de controlar a transmissão inter-hemisférica visual e auditiva de modo integrado, o CC pode ter também um papel relevante na coordenação bimanual.[19] Além disso, em humanos, tem sido atribuída importância ao CC em funções cognitivas como atenção sustentada, vigilância (*arousal*), linguagem, prosódia afetiva e memória.[38-41]

Nos últimos anos, uma hipótese controversa sustentou que, em espécies com cérebros grandes, o tempo de transmissão neuronal entre os dois hemisférios tornou-se progressivamente maior, "isolando" cada um dos hemisférios, incrementando as transmissões intra-hemisféricas e acentuando a lateralização dos cérebros.[19]

Em muitas espécies de mamíferos placentários, na medida em que elas revelam cérebros progressivamente maiores, a quantidade de fibras do CC tende a diminuir (e não aumentar), reduzindo a conectividade hemisférica. Dessa forma, em uma espécie como o *Homo sapiens*, com um cérebro relativamente grande, tanto a limitação biofísica relacionada ao tempo de transmissão entre um hemisfério e outro como a relacionada ao reduzido número de fibras inter-hemisféricas, houve o benefício da transmissão intra-hemisférica (em detrimento

capítulo 6 EVOLUÇÃO FILOGENÉTICA DE ALGUMAS ESTRUTURAS DO SISTEMA NERVOSO

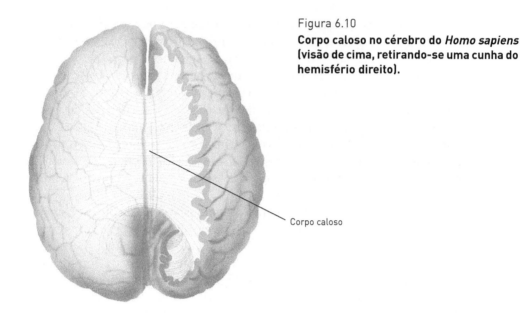

Figura 6.10
Corpo caloso no cérebro do *Homo sapiens* (visão de cima, retirando-se uma cunha do hemisfério direito).

Corpo caloso

da inter-hemisférica). Isso teria favorecido o incremento de uma progressiva lateralização e assimetria entre os dois hemisférios cerebrais. O *Homo sapiens* é a espécie em que a assimetria anatômica e funcional entre o hemisfério direito e esquerdo revela-se a mais intensa no reino animal (Figura 6.10). O significado pleno de tal assimetria ainda não é bem compreendido, sobretudo em termos evolucionistas.

Estudos recentes têm identificado possíveis alterações volumétricas no CC de pacientes com transtorno bipolar[42] e esquizofrenia.[43] Como estudos funcionais revelam ativações anormais de áreas cerebrais relacionadas a inibição comportamental e regulação das emoções, e esses padrões alterados de ativação relacionam-se a possíveis alterações da conectividade, é possível que a redução do CC possa, de alguma forma, atuar nos mecanismos fisiopatológicos dos distúrbios mentais graves mencionados.

EVOLUÇÃO DOS SISTEMAS DE NEUROTRANSMISSÃO: NEUROTRANSMISSORES E RECEPTORES

O funcionamento exitoso das redes neurais dos cérebros, nos distintos grupos de animais, depende centralmente de processos eficientes de transmissão, integração e modulação das informações de uma parte do sistema (neurônios e grupos de neurônios) em relação às outras partes. A transmissão de informações no cérebro dos animais ocorre através de processos intra e intercelulares elétricos e químicos. A princípio, pensou-se que a comunicação entre os neurônios era

EVOLUÇÃO DO CÉREBRO

toda elétrica, mas, a partir das primeiras décadas do século XX, verificou-se que, nos vertebrados, ela era predominantemente química. As sinapses elétricas, embora também presentes em vertebrados, ocorrem nestes apenas em neurônios imaturos na fase fetal e em gliócitos nos adultos.

Na evolução dos organismos dos invertebrados para os vertebrados, supõe-se que ocorreu uma gradativa substituição de sinapses elétricas pelas químicas. As sinapses elétricas ou junções comunicantes (*gap junctions*), por onde ocorre a comunicação através de passagem acoplada de íons, geram uma transmissão ultrarrápida, permitindo a sincronização de células acopladas. Já as sinapses químicas, embora mais lentas, favorecem um processamento e uma modulação mais flexíveis da transmissão entre os neurônios. Nos animais invertebrados com padrões comportamentais mais estereotipados, as sinapses elétricas são mais numerosas e favorecem ações reflexas rápidas e padrões motores mais fixos; já nos vertebrados, as sinapses químicas favorecem um padrão comportamental mais flexível e matizado; no processo evolutivo, teria, então, ocorrido uma gradativa substituição de sinapses elétricas por sinapses químicas.[44]

Nas sinapses químicas, substâncias químicas, os chamados neurotransmissores e neuromoduladores, são liberadas pelos neurônios na fenda sináptica, predominantemente pelos axônios pré-sinápticos. A ação dessas substâncias é captada principalmente por receptores nos dendritos dos neurônios pós-sinápticos. Os receptores são formados por proteínas nas membranas lipídicas pós-sinápticas (mas há também receptores nas membranas pré-sinápticas).[44]

Todos os principais neurotransmissores, incluindo os aminoácidos glutamado e aspartato (neurotransmissores excitatórios), os aminoácidos ácido γ-aminobutírico (GABA) e glicina (neurotransmissores inibitórios), as purinas, como adenosina e ATP, e as aminas, como acetilcolina, dopamina, noradrenalina, histamina e serotonina, são muito conservados ao longo de todos os grupos vertebrados. Na realidade, essas substâncias já agiam como transmissores celulares nos sistemas nervosos dos invertebrados[45] e, possivelmente, funcionavam como moléculas de sinalização mesmo antes do surgimento dos sistemas nervosos dos animais.[46] Isso não é tão surpreendente, já que essas moléculas ou são aminoácidos ou são pequenas moléculas derivadas de aminoácidos. Segundo Striedter,[46] embora "a evolução goste de remendar" ("evolution loves to tinker"), a estrutura molecular dos principais transmissores celulares não pode ser "remendada" mais do que em determinada extensão. Assim, as moléculas de transmissão de informação entre as células (incluindo os neurônios) precisaram ser conservadas ao longo do processo evolutivo. A margem operativa da evolução refere-se a onde e qual neurotransmissor em particular é liberado, que outras substâncias são liberadas em conjunto, enfim, a como as células pós-sinápticas de determinado circuito neuronal podem responder ao conjunto de substâncias ativas no processo.

Em particular a serotonina, a dopamina e a noradrenalina são neurotransmissores que atuam em vias e redes determinadas do sistema nervoso que revelam considerável homologia entre os distintos grupos de animais vertebrados.

Já os aminoácidos glutamato e GABA são utilizados por tantos neurônios diferentes, em locais tão distintos e variados, que a homologia entre eles nos vertebrados é apenas "química", e não de funções ou de vias e redes específicas. Ao longo da evolução, neurônios e vias neuronais homólogas podem passar a liberar distintos neurotransmissores. Por exemplo, os neurônios motores dos vertebrados utilizam nas junções neuromusculares a acetilcolina como transmissor celular, enquanto os invertebrados tendem a utilizar o glutamato para essa função.[47]

Os peptídeos representam um interessante grupo de neuromoduladores, tais como os hormônios da neuro-hipófise, a ocitocina e a vasopressina, as encefalinas e a β-endorfina e as substâncias P e K, que são liberados em conjunto com os neurotransmissores e modulam suas ações. Para cada neuropeptídeo pode ser traçado um gene específico que primeiro evoluiu nos invertebrados e, por duplicação gênica do gene ancestral, originou as formas encontradas nos vertebrados. No caso da ocitocina e da vasopressina, por exemplo, pode-se traçar a evolução das subformas ao longo da série dos vertebrados.[48]

Um elemento na neurotransmissão muito apto a se transformar ao longo da evolução é o conjunto de **receptores** nos neurônios pós-sinápticos. Há famílias de receptores, como a dos receptores **ionotrópicos** (canais iônicos dependentes de ligantes), cuja ação é rápida, e a dos **metabotrópicos** (nesse caso, os efeitos nos neurônios pós-sinápticos são produzidos indiretamente através da proteína G, intracelular), cuja ação é bem mais lenta do que a dos ionotrópicos. Essas famílias de receptores surgiram antes do advento dos vertebrados, mas tiveram transformações específicas nos distintos táxons. Há também os canais iônicos dependentes de voltagem, que surgiram já com organismos unicelulares procariontes;[49] por exemplo, presume-se que os primeiros canais iônicos que surgiram foram os de potássio, e os canais de sódio provavelmente evoluíram a partir dos primitivos canais de cálcio, talvez quando os primeiros sistemas nervosos surgiram.[50]

A seguir, serão apresentados, em perspectiva evolutiva, alguns dos sistemas neuroquímicos de transmissão relevantes no sistema nervoso dos animais vertebrados.

SISTEMAS CATECOLAMINÉRGICOS: NORADRENALINA E DOPAMINA

Os neurotransmissores noradrenalina e dopamina, assim como seus respectivos grupos de receptores, estão amplamente representados no sistema nervoso dos animais. Nos vertebrados, tanto nos anamniotas (sem a membrana fetal, âmnio) como nos amniotas (com âmnio), verificam-se grupos celulares de neurônios catecolaminérgicos distribuídos de forma extensa na medual espinal, no pré-tectum, na região habenular e nas áreas corticais e subcorticais do telencéfalo. Uma ampla revisão sobre esses sistemas em perspectiva comparativo-evolucionista foi realizada por Smeets e González.[51]

O sistema de transmissão **noradrenérgico** tem o conjunto de seus núcleos celulares concentrados no *locus ceruleus*, localizado no tronco cerebral, e envia seus axônios para quase todo o córtex, o hipotálamo, o cerebelo e para outras áreas do próprio tronco cerebral. Como o sistema serotonérgico, o noradrenérgico é um sistema difuso de regulação e modulação global, relacionado a respostas de estresse, nível de energia e interesse e à atividade global do organismo, incluindo aspectos da interação social. Células noradrenérgicas são encontradas em abundância no órgão hipotalâmico periventricular de peixes ósseos, anfíbios e répteis. Um amplo *input* de noradrenalina para as áreas basais do prosencéfalo foi descrito para todos os vertebrados estudados até o presente. Em vertebrados, a noradrenalina liberada no córtex frontal é um importante modulador do *output* induzido por estresse do sistema nervoso autonômico.[51]

O sistema **dopaminérgico**, com seus corpos celulares se originando na área tegmental ventral, nos mamíferos, subdivide-se em alguns sistemas: a via nigroestriatal (origem na substância negra do tronco cerebral, com projeções para os núcleos da base, o caudato e o putame) e a via mesocortical, com projeções para o córtex pré-frontal, o temporolímbico e a amígdalas.

Em primatas, o *input* de dopamina para as áreas corticais parece ser mais extenso e denso do que no córtex de outros mamíferos.[51] Nessas áreas, a transmissão dopaminérgica relaciona-se ao impulso e à atividade motora e, possivelmente, a respostas agressivas. Como assinalado, a dopamina tem uma importante representação nos núcleos da base, incluindo o *nucleus accumbens*, tanto em vertebrados mamíferos como nos não mamíferos.[51] Os circuitos de dopamina, incluindo o *nucleus accumbens*, foram associados a respostas de gratificação e recompensa (*reward*) e a sensações prazerosas. Em humanos, esse circuito tem sido implicado em comportamentos prazerosos como a resposta a substâncias psicoativas que causam dependência.

Um terceiro subsistema (não originado na área tegmental) tem sua origem no núcleo arqueado do hipotálamo e projeta-se para a hipófise, tendo implicações neuro-hormonais. Nesse subsistema, as catecolaminas revelam sua importância no controle de comportamentos reprodutivos em mamíferos, atuando nos eixos de liberação dos hormônios luteinizantes e da prolactina, no eixo hipotalâmico-hipofisário; por exemplo, a noradrenalina e a adrenalina estimulam a atividade do fator de liberação do hormônio luteinizante (LH) e a dopamina inibe a liberação pulsátil desse hormônio e da prolactina.[51] Menos se sabe sobre essas funções em vertebrados não mamíferos. Em aves, a dopamina parece também controlar a liberação de LH e prolactina.[51]

SISTEMA SEROTONÉRGICO

A serotonina foi descoberta por Maurice M. Rapport, Arda Green e Irvine Page, na Clínica Cleveland, em 1948. O sistema serotonérgico é, *grosso modo*, um modulador geral que regula de forma complexa as ações realizadas por outros sistemas de neurotransmissão. No cérebro humano, por exemplo, os neurônios serotonérgicos se originam (onde os corpos celulares se concentram) nos chamados núcleos da rafe, localizados em torno do aqueduto, no mesencéfalo. A partir dos núcleos da rafe, esses neurônios se projetam para amplas e distantes regiões do sistema nervoso: para todo o isocórtex, os núcleos da base, o hipotálamo, regiões temporolímbicas, o cerebelo, o tronco cerebral e a medula espinal.[52]

A serotonina é sintetizada a partir do aminoácido triptofano, que é abundante na carne bovina, na carne de aves e no leite. Allman[2] sugere que, se pensarmos no cérebro dos animais como um prédio, o sistema serotonérgico se localiza nos porões, onde a regulação da água e da eletricidade costuma ficar. Assim, ele é um sistema básico de regulação do equilíbrio do sistema nervoso como um todo. Os neurônios serotonérgicos situam-se na base do cérebro de todos os vertebrados, de modo análogo, desde o anfioxo até os mamíferos. Assim, tal sistema está estruturado dessa mesma forma, no mesmo lugar, desde cerca de 500 milhões de anos atrás; ele se conservou assim, participando de forma vital nos processos mais complexos do cérebro humano, como o pensamento e as emoções. Os axônios dos neurônios serotonérgicos, partindo do mesencéfalo, em geral não excitam diretamente outros neurônios, mas modulam de forma difusa a resposta dos neurônios de outros sistemas de neurotransmissão. Nosso senso de bem-estar e capacidade de organizar atividades e de se relacionar com outras pessoas, por exemplo, dependem, em parte, da integridade do sistema serotonérgico.[2]

Os receptores serotonérgicos nos neurônios-alvo são muito diversos; pelo menos 14 subtipos de receptores foram descritos nos cérebros de mamíferos, localizados em áreas distintas, com ações diversas. Os vários subtipos de receptores serotonérgicos também têm uma longa história evolutiva, com origem há mais de 800 milhões de anos, tendo surgido antes mesmo da origem dos primeiros cérebros, há 500 milhões de anos. Os receptores serotonérgicos fazem parte da grande família de receptores metabotrópicos ligados à proteína G, e já estão presentes em organismos tão simples como leveduras e fungos. Os diferentes subtipos de receptores serotonérgicos encontrados em vertebrados como os mamíferos foram criados, ao longo da evolução, por uma série de duplicações de genes. Alguns receptores serotonérgicos se localizam nas paredes dos intestinos e nos vasos sanguíneos, participando de mecanismos regulatórios da digestão e do controle da pressão arterial. A maioria dos receptores serotonérgicos, entretanto, localiza-se no cérebro.

Funcionalmente, quando um animal aumenta sua atividade motora, o disparo de neurônios serotonérgicos aumenta logo antes da atividade se iniciar e continua na medida em que a atividade motora é mantida. Digno de nota é que tal padrão de disparos é encontrado em uma grande variedade de animais, de invertebrados, como lagostas e lesmas marinhas, até primatas, como nós. Assim, uma função comum desse sistema é a estabilização e a coordenação da atividade neural durante os movimentos, como andar, correr e nadar.

Outra forma de verificar a ação do sistema serotonérgico é observar o que ocorre após a administração de substâncias que influenciam a síntese e a recaptação da serotonina. Substâncias que diminuem a quantidade de serotonina na fenda sináptica tendem, em diversas espécies animais, a aumetar comportamentos exploratórios, de alimentação e sexuais, assim como a agressividade relacionada à experiência de medo.

Michael Raleigh e colaboradores[53] demonstraram que a serotonina está intimamente relacionada ao *status* social em primatas. Constataram que, em macacos africanos do gênero dos cercopitecos (em particular o *Cercopithecus pygerythrus*), indivíduos com baixo nível do metabólito da serotonina, 5-HIAA, têm baixo *status* no grupo. Quando deram a esses macacos substâncias que aumentavam os níveis de serotonina, eles se engajaram mais em comportamentos pró-sociais do tipo *grooming* (coçar, manipular os pelos e cutucar a pele dos companheiros) e mostraram-se mais confiantes e relaxados (os de baixo *status* e baixa serotonina permaneceram mais irritadiços e isolados). Esses autores também mediram os receptores serotonérgicos no córtex pré-frontal e na amígdala, estruturas relacionadas a comportamentos sociais. Verificaram que o aumento de receptores serotonérgicos nessas estruturas relacionava-se a comportamentos pró-sociais, como o *grooming*. A diminuição dos receptores serotonérgicos, por sua vez, estava relacionada a comportamentos antissociais como brigar com os companheiros. Assim, pelo menos alguns subtipos de receptores serotonérgicos parecem se relacionar com a estabilização do comportamento entre os indivíduos, em animais sociais. Em humanos, níveis cerebrais baixos de serotonina relacionam-se a mais agressividade, sobretudo do tipo impulsiva.

Mas qual seria a utilidade evolutiva dos baixos níveis de serotonina encontrados em alguns indivíduos, nos animais sociais? Ou, posto de outra forma, por que as linhagens dos indivíduos com pouca serotonina não são extintas? Ao que parece, baixos níveis de serotonina relacionam-se a impulsos motivacionais mais intensos e a maior sensibilidade à gratificação e a riscos no ambiente. Animais com níveis mais altos de serotonina, embora mais estáveis socialmente, seriam menos sensíveis a ocasos, ameaças e oportunidades do ambiente. Os animais com níveis baixos de serotonina seriam os primeiros do grupo a encontrar novas fontes de alimento e serviriam de sentinelas contra predadores (mais sensíveis ao medo). Esses padrões distintos relacionados a níveis altos ou baixos de serotonina explicariam por que a diversidade em termos de níveis e de concentração de receptores prevalece em muitas espécies animais, inclusive entre nós, humanos.

Em resumo, como salienta Allman, a principal função do sistema serotonérgico é modular os outros sistemas de neurotransmissão, a fim de propiciar circuitos neuronais mais estáveis que permitam ao organismo se engajar em uma variedade de comportamentos.[2] A arquitetura básica do sistema serotonérgico se conservou nos animais, desde há pelo menos 500 milhões de anos. A redução da modulação serotonérgica aumenta os impulsos motivacionais e a sensibilidade tanto ao risco como à gratificação, podendo ser, em algumas circunstâncias, benéfica para o indivíduo ou para o grupo. Entretanto, tal aumento de sensibilidade confere um aumento de vulnerabilidade a uma ampla gama de transtornos que afetam os seres humanos hoje em dia, tais como quadros de depressão e ansiedade, transtorno obsessivo-compulsivo, transtornos da alimentação e do sono.

REFERÊNCIAS

1. Machado ABM. Neuroanatomia funcional. Rio de Janeiro: Atheneu; 1981.

2. Allman JM. Evolving brains. New York: Scientific American Library; 1999.

3. Aboitiz F. Montiel J. Evolução do cérebro e do comportamento. In: Lent R, coordenador. Neurociência da mente e do comportamento. Rio de Janeiro: Guanabara Koogan; 2008.

4. Iwaniuk AN, Hurd PL, Wylie DRW. The comparative morphology of the cerebellum in caprimulgirom birds: evolutionary and functional implications. Brain Behav Evol. 2006;67(1):53-68. Epub 2005 Oct 20.

5. Iwaniuk AN, Hurd PL, Wylie DRW. Comparative morphology of the avian cerebellum: II. Size of Folia. Brain Behav Evol. 2007;69(3):196-219. Epub 2006 Nov 13.

6. Iwaniuk AN, Hurd PL, Wylie DRW. Comparative morphology of the avian cerebellum: I. Degree of foliation. Brain Behav Evol. 2006;68(1):45-62. Epub 2006 May 24.

7. Sánchez-Villagra MR, Sultan F. The cerebellum at birth in therian mammals, with special reference to rodents. Brain Behav Evol. 2002;59(3):101-13.

8. Larsell O. The comparative anatomy and histology of the cerebellum from myxinoids through birds. Minneapolis: University of Minnesota Press; 1967.

9. Passingham R. Brain. In: McFarland D, editor. The Oxford companion to animal behavior. Oxford: Oxford University Press; 1981.

10. Marino L, Rilling JK, Lin SK, Ridgway SH. Relative volume of the cerebellum in dolphins and comparison with anthropoid primates. Brain Behav Evol. 2000;56(4):204-11.

11. Rilling JK, Insel TR. Evolution of the cerebellum in primates: differences in relative volume among monkeys, apes and humans. Brain Behav Evol. 1998;52(6):308-14.

12. Sanvito WL. Propedêutica neurológica básica. São Paulo: Gráfica Editora; 1981.

13. DeFelipe J, Ferenandéz-Gil A, Kastanauskaite A, Bote RP, Presmanes YG, Ruiz MT. Macroanatomy and microanatomy of the temporal lobe. Semin Ultrasound CT MR. 2007;28(6):404-15.

14. El-Falougy H, Benuska J. History, anatomical nomenclature, comparative anatomy and functions of the hippocampal formation. Bratisl Lek Listy. 2006;107(4):103-6.

15. Garamszegi LZ, Eens M. The evolution of hippocampus volume and brain size in relation to food hoarding in birds. Ecol Lett. 2004;7(12):1216-24

16. Fyhn M, Molden S, Witter MP, Moser EI, Moser MB. Spatial representation in the entorhinal cortex. Science. 2004;305(5688):1258-64.

17. Hafting T, Fyhn M, Molden S, Moser MB, Moser EI. Microstructure of a spatial map in the entorhinal cortex. Nature. 2005;436(7052):801-6.

18. Tranel D. Neuroanatomia functional: correlatos neuropsicológicos de lesões corticais e subcorticais. In: Yudofsky SC, Hales RE. Neuropsiquiatria e neurociências na prática clínica. Porto Alegre: Artmed; 2006.

19. Aboitiz F, Montiel J. One hundred million years of interhemispheric communication: the history of the corpus callosum. Braz J Med Biol Res. 2003;36(4):409-20. Epub 2003 Apr 8.

20. Cooper JA. A mechanism for inside-out lamination in the neocortex. Trends Neurosci. 2008;31(3):113-9. Epub 2008 Feb 5.

21. Kaas JH, Preuss TM. Human brain evolution. In: Squire LR, Bloom FE, McConnel SK, Roberts JL, Spitzer NC, Zigmond MJ. Fundamental neuroscience. 2nd ed. Amsterdam: Academic Press; 2003.

22. Jones EG. Microcolumns in the cerebral cortex. Proc Nati Acad Sci U S A. 2000;97(10):5019-21.

23. DeFelipe J. Reflections on the structure of the cortical minicolumn. In: Casanova MF, editor. Neocortical modularity and the cell minicolumn. Hauppage: Nova Biomedical Books; 2005. p. 57-92.

24. Casanova MF, van Kooten IA, Switala AE, van Engeland H, Heinsen H, Steinbusch HW, et al. Minicolumnar abnormalieties in autism. Acta Neuropathol. 2006;112(3):287-303. Epub 2006 Jul 4.

25. Rose S. O cérebro do século XXI. São Paulo: Globo; 2006.

26. Fuster JM. The prefrontal cortex: anatomy, physiology, and neuropsychology of the frontal lobe. 3rd ed. Philadelphia: Lippincott-Raven; 1997.

27. Jerison HJ. Fossil evidence of the evolution of the human brain. Annu Rev Anthropol. 1975;4:27-57.

28. Brodmann K. Beiträge zur histologischen Lokalisation der Grosshirnrinde. Journal für Psychologie und Neurologie.1905;4:177-226.

29. Brodmann K. Vergleichende Lokalisationslehre der Grosshirnrinde in ihren Prinzipien dargestellt auf Grund des Zellenbaues. Leipzig: J.A. Barth, Leipzig; 1909.

30. von Economo C, Koskinas GN. Die cytoarchitektonik der hirnrinde des erwachsenen menschen. Berlin: Springer Verlag; 1925.

31. Swanson LW. The architecture of nervous systems. In: Squire LR, Bloom FE, McConnel SK, Roberts JL, Spitzer NC, Zigmond MJ. Fundamental neuroscience. 2nd ed. Amsterdam: Academic Press; 2003.

32. Dalgalarrondo P; Martins de Oliveira MC. Aspectos neuropsiquiátricos do lobo frontal: o caso da Síndrome de Cotard. Neurobiol. 2000;63:11-8.

33. Klüver H, Bucy PC. Psychic blindness and other symptoms following bilateral temporal lobectomy in rhesus monkeys. Am J Physiol. 1937;119:352-3.

34. Sanvito WL. Síndromes neurológicas. 2. ed. São Paulo: Atheneu; 1997.

35. Stern Y, Sackeim HA. Aspectos neuropsiquiátricos da memória e da amnésia. In: Yudofsky SC, Hales RE. Neuropsiquiatria e neurociências na prática clínica. 4. ed. Porto Alegre: Artmed; 2006.

36. Machado ABM. Neuroanatomia funcional. Rio de Janeiro: Atheneu; 1980.

37. Engelhardt E, Moreira DM. A substância branca cerebral: dissecção virtual dos principais feixes: tratografia. Revista Brasileira de Neurologia. 2008;44(4):19-34.

38. Gazzaniga MS. Cerebral specialization and interhemispheric communication: does the corpus callosum enable the human condition? Brain. 2000;123(Pt 7):1292-326.

39. Rückert L, Levy J. Further evidence that the callosum is involved in sustaining attention. Neuropsychologia. 1996;34(9):927-35.

40. Paul LK, Van Lancker-Sidtis D, Schieffer B, Dietrich R, Brown WS. Communicative deficits in agenesis of the corpus callosum: nonliteral language and affective prosody. Brain Lang. 2003;85(2):313-24.

41. Quigley M, Cordes D, Turski P, Moritz C, Haughton V, Seth R, et al. Role of the corpus callosum in functional connectivity. AJNR Am J Neuroradiol. 2003;24(2):208-12.

42. Arnone D, McIntosh AM, Chandra P, Ebmeier KP. Meta-analysis of magnetic resonance imaging studies of the corpus callosum in bipolar disorder. Acta Psychiatr Scand. 2008;118(5):357-62. Epub 2008 Jul 14.

43. Arnone D, McIntosh AM, Tan GMY, Ebmeier KP. Meta-analysis of magnetic resonance imaging studies of the corpus callosum in schizophrenia. Schizophr Res. 2008;101(1-3):124-32. Epub 2008 Mar 4.

44. Lent R. Os chips neurais. In: Lent R. Cem bilhões de neurônios: conceitos fundamentais de neurociência. São Paulo: Atheneu; 2004.

45. Messenger JB. Neurotransmitters of cephalopods. Invert Neurosci. 1996;2(2):95-114.

46. Striedter GF. Principles of brain evolution. Sunderland: Sinauer Associates; 2005.

47. Keating C, Lloyd PE. Differential modulation of motoneurons that innervate the same muscle but use different excitatory transmitters in Aplysia. J Neurophisiol. 1999;82:1759-67.

48. Hoyle CHV. Neuropeptide families and their receptors: evolutionary perspectives. Brain Res. 1999;848(1-2):1-25.

49. Anderson PA, Greenberg RM. Phylogeny of íon channels: cues of structure and function. Comp Biochem Physiol B Biochem Mol Biol. 2001;129:17-28.

50. Hille B. Ionic channels of excitable membranes. Sunderland: Sinauer; 1984.

51. Smeets WJAJ, González A. Catecholamine systems in the brain of vertebrates: new perspectives through a comparative approach. Brain Res Rev. 2000;33(2-3):308-79.

52. Andreasen NC, Black DW. Introdução à Psiquiatria. 4. ed. Porto Alegre: Artmed; 2009.

53. Raleigh MJ, McGuire MT, Brammer GL, Pollack DB, Yuwiler A. Serotonergic mechanisms promote dominance acquisition in adult male vervet monkeys. Brain Res. 1991;559(2):181-90.

7

O CÉREBRO E O COMPORTAMENTO DOS PRIMATAS

A ORDEM DOS PRIMATAS: ESSES ATENTOS, ÁGEIS E FLEXÍVEIS HABITANTES DAS ÁRVORES!

Foi no final do período Cretáceo e início do Paleoceno, há um tempo estimado em 80 milhões de anos, que surgiu, no interior da classe *Mammalia*, uma ordem peculiar, caracterizada por uma considerável plasticidade funcional ou, dito de outra forma, ausência de especialização estrita; foi o advento dos primeiros primatas.[1,2] A ordem dos primatas é consideravelmente variável, tanto no seu tamanho como em sua conformação anatômica e funcional.[3] Há atualmente descritas 375 espécies de primatas (5% do total de mamíferos). Caracterizam-se por quase todas viverem em florestas tropicais ou subtropicais, em árvores, do alto das copas às camadas baixas. A estrutura neuronal e musculoesquelética de quase todos os primatas os capacita ao movimento livre e flexível em um ambiente tridimensional. Devem, portanto, possuir boa visão de profundidade, um acurado senso de distância e agilidade e muita habilidade em agarrar ramos, troncos e cipós (suas unhas planas são outro recurso de preensão, pois ajudam a dar firmeza às polpas dos dedos). Por serem "generalistas", têm mãos e pés com formato "não especializado". Além disso, possuem clavícula que lhes ajuda a orientar o ombro para o lado do corpo e, dessa forma, amplia o alcance do membro superior.[1]

Os primatas não possuem potentes armas naturais; são seres antes de "fuga" do que de "ataque". Suas únicas armas são longos caninos em forma de adaga. Para a fuga eficaz (sua verdadeira arma na luta pela sobrevivência), são dotados de excelente visão e grande agilidade e flexibilidade motora. Primatas são mamí-

capítulo 7 O CÉREBRO E O COMPORTAMENTO DOS PRIMATAS

feros sociais particularmente inteligentes. O primatólogo Alison Jolly, citado por Roger Lewin,[4] afirma que: "Se há uma essência em ser primata, é a evolução progressiva da inteligência como um modo de vida".

Todavia, há muito mais a se dizer sobre os primatas. É possível descrevê-los, de modo bastante resumido, através das seguintes características:[1,5-7]

- São animais com **cinco dígitos funcionais nos pés e nas mãos**. Seus polegares e hálux são dispostos em um ângulo de 90° em relação aos demais dedos, o que permite a eles a oposição em relação aos outros dedos e a preensão adequada dos galhos das árvores e de objetos (**polegar e hálux opositores**). Além disso, têm unhas achatadas e comprimidas no lugar de garras, que lhes permitem uma preensão mais firme e precisa. Têm também terminações sensoriais táteis na região distal dos dígitos. De modo geral, possuem **pés e mãos muito hábeis e manipulativos**, ideais para a vida arbórea, para a fabricação de ferramentas e para o *grooming* (alisarem-se e coçarem-se uns aos outros socialmente).
- Devido à retenção da **clavícula** (como elemento proeminente da cintura escapular) e à presença de certos **ligamentos nos ombros e nos cotovelos**, seus membros ganharam **importante mobilidade e flexibilidade**, tanto os anteriores como os posteriores, em relação ao tronco, o que lhes possibilita uma ampla variedade de movimentos.
- Tendência à **manutenção ereta do tronco**, o que, em muitas espécies, leva ao bipedalismo facultativo.
- Diminuição do focinho, **redução dos aparatos olfatórios** e perda da sensibilidade olfativa.
- **Aperfeiçoamento do aparato visual**. Os olhos dirigidos para a frente permitem a visão binocular, tridimensional; isso lhes possibilita uma melhor noção de profundidade, muito importante para a vida nas árvores. Também se aperfeiçoou a percepção das cores, a partir da matriz das três cores básicas.
- A dieta dos primatas, na evolução filogenética, transformou-se de um padrão insetívoro para padrões mais frugívoros e **onívoros**. Houve redução do número de dentes (em comparação a mamíferos mais basais), mas com retenção dos padrões simples da coroa dos molares bunodontes.
- Na evolução dos primatas, verifica-se tendência ao **aumento do tamanho corporal e do cérebro** (aumento do tamanho cerebral tanto absoluto como relativo ao tamanho dos corpos), que ganhou mais giros e sulcos. Ocorreu também aumento considerável do **córtex cerebral**. Assim, comparado com os outros vertebrados e mesmo com os outros mamíferos, os primatas têm encéfalos particularmente grandes e desenvolvidos em relação ao tamanho de seus corpos. Todos os primatas, excluindo-se apenas os prossímios, têm o dobro do volume do cérebro em relação a outros mamíferos do mesmo tamanho.
- As mães têm apenas duas glândulas mamárias (poucas exceções) e, em geral, somente um filho por gestação. Elas revelam zeloso cuidado dos filhotes,

em particular no início de suas vidas (a chamada **cria altricial**, na qual os filhotes são muito dependentes das mães). O **tempo de infância** dos filhotes costuma ser prolongado quando comparado a outras ordens, havendo, em muitas espécies, um período correspondente à adolescência em humanos.
- Apresentam **comportamento social complexo**, sendo uma proporção importante de seus comportamentos aprendidos na relação com pais e pares, e não apenas instintivos.

Os primeiros primatas foram gradualmente se distribuindo por todo o mundo; eram, de modo geral, animais pequenos, lemuriformes ou tarsiiformes.[3] Viviam em árvores e comiam insetos e frutos, havendo pequena competição por alimento, até que, na época do Eoceno, há cerca de 60 milhões de anos, ocorreu um evento ecológico que fez com que a quantidade de primatas na Terra repentinamente reduzisse de forma drástica.

O surgimento abrupto de novos roedores e carnívoros de procriação rápida representou uma intensa competição por alimento e espaço vital. Dessa forma, muitos dos primeiros primatas, como já dito, seres basicamente "generalistas", pouco especializados, se extinguiram. A permanência dos lêmures de Madagascar, primatas mais semelhantes aos ancestrais da ordem, só ocorreu pelo isolamento geográfico da ilha (Figura 7.1).

Em termos de evolução filogenética, a linhagem composta pelos grandes símios da África (gorilas e chimpanzés) e pelos hominíneos, ou seja, o nosso clado filogenético, é, infelizmente, pouco documentada. O clado dos grandes símios asiáticos (que inclui os pongídeos, como o orangotango) é o mais conhecido. Nos pés do Himalaia, em sedimentos de 8 a 12 milhões de anos, foram encontrados fósseis do gênero *Sivapithecus*, que pertencem à linhagem dos oran-

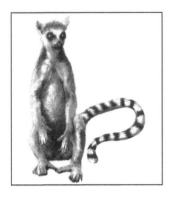
Lêmur

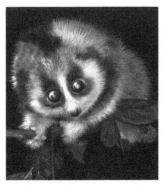
Lorise

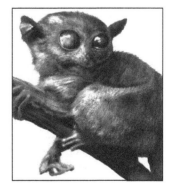
Társio

Figura 7.1
Prossímios, supostamente primatas mais semelhantes aos ancestrais da ordem.

168   capítulo 7   O CÉREBRO E O COMPORTAMENTO DOS PRIMATAS

gotangos. Na Europa, foram encontrados fósseis como o *Dryopithecus* (8 a 13 milhões de anos), o *Ouranopithecus* (9 a 10 milhões de anos) e o *Pierolapithecus* (12,5 a 13 milhões de anos), que pertencem à linhagem dos primatas antropoides, mas um tanto distante de nossa linhagem, que é propriamente africana. O material fóssil do Mioceno africano, já pertencente à nossa linhagem *Hominidae* (humanos e grandes símios africanos), é esparso; o *Kenyapithecus* (16 a 14 milhões de anos) e o *Equatorius* (16 a 15 milhões de anos) parecem pertencer ao nosso clado.[8]

Em várias etapas de mudanças climáticas, o aumento da temperatura da Terra e a redução da umidade fez as florestas recuarem. Muitos primatas foram obrigados a "descer das árvores" e se adaptar cada vez mais à vida terrestre. Foi provavelmente em um desses períodos que surgiu, a partir da superfamília dos hominoides (*Hominoidea*: grandes símios africanos, hominíneos), uma nova família de primatas, os hominíneos (família *Homininae*: p. ex., australopitecinos, *Homo ergaster*, *Homo neanderthalensis* e nós, *Homo sapiens*).

Os hominíneos caracterizam-se pela postura ereta e pela marcha bípede, pelo menos em momentos de suas vidas (como nos australopitecos) ou constantemente (como no gênero *Homo*). Em contraste, os grandes símios africanos, como o chimpanzé, o bonobo e o gorila, caminham apoiando o corpo sobre os nós dos dedos das mãos, a chamada nodopedalia. A taxonomia dos primatas certamente ainda não está bem estabelecida,[2,5] permanecendo muitas controvérsias classificatórias. O que se apresenta neste livro é uma classificação aproximada, simplificada, com finalidade didática (Figura 7.2).

No Brasil, assim como em toda a América do Sul e Central, os primatas vivem quase exclusivamente em florestas tropicais, tendo vida arborícola. São primatas da infraordem *Platyrrhinie*, cujo nome do táxon (*platis* ou *platus*, achatado; e *rhis*, *rhino*, nariz) indica que um aspecto morfológico, o nariz largo e achatado com as narinas dispostas lateralmente, marca uma oposição fundamental para diferenciá-los dos primatas do Velho Mundo e dos humanos. Os primatas no Brasil (104 espécies, 15% do total de primatas espalhados pelo mundo) são, em geral, macacos de tamanho pequeno a médio (100 g a pouco mais de 10 kg), tendo algumas espécies uma cauda preênsil muito ágil. Espécies bem conhecidas e estudadas são: macaco-prego, macaco-aranha, saguis, micos, muriqui, parauacu, cuxiú, uacari e sauá (Quadro 7.1).

A EVOLUÇÃO DOS GRANDES PRIMATAS ATUAIS

Os paleontólogos têm encontrado um bom número de grandes símios fósseis no Mioceno, entre 25 e 13 milhões de anos atrás. Os primeiros grandes símios pertenciam ao gênero *Driopiteco*. Habitaram amplas áreas do globo, na África, na Europa e na Ásia. Na África, o grupo mais parecido com os grandes símios atuais é o dos procônsules. Foram descritas três espécies destes: *Proconsul africanus*, *Proconsul nyanzae* e *Proconsul majos*.

Quadro 7.1
NOMENCLATURAS EM INGLÊS E EM PORTUGUÊS PARA OS DISTINTOS GRUPOS DE PRIMATAS E CLASSIFICAÇÃO DOS PRIMATAS

Usos e significados (inglês/português)

De modo geral, o termo *monkey* em inglês indica macaco pequeno, micos, saguis. Já o termo *ape* designa primatas maiores, sem cauda (chimpanzé, bonobo, gorila, orangotango e gibão), que em português se designa por símio. Há também em inglês os termos *macaque*, que designa precisamente um primata do gênero *Macacus*, das Índias Orientais, e o termo *simian*, que se traduz simplesmente por símio.

Classificação dos primatas

Primata: todos os animais da ordem *Primates*, da classe *Mammalia*. A ordem dos primatas subdivide-se em duas subordens: **prossímios (*Prosimii*)**; que são representados por társios (habitam as Filipinas e as Índias Orientais), lêmures (encontrados em Madagascar) e lorises, que vivem em regiões da Ásia e da África. A outra subordem é a dos **antropoides (*Anthropoidea*)**, representados por macacos, símios e humanos. Em geral, os primatas antropoides são maiores, têm encéfalos mais desenvolvidos, convolutos, e são mais recentes na evolução. Dividem-se os antropoides em duas linhas evolutivas: os *Platyrrhine*, macacos do Novo Mundo, que incluem micos, saguis e macacos-prego, e os *Catarrhine*, macacos do Velho Mundo, símios e humanos, representados pelas superfamílias de *Cercopithecoidea* e *Hominoidea*. Os *Cercopithecoidea* têm duas famílias, os *Cercopithecidae* (mandris, babuínos e macacos *Rhesus*) e os *Colobidae* (colobos africanos e macacos asiáticos). A superfamília *Hominoidea* é formada pela família *Hylobatidae* (representada pelo gibão e pelo siamango), pela família *Pongidae* (representada pelo orangotango) e pela família *Hominidae*. Esta última inclui as subfamílias *Gorillinae* (gorilas), *Paninae* (chimpanzé, bonobo) e *Homininae*, incluindo os extintos australopitecinos e as espécies do gênero *Homo*, tais como os extintos *Homo erectus*, *Homo neanderthalensis* e o *Homo sapiens* atual.

Fonte: Horvath e Willard,[2] Foley[5] e McHenry.[8]

O CÉREBRO DOS PRIMATAS

Como visto anteriormente, em lêmures (prossímios), macacos, símios hominoides (grandes símios africanos) e no homem, o córtex cerebral atingiu grande desenvolvimento.[9] Assim, verifica-se uma crescente complexidade dos padrões cerebrais nas regiões occipitais, parietais e temporais. Os biólogos supõem, com base em evidências da evolução, que os primeiros primatas que surgiram na Terra se parecem bem mais com os primatas prossímios ainda vivos, em termos tanto de tamanho do cérebro como da estrutura de suas partes. Macacos, símios e humanos, por sua vez, diferem tanto dos prossímios como, possivelmente, dos primeiros primatas. Dessa forma, para entender a evolução do cérebro dos

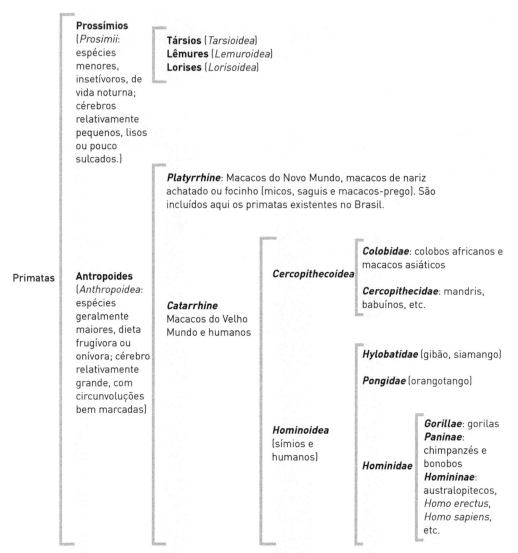

Figura 7.2
Classificação dos primatas. Este esquema simplificado não inclui todas as subordens, superfamílias, famílias, subfamílias e gêneros de primatas.
Fonte: Horvath e Willard,[2] Foley[5] e McHenry.[8]

primatas, é importante analisar a estrutura do cérebros de lêmures, társios e lorises.[10]

Um aspecto distintivo do cérebro dos primatas é o importante desenvolvimento dos lobos occipitais.[9] Essa região é a área fundamental da função visual, que se dá principalmente no córtex adjacente à fissura calcarina (Figura 7.3). A

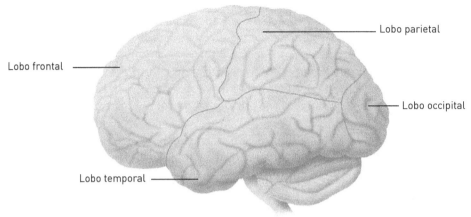

Figura 7.3
Lobo occipital.

expansão das áreas occipitais visuais nos primatas está certamente relacionada à importância da visão (sobretudo da visão estereostática, de profundidade) para esses seres arbóreos que se movimentam rapidamente e com precisão, sobretudo na fuga de predadores e para a obtenção de alimentos.[11]

Nos primatas, de modo geral, as informações visuais chegam à retina, seguem pelo nervo óptico e são processadas no diencéfalo por meio dos corpos geniculados laterais,* e deles saem as projeções para o córtex visual nas regiões occipitais. Não há, entretanto, apenas uma área visual nos primatas, mas pelo menos 30 módulos diferentes, cada um deles exercendo processamentos diferentes. Além das seis camadas corticais que recebem e transmitem as informações vindas de outras regiões do cérebro, há a organização do córtex em diferentes colunas. Essas colunas são formadas por conjuntos de neurônios envolvidos em detectar e processar diferentes aspectos das informações visuais. Há, por exemplo, conjuntos de neurônios que reconhecem linhas verticais e horizontais, conjuntos que detectam cores, outros que identificam movimentos, aqueles que reconhecem arestas, e assim por diante.[12]

Os primatas têm maior aptidão para a percepção de profundidade, cor, movimento e para agarrar objetos guiados pela função visual. A função visual complexa dos primatas, sua importância para a sobrevivência no ambiente arbóreo e a complexidade dos sistemas cerebrais a ela relacionados formam um

---

* O nervo óptico também envia fibras para os núcleos pretectais e para o colículo superior do mesencéfalo.

todo único e notável dessa ordem de mamíferos. Assim, eles têm uma estrutura cerebral em relação à visão bastante diferenciada: apresentam maior número de áreas visuais e interconexões mais sofisticadas com as áreas cerebrais de ação, localizadas nos lobos frontais.

Apesar do crescimento dos lobos occipitais e do incremento em importância da visão, o aspecto mais original e surpreendente no cérebro dos primatas é o acentuado desenvolvimento de grandes lobos frontais, particularmente das chamadas áreas pré-frontais (mas, como se verá adiante, a expansão dos lobos occipitais e dos frontais deu-se de forma articulada). Nota-se tal expansão dos lobos frontais quando se compara, por exemplo, o cérebro de um primata com o de um mamífero carnívoro, estes em geral com lobos frontais relativamente pequenos. Nos primatas, todo o córtex em frente ao sulco central (ou coronal) constitui o lobo frontal. O tamanho expressivo do lobo frontal (e, dentro da ordem primata, nas diferentes subordens e famílias), evidencia-se ao observar-se como filogeneticamente aumenta o número de sulcos e giros na sequência evolutiva que vai dos lêmures e pequenos macacos até os grandes símios africanos e hominíneos.

Além disso, já em 1909, o neuroanatomista Brodmann identificou um aumento gradativo da representação do córtex pré-frontal ao longo da ordem dos primatas: nos primatas pequenos e mais basais, os lêmures, o córtex pré-frontal representa cerca de 8% da superfície cortical; na família dos cercopitecos (macacos colobo, langures, macacos nariguidos), as áreas pré-frontais ocupam 11,5% do total do córtex; nos grandes símios (chimpanzés, gorilas e orangotangos), compreendem cerca de 17%; e no homem representam algo em torno de 25 a 30%.[13,14] Fuster[14] alerta, entretanto, que é preciso cautela ao se comparar tamanhos de áreas cerebrais entre espécies, sobretudo na ausência de ancestrais comuns.

O córtex pré-frontal tem grande relevância cognitiva, pois permite o planejamento da ação, a análise de dificuldades ambientais, a resolução de problemas novos e, na espécie humana, o raciocínio abstrato. É interessante notar que a origem do lobo frontal e seu grande tamanho nos primatas não se deram através de conexões sensitivas, como é o caso dos lobos parietais, temporais e occipitais. Filogeneticamente, o lobo frontal é produto do desenvolvimento de áreas motoras pré-centrais, localizadas no polo anterior do cérebro. Por sua vez, as funções sensoriais originaram as áreas cerebrais posteriores, localizadas nos lobos occipitais, parietais e temporais.

Os primatas mais basais são pequenos animais que gritam com frequência e que se movem constantemente, de forma livre e agitada. Sendo arbóreos, seus membros de preensão são bem desenvolvidos, mas o sentido do olfato e o focinho tornaram-se relativamente menos desenvolvidos. Esse modo de vida exigiu uma habilidade sensório-motora, em especial visuomotora, extrema, o que levou ao aperfeiçoamento dos movimentos, assim como à visão estereostática, características não tão necessárias, por exemplo, nos mamíferos quadrúpedes. No cérebro, isso se expressou, a princípio, por um grande desenvolvimento das áreas sensório-motoras, guiando a noção perfeita de posição e de movimento. Além disso, os sentidos visuais e auditivos, principais analistas do ambiente externo, tornaram-se os assistentes das áreas motoras, dirigindo os movimentos do animal. Conexões entre áreas visuais e auditivas com os centros motores foram se tornando cada vez mais importantes e aperfeiçoadas. Assim, com essa especialização refinada, os lobos frontais foram adquirindo o seu grande tamanho e importância para os primatas, chegando a um alto nível de complexidade nos humanos, sobretudo em termos de planejamento e monitoração da ação no mundo.

A expansão do lobo frontal nos primatas, portanto, relaciona-se inicialmente à evolução da função de preensão dos membros superiores, do caminhar e da preensão dos membros inferiores, assim como, nos humanos, da capacidade de fala articulada, do planejamento da ação e do pensamento abstrato. Os movimentos musculares e as reações motoras complexas nos prossímios, macacos e hominoides, mas principalmente nos homens, não são mais apenas reações reflexas de marcha e alimentação, mas constituem um plano motor com inúmeras variações (ou infinitas variações, nos humanos). Os milhares de atos motores adaptativos das mãos e do corpo do homem são, em grande parte, dependentes do grande desenvolvimento do lobo frontal.

Depois dos hemisférios cerebrais, o cerebelo é o órgão mais complexo e elaborado do sistema nervoso. Ele lida fundamentalmente com funções motoras, incluindo a postura, o equilíbrio e os movimentos finos. O cerebelo regula de forma precisa a duração, força e velocidade dos movimentos musculares. Nos mamíferos, ocorreram dois desenvolvimentos de aspectos funcionais do cerebelo: primeiro, o cérebro passou gradativamente a exercer um controle sobre as funções cerebelares mediante as conexões cérebro-ponto-cerebelares e, segundo, desenvolveram-se os hemisférios cerebelares. Uma interação fina e dinâmica passou a ocorrer devido a um cerebelo funcionalmente mais sofisticado (hemisférios cerebelares), assim como pelo desenvolvimento de intensas conexões entre o cérebro e o cerebelo.

O CÉREBRO E AS HABILIDADES E VIDA SOCIAL DOS GRANDES SÍMIOS

O conhecimento sobre o comportamento, a vida social e o cérebro dos nossos parentes mais próximos atualmente existentes no mundo desenvolveu-se muito no último século. Isso se deveu ao esforço e às habilidade de alguns cientistas notáveis,[15] que passaram a ser denominados primatólogos.

Os chimpanzés foram descritos no século XVI, os gorilas em 1847 e os chimpanzés pigmeus, denominados atualmente bonobos, apenas em 1933. Os primeiros estudos sobre comportamento, interação social e, sobretudo, cognição em grandes símios africanos foram realizados pelo psicólogo alemão **Wolfgang Köhler** (1887-1967), na estação para antropoides da Academia Prussiana de Ciências, na ilha de Tenerife (Ilhas Canárias). A estação de estudos existiu de

UM POUCO DA HISTÓRIA DO CONHECIMENTO SOBRE OS GRANDES SÍMIOS

Os chimpanzés foram os primeiros dos grandes símios a serem descritos, no século XVI. Embora povos africanos tenham tido contato com chimpanzés há milênios, a ciência ocidental começou a reconhecer esses nossos parentes próximos apenas no início dos anos 1600. Nessa época, cientistas holandeses (como Nicolaas Tulp, 1593-1674) e exploradores portugueses em Angola, por meio de seus relatos de viagem, tornaram os chimpanzés conhecidos dos europeus. Um século antes, entretanto, o navegador Duarte Pacheco Pereira (1460-1533) já descrevera pela primeira vez em seu diário, em 1506 (documento preservado na Torre do Tombo, em Portugal), a construção de ferramentas simples por chimpanzés.[15]

Edward Tyson (1650-1708), médico britânico do Bethlem Hospital de Londres (primeiro hospital psiquiátrico inglês), considerado o fundador da anatomia comparada moderna (o estudo comparativo da morfologia dos animais), foi o primeiro a estudar a anatomia dos chimpanzés e a realçar as semelhanças com os humanos. Sua habilidade como anatomista comparativo, por exemplo, permitiu que ele, em 1680, com base em dados morfológicos, defendesse a ideia de que os botos são mamíferos, e não grandes peixes. Em 1698, após analisar a anatomia interna de um chimpanzé, escreveu o livro *Orang-Outang, sive Homo Sylvestris: or, the Anatomy of a Pygmie Compared with that of a Monkey, an Ape, and a Man*. Nessa obra (apesar de certa confusão terminológica, pois o termo chimpanzé só surge em 1738), ele afirma que o chimpanzé tem mais em comum com o homem do que com os outros macacos, principalmente por causa da anatomia de seu cérebro.[17]

Thomas S. Savage (1804-1880),[18] um médico e naturalista missionário, fez a primeira descrição científica do gorila em 1847, com espécimes obtidos na Libéria, África. Na Antiguidade, os gorilas haviam sido descritos para o Ocidente por um navegador cartaginês, Hannon, em 480 a.C., em viagem à região da atual Serra Leoa. Hannon acreditou que se tratava de pessoas selvagens e peludas e então lhes deu o nome grego *Gorillai* (uma transliteração para "tribo de mulheres peludas").[19] Os chimpanzés-pigmeus, denominados atualmente bonobos, foram descritos apenas em 1928, pelo naturalista norte-americano Harold Jefferson Coolidge (1904-1985), um descendente direto do presidente Thomas Jefferson que se tornou atuante no movimento ambientalista.[20]

1912 a 1920, mas, durante os sete anos de estudos de Köhler nessa estação, os mais intensivos foram entre 1914 e 1916. Ele acompanhou a vida de um pequeno grupo de chimpanzés, dando um nome pessoal a cada um, e estudou seus "estilos de personalidade e de inteligência". Criou e aplicou uma série de testes cognitivos especiais, mas relativamente simples, para verificar as capacidades cognitivas dos chimpanzés, avaliando habilidades de percepção, memória, aprendizagem e processamento mental, pouco conhecidas até então nesses primatas.[16]

Já a ousada psicóloga russa **Nadejda Ladygina-Kohts** (1890-1963) foi a primeira pesquisadora a "adotar" um bebê chimpanzé ("Joni") e criá-lo como

EVOLUÇÃO DO CÉREBRO

um filho em sua casa. Realizou, entre 1913 e 1916, observações detalhadas de desenvolvimento e cognição de Joni, repetindo, nos anos 1930, observações análogas com um filho seu (desta vez, humano), a fim de compreender melhor as semelhanças e diferenças entre esses parentes tão próximos.[21] Outro primatólogo notável foi **Solly Zuckerman**, Barão de Zuckerman, (1904-1993), nascido na África do Sul, filho de imigrantes judeus, foi anatomista, primatólogo e estrategista militar britânico, tendo lutado na II Guerra Mundial. Em função de sua experiência com a guerra, tornou-se um ativista para a não proliferação de armas atômicas, engajando-se em causas pacifistas. Publicou, em 1931, um dos trabalhos iniciais sobre a sociabilidade de primatas, *The social life of monkeys and apes.*[22]

A partir dos anos 1920, **Robert Mearns Yerkes** (1876-1956) estabeleceu o primeiro grande laboratório de primatologia na universidade norte-americana de Yale, tendo estimulado os estudos sobre aprendizado, cognição e habilidades mentais de diferentes primatas. Entretanto, até os anos 1960, a maioria dos estudos com primatas limitava-se a observações em condições de cativeiro, que distorcem profundamente a vida desses símios, que são, por natureza, seres intensamente sociais que desenvolvem tradições culturais locais, em parte perdidas nos estudos em cativeiro.[15]

No início dos anos 1960, o celebrado paleoantropólogo Louis Leakey estimulou três mulheres talentosas (ver texto em destaque a seguir) a realizar estudos de campo detalhados com primatas. **Jane Goodall** (1934-) conduziu observações "etnográficas" aprofundadas de chimpanzés na Gombe Stream Reserve, perto do lago Tanganica, na Tanzânia. **Dian Fossey** (1932-1985) observou gorilas-das-montanhas na estação de Karisoke, em Ruanda. Em 1985, essa dedicada pesquizadora, defensora dos gorilas, foi brutalmente assassinada por caçadores. Por fim, Louis Leakey incentivou **Biruté Galdikas** a ir para Sumatra e lá realizar pesquisas de campo com orangotangos.[15]

Os estudos dessas primatólogas têm evidenciado que os grandes símios africanos possuem, de fato, cognição e vidas sociais muito complexas. Apresentam enorme curiosidade e interesse pela manipulação e pesquisa minuciosa de objetos, ou seja, são ávidos por descobrir o que se pode fazer com coisas novas, sendo fabricantes de instrumentos, principalmente para a obtenção de alimentos como nozes, frutas e formigas.

O envolvimento dessas mulheres no debate primatológico não é irrelevante. Nesse sentido, a cientista social e historiadora da ciência Donna Haraway[23,24] tem analisado como a primatologia foi, em sua história recente, influenciada por questões e disputas que vão além de aspectos estritamente científicos; comparando teorizações de antropólogos físicos e primatólogos homens, como Solly Zuckerman, Sherwood Washburn e Harry Harlow, e mulheres, como Adrienne Zihlman e Nancy Tanner (além das primatólogas já citadas), ela evidencia que as percepções e teorizações têm amplas origens, ressonâncias e implicações em relação a questões de gênero, raça e ideologias relativas às noções de natureza e de sociedade.

TRÊS MULHERES NOTÁVEIS NO ESTUDO DOS PRIMATAS

Jane Goodall (1934-) é considerada uma das principais estudiosas dos chimpanzés *(Pan troglodytes)* no mundo. Estimulada e orientada inicialmente por Louis Leakey (ver Capítulo 8), realizou, por cerca de 40 anos, pesquisas de campo em Gombe, Tanzânia, desenvolvendo uma forma de "etnografia etológica" sensível, de longa duração, empática e detalhada para estudar grupos sociais de primatas. Suas pesquisas contribuíram marcadamente para o avanço dos conhecimentos sobre vida, cognição, interação social e cultura dos chimpanzés em seu hábitat natural. Jane Goodall fundou um instituto para a proteção e estudo dos chimpanzés e recebeu o título de "mensageira da paz" das Nações Unidas.

Dian Fossey (1932-1985) foi aluna de Jane Goodall, aprendendo com ela a observar chimpanzés. Deu início, nos anos 1960, ao estudo dos gorilas-das-montanhas, uma fascinante espécie altamente social. Após o assassinato de um de seus gorilas mais queridos, *Digit*, morto para fazer cinzeiros de suas mãos, Dian Fossey deu início a uma vigorosa campanha de proteção dos gorilas. Com isso, tornou-se uma figura marcada e odiada pelos caçadores e por funcionários corruptos do governo de Ruanda. Em 1985, foi assassinada em sua cabana. O assassino não foi encontrado e o crime permaneceu em aberto. A luta de Dian Fossey, entretanto, contribuiu bastante para a consciência internacional sobre a matança de gorilas. Esses primatas são hoje protegidos legalmente pelo governo de Ruanda, e várias organizações internacionais participam dessa proteção.

Biruté Marija Filomena Galdikas, (1946-), nascida na Alemanha, estudou psicologia, zoologia e antropologia no Canadá, tornando-se a principal primatologista no estudo de campo dos orangotangos, em Bornéu, na Indonésia. Com a ajuda de Louis Leakey e da National Geographic, organizou uma fundação para o estudo e a proteção desses primatas. Galdikas se juntou às duas brilhantes primatólogas mencionadas, incentivadas por Leakey a estudar, em seu *habitat* natural e com métodos etnográficos sutis, os parentes mais próximos da espécie humana. Elas três (Goodall, Fossey e Galdikas) passaram a ser chamadas os "anjos de Leakey", pois uniram a investigação científica criteriosa e métodos etnográficos sensíveis à militância decisiva na defesa dos animais que estudaram e amaram.

Fonte: Zihlman[15]

Chimpanzés lançam mão, por exemplo, de galhos para obter cupins de seus ninhos aparentemente inacessíveis. Mais que isso, fabricam esses garfos quebrando e desfolhando gravetos, adequando os comprimentos do instrumento à profundidade do ninho. Esses grandes símios revelam capacidade de imitação apurada, captação de pistas sociais, autorreconhecimento e um grau não desprezível de uso de símbolos. O que chamamos de "cultura material", fabricação de ferramentas, não está tão afastado da experiência de muitos grupos de chimpanzés, tanto em cativeiro como na natureza.

Vários pesquisadores tentaram ensinar a chimpanzés e bonobos a linguagem humana. Apesar de algum aprendizado rudimentar, os resultados foram decepcionantes. Resultados um pouco melhores foram obtidos quando se usou a linguagem de sinais de surdo-mudos, pois a comunicação mímica e gestual é bastante importante para os grandes símios.

Já no início dos anos 1990, com o avanço dos métodos de pesquisa da primatologia, aprofundou-se a noção de que chimpanzés e bonobos (além de alguns outros primatas) são animais dotados de uma inteligência social sofisticada que inclui elementos da teoria da mente,[25] ou precursores dela;[26] coalisões baseadas na antecipada utilidade futura de parceiros;[27] capacidade de trapacear intencionalmente;[28] reciprocidade de longo prazo tanto para atos de ajuda como para atos ameaçadores;[29,30] e estabelecimento de relações empáticas e compreensão de papéis relacionais.[31] De fato, esses estudos têm evidenciado que chimpanzés e bonobos detêm aptidões, habilidades e funcionamentos sociais e mentais que os colocam muito próximo do limiar da cultura (se não já dentro do que se denomina cultura) (Figura 7.4).

A ideia de que chimpanzés e bonobos (e talvez outros símios) têm autoconsciência[32] e consciência da morte (de indivíduos próximos e de si mesmos) tem intrigado os primatólogos. Recentemente, James R. Anderson e colaboradores[33] descreveram, por meio da captação completa de imagens por câmeras no local, as respostas de um grupo de três chimpanzés ao processo de morte de uma companheira chimpanzé (*Pansy*) de cerca de 50 anos de idade, em uma ilha onde há um parque-safari. O grupo cuidou dela nas últimas horas (incrementando o *grooming* antes de ela morrer, mas não depois), limparam seu corpo após a morte, a filha "velou" o corpo da mãe por toda uma noite e as três se afligiram e se consolaram logo após a morte de Pansy, revelando comportamentos claramente distintos do que é observado na rotina de suas vidas. Diante da presumida ausência de rituais e representações simbólicas de morte entre chim-

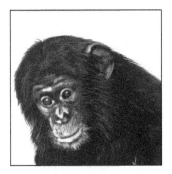
Chimpanzé

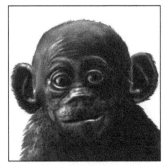
Bonobo

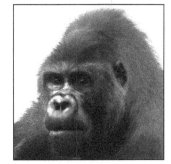
Gorila

Figura 7.4
Grandes símios.

panzés, os autores ficaram convencidos de que esses chimpanzés perceberam e elaboraram de forma peculiar a morte de um indivíduo muito próximo; seus comportamentos indicam algo no sentido de uma "consciência da morte" (algo que a tradição intelectual ocidental tem vedado aos animais, sendo atribuído apenas a humanos). Relatos de mães com o cadáver de seus filhotes também têm indicado formas particulares de relacionar-se com a morte, tanto em chimpanzés[34] como em gorilas.[35] As questões levantadas por tais fenômenos permanecem em aberto.

ALGUMAS DIFERENÇAS ENTRE PONGÍDEOS E GRANDES SÍMIOS AFRICANOS, HÓMINÍNEOS E HUMANOS

Certos primatas não humanos são o grupo mais parecido com os humanos, representando um "grupo irmão". São de grande interesse para estudos comparativos, sobretudo no que diz respeito ao processo evolutivo e à identificação de traços especificamente humanos do *Homo sapiens*. Veremos a seguir alguns elementos diferenciais que podem auxiliar a compreender e distinguir o elemento humano entre os primatas.

DIFERENÇAS DE PADRÕES ALIMENTARES

Os pongídeos e os grande símios africanos, de modo geral, são herbívoros. Eles comem carne apenas em determinadas ocasiões, quando esta lhes surge de forma facilmente acessível. Já se observaram chimpanzés capturando pequenos macacos e filhotes de antílopes. Mas isso é fortuito. Os hominíneos, pelo menos algumas linhagens deles, foram se tornando mais onívoros, comendo raízes, frutas e carne.

Um aspecto que diferenciou bastante os homens dos seus parentes símios foi a distribuição de alimentos entre os indivíduos de um grupo. Os grandes símios, de modo geral, após o desmame, aprendem a encontrar alimentos por si sós, de modo individualizado. Já os homens que caçavam em bandos passaram a desenvolver sistemas complexos de distribuição de alimentos entre o bando todo (incluindo crianças e mulheres). Ao que parece, a distribuição e o consumo em comum da presa em sociedades de caçadores é um fenômeno universal observado pelos etnólogos em praticamente todas as sociedades de caçadores-coletores, incluindo as atuais.

Assim, Grahame Clark (1907-1995)[36] sugere que a partilha de alimentos foi institucionalizada nos grupos humanos no contexto de dietas onívoras. De modo geral, tal partilha associa-se à divisão sexual de trabalho na procura e na obtenção de alimentos. Os homens quase sempre são os caçadores e as mulheres as coletoras nas sociedades de coletores-caçadores. Elas não podem se afastar do acampamento e, principalmente, de seus filhos pequenos (que morreriam sem suas mães por perto). Os homens vão à caça em grupos, percorrendo às vezes longas distâncias e, ao obterem as presas, retornam aos acampamentos. Surge, então, o problema da distribuição do alimento precioso (aquele muito rico em proteínas e gorduras). Quanto maior a importância da caça para determinado grupo social, maior a necessidade da partilha. Um recurso valioso para a divisão e a distribuição da caça sem brigas violentas é o estabelecimento de regras aceitas coletivamente. Tais regras podem basear-se no parentesco. O desenvolvimento de regras de convívio social baseadas em parentesco (e legitimadas por crenças religiosas) talvez tenha sido um dos elementos de importância tanto para a sobrevivência de grupos humanos (também de hominíneos?) como para o desenvolvimento e a sofisticação da vida social e da cultura.

DIFERENÇAS DE PADRÕES REPRODUTIVOS E DE CRIAÇÃO DOS FILHOTES

Os padrões de parentesco observados entre humanos não se originam apenas de necessidades de distribuição de alimentos. As necessidades de reprodução do grupo também geram demandas para o estabelecimento de regras quanto à escolha de parceiros.

Os primatas diferem muito dos outros mamíferos pelo fato de apresentarem uma capacidade de acasalamento que se estende durante a maior parte do ciclo menstrual e em todas as estações do ano. Isso teria favorecido a manutenção de parcerias heterossexuais por mais tempo. Não obstante, os chimpanzés são extremamente promíscuos (para os padrões de alguns humanos atuais). Os humanos têm potencial para se acasalar todo o tempo, durante toda a vida (embora nem

Quadro 7.2
DURAÇÃO DA INFÂNCIA E DA JUVENTUDE EM DIFERENTES MAMÍFEROS E PRIMATAS

Espécie	Duração do período da infância e da juventude
Mamíferos não primatas	Até 1 a 2 anos
Lêmure	Menos de 2,5 anos
Macacos *Rhesus*	Cerca de 4 anos
Macacos do Velho Mundo	Menos de 6 anos
Gibão	8 a 9 anos
Chimpanzé	8 a 10 anos
Homem	12 a 18 anos

capítulo 7 O CÉREBRO E O COMPORTAMENTO DOS PRIMATAS

todos o façam). Também muito específico dos primatas, e sobretudo dos humanos, é o tempo prolongado da dependência infantil. A seguir é apresentado o Quadro 7.2, com o tempo em anos do período infantil e juvenil em diferentes primatas.

O desenvolvimento do cérebro humano é muito mais lento do que o dos outros primatas antropoides. Mesmo tendo crescido muito já no período fetal, o cérebro humano "nasce" muito menos maduro e desenvolvido (com 25% do peso do cérebro adulto). Para se ter uma ideia, nos chimpanzés criados em cativeiro, o cérebro alcança seu tamanho máximo por volta dos 7 anos de idade, enquanto o cérebro humano alcança seu tamanho máximo, em média, aos 15 anos de idade.[37]

Se o cérebro do recém-nascido humano fosse como o de outros primatas antropoides recém-nascidos, considerando o tamanho dos cérebros adultos de cada espécie, os crânios dos recém-nascidos humanos seriam tão grandes que não passariam pelo canal de parto. Assim, a evolução natural favoreceu cérebros humanos mais "imaturos" ao nascimento, o que prolonga o período de infância e constitui fases mais duradouras de aprendizado social para as crianças. O desenvolvimento mais lento do cérebro no *Homo sapiens* proporciona, dessa forma, mais flexibilidade e plasticidade, pois as conexões neuronais, os arranjos sinápticos, não estão todos definidos ao nascer, permitindo que o cérebro seja "moldado" pela experiência. Tal flexibilidade cognitiva e comportamental é considerada por alguns autores como uma significativa vantagem adaptativa e cognitiva da espécie humana.[38]

Quanto maior o período infanto-juvenil, maior a possibilidade de transmissão de padrões culturais das gerações mais velhas para as mais novas. Além disso, entre os primatas não humanos, os indivíduos pouco sobrevivem ao período reprodutivo das fêmeas. Entre humanos, porém, o tempo total de vida chega a ser o dobro do período reprodutivo. Do ponto de vista biológico e evolucionista (e não ético ou filosófico), poderia ser formulada a questão de por que as mulheres sobreviveriam tanto tempo depois de não serem mais férteis? Evolutivamente, isso pode estar relacionado com a possibilidade de os indivíduos mais velhos serem carreadores de conhecimentos, guardiões da tradição e da cultura do grupo. Assim, esse período prolongado de sobrevivência das mulheres, aparentemente sem função de sobrevivência para o grupo, ganha grande importância quando a cultura passa a ser um elemento fundamental para as sociedades de hominíneos e de humanos. Cabe lembrar também que, não só para os mamíferos em geral, mas também no caso das fêmeas humanas, elas são muito mais fundamentais para a sobrevivência dos grupos do que os machos humanos, pois um macho pode fecundar várias fêmeas, mas os filhotes provêm apenas de uma fêmea. O número de fêmeas é, portanto, o gargalo, o fator limitante mais importante para o potencial reprodutivo do grupo. Tanto o longo período infanto-juvenil como a sobrevivência após cessada a fertilidade ganharam importância quando a vida cultural, e não apenas a adaptação biológica ao ambiente, assumiu a proeminência na vida e na sobrevivência dos primeiros humanos.

DIFERENÇAS DE PADRÕES DE POSTURA

Nos hominíneos com a postura ereta, as mãos tornaram-se livres para atos e operações anteriormente realizadas, em grande medida, pelos dentes. Isso, de alguma forma, resultou na diminuição do tamanho e da protuberância dos caninos e também em mandíbulas menos ágeis e poderosas. Com a postura ereta, a cabeça pode ficar equilibrada sobre a coluna vertebral e não mais pendente ou suspensa nela. Esses dois aspectos (diminuição da mandíbula e equilíbrio da cabeça sobre a coluna) diminuiram bastante a necessidade de fortes e poderosas amarrações musculares ao crânio. Não mais constrangido pelas armações musculares, o crânio pôde crescer, dando espaço à expansão do cérebro.

Além disso, ao manter-se a maior parte do tempo em pé, nos hominíneos foi diminuindo gradativamente a importância do olfato e aumentando a da visão. Assim, a liberação das mãos, o aumento do cérebro e o aperfeiçoamento da visão permitiram um passo seguinte: a fabricação e a manipulação de artefatos de complexidade crescente.

O CÉREBRO DOS GRANDES PRIMATAS EM RELAÇÃO AO DOS HUMANOS

Cérebro com grande volume e a encefalização (proporção entre o tamanho do cérebro e o tamanho do corpo), além da face retraída, da base do crânio fletida, de tender a ser destro manualmente, com postura ereta e bipedalismo obrigatório, são certamente algumas das características diferenciais do *Homo sapiens* em relação a seus parentes primatas, incluindo os grandes símios.[39] O tamanho absoluto e relativo do cérebro dos humanos é visto como um fator crucial que facilitou a evolução e o surgimento de uma linguagem e cultura complexas. Assim, linguagem verbal articulada, simbolismo e cultura complexas parecem distinguir o homem de seus parentes primatas.

O volume e a forma do cérebro dos gorilas indicam que eles têm cérebros em geral mais longos e estreitos do que o do gênero *Pan* (chimpanzés e bonobos) e ainda mais estreitos do que o dos membros do gênero *Homo*. Ainda que o comprimento do lobo frontal humano não difira significativamente daquele dos gêneros *Gorilla* ou *Pan*, as proporções das áreas internas dos lobos frontais são marcadamente diferentes em humanos em relação aos macacos antropoides. Em particular, as partes mais anteriores dos lobos frontais (áreas pré-frontais) são relativamente maiores em humanos em comparação com macacos antropoides (Figura 7.5).[40] Faremos a seguir uma revisão mais específica do tema.

Duas amplas revisões, de Todd Preuss[41] e de Thomas Schoenemann,[42] analisaram em detalhes a literatura científica visando identificar o que, consistentemente, difere o cérebro humano do cérebro de outros mamíferos, sobretudo acerca de primatas antropoides e grandes símios africanos. O cérebro humano se expandiu marcadamente na evolução, em especial após a divergência com os

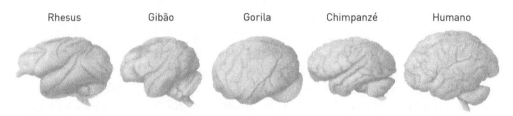

Figura 7.5
Comparação do cérebro de diversos primatas.

grandes símios africanos, predominando tal expansão nas áreas corticais associativas. Entretanto, ao que parece, não há evidência de surgimento de novas áreas corticais, posto que as clássicas áreas associativas de linguagem, por exemplo, têm áreas análogas nos primatas não humanos.

Segundo Preuss[41] e Schoenemann,[42] pode-se afirmar que o cérebro humano difere do de outros primatas e mamíferos em cinco pontos mais destacados:

- Aumento do tamanho global do cérebro em relação aos outros mamíferos e aos outros primatas.
- Aumento de regiões cerebrais específicas, particularmente no córtex associativo dos lobos frontais e, também, mas não tão evidente, dos outros lobos (áreas associativas parietoccipitotemporais).
- Aumento e distinções em porções do cerebelo.
- Aumento dos lobos temporais.
- Aumento das áreas da linguagem, sobretudo das áreas de Broca e de Wernicke.
- Intensificação de padrões de assimetria cerebral.
- Modificações da organização celular e de conexões do córtex cerebral.

O tamanho global do cérebro humano é cerca de três vezes maior para o tamanho do corpo em relação ao que se espera de um cérebro primata. O bulbo olfatório, em contrapartida, cresceu menos do que o resto do cérebro. O córtex visual primário é 5% maior do que se espera para um primata do nosso tamanho.

O **córtex frontal** é particularmente grande na espécie humana, ocupando cerca de 38% do total do córtex cerebral. A substância cinzenta frontal (córtex) do *Homo sapiens* é 3,6 vezes maior do que se espera para um símio de seu tamanho, mas ainda maior é o volume de substância branca (fibras subcorticais de conexão) relacionada ao córtex frontal, que é 4,7 vezes maior em relação aos grandes símios africanos. Assim, o lobo frontal nos humanos é, no mínimo, três vezes maior do que nos símios e nos pongídeos, seus parentes mais próximos, indicando a importância funcional dessa área cerebral para a especificidade humana.

A porção do lobo frontal mais desenvolvida em humanos é a chamada **região pré-frontal** (a parte mais dianteira do lobo frontal); essa região possui mais giros e tem volume maior (cinco vezes maior do que nos grandes símios). Em relação aos chimpanzés, por exemplo, o córtex motor humano ocupa uma porção menor nos lobos frontais, o que implica uma relativa expansão de áreas corticais pré-motoras e pré-frontais nos humanos. Assim, nos lobos frontais de humanos, há proporcionalmente mais córtex associativo (pré-frontal) do que áreas primárias e secundárias associadas à motricidade. As áreas pré-frontais relacionam-se à capacidade de avaliar, planejar e monitorar a ação do organismo sobre o meio, permitindo a flexibilidade cognitiva requerida por desafios ambientais e problemas novos. Da mesma forma, nos lobos temporais, parietais e occipitais, há proporcionalmente mais córtex associativo do que primário e secundário associados a funções sensoriais (audição, visão e propriocepção). O córtex temporal também é proporcionalmente maior nos humanos em relação aos grandes símios.

Em relação ao **cerebelo**, este é cerca de três vezes maior do que o esperado para um primata de nosso tamanho. Há evidências de que o núcleo denteado (o maior dos núcleos centrais do cerebelo) é proporcionalmente maior em humanos do que em primatas, inclusive em comparação com os grandes símios. Esse núcleo envia axônios para as regiões pré-frontais, via tálamo. Considera-se que, além de implicado no equilíbrio, no tônus, na postura e na coordenação motora fina, o cerebelo também contribui para funções cognitivas como a linguagem e a rotinização de procedimentos cognitivos complexos e para a agilidade mental.[43]

As **áreas cerebrais da linguagem** (sobretudo a área de Broca no lobo frontal e a de Wernicke, no temporal) foram também identificadas em primatas não humanos, demonstrando semelhanças de arquitetura histológica. Contudo, nenhum primata não humano é capaz de linguagem articulada complexa. Assim, tais áreas, apesar de existirem, não têm a mesma função que nos humanos. Nestes, além da produção da fala, a realização de movimentos das mãos e da boca ativa a área de Broca; em primatas não humanos, tais movimentos ativam porções do córtex pré-motor ventral, histologicamente semelhantes à área de Broca. Por conta disso, acredita-se que a função linguística humana evoluiu filogeneticamente não por adição ou criação de novas áreas cerebrais, mas por modificações de estruturas e sistemas já existentes. É possível que os humanos tenham passado por estágios evolutivos nos quais os gestos manuais foram componentes da comunicação tão importantes quanto a linguagem verbal, até se chegar a uma linguagem predominantemente fonética, relativamente independente da comunicação gestual (ver Capítulo 10).

Nos ossos fósseis de hominíneos, como o *Homo habilis*, encontram-se as marcas endocranianas de uma saliência que corresponde à calota da área de Broca, o que indica que tal área já estava aumentada há mais de 2 milhões de anos (mas não se sabe se o *habilis* apresentava alguma linguagem articulada complexa).

A **assimetria cerebral** encontrada em humanos também é de considerável especificidade. As regiões do córtex temporal identificadas como área de Wernicke, o chamado *planum temporale* e a parte posterior do lobo temporal enterrada junto ao sulco lateral (ou fissura de *Sylvius*), são marcadamente assimétricas. O *planum temporale* é maior no lado esquerdo em 65% dos humanos. Também nos cérebros do *Homo sapiens*, do *Homo erectus* e do neandertal verificam-se assimetrias dos polos frontais direito e occipital esquerdo (padrão de petálias). Tais assimetrias hemisféricas também existem em primatas antropoides, mas são bem menos acentuadas.

Quando se compara histologicamente o cérebro dos humanos com o de macacos não antropoides, verifica-se que os humanos possuem **mais células piramidais** nas **camadas corticais superficiais**, as quais permitem maior integração horizontal entre as áreas do córtex cerebral. A organização das camadas corticais superiores em humanos, assim como o padrão de conexões, são também distintos. Além disso, Buxhoeveden e colaboradores[44] identificaram diferenças sutis, mas significativas, entre o *Homo sapiens* e os chimpanzés nas colunas verticais de neurônios (*minicolunas*), no *planum temporale*, uma região relacionada à área de Wernicke e, portanto, à linguagem.

Uma pesquisa recente do grupo do professor Robert Lent com a neurocientista Suzana Herculano-Houzel[45] indicou que não é apenas o tamanho absoluto ou a relação entre tamanho do corpo e tamanho do cérebro o fator que faz a diferença para a evolução cognitiva dos primatas e do homem. Os primatas, incluindo o *Homo sapiens,* têm cérebros mais "compactados" em termos de número de neurônios. Capivaras e macacos *rhesus* têm cérebros do mesmo tamanho, mas as capivaras apresentam uma cognição muito menos sofisticada do que os *rhesus*. A explicação para tal diferença parece ser a compactação de mais neurônios no cérebro dos primatas.

Como primata, o *Homo sapiens* tem um cérebro grande (cerca de seis vezes maior do que era de se esperar para um mamífero comum, considerando o tamanho de seu corpo), mas ele tem um cérebro não só grande como um todo, mas particularmente desenvolvido (muitos neurônios compactados) em áreas essenciais à cognição: a região pré-frontal, as áreas de associação parietoccipitotemporais e os circuitos da linguagem.

Em suma, o *Homo sapiens* dispõe de cérebro com áreas corticais associativas maiores, em comparação a primatas antropoides e não antropoides. Além de diferenças quantitativas, há também diferenças em termos de graus de assimetria, padrões histológicos, compactação de neurônios e organização conectiva.[32] O aumento do tamanho global do cérebro e, em particular, das áreas pré-frontais, de áreas relacionadas à linguagem e do cerebelo teve um custo metabólico importante, pois o tecido nervoso é o que mais exige nutrientes e oxigenação. Além disso, o aumento do cérebro obrigou a mudanças nos ossos da pelve feminina e no canal de parto, dificultando, em parte, a eficiência da marcha. Assim, todo esse custo biológico deve, para ter sido selecionado pela evolução, ter representado ganhos substanciais em capacidades cognitivas, linguísticas e sociais complexas, que garantiram maior possibilidade de comportamentos adaptativos para a espécie humana.

REFERÊNCIAS

1. Martin RD. Primate origins and evolution: a phylogenetci reconstruction. Princeton: Princeton University Press; 1990.

2. Horvath JE, Willard HF. Primate comparative genomics: lemur biology and evolution. Trends Genet. 2007;23(4):173-82. Epub 2007 Feb 27.

3. Soligo C, Martin RD. Adaptive origins of primates revisited. J Hum Evol. 2006;50(4):414-30. Epub 2005 Dec 20.

4. Lewin R. Evolução humana. São Paulo: Atheneu; 1999.

5. Foley R. O problema da singularidade humana. In: Foley R. Apenas mais uma espécie única: padrões da ecologia evolutiva humana. São Paulo: EDUSP; 1993.

6. Neves W, Pilo LB. O povo de Luzia: em busca dos primeiros americanos. São Paulo: Globo; 2008.

7. Pough FH., Janis CM., Heiser JB. A vida dos vertebrados. 4. ed. São Paulo: Atheneu; 2008.

8. McHenry HM. Human evolution. In: Ruse M, Travis J, editors. Evolution: the first four billion years. Cambridge: Belknap Press of Harvard University; 2009.

9. Papez JW. Comparative neurology: a manual and text for the study of the nervous system of vertebrates. New York: Hafner; 1967.

10. Kaas JH, Preuss TM. Human brain evolution. In: Squire LR, Bloom FE, McConnel SK, Roberts JL, Spitzer N C, Zigmond MJ. Fundamental neuroscience. 2. ed. Amsterdam: Elsevier; 2003.

11. Kirk EC. Visual influences on primate encephalization. J Hum Evol. 2006;51(1):76-90. Epub 2006 Mar 27.

12. Rose S. O cérebro no século XXI. São Paulo: Globo; 2006.

13. Anthony J. Le cerveau humain a la lumière de l'anatomie comparée. In: Anthony J, Grapin P, Laget P, Leroy-Gourhan A, Nouvel J, Piaget J, et al. L'evolution humaine: speciation et relation. Paris : Flammarion; 1957.

14. Fuster JM. The prefrontal cortex: anatomy, physiology, and neuropsychology of the frontal lobe. 3rd ed. Philadelphia: Lippincott-Raven; 1997.

15. Zihlman AL. African apes. In: Spencer F, editor. History of physical anthropology. New York: Garland; 1997.

16. Köhler W. The mentality of apes. London: K. Paul; 1925.

17. Newman C. Edward Tyson. BMJ. 1975;4(5988):96-7.

18. Savage TS, Wyman J. Notice of the external characters and habits of Troglodytes gorilla, a new species of orang from the Gaboon River, osteology of the same. Boston J Natural History. 1847;5:417-43.

186   capítulo 7   O CÉREBRO E O COMPORTAMENTO DOS PRIMATAS

19. Conniff R. Discovering gorilla. Evolutionary Anthropology. 2009;18,55-61.

20. Aldrich JL, Blackburn AM. A tribute to Harold J. Coolidge. The Environmentalist; 1985:5(2):83-4.

21. Ladygina-Kots NN. Infant chimpanzee and human child. Moscow: Museum Darwinianum; 1935.

22. Zuckerman SZ. The social life of monkeys an apes. New York: Harcourt; 1932.

23. Haraway D.J. Primate visions: Gender, race, and nature in the world of modern science. Routledge, New York, London, 1989.

24. Haraway, D.J. The past is the contested zone: Human nature and theories of production and reproduction in primate behavior studies. In Donna Haraway, Simians, cyborgs, and Women. Free Association Books, London, 1991.

25. Premack D. Does the chimpanzee have a theory of mind revisited. In: Byrne RW, Witen A, editors. Machiavellian intelligence: social expertise and the evolution of intellect in monkeys, apes, and humans. New York: Oxford University Press; 1988.

26. Heyes CM. Theory of mind in nonhuman primates. Behav Brain Sci. 1998;21(1):101-14; discussion 115-48.

27. Harcourt A.H. Coalitions and alliances: are primates more complex than nonprimates? In: Harcourt AH, de Waal FBM, editors. Coalitions and alliances in human and other animals. Oxford: Oxford University Press; 1992.

28. Byrne RW, Whiten A. Cognitive evolution in primates: evidence from tactical deception. Man. 1992;27:609-27.

29. de Waal FBM. The chimpanzee's sense of social regularity and its relation to the human sense of justice. Am Behav Sci. 1991:34(3):335-49.

30. de Waal FBM. Coalitions as part of reciprocal relations in the Arnheim chimpanzee colony. In: Harcourt AH, de Waal FBM, editors. Coalitions and alliances in human and other animals. Oxford: Oxford University Press; 1992.

31. Povinelli DJ, Nelson KE, Boysen ST. Comprehension of role reversal in chimpanzees: evidence from empathy? Anim Behav. 1992;43(Pt 4):633-40.

32. Gallup GG Jr. Self-awareness in primates. American Scientist. 1979;67:417-21.

33. Anderson JR, Gillies A, Lock LC. Pan thanatology. Current Biology, 2010;20(8):349-51.

34. Biro D, Humle T, Koops K, Sousa C, Hayashi M, Matsuzawa T. Chimpanzee mothers at Bossou, Guinea, carry the mummified remains of their dead infants. Current Biology. 2010;20(8), 351-2.

35. Warren Y, Williamson EA. Transport of dead infant mountain gorillas by mothers and unrelated females. Zoo Biology. 2004;23:375-8

36. Clark G. A identidade do homem: uma exploração arqueológica. Rio de Janeiro: Jorge Zahar; 1985.

37. Herndon JG, Tigges J, Anderson DC, Klumpp SA, McClure HM. Brains weight throughout the live span of the chimpanzee. J Comp Neurol. 1999;409(4):567-72.

38. Bjorklund DF. The role of immaturity in human development. Psychol Bull. 1997;122(2):153-69.

39. Elton S, Bishop LC, Wood B. Comparative context of Plio-Pleistocene Hominin brain evolution. J Hum Evol. 2001;41(1):1-27.

40. Falk D, Redmond JC Jr, Guyer J, Conroy C, Recheis W, Weber GW, et al. Early hominid brain evolution: a new look at old endocasts. J Hum Evol. 2000;38(5):695-717.

41. Preuss TM. What's human about the human brain? In: Gazzaniga MS, editor. The new cognitive neurosciences. Cambridge: MIT Press; 2000.

42. Schoenemann PT. Evolution of the size and functional areas of the human brain. Annu Rev Anthropol. 2006;35:379-406.

43. Leiner HC, Leiner AL, Dow RS. Does the cerebellum contribute to mental skills? Behav Neurosci. 1996;100(4):443-54.

44. Buxhoeveden D, Swital A, Litaker M, Roy E, Casanova M. Lateralization of minicolumns in human planum temporal is absent in nonhuman primate cortex. Brain, Behavior and Evolution. 2001;57:349-58.

45. Azevedo FA, Carvalho LR, Grinberg LT, Farfel JM, Ferretti RE, Leite RE, et al. Equal numbers of neuronal and nonneuronal cells makethe human brain an isometrically scaled-Up primate brain. J Comp Neurol.2009;513(5):532-41.

A LINHAGEM DO HOMEM: CÉREBRO E COMPORTAMENTO DOS HOMINÍNEOS

> As the various mental faculties gradually developed themselves the brain would almost certainly become larger. No one, I presume, doubts that the large proportion which the size of man's brain bears to his body, compared to the same proportion in the gorilla or orang, is closely connected with his higher mental powers.*
>
> Charles Darwin, 1871

Neste capítulo, utilizam-se amplamente como referência os excelentes livros sobre evolução humana de Roger Lewin[1] e de Yves Coppens e Pascal Picq,[2] assim como o volume enciclopédico de Michael Ruse e Joseph Travis.[3] Para situar o ser humano e sua evolução, deve-se, logo de início, localizar o homem no espectro geral das espécies animais, a título de orientar o leitor não especialista. No Quadro 8.1, vê-se como o homem se situa em relação a todos os outros animais que habitam ou habitaram o planeta.

---

* Conforme as diversas faculdades mentais foram gradualmente se desenvolvendo, o cérebro certamente foi se tornando maior. Ninguém, presumo, tem dúvida de que a grande proporção do cérebro do homem em razão de seu corpo, em comparação à mesma proporção no gorila ou no orangotango, está intimamente relacionada a seu maior poder mental.

Quadro 8.1
O LUGAR DO HOMEM ENTRE TODOS OS TIPOS DE ANIMAIS

Classificação	Nome do grupo	Especificações
Reino	*Animalia*	Animais de modo geral
Filo	*Chordata*	Animais que possuem estruturas de feixes nervosos que percorrem longitudinalmente o corpo do animal na porção dorsal. Possuem estrutura de sustentação como a notocorda ou a coluna vertebral
Subfilo	*Vertebrata*	Animais com estruturas de feixes nervosos e estrutura interna óssea ou cartilaginosa (esqueleto interno)
Superclasse	*Tetrapode*	Animais vertebrados com quatro membros
Classe	*Mammalia*	Animais vertebrados, mamíferos, ou seja, animais de sangue quente, com pelos, que carregam crias vivíparas e as amamentam. Possuem córtex cerebral com seis camadas
Subclasse	*Theria*	Mamíferos que geram fetos
Infraclasse	*Eutheria*	Mamíferos que geram fetos e possuem úteros com placentas extensas
Ordem	*Primates*	Primatas de todos os grupos, incluindo prossímios, macacos, símios e o homem
Subordem (classificação 1)	*Haplorhine*	Társios, macacos, símios e homens
Subordem (classificação 2)	*Anthropoidea*	Todos os primatas antropoides (não incluindo os társios, que seriam prossímios), macacos do Novo e do Velho Mundo, símios e humanos
Infraordem	*Catarrhine*	Macacos do Velho Mundo, de nariz estreito, sem focinho, símios e homens
Superfamília	*Homi Hominoidea* (hominoides)	Símios e humanos: incluem gibões, grandes símios africanos (gorila, chimpanzé, bonobo), pongídeos (orangotango), hominíneos (*Australopithecus*, *Paranthropus*, etc.) e hominíneos humanos ou "quase homens" (*Homo erectus*, *Homo neanderthalensis*, *Homo sapiens*)
Família	*Homininae* (hominíneos)	Todos os primatas hominíneos (inclui os hominíneos não humanos, como o *Sahelanthropus tchadensis*, os *Paranthropus*, os australopitecinos e os hominíneos humanos ou quase homens como o *Homo habilis*, o *Homo erectus*, o *Homo neanderthalensis* e o *Homo sapiens*)

▶ ▶ ▶

> ▶ ▶ ▶ Quadro 8.1
O LUGAR DO HOMEM ENTRE TODOS OS TIPOS DE ANIMAIS

Classificação	Nome do grupo	Especificações
Gênero	*Homo* (espécies muito próximas e humanos propriamente ditos)	Todas as espécies do gênero *Homo* extintas e os humanos atuais (*Homo habilis, Homo erectus, Homo neanderthalensis, Homo heidelbergensis, Homo sapiens*, etc.)
Espécie	*Homo sapiens*	Os homens da espécie *Homo sapiens*

CÉREBRO PRIMATA E CÉREBRO HUMANO

O sistema nervoso humano, decorrente de sua ancestralidade primata, é dotado de um sistema visual e de um cerebelo particularmente bem desenvolvidos.[1] Em contrapartida, os bulbos olfatórios, relacionados ao sentido do olfato, reduziram-se de modo acentuado nos primatas e mais ainda nos humanos. Em relação aos grandes símios, como chimpanzés e gorilas, o cérebro humano revela lobos parietais relativamente grandes e lobos occipitais relativamente pequenos.[1] As regiões pré-frontais (incluindo as áreas supraorbitais) desenvolveram-se ao máximo no *Homo sapiens*. Suas conexões fundamentais parecem ser com os lobos temporais e occipitais através dos feixes longitudinais associativos e com estruturas subcorticais como os núcleos da base e partes do sistema límbico.[4]

Entretanto, o aspecto mais marcante talvez se relacione ao córtex cerebral dos humanos. De forma mais específica em seu isocórtex (neocórtex), as áreas associativas representam, possivelmente, a marca evolutiva mais significativa dessa espécie. As áreas corticais primárias para visão e movimento foram reduzidas, e as de associação e integração multimodal, aumentadas. Tendo de 3 a 4 mm de espessura, o córtex do cérebro humano contém cerca de metade dos neurônios do cérebro inteiro, sendo as áreas corticais associativas as mais amplas em tal cérebro.[5] A versatilidade e a flexibilidade cognitiva e comportamental da espécie humana relacionam-se intimamente com a grande expansão dessas áreas corticais que não têm especialidade sensorial e motora; não servem especificamente para nenhuma função sensório-motora, mas "inespecificamente" para uma tarefa talvez mais relevante: integrar de forma complexa e sofisticada as informações sensoriais e construir e monitorar esquemas representacionais e planos de ação flexíveis.

A quantidade de córtex dedicada a determinada parte do corpo está relacionada, pelo menos em parte, a sua importância funcional. Áreas que necessitam de uma sensibilidade mais sofisticada (p. ex., a polpa dos dedos de um violinista profissional) ou um controle motor mais complexo (as mãos de um pianista ou os membros e o tronco de uma bailarina) acabam por "ocupar" uma representação maior no córtex cerebral. É esse tipo de cérebro, de tamanho e organização peculiares, que possibilita a capacidade que os humanos têm de contar com uma linguagem articulada com recursividade infinita. Por meio da linguagem (como mostra o Capítulo 10), todo um universo de possibilidades cognitivas e de simbolização irá surgir. As áreas corticais pré-frontais, por exemplo, possibilitarão a eclosão do pensamento e do raciocínio abstratos, assim como a habilidade de captar e entender uma situação como um todo (*Gestalt*), de montar estratégias e monitorá-las para a solução de problemas novos.

O CONTEXTO ECOLÓGICO EM QUE VIVERAM OS HOMINÍNEOS

No final da era Mesozoica e início da Cenozoica, há cerca de 65 a 70 milhões de anos, período também designado como fronteira ou transição K-T, postula-se que ocorreu a queda de um enorme meteorito que teria causado um impacto geológico e ecológico muito importante. Nesse período se extinguiram 90% das plantas verdes e 80% dos insetos. Por mais de cem anos, a atmosfera da Terra ficou coberta de pó, com siginificativa redução da luz solar que atingia a superfície do planeta.

Além disso, no início do Cenozoico, a deriva continental moveu os continentes do Norte e formou-se a Laurásia (junção da Eurásia com a América do Norte), que, em conjunto com uma série de outras mudanças geológicas da Terra, produziu, no final da era Cenozoica, um resfriamento do planeta nas grandes latitudes norte e sul. Dessa forma, cerca de 5 milhões de anos atrás, formou-se a capa polar do Ártico. O resfriamento da Terra manifestou-se como uma série de glaciações e períodos interglaciais, que se iniciaram na época do Pleistoceno e continuam até hoje (estamos agora vivendo um período interglacial).

Nos últimos 7 milhões de anos, começaram a ocorrer flutuações climáticas acentuadas que alteraram os climas em nível mundial. Períodos de marcante redução da temperatura do planeta são documentados em datas como há 16-13, 6,5-5 e 2,8 milhões de anos. A partir de 2,5 milhões de anos, tais flutuações tornaram-se ainda mais frequentes, tendo a Terra então passado por 21 ciclos de glaciação nas altas latitudes e altitudes, acompanhados de redução da chuva em terras equatoriais, em particular na África.[6]

De modo geral, a África se tornou gradativamente mais seca; de um ambiente com grande predomínio de florestas tropicais foram surgindo savanas e desertos. Certamente a redução dessas florestas e dos recursos alimentares associados a esse nicho ecológico passou a exercer uma importante pressão seletiva sobre os hominídeos e (posteriormente) hominíneos que lá viviam. Fez-se necessária uma transição adaptativa para o novo ambiente ecológico que surgia. Muitos paleoantropólogos do passado associaram tais mudanças (savanização da África) ao surgimento do bipedalismo entre os primatas hominíneos; mas a tese continua gerando muita polêmica.

O primatologista da Universidade do Sul da Califórnia, Craig Stanford, realizou um estudo pormenorizado sobre as origens do bipedalismo em primatas. Após observar por mais de duzentas horas chimpanzés em seu hábitat natural, concluiu que eles se valem da postura ereta quando estão buscando alimentos sobre grossos galhos das árvores para alcançar frutos mais distantes. Assim, postula Stanford, é possível que a postura ereta e o andar bípede no solo não tenham se originado no chão, mas tenham sido algo que foi cooptado para a vida terrestre a partir de um modelo arbóreo (tal mecanismo evolutivo é denominado *exaptação*).

Assim, como mencionado, a partir do período Quaternário, que se inicia com o Pleistoceno, durando de 1,8 milhões de anos até o presente, a Terra passou por períodos frios chamados **glaciações** ou períodos glaciais. Esses períodos são seguidos de fases em que a Terra se aqueceu, os chamados **períodos interglaciais**. Os períodos glaciais e interglaciais dos últimos 600 mil anos são apresentados no Quadro 8.2.

Nas glaciações, com a redução da temperatura, parte da superfície da Terra (regiões mais ao Norte e ao Sul, assim como próximas a cordilheiras) foi coberta por lençóis de gelos ou vales glaciais, o que foi acompanhado por um processo subjacente de erosão da paisagem e de deposição de detritos glaciais. Nos perío-

Quadro 8.2
PERÍODOS GLACIAIS E INTERGLACIAIS DO QUATERNÁRIO

Anos antes do presente (em mil anos atrás)	Períodos glaciais Nomenclatura para a Europa (nomenclatura para a América do Norte)	Períodos interglaciais Nomenclatura para a Europa (nomenclatura para a América do Norte)
600 a 550	Gunz (Nebrasca)	
550 a 480		Interglacial Gunz-Mindel (Afton)
480 a 440	Mindel (Kansas)	
440 a 240		Interglacial Mindel-Riss (Yarmouth)
240 a 190	Riss (Sangamon)	
190 a 120		Interglacial Riss-Würm (Illinois)
120 a 10	Würm (Wisconsin)	
10 ao presente		Interglacial recente

dos glaciais, com o aumento das massas de gelo a partir da água de rios e oceanos, o nível do mar decresceu vários metros, tornando possível a passagem e a migração de animais e dos homens em vários pontos da Terra. Tanto as alterações climáticas, suas consequências ecológicas e a mudança das massas da Terra foram fatores muito importantes para o padrão de evolução seguido pelos mamíferos, incluindo os primatas e os humanos.

Foi, por exemplo, nas glaciações de Mindel, Riss e Würm (e nos períodos interglaciais correspondentes) que viveu o homem de neandertal, ou *Homo neanderthalensis*. Já o *Homo sapiens* atravessou o período interglacial Riss-Würm, a longa glaciação de Würm (110 mil anos de duração) e vive hoje no interglacial recente. Nesses períodos, tanto as temperaturas como as profundas mudanças ecológicas delas decorrentes criaram condições específicas de vida condicionadas pelo clima às quais as diferentes espécies de hominíneos, incluindo o *Homo sapiens*, tiveram de se adaptar. Na África, clima seco, retração das florestas e expansão das savanas; na Eurásia, clima muito frio, com mudanças correspondentes de flora e fauna. O que tais períodos produziram em termos de pressões seletivas e traços físicos e comportamentais que os homens atuais herdaram é tema de muitas conjecturas.

Desde cerca de 30 mil anos até o cume do último período de glaciação, em torno de 18 a 15 mil anos atrás, ocorreram novas flutuações do clima terrestre, em alguns casos no período de algumas décadas.[7] Há 13 a 11,6 mil anos ocorreu um último pulso de período frio e árido.[8] Tais flutuações foram muito importantes para o destino evolutivo do homem e dos últimos hominíneos, ou seja, as espécies do gênero *Homo* que habitaram a Terra no Pleistoceno (que durou de 2 milhões a 10 mil anos atrás), como o *Homo erectus*, o *Homo neanderthalensis*, o *Homo floresiensis* (possivelmente), e o *Homo sapiens*.

CÉREBRO DOS PRIMEIROS HOMINÍNEOS

Do tronco dos primatas hominoides, entre 25 a 13 milhões de anos atrás, surgiram ramificações que, de alguma forma, culminaram nos hominíneos. Há certo consenso de que a última separação entre grandes símios africanos (chimpanzé, bonobo) e hominíneos, a linhagem do homem que inclui todos os primatas hominoides bípedes (austrolopitecinos, *Homo erectus, Homo neanderthalensis, Homo sapiens*), ocorreu por volta de 6 a 7 milhões de anos atrás.

Até hoje foram descritas cerca de duas dezenas de hominíneos. Os paleoantropólogos acreditam que, dessas duas dezenas de espécies, cerca de oito já podem ser consideradas como fora da linha de ascendência do *Homo sapiens*. Mais ainda, da dezena restante não é possível estabelecer uma linha clara de espécies que teriam evoluído de forma sequencial e produzido nossa espécie. Cada vez mais uma visão ainda impregnada da noção de evolução linear é criticada. Em vez de uma linha definida, ou uma árvore com troncos claros, pensa-se em uma evolução em forma de arbusto (ou seja, galhos com um grande número de pequenos galhinhos paralelos). Assim, de um tronco muito antigo, várias subespécies e espécies evoluem, não se excluindo a possibilidade de cruzamento e troca genética entre elas (sobretudo entre espécies muito próximas e subespécies), e novas espécies e subespécies vão surgindo, até a origem, por exemplo, do *Homo sapiens*. Em nossa linhagem hominínea, em contraste com os grandes símios africanos, dos quais divergimos há 6 a 7 milhões de anos, o tecido cerebral evoluiu cinco vezes mais rapidamente do que na linhagem dos grandes símios.[9]

A capacidade craniana (volume endocraniano) dos vários hominíneos e dos principais grandes símios é uma medida interessante que, embora não expresse diretamente a complexidade neuronal, cognitiva e comportamental desses organismos, de forma indireta, revela um aumento de complexificação neuropsicológica. Tal capacidade craniana dos vários hominíneos e dos grandes símios é apresentada no Quadro 8.3, segundo dados originais de McHenry HM, Falk, Falk e colaboradores e Elton e colaboradores.[10-13] O volume endocraniano é o valor mais próximo do tamanho do cérebro das espécies fósseis estudadas (Quadro 8.3).

Cabe também ressaltar que o cérebro dos mamíferos ocupa a caixa craniana de forma bem ajustada, o que implica que o volume da cavidade craniana em animais mortos ou em fósseis reflete de forma bastante próxima o tamanho e a forma do cérebro, e mesmo a localização de giros, sulcos e fissuras cerebrais.[14] O tamanho dos cérebros, ou a capacidade endocraniana, entretanto, deve ser tomado como uma medida relativa acerca do desenvolvimento evolutivo de determinada espécie. O cérebro humano, de fato, não é dos maiores na natureza. Pesando em média 1,3 kg, ele é pequeno em relação ao das baleias, que têm cérebros que pesam de 5 até 8 kg, assim como dos elefantes indiano e africano, que pesam mais do que 5 kg. É óbvio que mamíferos muito grandes têm também cérebros muito grandes (assim como fígados, corações, pulmões). O valor absoluto, dessa forma, depende do tamanho global do animal. O valor mais importante, pensam muitos zoólogos e paleoantropólogos, é o da relação entre a massa ou volume do cérebro e a massa ou volume corporal total.

Deve-se notar, entretanto, que, na medida em que o tamanho dos animais aumenta, o cérebro tende a aumentar de forma mais vagarosa.[15] Assim, animais pequenos tendem a ter cérebros relativamente grandes. Dito de outra forma, a proporção entre o tamanho de cérebro e o tamanho do corpo é alta. Enquanto o cérebro humano perfaz, por exemplo, 2,3% de seu peso corporal total, no mussaranho, um mamífero pequeno de cognição relativamente modesta, seu cérebro corresponde a 3,3% do peso de seu corpo. Nesse sentido, o peso e o tamanho do cérebro em relação ao corpo também são valores relativos.[16]

Além disso, há que se traçar uma linha de proporção de crescimento do cérebro em relação ao crescimento do corpo própria para cada classe de animais (peixes, répteis, mamíferos, etc.). Isso é necessário, pois as ordens, as famílias e as espécies de um mesmo agrupamento de animais não seguem rigorosamente a mesma linha de crescimento do corpo e do cérebro.[15] Exemplificando-se, os

Quadro 8.3
CAPACIDADE ENDOCRANIANA MÉDIA DE VÁRIAS ESPÉCIES DE MAMÍFEROS, PRIMATAS ANTROPOIDES E HOMINÍNEOS

Espécie	Capacidade endocraniana média (≈ tamanho do cérebro)
F. oregonensis (suçuarana ou puma)	107 cm^3
Pongo pygmaeus (orangotango)	407 cm^3
Gorilla gorilla (gorila)	397 a 484 cm^3
Pan paniscus (bonobo)	311 a 350 cm^3
Pan troglodytes (chimpanzé)	337 a 393 cm^3
Sahelanthropus tchadensis (Toumai)	350 cm^3
Australopithecus afarensis (Lucy)	415 cm^3
Australopithecus robustus	404 a 506 cm^3
Australopithecus africanus	449 cm^3
Australopithecus (média estimada do gênero)	476 cm^3
Paranthropus (média estimada do gênero)	400 cm^3
Homo habilis	510 a 687 cm^3 (média de 665 cm^3)
Homo rudolfensis	752 cm^3
Homo ergaster	900 cm^3
Homo erectus	750 a 1.250 (média de 1.000 cm^3)
Homo heidelbergensis	1.200 cm^3
Homo neanderthalensis	1.300 a 1.750 (média de 1.487 cm^3)
Homo sapiens	1.350 a 1.450 cm^3

Fonte: Schoenemann,[4] Falk,[11] Falk e colaboradores,[12] Elton e colaboradores[13] e Arsuaga.[17]

mamíferos têm uma linha hipotética de crescimento do cérebro em proporção ao crescimento do corpo, linha essa traçada considerando-se um hipotético "mamífero médio" (isso pode ser calculado, de modo empírico, medindo-se o tamanho do cérebro e do corpo de um número grande de espécies de mamíferos e então traçando-se tal linha). Entretanto, por exemplo, os primatas (principalmente os primatas antropoides e hominíneos) apresentam tamanhos de cérebros proporcionalmente maiores em relação a seus corpos, estando, assim, acima da linha obtida para "mamíferos médios". Dessa forma, por exemplo, um chimpanzé tem um cérebro 2,6 vezes maior para o seu tamanho do que "deveria" ter em se tratando de um mamífero de seu tamanho.

Os zoólogos denominam essa proporção de tamanho real do cérebro em contraste com aquele esperado para a sua classe (p. ex., do chimpanzé em relação ao "mamífero médio") de **quociente de encefalização (QE)**. Assim, em relação ao QE, valores acima de 1 significam que os cérebros desta ou daquela espécie (no caso específico, geralmente primatas, hominíneos e o *Homo sapiens*) são maiores do que a média para sua classe (p.ex., dos mamíferos) e para seu tamanho global.[18] Esse quociente como que neutraliza o tamanho do animal, sobretudo do animal considerando-se sua classe, e indica o desenvolvimento e a importância do cérebro para a espécie em questão. Para se ter uma ideia do desenvolvimento cerebral filogenético, seria preciso, então, comparar o quociente de encefalização entre espécies de gêneros e famílias próximas. Essa comparação é difícil no caso do gênero humano (gênero *Homo*) ou da família dos hominíneos, posto que, apesar de se estimar a capacidade endocraniana de várias espécies, nem sempre é possível saber com precisão o valor da massa corporal total (em fósseis estas são estimadas a partir de outros ossos encontrados, como o fêmur e ossos da pelve).

No Quadro 8.4, apresentam-se os quocientes de encefalização de várias espécies de hominíneos e a relação de tais quocientes com os valores para *Homo sapiens*. Em seguida, é apresentada (Quadro 8.5) uma estimativa de mudanças na capacidade craniana dos hominíneos ao longo do tempo geológico.

Houve um crescimento acentuado do *Australopithecus africanus* para o *Homo habilis,* assim como do *H. habilis* para o *H. erectus.* De fato, a expansão do cérebro na linhagem hominínea foi, nos últimos 3 milhões de anos, muito rápida e marcante; o volume cerebral praticamente triplicou, de 450 cm^3 nos australopitecinos para 1.350 cm^3 no *Homo sapiens*.[1] Ao que parece, esse foi um fenômeno único na evolução dos mamíferos, não havendo expansão cerebral nesse ritmo em qualquer outra linhagem.[19]

Vale notar, entretanto, que, no caso do *Homo neanderthalensis* em relação ao *Homo sapiens* (que, aliás, não parecem estar na mesma linha evolutiva), não houve crescimento, mas sim uma pequena redução; o *Homo sapiens* tem cérebro levemente menor do que o *Homo neanderthalensis*. Isso é interessante de ser ressaltado, posto que relativiza o tamanho do cérebro quando se observa a evolução das espécies, inclusive no caso dos hominíneos.

Apesar de o tamanho global do cérebro e a encefalização serem medidas importantes, sabe-se que o cérebro não é um órgão homogêneo. Ele é um "sistema de órgãos", com vários componentes e subsistemas diferenciados e relacionados a funções e capacidades distintas. Assim, aves que estocam seus alimentos em vários lugares usando estratégias complexas tendem a ter seus hipocampos bem maiores do que espécies semelhantes que não dispõem de tais comporta-

Quadro 8.4
QUOCIENTE DE ENCEFALIZAÇÃO (QE) E PORCENTAGEM DO QE EM RELAÇÃO AO QE DO *HOMO SAPIENS*

Espécie	Quociente de encefalização (para o padrão mamífero)	Porcentagem do quociente de encefalização (em relação ao *Homo sapiens*)
F. oregonensis (puma)	1,0	14%
Pan troglodytes (chimpanzé)	2,6	38%
Australopithecus afarensis	3,1	45%
Australopithecus robustus	3,5	51%
Australopithecus africanus	3,4	49%
Homo habilis	4,0	58%
Homo erectus	6,2	90%
Homo sapiens	6,9	100%

Fonte: McHenry[10] e Falk.[11]

Quadro 8.5
MUDANÇAS NA CAPACIDADE CRANIANA DOS HOMINÍNEOS, COMPARANDO-SE ESPÉCIES EM HIPOTÉTICA LINHA EVOLUTIVA E CONSIDERANDO-SE O TEMPO

Espécie	Porcentagem de mudança da capacidade craniana ao longo da evolução	Mudança temporal da capacidade craniana ao longo da evolução (milidarwins)
Australopithecus afarensis – Australopithecus africanus	11%	235
Australopithecus africanus – Homo habilis	55%	670
Homo habilis – Homo erectus	38%	768
Homo neanderthalensis – Homo sapiens	- 1%	- 271

Construído a partir de Falk.[11] A medida 1 darwin foi proposta por Haldane[20] para mensurar quantitativamente mudanças de características evolutivas. Assim, 1 darwin $= \log_e x_2 - \log_e x_1 / t$ (x_2 = valor da característica no tempo 2; x_1 = valor da característica no tempo 1; e t = tempo transcorrido).

EVOLUÇÃO DO CÉREBRO 199

mentos de estocagem. O hipocampo é uma parte essencial do sistema de memória espacial. Da mesma forma, aves noturnas tendem a ter o bulbo olfatório bem maior do que aves diurnas, pois dependem muito mais de pistas olfativas para se locomover e viver do que pássaros diurnos, que dependem mais da visão. Por tal motivo, os cientistas buscam cada vez mais identificar padrões evolutivos cerebrais não tanto focando no tamanho global do cérebro ou do índice de encefalização, mas examinando áreas e sistemas particulares do cérebro relacionadas a funções e esquemas comportamentais de importância para a espécie.

Além do tamanho do cérebro e do QE, outros aspectos da evolução do cérebro nos hominíneos têm sido investigados. Os moldes intracranianos obtidos com os ossos fósseis encontrados permitem, em alguns casos, identificar o padrão de sulcos cerebrais. Holloway, por exemplo, afirmou que o padrão de giros e sulcos cerebrais dos hominíneos humanos se estabeleceu provavelmente nos últimos 3 a 4 milhões de anos.[21] O **sulco lunar**, um sulco em meia-lua na região occipital, devido à expansão do córtex parietal associativo na evolução filogenética dos hominíneos, foi sendo deslocado posteriormente para o polo occipital, mais posterior do cérebro; com o lobo parietal se expandindo e o occipital retraindo. Verificou-se, então, que o sulco lunar tem posição bem posterior no cérebro do *Homo sapiens*, menos posterior nos símios (chimpanzés e gorilas) e menos ainda nos macacos menores.[11] Tal sulco, portanto, tem sido considerado por alguns autores como um marcador útil e viável (sua marca é passível de ser identificada em ossos cranianos fósseis) de evolução do cérebro hominíneo. Todavia, alguns autores, como Phillip Tobias, questionaram seriamente a possibilidade de um estudo preciso das marcas do sulco lunar e sua significação para a paleoantropologia.[22]

Outro exemplo é o do padrão de sulcos do molde endocraniano da espécie *Homo habilis* (KNM-ER 1470), estudado por Tobias[22] e Falk.[23] Esse molde endocraniano revelou um padrão de **sulcos no lobo frontal esquerdo** na conhecida **área de Broca** (uma das áreas da linguagem) semelhante ao do *Homo sapiens*, sugerindo a especulação que o *Homo habilis* poderia já há 2 milhões de anos ser capaz de uma linguagem articulada. Também através dos moldes endocranianos é possível inferir o padrão de assimetria e lateralização do cérebro ao longo da evolução dos hominíneos. Tal lateralização estaria relacionada com a utilização predominante da mão direita e com a linguagem articulada, havendo uma crescente lateralização na medida em que se vai dos primatas semelhantes aos grandes símios africanos em direção aos humanos.[24]

A seguir serão vistos os diversos hominíneos fósseis encontrados e estudados na história evolutiva do *Homo sapiens*. Será dada ênfase ao aspecto cerebral de tais hominíneos (estudado a partir de restos ósseos cranianos e moldes endocranianos reconstruídos), assim como a possíveis especulações comportamentais. Alguns autores denominam esses estudos como paleoneurologia.

1. Seis a sete milhões de anos atrás

Toumai (*Sahelanthropus tchadensis*), o hominíneo mais antigo.

Anos atrás

7 milhões de anos atrás

Sahelanthropus tchadensis ou Toumai

O Chade é um país africano situado ao centro, em direção ao Norte do continente. No coração desse país, há atualmente um grande deserto chamado Djurab (que compõe a porção sul do Saara). Nesse deserto, Ahounta Djimdoumalbaye descobriu, em 2001, um crânio quase completo (além de dois pedaços de mandíbula e três dentes, provenientes, possivelmente, de seis indivíduos diferentes) de um hominíneo de cerca de 7 milhões de anos. A espécie foi denominada *Sahelanthropus tchadensis*, apelidada **Toumai** ("esperança de vida"* na língua local, o *goran*) (Figura 8.1).[25] O achado do crânio e dos dentes de Toumai ateou fogo no mundo paleoantropológico.

Djimdoumalbaye é membro da equipe chefiada pelos professores da Université de Poitiers, Michel Brunet e Patrick Vignaud, que pesquisaram nessa região por mais de um quarto de século. Mas o achado parece ter compensado. Os geneticistas há pouco tinham calculado o ponto de divergência entre os nossos parentes mais próximos no reino animal, os grandes símios, e nosso ramo, o de macacos bípedes (hominíneos) em algo em torno de 6 a 7 milhões de anos.

Toumai é um bom candidato para ser o ponto a partir do qual houve a separação. Sua face é achatada e a testa tem uma saliência maciça, indicando para os zoólogos ser o crânio de um macho. Seus torus supraorbitais (a saliência óssea acima dos olhos) são enormes, sendo maiores do que os encontrados nos gorilas e nos chimpanzés atuais e nos membros extintos do gênero *Homo*. Entretanto, ao contrário dos machos dos grandes símios, Toumai tem os dentes molares com esmalte espesso e caninos pequenos, próprios da linhagem hominínea. Nos grandes símios, os caninos superiores são grandes e afiados em direção aos pré-molares inferiores. Isso é uma arma dos machos na competição por fêmeas. Nos hominíneos, perdeu-se tal estrutura de combate, tornando-se pequenos os caninos, semelhantes aos dentes incisivos. Praticamente todos os fósseis de hominíneos bípedes encontrados desde os anos 1920 revelaram uma estrutura comum: além de fortes indicativos da postura bípedes (que os paleoantropólogos estimam pela forma do fêmur, dos ossos da pelve, da coluna vertebral e da

---

* Outra tradução possível para Toumai é "criança que nasceu na estação seca".

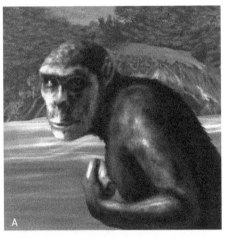 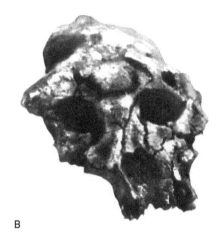

Figura 8.1
Reconstrução artística do Toumai (A) e o crânio verdadeiro encontrado (B).

parte posterior do crânio), a presença de caninos pequenos e molares grandes (geralmente com espesso esmalte dentário) assegura o pertencimento ao grupo dos hominíneos.

Apesar de quase completo, falta uma porção da parte posterior do crânio de Toumai, assim como não foi achado nenhum fêmur ou osso da pelve. Portanto, não se pode afirmar com certeza que ele de fato era bípede. Brunet e Vignaud, entretanto, acreditam firmemente que ele era bípede, pois, no Toumai, a abertura do crânio para a coluna vertebral sugere uma postura bípede.[25,26] Para os pesquisadores franceses, Toumai tem, de fato, algumas características símias que o aproximam dos grandes símios: uma pequena caixa craniana (mas isso os primeiros hominíneos descobertos anteriormente já revelavam), um grande espaçamento das aberturas oculares e uma face levemente prognata (a parte inferior dos ossos da face inclinada para a frente). No entanto, os dentes e a forma do crânio são claramente de um hominíneo. Assim, o Toumai é uma espécie de mosaico, com acentuadas características hominíneas e outras, também evidentes, características pongídeas.

O CÉREBRO E O COMPORTAMENTO DO SAHELANTHROPUS TCHADENSIS

Pouco é possível saber de exato sobre o cérebro do Toumai. Para Bernard Wood, da Universidade George Washington (Estados Unidos), seu crânio, visto de trás, parece o de um chimpanzé, mas, quando olhado de frente, sua face é muito moderna, quase a de um australopiteco com cerca de 1,75 milhões de anos.[27] Isso é estranho, pois, para Wood, um hominíneo com cerca de 7 milhões de anos (que é a idade presumível do Toumai) só poderia ter leves indícios da face de um australopiteco. Ele parece embaralhar a sequência evolutiva, pois possui inexplicavelmente algumas características mais modernas que outros australopitecinos bem mais recentes do que ele. Já Tim White, da Universidade da Califórnia, em Berkeley, argumenta que o Toumai não tem uma face tão moderna, pois, embora a porção superior seja reta, sua mandíbula parece se projetar muito para a frente, característica mais antiga do que a sugerida por Wood. O debate em torno do significado do Toumai para a evolução dos hominíneos, e do homem em particular, é promissor, e está apenas no início.

A caixa craniana do Toumai é longa, seu volume endocraniano tendo sido calculado em algo em torno a 320 e 380 cm³.[25] Tais dimensões indicam que seu cérebro é um pouco menor do que o dos grandes símios atuais (chimpanzés e bonobos têm em torno de 350 a 390 cm³ e gorilas, 480 cm³). Entretanto, salienta Brunet, o encaixe de sua coluna no crânio indica que o Toumai era capaz de andar ereto. Assim, mesmo não tendo sido encontradas outras partes ósseas, como fêmur, ossos da pelve e da coluna vertebral (que permitiriam provar sem equívocos que ele era bípede), o que se encontrou sugere que ele era um macaco hominoide bípede, ou seja, há fortes indícios de que o Toumai foi um hominíneo, talvez um dos primeiros.

Várias técnicas de sedimentologia, biocronologia e reconstrução ambiental permitiram à equipe de Brunet[25] e Vignaud[26] afirmar com bastante segurança que Toumai viveu há cerca de 7 milhões de anos em uma região da África que, embora atualmente seja um deserto, naquela época era uma enorme floresta, com pântanos e um grande lago com cerca de 400.000 km². A fauna fóssil encontrada com Toumai foi de 42 espécies ancestrais que habitavam o mesmo hábitat, no Alto Mioceno.[28] Assim, viveu cercado de crocodilos, mamíferos anfíbios, além de outros primatas, roedores, elefantes, cavalos e bovinos. O que se pode afirmar é que, se o Toumai era de fato bípede, isso não se deveu a habitar uma área pobre em florestas que teria sofrido um processo de "savanização" (devido a períodos de seca associados à glaciação), como preconizava a conhecida teoria explicativa da "descida das árvores" dos hominíneos.

Como era de se esperar, não se encontrou nenhum artefato de pedra junto ao Toumai. Se ele era e o quanto seria diferente cognitiva e socialmente de um chimpanzé atual é praticamente impossível saber. É provável que a competição entre os machos não se dava da mesma forma que entre os grandes símios atuais, pois aqueles não contavam com os grandes caninos para se ameaçarem na disputa pelas fêmeas. Talvez o Toumai tenha sido algo próximo a um grande símio bípede, vivendo tanto em árvores como no chão, em florestas e pântanos. Por não possuir os grandes caninos, talvez dispusesse de outras estratégias para exercer a rivalidade e a competição entre machos, quase onipresentes entre mamíferos. Mais sobre seu cérebro, sua cognição e formas de vida social é, por hora, impossível até de se especular.

2. Cinco a seis milhões de anos atrás
Orrorin tugenensis, *Ardipithecus ramidus* e *Ardipithecus kadabba*.

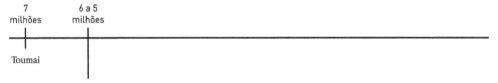

No oeste da África, a cerca de 2.500 km de distância do deserto Chadense de Djurab, outra equipe francesa, liderada pelos paleoantropólogos Martin Pickford e Brigitte Senut, do Musée d'Histoire Naturel de Paris, pesquisando nas colinas de Tugen, no norte do Quênia, encontrou, no final de 2001, 19 amostras de fragmentos ósseos (pedaços de mandíbula, fêmur, ossos do dedo e do braço) e dentes isolados pertencentes, possivelmente, a 13 fósseis. Essas amostras revelavam uma nova e ancestral espécie, do tamanho de um chimpanzé, datada de cerca de 6 milhões de anos, o ***Orrorin tugenensis*** (também chamado de "homem do milênio"). Para Pickford e Senut, o *Orrorin* apresenta várias características que autorizam a seus descobridores classificá-lo entre os hominíneos. Sem dúvida era um hominoide bípede, de postura ereta, pois o fêmur encontrado é grande e muito semelhante ao humano.[28] Entretanto, guarda ainda muitas características semelhantes aos grandes símios, principalmente os dentes caninos, grandes e pontudos (típicos dos machos dos grandes símios), assim como os braços e os dedos especializados em subir em árvores.

Pouco tempo antes, em meados de 2001, uma equipe etíope-norte-americana havia descoberto 11 fósseis datados entre 5,8 e 4,4 milhões de anos, na transição do Mioceno para o Plioceno. Segundo as características anatômicas desses últimos fósseis, eles representariam uma variante mais antiga de uma espécie já previamente descrita, o ***Ardipithecus ramidus*** (ou *Ardipithecus ramidus kadabba*).

Em 1994, Yohannes Haile-Selassie, estudante de pós-graduação e paleoantropólogo iniciante, em um aparente lance de sorte, encontrou na superfície da terra, no sítio de Aramis (a 300 km de Adis-Abeba, na Etiópia), ossos da mão, da pelve, do pé, do antebraço, uma mandíbula inferior e parte de um crânio, que foram identificados como pertencentes a uma nova espécie de hominíneo.[29] Essa espécie era, de fato, a mesma identificada há apenas dois meses pelos experientes cientistas Tim White, Gen Suwa e Berhane Asfaw. Esse grupo havia encontrado um pedaço de crânio, uma mandíbula inferior, alguns dentes e ossos do braço de uma espécie de australopitecino, datada em cerca de 3,3 milhões de anos. Tim White propôs denominá-la *Australopithecus ramidus* (*ramid*, na língua dos Afar, povo da região, significa "raiz"). Tim White acreditava ter encontrado um australopitecino que se situaria na raiz dos homens modernos. Tempos depois, chegou-se à conclusão de que essa espécie, de fato, era distinta dos australopitecinos já descritos, propondo-se para ela um gênero próprio, passando, assim, a ser denominada *Ardipithecus ramidus*. *Ardi*, também na língua dos Afar, significa "chão", posto que as características dos ossos encontrados asseguravam que esse hominíneo vivia no chão, e não em árvores. Os ossos dos braços e os dentes indicavam que ele era muito parecido com um grande símio, pois seus caninos eram grandes em relação aos dentes molares e o esmalte dentário era fino, como o de um chimpanzé. Contudo, ele difere fundamentalmente de um grande símio, pois a parte do crânio encontrada e ossos da perna e do pé indicam com clareza a posição bípede. Foi, de fato, o primeiro registro de uma falange de pé completa de um hominíneo, demonstrando que, se ele já não era totalmente bípede, tendia para isso.

Pesquisas paleoecológicas indicam que tanto o *Orrorin* como o *Ardipithecus* viveram em um *habitat* úmido e arborizado, com outras criaturas da floresta, como elefantes e primatas antropoides. Ao que parece, o *Orrorin* alimentava-se de vegetais, frutas e, eventualmente, carne. Assim, é possível que sua vida combinasse a habitação das árvores como incursões ao solo, utilizando um andar bípede.

Como o Toumai, o *Orrorin* e o *Ardipithecus* também parecem ser uma espécie de mosaico entre humanos e grandes símios. Apesar da dificuldade de colocá-los em uma linha coerente de evolução em direção aos humanos, eles pertencem com bastante segurança a uma linhagem diferente dos grandes símios atuais, linhagem essa que, de alguma forma, se relaciona mais proximamente com os humanos.

3. Três a quatro milhões de anos atrás

Os primeiros australopitecinos (*Australopithecus anamensis*, *Australopithecus afarensis*, *Keniantrhopus platyops*, *Australopithecus africanus*).

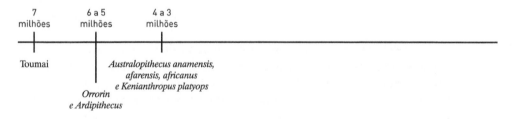

A primeira descoberta de australopitecinos ocorreu na África do Sul, em 1924, quando Raymond Dart, um neuroanatomista australiano da Universidade de Witwatersrand, em Johanesburgo, estudou o fóssil encontrado por trabalhadores de uma pedreira de calcário em Taung, a sudoeste de Johanesburgo. Tratava-se de uma criança que morreu com cerca de 7 anos (hoje pensa-se que com 3 anos). Dart percebeu que o molde interno do crânio, formado por sedimento que endureceu, indicava que a criança de Taung era mais semelhante a um ser humano do que a um símio. O forame magno (onde se encaixa a coluna vertebral no crânio) era centralizado, como no homem, indicando postura ereta e andar bípede; e os dentes caninos eram pequenos, ou seja, humanos e não símios. Porém, era um crânio muito pequeno e simiesco. Dart descreveu o achado na revista *Nature*, em 1925, e denominou a espécie *Australopithecus africanus* (um símio ou macaco do sul da África). A comunidade de paleoantropólogos rejeitou o achado de Dart, pois a criança de Taung era muito parecida com um símio e estava no lugar errado, ou seja, na África, e não na Ásia, onde, nas primeiras décadas do século XX, pensava-se que teriam surgido os primeiros humanos.[1]

Posteriormente, nos anos 1930, Robert Broom, um paleontólogo escocês, associou-se a Dart para a busca de novos fósseis, que foram de fato encontrados em outros sítios em Sterkfontein, próximos a Johanesburgo. Em janeiro de 1947, o grande paleoantropólogo inglês Sir Wilfrid Le Gros Clark foi a Johanesburgo analisar a coleção de fósseis de Dart e Broom e publicou um artigo na *Nature*, afirmando que os achados e as interpretações deles estavam *inteiramente corretas* em todos os detalhes. Os australopitecinos passaram, então, a ser reconhecidos pela paleoantropologia mundial.[1]

Em 1995, Meave Leakey e Alan Walker, pesquisando no sudeste do lago Turkana, em um sítio denominado Kanapoi, no norte do Quênia, encontraram um pedaço de crânio, 50 dentes, 13 mandíbulas (pedaços), uma tíbia, um osso da mão, um do punho e dois do braço. A datação com o método potássio/argônio indicou que esses ossos pertenciam a uma espécie que viveu entre 3,9 e 4,2 milhões de anos atrás. O esmalte dentário era espesso (parecido com o dos hominíneos posteriores) e a tuba auditiva assemelhava-se à humana. A tíbia encontrada indicava claramente que se tratava de um ser bípede, locomovendo-se quase sempre com os dois pés no chão. Os ossos da mão e do braço revelavam, por sua vez, que esse ser era ainda capaz de uma exímia locomoção em árvores. Tanto as características anatômicas dos ossos encontrados como a sua datação indicaram ser um australopitecino. Por ter sido encontrado nas margens do lago Turkana, foi denominado *Australopithecus anamensis* (*anan* significa lago na língua do povo Turkana). O *Australopithecus anamensis* passou, então, a ser o mais velho dos australopitecinos já descritos. Ele parece ter sido um hominíneo pequeno, com crânio e tamanho muito próximos ao de um chimpanzé (seu peso foi estimado em 46 a 55 kg); por tal semelhança, mas também pela certeza de ter sido bípede, foi chamado de "chimpanzé de pé".

A história de **Lucy**, o fóssil da espécie que passou a ser classificado e nomeado *Australopithecus afarensis* foi uma das mais divulgadas na mídia. No início dos anos 1970, o jovem paleoantropólogo norte-americano Donald Johanson aproximou-se da família Leakey com o objetivo de pesquisar os australopitecinos no noroeste da África. Seguindo sugestões do geólogo Maurice Taieb, resolveu pesquisar na extremidade norte do Vale da Fenda, no chamado triângulo de Afar, em uma área deserta chamada Hadar, ao norte de Aramis, na Etiópia. No outono de 1974, Johanson e sua equipe encontraram o fóssil, em torno de 40% completo, de um único indivíduo de cerca de um metro de altura, possivelmente uma fêmea. Tal esqueleto foi datado em mais de 3 milhões de anos. Tim White ajudou a analisar o material e sugeriu a Johanson tratar-se de uma nova espécie; surgiu assim para o mundo Lucy (Johanson, na época um fã dos Beatles, ouvira freneticamente *Lucy in the sky with diamonds*, no acampamento em Hadar, na noite anterior à descoberta). Tanto a pelve como a tíbia e o fêmur indicavam claramente que ela teria sido bípede. As outras características do esqueleto não deixavam dúvida, Lucy era um australopitecino. Assim, sua espécie foi nomeada como *Australopithecus afarensis* (*afarensis* como menção ao local do achado, o triângulo de Afar) (Figura 8.2). As análises da relação potássio/argônio nos fósseis *afarensis* indicaram que eles datavam de 3,6 a 2,9 milhões de anos.[6]

Entre os anos de 1974 e 1979, Mary Leakey realizou uma minuciosa pesquisa em Laetoli, a 45 km ao sul do desfiladeiro de Olduvai, no nordeste da Tanzânia. Ela e sua equipe descobriram uma trilha de 27 metros de comprimento com pegadas fossilizadas deixadas por dois indivíduos pertencentes à espécie *Australopithecus afarensis*. Esses dois sujeitos caminharam em uma superfície mole que endureceu há cerca de 3,6 milhões de anos. Ao analisar as pegadas, Mary Leakey verificou que elas eram produzidas em sequência: primeiro um golpe de calcanhar, depois o pé foi colocado sobre seu arco externo e finalmente ocorreu um último impulso com o dedão. No ser humano, quando anda em

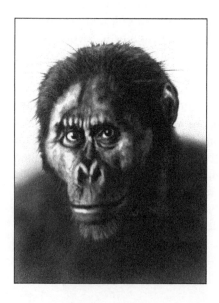

Figura 8.2
Reconstrução artística de Lucy.

uma superfície mole, as pegadas são exatamente do mesmo tipo; primeiro o golpe de calcanhar, depois o pé descansa sobre seu arco externo e, ao final, o dedão não divergente e não opositor dá mais um impulso. As pegadas de Mary Leakey eram de um australopitecino, já caminhava de forma idêntica a um ser humano moderno, e isso há mais de 3 milhões e meio de anos (levando um pouco para trás a datação do *Australopithecus afarensis*). Não há consenso sobre se o *Australopithecus anamensis* de Meave Leakey e Alan Walker e o *Australopithecus afarensis* de Johanson e Mary Leakey (curiosamente, sogra de Meave Leakey) eram espécies distintas ou simplesmente o *anamensis* precede o *afarensis* como uma subespécie um pouco mais velha.

Na época da descoberta de Lucy, Johanson acreditava (e divulgou isso com muita ênfase e certo exibicionismo para a mídia) ter encontrado o hominíneo mais antigo, talvez o elo perdido entre o *Homo sapiens* e os grandes símios. Ainda não tinham sido descobertos o *Australopithecus anamensis, o Orrorin tugenensis* e o *Ardipithecus ramidus,* e nem se sonhava com a existência de um hominíneo com 7 milhões de anos como o *Sahelanthropus tchadensis*.

Em março de 2001, Meave Leakey e colaboradores descreveram um novo crânio, encontrado em um sítio a oeste do lago Turkana, datado em 3,5 a 3,3 milhões de anos. Tratava-se de um crânio com um rosto muito chato, projetado para a frente. Por ter sido encontrado no Quênia, foi batizado como Homem do Quênia (*Kenianthropus*) e por ter o rosto muito chato completou-se com o *platyops*. Assim surgiu o **Kenianthropus platyops**. O tamanho do crânio é também pequeno, com um volume endocraniano semelhante ao dos grandes símios, seus dentes possuindo uma grossa camada de esmalte dentário. Devido à face plana e à forma da sobrancelha, esse hominíneo tem semelhanças com um outro hominíneo muito mais recente que ele, já do gênero humano, o *Homo rudolfensis* (que se verá adiante). Mesmo que a semelhança seja curiosa, a distância temporal entre eles impede que se façam mais especulações. Tais semelhanças podem ser decorrentes do acaso. De qualquer forma, a sequência temporal da evolução dos hominíneos é bastante complicada, impedindo-se que se façam afirmações taxativas sobre que espécie originou as mais recentes. As linhas evolutivas, ou melhor, arbustos evolutivos que originaram o *Homo sapiens* estão ainda muito confusas nos estudos paleoantropológicos.

O CÉREBRO E O COMPORTAMENTO DOS AUSTRALOPITECINOS

O cérebro do *Australopithecus afarensis* era pequeno (400 a 500 cm^3), muito próximo de um grande símio atual. O tamanho global do corpo também era pequeno, e há certa polêmica em torno do grau de dimorfismo entre fêmeas e machos. Suas proporções situavam-no entre os grandes símios e os hominíneos posteriores. Os braços eram muito longos em relação às pernas, e o antebraço parece que era especialmente longo e forte. Lucy, embora fosse bípede, tinha também considerável adaptação à locomoção em árvores.

Segundo Phillip Tobias, as marcas dos sulcos cerebrais que restaram nos ossos cranianos encontrados sugerem que o cérebro do *Australopitecus afarensis* pouco difere, em termos estruturais, do cérebro de um grande símio atual.[30] O padrão de impressão dos seios venosos na parte interna da calota craniana indica uma peculiar organização do sistema venoso cerebral dessa espécie, com um aumento dos seios occipitais e marginais. Não se sabe, entretanto, o que isso pode significar em termos neurofuncionais. De modo geral, conclui Tobias[30] que, além de apenas um aumento mínimo do volume absoluto e discretas reorganizações anatômicas, o cérebro dos australopitecinos não revelou grandes inovações, apesar de eles pertencerem a uma linhagem bípede e ereta desde há mais de 3 milhões de anos, distinta nesses aspectos da linhagem dos grandes símios. Resta a questão de por que, nesse longo período de tempo, apesar de diferirem em aspectos funcionais e adaptativos importantes (a famosa postura ereta com a liberação das mãos para o manuseio e a produção de objetos, assim como uma melhor visão no terreno plano das savanas), pouca mudança ocorreu em seus cérebros. Como será demonstrado adiante, mudanças significativas irão ocorrer na transição dos australopitecinos para seus sucessores, representados, principalmente, pelo *Homo habilis*.

Nos primeiros hominíneos, incluindo aqui os australopitecinos, as principais diferenças cerebrais em relação aos grandes símios devem ter sido a redução do córtex visual estriado primário, assim como uma progressiva reorganização do lobo frontal (sobretudo em relação à terceira circunvolução frontal) e, possivelmente, uma acentuação da especialização hemisférica, o esquerdo diferenciando-se do direito. Já no gênero *Homo* (*H. habilis*, *H. erectus* e *H. sapiens*), irá ocorrer um desenvolvimento progressivo do córtex parietal posterior relacionado à integração visuoespacial, à recepção sensorial (incluindo talvez a da linguagem) e à comunicação social.[31]

4. Dois a três milhões de anos atrás
Novos australopitecinos (*Australopithecus africanus*, *Australopithecus aethiopicus*, *Australopithecus garhi*, *Australopithecus sediba*) e os *Paranthropus* (*Paranthropus aethiopicus*, *Paranthropus boisei* e *Paranthropus robustus*).

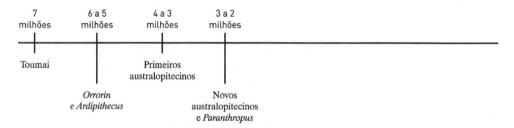

EVOLUÇÃO DO CÉREBRO   209

Os fósseis do **Australopithecus africanus** foram os primeiros entre os hominíneos do gênero australopitecino a serem descobertos. Como dito anteriormente, Raymond Dart descreveu, em 1924, na África do Sul, o crânio de uma criança parecida com um macaco. Críticos de Dart diziam tratar-se do fóssil de um gorila pequeno. Entretanto, os dentes eram muito semelhantes aos dos humanos. Além disso, a mandíbula do *africanus* é relativamente leve, e sua dentição indica uma dieta mais onívora. Os ossos de sua coluna vertebral, assim como seu fêmur e sua pelve, indicam com clareza que ele era bípede. Estima-se que o *africanus* tenha vivido entre 3,5 e 2,5 milhões de anos atrás.

O **Austrolopithecus robustus** (ou *Paranthropus robustus*) foi descoberto em 1938, na caverna Swartkranz, também na África do Sul. Sua mandíbula era maciça, os molares e pré-molares relativamente grandes e largos, e os caninos e incisivos pequenos e estreitos. As extensas superfícies de trituração dos molares e pré-molares do *A. robustus* e o pequeno tamanho dos caninos e incisivos indicam uma dieta herbívora especializada, principalmente para a mastigação de raízes e nozes disponíveis em regiões de clima seco. Um crânio com perfurações de dentes de leopardo indica que ele talvez tenha sido também presa de grandes felinos. O *A. robustus* foi datado em 2,6 a 1 milhão de anos. Ele sobreviveu como espécie durante quase todo o longo período do Pleistoceno, sem sofrer mudanças morfológicas. Há cerca de 1 milhão de anos sucumbiu, provavelmente por sua estrita especialização como herbívoro, na competição com outros hominíneos rivais, de dietas mais flexíveis. Comparando o *Australopithecus africanus* com o *A. robustus*, a mandíbula daquele é mais leve, os dentes têm características mais humanas. Como já referido, a dentição do *A. africanus* indica uma dieta mais onívora.

O primeiro fóssil do **Australopithecus garhi** foi encontrado no deserto de Afar, na Etiópia. Ele teria vivido cerca de 2,5 milhões de anos atrás, sendo contemporâneo do *Australopithecus africanus*. Junto aos fósseis do *garhi* foram encontradas as primeiras ferramentas líticas, supostamente instrumentos para matar e destrinchar animais. Teria sido ele, de forma predominante, carnívoro, e talvez represente um elo entre o *Australopithecus afarensis* e os primeiros hominíneos do gênero *Homo* (*Homo habilis*, p. ex.).

Mais recentemente, o filho de um paleoantropólogo sul-africano, o garoto Matthew Berger, com 9 anos de idade, em visita com seu pai a um sítio perto de Johanesburgo, descobriu a clavícula de uma nova e intrigante espécie de australopiteco. O pai de Matthew, o paleoantropólogo Lee R. Berger, da Universidade de Witwatersrand, da África do Sul, e colaboradores[32] estudaram detalhadamente e descreveram o **Australopithecus sediba** (*sediba* no idioma local, o *sesotho*, significa "fonte", pois esse australopiteco é sugerido como a fonte ou a origem do gênero *Homo*). Além da clavícula, foram encontrados o crânio, a mandíbula e vários ossos dos membros superiores e inferiores, da bacia e mãos de dois indivíduos: uma criança (macho), de 10 a 13 anos; e um adulto (fêmea), de cerca de 20 anos de idade. Os fósseis foram datados em 1,95 a 1,78 milhões de anos e encontrados a 15 km dos bem conhecidos sítios de Sterkfontein e

Swartkrans. Pelas características do crânio (capacidade craniana de 420 cm^3), dos dentes (dentes pequenos) e dos ossos da bacia (que pareciam permitir longas caminhadas e mesmo corridas), o *A. sediba* foi classificado como possível descendente direto do *A. africanus*, há cerca de 3,0 a 2,4 milhões de anos e um forte candidato a ancestral do gênero *Homo* (no caso do *Homo ergaster* e/ou *Homo erectus*).

Com mandíbulas e crânio relativamente grandes, o **Paranthropus boisei** viveu entre 2,3 e 1,4 milhões de anos nas savanas africanas. A anatomia dos ossos da mão indica que ele já pode ter utilizado artefatos. O primeiro fóssil foi descoberto no desfiladeiro de Olduvai, em 1959. O nome *boisei* foi dado em homenagem a um rico empresário, Charles Boise, que patrocinou as investigações que resultaram na descoberta dos fósseis.

Por fim, em um sítio arqueológico denominado Caveira Negra, próximo ao lago Turkana, na Etiópia, foram descobertos ossos do **Paranthropus aethiopicus**. Ele foi datado em 2,2 milhões de anos, e seu volume endocraniano parece ter sido relativamente pequeno. Sua face era prognata e seus dentes molares grandes. Alguns autores sugerem que, pelo fato de os *Paranthropus* terem dentes molares grandes com esmalte espesso, teriam sido vegetarianos estritos. A relativa carência de proteína animal teria dificultado o desenvolvimento de seus cérebros, pois esse órgão necessita de grande aporte lipídico e proteico para seu desenvolvimento. Assim, os *Paranthropus* são colocados fora da linhagem ancestral humana. Entretanto, a teoria de que homíneos mais estritamente caçadores e carnívoros estejam na linha de ancestralidade dos humanos modernos, a chamada *hunting hypothesis*, é questionada, hoje, pela maioria dos autores.

5. Um a dois e meio milhões de anos atrás

Surge o gênero humano; *Homo habilis, Homo rudolfensis, Homo ergaster*.

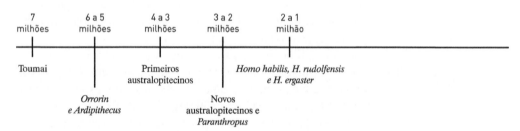

O ***Homo habilis*** foi descoberto em 1960, na África, pelo casal Mary e Louis Leakey, que, em 1935, iniciaram uma longa e fértil carreira de descobertas paleoantropológicas no Quênia e na Tanzânia. São fósseis de 2,3 a 1,6 milhões de anos, encontrados na África Oriental e Meridional, sugerindo que o *habilis* tinha corpo semelhante ao dos australopitecinos, era pequeno em peso (peso estimado 35 kg) e estatura, com braços relativamente longos e torso poderosamente constituído.[5] Um grupo variado de fósseis sugere a existência de duas espécies parecidas, **Homo habilis** e **Homo rudolfensis**. O *rudolfensis*, com peso estimado de 55 kg, era um pouco maior que o *habilis*, tendo sido datado em 1,9 milhões de anos. Parece haver consenso de que a postura completamente ereta tenha surgido, na linhagem hominínea, apenas com o surgimento do gênero *Homo*.

Os primeiros fósseis do *rudolfensis* foram encontrados em 1993, na região do Lago Turkana, no Quênia. Ao que parece, esse homem viveu entre 1,6 e 2,4 milhões de anos e era anatomicamente bastante semelhante ao *Homo habilis*. O *rudolfensis* parece ter um crânio um pouco maior, a face mais achatada e uma dentição um tanto mais complexa que a do *habilis*.

Os primeiros fósseis do *Homo habilis* foram encontrados juntamente com objetos líticos do tipo machado manual e outras ferramentas de pedra lascada. A partir de então, esses artefatos foram classificados como pertencentes à indústria lítica oldovaniana. Desde tal descoberta, o gênero *Homo* passou a ser associado intimamente à produção de ferramentas. Assim, ser do gênero *Homo*, nessa linha, parece expressar a ideia de que somos os primeiros primatas a fabricar ferramentas de trabalho (o que não é absolutamente exato, já que os primatólogos têm descrito inúmeros grupos de chimpanzés produtores de ferramentas e que ensinam outros grupos a fabricá-las em seus *habitats* naturais).

Hoje, há certo consenso de que os primeiros artefatos de pedra da história da humanidade (hominíneos incluídos) foram fabricados há cerca de 2,5 milhões de anos (tanto pelo *Australopithecus garhi* como pelo *Homo habilis*). Dois milhões e meio de anos atrás é muito tempo depois do início da bipedestação (considerando-se os estudos de paleogenética e a hipótese de Toumai ter sido realmente um primata bípede), que teria surgido há 7 milhões de anos. Caso o Toumai não tenha sido bípede, a bipedestação avança um pouco, mas, com certeza, o *Orrorin tugenensis*, de 5,2 a 5,8 milhões de anos de idade, era bípede.

Entretanto, 2,5 milhões de anos atrás também é muito tempo antes de 500 mil anos atrás, quando surgiu um hominíneo com cérebro maior, cerca de 1.200 cm^3, o *Homo heidelbergensis* (o *Homo habilis*, assim como o *Australopithecus garhi*, os primeiros fabricantes de artefatos, tinham um cérebro relativamente pequeno, com capacidade estimada em 510 a 687 cm^3). Assim, a hipótese de que a fabricação de ferramentas, passo essencial à aquisição do caráter eminentemente humano em nossa história, em geral associada a bipedestação e à posse de um cérebro grande e desenvolvido, parece que necessita de reparos. Tudo indica que passamos a fabricar ferramentas muito tempo depois de que nos erguemos e caminhamos com dois pés (e com isso liberamos as mãos), mas muito tempo antes que tivéssemos cérebros grandes e poderosos para fabricá-las...

O CÉREBRO E O COMPORTAMENTO DO *HOMO HABILIS*

O paleoneurologista sul-africano Phillip Tobias[30,33] realizou estudos de particular relevância sobre a estrutura anatômica do cérebro do *Homo habilis*. Para ele, há muitas indicações de um acentuado crescimento do tamanho absoluto do cérebro do *Homo habilis* em relação ao de seu predecessor, o *Australopitecus africanus,* de um volume médio de 440 cm³ no *africanus* para 640 cm³ no *habilis*. Estima-se que, em média, o cérebro do *habilis* é 45% maior do que o do *africanus* e 25% maior do que o do *Australopitecus boisei*.

A partir de estudos encefalométricos, esse pesquisador concluiu que o aumento do cérebro do *habilis* envolveu um evidente alargamento dos lobos frontais e parietais, uma moderada elevação global do cérebro, que, por isso, teria ficado menos "achatado" e mais "arredondado", mas não um alongamento anteroposterior dos hemisférios cerebrais. O padrão dos sulcos e dos giros cerebrais do lobo frontal no *habilis* é muito similar ao das espécies que o sucederam, *Homo erectus* e *Homo sapiens*, e claramente diferente do padrão encontrado nos grandes símios. As impressões dos giros cerebrais na calota craniana indicam que, no lobo frontal, em sua porção posterior e inferior, na região que corresponde à área de Broca (área da produção da linguagem de expressão no *Homo sapiens* atual), houve um aumento evidente em relação àquilo que se encontra nos australopitecinos.

Além do mencionado, o lobo parietal do *habilis* expandiu-se transversalmente, e o lóbulo parietal inferior desenvolveu-se com intensidade. Impressões detectáveis relacionadas aos giros supramarginais e angulares (no lóbulo parietal inferior) surgem, assim, pela primeira vez na linhagem hominínea. Tendo-se em conta que esses giros participam do que se conhece como "área de Wernicke expandida" (ou região cortical posterior da linguagem compreendida), isso indica o desenvolvimento da capacidade neuronal para a linguagem, nesse caso, da recepção da linguagem. Assim, o cérebro do *habilis* revela um desenvolvimento evidente tanto das áreas corticais relacionadas à produção da linguagem, como daquelas áreas relacionadas a sua compreensão. Não é possível, entretanto, saber se o *habilis* possuía a faculdade da linguagem que hoje caracteriza o *H. sapiens*, mas é possível aventar a hipótese de que ou a linguagem humana complexa surge com o *habilis* ou ao menos uma protolinguagem teria tido origem nessa espécie, como que preparando a capacidade da linguagem complexa e simbólica em espécies de homens posteriores.

Os moldes cerebrais do *habilis* revelam também evidências de assimetrias cerebrais típicas do *Homo sapiens* atual. O sulco lateral, ou fissura sylviana, que separa o lobo frontal do temporal, é diferente no lado esquerdo em relação ao direito. Também há no cérebro do *habilis* o que se denomina "frontopetalia direita" e, em alguns casos a "occipitopetalia esquerda" (aumento assimétrico do polo frontal direito e do polo occipital esquerdo). Esse padrão é bastante frequente no cérebro do *Homo sapiens* e ausente no cérebro dos grandes símios e também, em parte, ausente no dos australopitecinos. O que tal padrão de assimetria crescente significa em termos funcionais não se sabe ao certo, talvez uma mais pronunciada lateralização das habilidades com as mãos, predominando a direita, e maior precisão da percepção com o olho e a orelha do lado direito. Tal possibilidade, entretanto, é difícil de ser confirmada de forma empírica.

Em suma, as pesquisas realizadas por vários paleoneurologistas, sobretudo por Tobias, indicam que o *Homo habilis* representa um ponto de transição fundamental do cérebro dos australopitecinos mais parecidos com o dos grandes símios atuais (assim, os australopitecinos teriam cérebros hominíneo-grandes símios) para um cérebro hominíneo com características tipicamente humanas, bem mais semelhantes às do cérebro do *Homo sapiens* atual.

Do comportamento dos *habilis* pode-se saber hoje que eles eram insistentes produtores de ferramentas líticas. Não há evidências de que dominavam o fogo e se supõe que poderiam ter alguma forma de linguagem análoga à dos humanos atuais. Contudo, os achados só permitem especulações arriscadas.

6. Um milhão e meio a um milhão de anos atrás
Homo ergaster e *Homo erectus*.

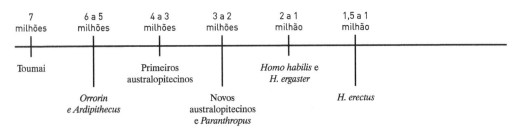

Ao que parece, o primeiro hominíneo de forma basicamente moderna foi o **Homo ergaster**. O *Homo ergaster*, ou *Homo erectus ergaster*, foi encontrado, a princípio, na África do Sul, em um sítio denominado Swartkrans. Como ele é muito parecido com o *Homo erectus*, encontrado na Ásia (Java e China), o *Homo ergaster* é também denominado *Homo erectus* africano (a diferença é sutil, referente à dentição e a alguns ossos e formas cranianas mais gráceis e arredondadas). O *H. ergaster* foi datado em cerca de 1,8 milhões de anos. Parece ter sido o primeiro hominíneo a possuir uma capacidade craniana maior, mais próxima do *Homo sapiens*. Ele utilizou instrumentos líticos, e especula-se sobre a possibilidade de ter dominado o fogo.

Ao contrário de todos os hominíneos descritos até agora, os primeiros fósseis do **Homo erectus** foram descobertos em sítios fora da África, na Indonésia, na China e depois na Europa. Os mais famosos foram o chamado *Pithecanthropus*, ou Homem-macaco, descrito em 1892, em Java, por Eugène Dubois, e o *Sinanthropus pekinensis*, Homem de Pequim, descrito em 1927, por Davidson Black.

Inspirado pela leitura de Ernst Haeckel, o médico holandês Eugène Dubois (1858-1940), em 1887, resolveu tornar-se oficial médico do exército holandês e ir à Indonésia (então Índias Orientais Holandesas) procurar o "elo perdido". Auxiliado por grupos de condenados, escavou depósitos com fósseis ao longo do Rio Solo, próximo do vilarejo Trinil, em Java. Quatro anos depois, em 1891,

UMA FAMÍLIA NOTÁVEL DE PALEOANTROPÓLOGOS: OS LEAKEY

Cabe, mesmo que brevemente, descrever esta singular família de pesquisadores da paleoantropologia, os Leakey. O polêmico patriarca Louis Seymour Bazett Leakey (1903-1972), de família inglesa, nasceu em Kikuyuland, no Quênia, país onde passou a maior parte de sua vida. Viveu até os 16 anos entre os nativos Kikuyu, tendo recebido os rituais de iniciação desse povo, com o qual manteve sempre íntima relação. Ao longo de sua vida, Louis sempre defendeu a igualdade racial. Desde os 13 anos de idade quis ser arqueólogo e começou a ganhar a vida fazendo excursões para mostrar a selva e os animais a turistas, pelo interior da Tanzânia.

Ainda que, em seus anos juvenis, tenha estudado em Cambridge, na Inglaterra (onde recebeu treinamento em arqueologia e antropologia de Miles Burkitt, Arthur Keith e A. C. Haddon), foi um pesquisador pouco ligado à vida universitária, tendo sempre se sentido um homem de identidade fronteiriça, nem bem inglês, nem totalmente africano. Suas relações com os grupos políticos colonialistas e nativos, sua oposição ao movimento Mau Mau, foram sempre um campo de tensão e polêmica. Também polêmica foi sua ligação com o governo colonial para que o poder fosse entregue aos africanos, que ele considerava mais apropriados.[34]

Aos 23 anos escolheu, com certo conhecimento e muita intuição, investigar uma região do leste da África conhecida como Great Rift Valley. Trata-se de um enorme vale que atravessa a África Oriental de norte a sul, da Etiópia e do Quênia até a Tanzânia, formado por movimentos geológicos de placas tectônicas. Lá, na Garganta de Olduvai, na margem da planície do Serengeti, tem-se um dos sítios mais ricos em fósseis de hominíneos do mundo. Juntamente com John Napier e Phillip Tobias, foi o descobridor do *Homo habilis*, entre 1960 e 1963. Louis, em certo sentido, revolucionou as pesquisas paleoantropológicas, pois alterou o foco das pesquisas sobre origem do homem da Ásia para a África. Mesmo tendo sempre se concentrado em pesquisas paleoantropológicas e arqueológicas, Louis Leakey realizou também estudos de antropologia social, fazendo a etnografia dos Kikuyu, a partir de sua formação em Cambridge com A.C. Haddon.

Louis Leakey gostava da polêmica, tanto em ciência como em política. Redigiu textos emocionalmente carregados contra os Mau Mau, participou de forma ativa dos congressos pan-africanos, especialmente o de 1952, em Algier, e em 1955, em Livingsonte, e teve sempre relação ambivalente e desafiante em relação à comunidade paleoantropológica internacional. Louis Leakey foi também entusiasmado estimulador das primatólogas Jane Goodall, Dian Fossey e Biruté Galdikas e de suas abordagens originais.

um dos trabalhadores encontrou um crânio de hominíneo com arcos supraciliares proeminentes e, um ano depois, um fêmur completo de feição plenamente humana. Parecia o fóssil de um primata entre o homem e os grandes símios, forte de porte e com andar decididamente ereto. Dubois chamou-o *Pithecanthropus erectus* (homem-macaco de andar ereto). Achou que tinha encontrado o tal elo

Casou-se com Mary Leakey (1913-1996), que se tornou uma das principais paleoantropólogas do século XX. Seu prestígio como pesquisadora teve início com a descoberta, em 1959, de fósseis do *Zinj* ("meu garoto", segundo Mary) ou *Zinjanthropus boisei*, mais tarde reconhecido como *Australopithecus boisei*, do grupo dos australopitecinos robustos. Em 1978, encontrou e analisou dois conjuntos de pegadas fossilizadas do *Australopithecus afarensis*, o que ajudou a compreender melhor a anatomia funcional e o estilo de vida dos australopitecinos.

Um dos filhos do casal, Richard Leakey (1944-), sem formação universitária especial, aprendeu paleoantropologia com os pais em extensas expedições de pesquisa desde a infância. Em 1967, encontrou no Baixo Rio Omo, na Etiópia, a mandíbula e os dentes do que foi chamado *Australopithecus aethiopicus*. Em 1969, achou um crânio completo e intacto do *Australopithecus boisei*, que causou impacto científico. Em 1972 e 1975, respectivamente, sua equipe encontrou pedaços de crânios de um *Homo habilis* e de *Homo ergaster*; e, em 1978, um crânio completo de *ergaster*. Desde jovem teve graves problemas de saúde; doença renal em 1969, com transplante 10 anos depois. Como seu pai Louis, Richard sempre defendeu a igualdade racial e foi muito ativo politicamente no Quênia, tendo fundado com outros intelectuais quenianos um partido político, o Partido Safina, e ocupado cargos no governo. Defensor radical de animais selvagens, como elefantes, fez muitos inimigos. Em 1993, após um acidente aéreo (não se afasta sabotagem), teve suas duas pernas amputadas (continuou trabalhando com próteses). Em abril de 2007, foi indicado presidente interino do braço queniano da Transparência Internacional.

Richard casou-se com Meave Leakey (1942-), que tembém é uma excepcional paleoantropóloga. Sua equipe no Lago Turkana, no Quênia, descobriu, em 1999, o esqueleto e a mandíbula de um novo hominíneo (talvez de um novo subgrupo) de 3,5 milhões de anos, o *Kenyanthropus platyops*.

A neta de Louis, Louise Leakey (1972-), filha de Richard e Meave, nasceu no mesmo ano da morte de seu avô, fez sua primeira descoberta com apenas 6 anos de idade, em 1977, em expedição junto com os pais. Ela é hoje uma paleoantropóloga produtiva no leste da África, coordenando, com sua mãe, o projeto *Koobi Fora*, centrado no estudo do *Kenyanthropus platyops*. Casou-se em 2003 com Emmanuel de Merode, um primatólogo belga.

Fonte: Lewin[1] e Berman e Lonsdale.[32]

perdido, mas a comunidade de antropólogos e arqueólogos profissionais desprezou o achado.

Em 1927, o canadense Davidson Black (1884-1934), diretor do Colégio de Medicina de Pequim, encontrou restos fósseis no sítio de Zoukoutien, próximo a Pequim, e denominou a espécie *Sinanthropus pekinensis*, reconhecendo a semelhança entre sua espécie e o *Pithecanthropus erectus*, de Dubois. Black teve um ataque cardíaco e morreu pouco depois, em 1934, mas o anatomista alemão Franz Weidenreich (1873-1948) deu continuidade a seus estudos. Enquanto isso, em Java, outro anatomista alemão, Gustav H. Ralph von Königswald (1902-1982), aprofundava os estudos com o *Pithecanthropus erectus*. Por fim, em 1951, a comunidade paleoantropológica reconheceu os estudos de Dubois, Black, Weidenreich e Königswald e nomeou a espécie *Homo erectus*, um hominíneo de ampla distribuição geográfica e marcante variação regional, mas uma espécie única.[1]

Ao longo dos anos 1950, pesquisadores passaram também a reconhecer que várias espécies e gêneros (taxa) de hominíneos, além do *Pithecanthropus* e do *Sinanthropus*, como o *Telanthropus* e o *Atlanthropus*, seriam melhor concebidas como uma espécie única, agrupando-os todos sob a rubrica *Homo erectus*. Pesquisadores como Clark[35] chamaram a atenção para variações normais intraespécies na análise de fósseis de taxa hominínea e defenderam a ideia de que o táxon *Homo erectus* podia acomodar tanto espécimes encontrados na Ásia como na África (tese esta que unifica o *ergaster* e o *erectus*).

Hoje a ordenação classificatória do *erectus* mantém-se polêmica. Além de pesquisadores que acreditam que se trata de uma única espécie (*H. erectus*), os que pensam serem duas espécies (*H. erectus* e *H. ergaster*), há aqueles que não consideram que o *H. erectus* seja na verdade uma espécie distinta, mas veem nos fósseis encontrados a evidência de um amplo leque ou estágios da evolução humana, parte de um única espécie, o *Homo sapiens* arcaico, que, nessa perspectiva, teria se originado, então, há 1,8 milhões de anos (a maioria dos pesquisadores, entretanto, considera que o *H. sapiens* tem no máximo 200 mil anos, por isso denominado *Homo sapiens* anatomicamente moderno).

Independentemente de questões de classificação, sabe-se que os *erectus* eram hominíneos relativamente baixos (cerca de 1,50 m de altura) (Figura 8.3), que

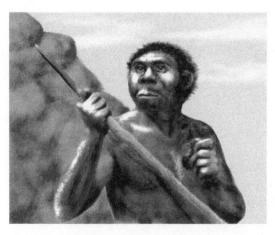

Figura 8.3
Reconstrução artística do *Homo erectus*.

teriam surgido há cerca de 1,8 milhões de anos e sobrevivido até 130 mil anos atrás, mas alguns sugerem que tenham vivido até há 50 mil anos.[36] É também consenso que o *Homo erectus*, durante sua longa existência, teve uma ampla representação geográfica e temporal sobre a Terra, ocupando dois ou mais continentes e vivendo como espécie por cerca de 1,75 milhões de anos, sendo, portanto, talvez o hominíneo do gênero *Homo* que mais tempo sobreviveu até agora (não temos ideia se nós *sapiens* viveremos tanto... Se depender de nossa capacidade de guerrear, de produzir injustiça social e de destruir o ambiente, é possível que nossa existência na Terra seja bem mais curta do que a do *erectus*.).

Os *Homo erectus* realizaram algumas conquistas importantes em termos de adaptação ao meio ambiente. Saindo das regiões quentes da África (como *Homo ergaster* ou já como *Homo erectus*, resta a dúvida) adentraram regiões mais frias, chegando até o norte da Renânia e da Hungria e, no Oriente, até a região de Pequim. Produziram inovações tecnológicas, acrescentando ao repertório de ferramentas líticas olduvanianas a fabricação de machados manuais bifacialmente lascados (conhecidos como "bifaces"). Eles teriam obtido instrumentos líticos talhados por lascamento, com o que produziam ferramentas do formato desejado, algo (especula-se) previamente concebido mentalmente. Além dos "machados-de-mão" (*hand-axe*) bifaces, também produziam um tipo de cutelo ou talhador. Esses instrumentos, mais sofisticados que os do *H. habilis* da indústria olduvaniana, teriam, em geral, funções múltiplas, como um canivete suíço. Com essa técnica de lascamento, os *erectus* teriam dado início a uma nova tecnologia lítica, conhecida como *Acheulense*.

Especula-se que talvez o *Homo erectus* tenha também fabricado lanças feitas de madeira ou de presa de elefante. Ao que parece, no norte da China, além de usar os instrumentos lascados ou talhados (*choppers*) previamente descritos, acrescentou a sua cultura tecnológica o domínio do fogo, um passo importante para viver em cavernas, em ambientes mais frios. Entretanto, há autores que atribuem ao *Homo heidelbergensis*, e não ao *erectus*, o completo domínio do fogo.

Os achados de ossos de diferentes animais junto aos sítios dos *erectus* indicam que eles foram caçadores com muita destreza. Mesmo não tendo sido encontrado nos sítios de *erectus* um predomínio de ossos de cervos de distintas espécies (provavelmente dois terços de sua alimentação), também foram encontrados ossos de elefantes, rinocerontes, búfalos da Índia, cavalos, bisões, antílopes, camelos, ovinos e até ursos e tigres dentes-de-sabre.

Um estudo recente de Huff e colaboradores,[37] com o uso de análises sofisticadas de dois genomas humanos contemporâneos completos, indicou que há cerca de 1,2 milhões de anos (no intervalo de 0,9 a 1,5 milhões de anos atrás), época em que nossos ancestrais eram provavelmente o *ergaster* e/ou o *erectus*, a população total de nossos ancestrais era em torno de 18.500 indivíduos (não ultrapassando, de toda forma, 26 mil indivíduos). Esse é um número relativamente reduzido para a extensão da África e da Eurásia, onde viveram o *ergaster* e o *erectus*. Segundo esse estudo, a humanidade descende de um grupo relativa-

218 capítulo 8 A LINHAGEM DO HOMEM: CÉREBRO E COMPORTAMENTO DOS HOMINÍNEOS

mente pequeno de indivíduos que, por bastante casualidade, não se extinguiu e possibilitou a expansão futura em direção à enorme população humana moderna.

O CÉREBRO DO *HOMO ERECTUS*

Há considerável polêmica em torno dos cérebros desse conjunto denominado *Homo erectus*.[38] Seus cérebros, apesar de serem maiores do que os dos *Homo habilis* e dos australopitecinos, ainda eram relativamente pequenos em comparação aos dos homens mais modernos; os fósseis encontrados no norte da China e em Java indicavam inicialmente volumes de 860 a 1.000 cm^3. Aceita-se, hoje, uma grande variação no possível volume do cérebro do *erectus*, de 727 a 1.251 cm^3.

Seus crânios revelam uma calota um tanto achatada, a fronte recuada e a arcada superciliar protuberante (como a do *Homo neanderthalensis*, como se verá adiante). Apesar de eretos, seus crânios continuavam amarrados por fortes músculos do pescoço, presos às grandes saliências ósseas acima das órbitas oculares. A face era prognata (a parte inferior projetava-se para a frente) e o nariz era chato e largo.

Um estudo específico sobre a morfologia do osso temporal indica que as diferenças desse osso craniano entre o *erectus* e o *ergaster* é considerável. No *erectus*, tal osso desenvolveu uma marcante crista supramastóidea, ausência de eminência articular elevada e redução do processo póstero-glenoidal.[39] Os autores do estudo reconhecem, entretanto, uma ampla variação nas estruturas cranianas dos fósseis de *erectus* encontrados. De modo geral, o *ergaster* apresenta um diâmetro frontal menos desenvolvido e menos projeção occipital do que o *erectus*.[40]

Recentemente foi descoberto, em uma ilha da Indonésia, a Ilha de Flores (daí o nome **Homo floresiensis**), um pequeno hominíneo parecido com o *Homo erectus*, com a diferença de que possui uma estatura muito menor, e sua datação indica ter vivido até há cerca de 10 mil anos. Ao que parece, foi o último hominíneo não *Homo sapiens* a se extinguir. A estatura do fóssil de um adulto indica que eram como um *Homo erectus* em miniatura, tendo menos de 1 m de altura. Foi encontrado o esqueleto quase completo de uma mulher adulta, batizada então de *Ebu*. Um crânio encontrado foi batizado como *hobbit* (uma curiosa homenagem aos personagens com esse nome na saga *O senhor dos anéis*). Os dentes e o crânio são muito semelhantes aos do *Homo erectus;* as mãos aproximam-se das do *Homo sapiens*. Ainda que o volume endocraniano deles pareça ter sido muito pequeno, eles eram bastante inteligentes para produzir instrumentos líticos e, possivelmente, realizarem caçadas em grupo. Tendo sido extintos há tão pouco tempo (tempo paleoantropológico, diga-se de passagem), foram contemporâneos do *Homo sapiens* (mas ainda não há indícios de qualquer contato entre as duas espécies).

Alguns paleoantropólogos suspeitaram no início que o *Homo floresiensis* não fosse mais do que restos de *Homo sapiens* acometido por doenças (genéticas ou congênitas) que resultam em estatura muito pequena e microcefalia. Entretanto, recentemente, a paleoantropóloga e neurocientista experiente Dean Falk, da Universidade da Flórida, com sua equipe, examinou o crânio do *Homo floresiensis* e o comparou com o de nove indivíduos *Homo sapiens* com microcefalia.[41] As diferenças foram evidentes. Falk concluiu que o crânio de *hobbit* não pertence à nossa espécie. As evidências têm apontado para o fato de que ele foi mesmo uma espécie particular, algo como um hominíneo do gênero *Australopithecus* ou *Homo*, pequenino e tardio.

Out of Africa I: os primeiros homens (*Homo erectus*) saem da África para colonizar o mundo

Tendo surgido na África há cerca de 1,8 milhões de anos, o *Homo ergaster* (como visto anteriormente, a forma africana do *Homo erectus*) teria tido uma rápida expansão por todo aquele continente.[42] A partir de tal expansão, teria chegado ao sul da Eurásia (inicialmente, no Oriente Médio, depois sul e leste da Ásia, regiões frias do norte da Ásia e Europa).[43] Estima-se que tal onda migratória desses novos *Homo erectus* para fora da África tenha ocorrido de forma abrupta, em um período um pouco anterior há 1,5 milhões de anos.[44] Povoando o mundo dessa forma, o *Homo erectus* teria levado até Java, norte da Ásia e Europa os seus conhecimentos: considerável domínio da tecnologia com ferramentas de pedra, domínio do fogo e técnicas de caça de grandes animais.

É polêmica a questão de se o *Homo erectus* teria sido posteriormente extinto pelas ondas migratórias de *Homo sapiens*, ocorridas há 70 mil e há 45 a 35 mil anos, o *Out of Africa* II (que será abordado logo adiante), ou se os novos *Homo sapiens* teriam "cruzado" com remanescentes do *Homo erectus* na Ásia e na Europa, contribuindo para o *pool* genético da humanidade atual.

Outro ponto a salientar é que, muito possivelmente, após emigrarem da África para a Ásia e a Europa, levas de *Homo erectus* teriam retornado à África, em uma época que se estima em torno de 1,45 milhões de anos atrás. Assim, a hipótese *Out of Africa I* deve ser completada por um componente *Back to Africa*. É interessante notar que, além do *Homo erectus*, o *Homo heidelbergensis* também teve sua onda migratória para fora da África, seu *Out of Africa*, onda que teria ocorrido há cerca de 500 mil anos.

7. Um milhão a 500 mil anos atrás
Homo heidelbergensis, Homo neanderthalensis.

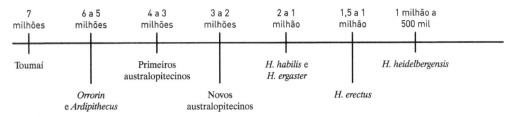

O *Homo heidelbergensis* surgiu há cerca de 800 mil anos. Apesar de sua origem ser possivelmente africana, ele tem esse nome pelo fato de o primeiro fóssil (uma mandíbula) ter sido encontrado na localidade de Mauer, próximo a Heidelberg, famosa cidade universitária alemã (Figura 8.4). Ele teria tido cerca de 1,80 m de altura, e seu volume endocraniano era considerável, semelhante ao do *Homo sapiens*. Fabricava instrumentos líticos e, há algo em torno de 250 mil anos, os últimos *heidelbergenses* teriam criado uma técnica inovadora de lascamento da pedra, originando, assim, a chamada indústria mousteriense. Essa indústria caracteriza-se pela obtenção a partir de um bloco, um "núcleo preparado", de lascas para produção de várias peças distintas. Tal técnica teve seu auge entre os neandertais. Há dúvidas, entretanto, sobre se o *heidelbergensis* foi o antecessor do homem de neandertal, do *Homo sapiens*, dos dois ou de nenhum deles.[45]

Os *heidelbergensis* teriam sido os primeiros homíneos do gênero *Homo* a possuírem um cérebro de tamanho grande (média em torno de 1.200 cm^3). Tendo sua origem na África (a partir do *ergaster* ou de outro homíneo do gênero *Homo*), viveram até cerca de 200 mil anos atrás, tendo migrado para fora da África há cerca de 500 mil anos. Alguns autores sugerem que eles (e não o *erectus*, como argumentam outros autores) teriam sido os primeiros homíneos a caçar de forma ativa e seletiva grandes mamíferos (rinocerontes, cavalos e elefantes), os primeiros a dominar plenamente o fogo e também os primeiros a construir abrigos (na entrada de cavernas ou em terreno aberto) para moradia. Essas cabanas eram construídas com ossos de mamute e de outros animais de grande porte, cobertas com peles. Como nos anos 1990, na Alemanha, foram encontradas grandes lanças de madeira em sítios de *heidelbergenses*, lanças essas associadas a ossos de cavalos pré-históricos, alguns pesquisadores acreditam que haveria evidências empíricas consistentes a sugerir que os *heidelbergenses* tenham sido, de fato, os primeiros homíneos a caçar de maneira sistemática grandes presas.

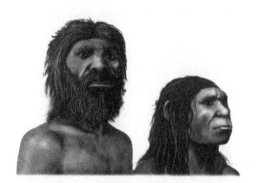
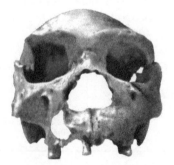

Figura 8.4
Reconstruções artísticas do *Homo heidelbergensis* e seu crânio.

O NEANDERTAL: UM *OUTRO* OU UM HUMANO COMO NÓS?

O homem de neandertal, ou **Homo neanderthalensis,** surgiu na Europa há cerca de 300 mil anos e foi extinto há 29 mil anos. Ao que parece, ele foi o primeiro homíneo e o primeiro humano a surgir fora da África. Neander é uma região da Alemanha, próxima a Dusseldorf, que contém um pequeno vale (vale em alemão é *Tal*, ou *Thal* na grafia antiga, daí o nome *Neander-Thal*). Em agosto de 1856, trabalhadores de uma mina encontraram em uma caverna (*Feldhofer Grotto*) sobre o rio Düssel a parte superior de um crânio e ossos da perna e do braço que pareciam humanos. Levaram a um professor de matemática local, Johann Carl Fuhlrott (1803-1877), muito interessado em história, que reconheceu a anatomia incomum daqueles ossos. Fuhlrott pediu que Hermann Schaaffhausen (1816-1893), reconhecido professor de anatomia e antropólogo da Universidade de Bonn, examinasse o material. Em fevereiro de 1857, Schaaffhausen descreveu o achado em uma coletânea da Sociedade Médica e de História Natural do Baixo Reno, em Bonn, indicando que os ossos pertenciam a uma das "raças selvagens do noroeste da Europa, ancestrais dos celtas ou germânicos". O grande patologista Rudolf Virchow, que não aceitava a teoria da evolução, descartou a antiguidade do material, afirmando que eram ossos modernos de uma pessoa doente, com raquitismo. Apenas no final do século, graças ao professor de anatomia da Universidade de Estrasburgo, Gustav Schwalbe (1844-1916), os fósseis de neandertal foram reconhecidos como pertencentes à pré-história da humanidade. Constatou-se, aos poucos, que fósseis encontrados antes de 1856 em Engis, na Bélgica em 1829 e em Forbes Quarry, em Gibraltar, em 1848, também pertenciam à espécie do homem de neandertal. No final do século XIX e ao longo do século XX, um grande número de sítios com fósseis foram encontrados e estudados em detalhes.

Os neandertais eram muito fortes, baixos, atarracados, com tronco em barril, membros curtos e nariz largo e volumoso. Essa conformação revela uma excelente adaptação ao clima frio (tronco atarracado aumenta o volume e diminui a superfície, resultando em menor perda de calor). Ao que parece, sua população sempre foi relativamente pequena, não tendo somado mais de 10 mil indivíduos em cada período (Figura 8.5). De fato, os homens de neandertal foram selecionados e viveram em ambientes intensamente frios, em um ambiente periglacial extremo. Durante toda a sua existência, habitaram a Europa e parte da Ásia (sobretudo no Oriente Médio). Outro aspecto interessante da adaptação dos neandertais ao frio foi a "migração" da parte superior e média da face para a frente (prognatismo facial) e a retração da mandíbula inferior para trás. Com tal "migração", o tamanho dos seios ósseos frontais e paranasais aumentou de forma significativa. Assim, o ar gelado inspirado é aquecido e umedecido antes de chegar aos pulmões.

Por muito tempo acreditou-se que os neandertais eram uma subespécie do *Homo sapiens* ou seu predecessor, mas pesquisas recentes com recuperação e

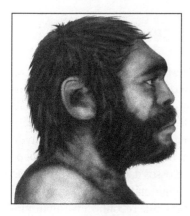

Figura 8.5
Reconstrução artística do *Homo neanderthalensis*.

extração de DNA de fósseis neandertais de 37 mil anos, resultando, por exemplo, no sequenciamento completo do DNA mitocondrial (mitDNA) do neandertal, coordenado por **Svante Pääbo**, do Instituto Max-Planck de Antropologia Evolutiva, em Leipzig, Alemanha,[45] indicaram inicialmente que ele não pertenceria à linhagem humana e que, se houve cruzamento entre os neandertais e o *Homo sapiens*, tal cruzamento teria sido esporádico e não deixado muitos vestígios em termos de genes herdados. Questiona-se a possibilidade de os neandertais terem, de fato, desenvolvido um amplo espectro de comportamentos que tradicionalmente têm sido vistos como marcas de definição dos "humanos completamente modernos" (*fully modern humans*). Caso isso seja verdadeiro, este talvez seja um dos fatos mais importantes que se aprendeu com o estudo dos neandertais.[43,46]

De toda forma, os neandertais foram o produto de, pelo menos, 300 a 200 mil anos de adaptação biológica e comportamental às demandas glaciais e periglaciais ambientais, na Europa e no Oriente Médio. Entretanto, as populações de humanos biologicamente modernos que adentraram a Eurásia há mais de 70-90 mil anos e a Europa há 40 mil anos evoluíram em termos biológicos, anatômicos e, presume-se, comportamentais em ambientes marcadamente tropicas e subtropicais da África subsaárica.[43,46]

Como mencionado anteriormente, ao longo do século XX, acreditou-se que os neandertais eram predecessores dos humanos modernos, ou uma subespécie do *Homo sapiens*, mas nas últimas décadas do século chegou-se à conclusão de que ele é uma outra espécie (por aspectos morfológicos, ecológicos e genéticos), parente próximo, mas distinto, do *Homo sapiens*.

Além disso, as pesquisas com mitDNA indicaram inicialmente que não teria havido cruzamento entre os neandertais e o *Homo sapiens*, pois nesse material não se encontravam indícios de troca gênica entre os dois grupos. Mais recentemente, o grupo coordenado por Pääbo conseguiu estudar de forma detalhada o DNA nuclear (muito mais extenso e com muito mais informação do que o mitDNA) de ossos de três indivíduos neandertais (oriundos da caverna Vindijal, na Croácia), além de um pequeno contingente de amostras parciais de mais três indivíduos neandertais (de regiões da Espanha, da Alemanha e da Rússia). Os genomas são de neandertais que viveram entre 36 a 45 mil anos atrás. Nessa investigação, cuja publicação é encabeçada por Richard E. Green,[47] após complexa obtenção desse material genético antigo, realizou-se a soletração de grande parte do genoma nuclear desses indivíduos neandertais, obtendo mais de 4 bilhões de sequências de nucleotídeos. Colocaram lado a lado tais genomas com o genoma humano e o do chimpanzé (utilizado como elemento da linha divergente do ancestral comum dos hominíneos); o genoma do neandertal é 99,84% idêntico ao do *sapiens*, tendo as duas espécies divergido há 440 a 270 mil anos.

Green e colaboradores[47] analisaram especificamente os genomas neandertais em contraste com o de cinco humanos contemporâneos: dois africanos (um bosquímano, da etnia *San*, do sul da África; o outro, da etnia *Ioruba*, do oeste da África), um chinês da etnia *Han*, um indivíduo da Papua-Nova Guiné e um francês. Assim, puderam comparar o DNA neandertal com o DNA humano de grupos africanos e euroasiáticos, visando a abordar parte da diversidade humana atual. Por essa comparação, verificou-se, ao contrário do indicado pelo mitDNA, que houve contato reprodutivo entre *sapiens* e neandertais.

Os dados foram, para muitos, surpreendentes, pois contradisseram o que o próprio grupo de Pääbo supunha (o não contato reprodutivo). A comparação do genoma do neandertal com o *sapiens* atual sugere, curiosamente, que os neandertais forneceram material genético aos humanos, mas não vice-versa, sendo tal troca responsável por 1 a 4% do genoma dos humanos atuais da Europa e da Ásia (mas não da África). A miscigenação entre neandertais e humanos ocorreu provavelmente no Oriente Próximo, durante pelo menos 30 mil anos (entre 80 mil a 50 mil anos atrás). Saindo da África, os primeiros *Homo sapiens* chegaram ao Oriente Próximo e lá se estabeleceram. Posteriormente, uma onda de neandertais também para lá migrou (talvez fugindo do frio europeu), tendo havido troca genética entre eles; de lá, os humanos modernos (agora já com material genético neandertal em seus genomas) continuaram suas migrações para o oeste, em direção à Europa, e para o leste, em direção à Ásia, à Oceania e às Américas. Assim, os dados genômicos indicam que neandertais têm uma proximidade genética (embora modesta) com europeus e asiáticos contemporâneos, mas não com africanos. O coordenador das pesquisas, Svante Pääbo, não conseguia acreditar nos resultados (pois além de o mitDNA não ter revelado qualquer contato reprodutivo, os chineses e papua nova-guinenses implicavam grande distância geográfica com os neandertais); as análises foram refeitas de vários modos e todas elas indicaram o contato reprodutivo entre as duas espécies e suas marcas genéticas contemporâneas.[48] Esse é um estudo inicial, que abre muitas indagações (e talvez novas polêmicas) paleoantropológicas, enfrentadas até o momento mais com especulações do que com dados seguros.

Os materiais arqueológicos encontrados em sítios neandertais (como os da cultura *chatelperroniana*, encontrados na França), como adornos associados a sepultamentos, têm sido explicados por meio de hipóteses distintas, que vão desde mistura estratigráfica, aculturação (os *sapiens* influenciando os neandertais), "imitação sem compreensão" (os neandertais copiando mecanicamente os *sapiens*), até a inovação independente criada pelos neandertais. Caso os indícios arqueológicos indiquem que eles de fato produziram cultura simbólica, será necessário repensar quem foram os neandertais.[51]

Recentemente, o grupo liderado pelo paleoantropólogo português João Zilhão, professor na Universidade de Bristol, Grã-Bretania, encontrou em dois sítios neandertais em Múrcia, sul da Espanha, conchas perfuradas e ossos pintados com pigmentos minerais, adornos que com grande probabilidade foram feitos por neandertais, 10 mil anos antes dos *sapiens* chegarem à Europa.[52] Esse achado recente parece implicar resolutamente a "autonomia simbólica" dos neandertais.

Por fim, outro achado realizado pela equipe coordenada por Svante Pääbo indicou a existência de outro hominíneo, possivelmente do gênero *Homo*, por meio do mitDNA de um fóssil de osso de um polegar encontrado no sul da Sibéria, na caverna de Denisova (Rússia asiática).[53] Os achados estratigráficos no local da caverna onde o fragmento fóssil fora encontrado indicaram que esse fóssil foi de um hominíneo que viveu entre 30 e 50 mil anos atrás. Eles compararam então o mitDNA desse fóssil com o de 54 humanos atuais, um *Homo sapiens* do Pleistoceno tardio, com mais seis espécimes de neandertais, de um bonobo (*Pan paniscus*) e de um chimpanzé (*Pan troglodytes*). O mitDNA dos neandertais diferiu do dos humanos em 202 posições de nucleotídeos, o mitDNA do fóssil de Denisova diferiu em 385 posições, e do chimpanzé em 1.462 posições em relação ao mitDNA humano. Assim, o mitDNA desse hominíneo de Denisova difere do humano quase o dobro do que difere o dos neandertais. Segundo as análises genômicas, trata-se de um hominíneo com cerca de 40 mil anos que parece não ser nem *Homo sapiens*, nem *Homo neanderthalensis*.

Esse nosso novo primo-irmão teria vivido nas montanhas do Altai, no sul da Sibéria e (ainda segundo a análise do mitDNA) divergido há cerca de um milhão de anos da linhagem que originou o *sapiens* e o neandertal. O seu mitDNA indica quase com certeza que ele era do gênero *Homo*, sugerindo tratar-se ou de um novo hominíneo talvez ainda não descrito por achados fósseis, ou ainda possivelmente de uma forma derivada, mas muito distinta geneticamente de *Homo erectus*.[53] Seria talvez o primeiro hominíneo a ser "descoberto" genomicamente, antes da descoberta fóssil. Esse achado também sugere que em sua pré-história a espécie humana conviveu lado a lado com hominíneos próximos por um bom período de tempo. Ainda é cedo, entretanto, para se afirmar algo de firme e definitivo sobre esse novo achado.

O CÉREBRO E O COMPORTAMENTO DOS NEANDERTAIS

Os neandertais possuíam um cérebro grande, em média com 1.425 cm³. Os crânios desses homens revelaram sempre a característica marcante de uma pode-

EVOLUÇÃO DO CÉREBRO

rosa crista superciliar e uma ampla área facial. Como já referido, apesar desses cérebros volumosos, há muitas dúvidas em relação ao desenvolvimento da linguagem e da produção de cultura elaborada por neandertais. Muitos paleoantropólogos acreditam que o *Homo sapiens,* habitante da Europa na época, o homem de Cro-Magnon, menor, mais fraco, porém dotado de cultura e de maior complexidade cognitiva, teria, de alguma forma, através de competição por alimento, território ou confronto direto, eliminado o homem de neandertal.

Recentemente, entretanto, os pesquisadores Clive Finlayson e José S. Carrión, do Museu de Gibraltar e da Universidade de Murcia, na Espanha, ao analisar as mudanças climáticas ocorridas no sul da Península Ibérica, verificaram que, há 24 mil anos, naquela região, houve uma queda abrupta da temperatura (de até 14°C na superfície do mar).[54] Como os últimos neandertais remanescentes teriam fugido para o sul da Península Ibérica, tal queda de temperatura, reduzindo o volume dos rios e eliminando várias espécies importantes à vida dos neandertais, teria eliminado essas populações finais de *Homo neanderthalensis.*

Comparando-se o cérebro do *H. erectus,* do *H. neanderthalensis* e do *H. sapiens*, é possível afirmar que a largura máxima do cérebro localiza-se na base dos lobos temporais no *erectus*, entre as áreas temporais e parietais no neandertal e nas áreas parietais nos modernos *H. sapiens*. De modo geral, as espécies do gênero *Homo* mais arcaicas (*habilis* e *erectus*) tendiam a revelar um desenvolvimento vertical alométrico, um certo alargamento frontal e uma relativa diminuição parietal. Já as espécies de *Homo* mais modernas (*neanderthalensis, heidelbergensis* e *sapiens*) tendem a revelar um desenvolvimento das regiões parietais, dando à conformação geral do cérebro um aspecto mais globular, arredondado.[31]

Um suposto desenvolvimento do córtex parietal nos homininíeos mais recentes do gênero *Homo* deve ter tido um papel cognitivo significativo, defendem alguns autores. Esse papel parece ter relações diretas com a integração visuoespacial, integração sensorial geral, processamentos multimodais e comunicação social. Além disso, o córtex parietal está também relacionado com o controle de movimentos finos dos dedos por intermédio da percepção durante a análise de tarefas espaciais, participando, assim, de tarefas cognitivas e de processos de associação relacionados com o lobo frontal, tarefas e processos importantes para o planejamento de sequências motoras importantes na fabricação de ferramentas, como os instrumentos líticos encontrados nos sítios dos *Homo*, desde o *H. habilis* até o *H. sapiens*.[31]

Como mencionado, há muito debate em torno de se os neandertais tinham uma linguagem articulada e complexa semelhante à dos humanos modernos e se produziram cultura simbólica. Os sepultamentos de neandertais encontrados apontam para a existência de símbolos relacionados à morte e ao desejo de permanência, indícios de processos simbólicos relacionados à cultura e à religião. Há, entretanto, paleoantropólogos que acreditam que tais sepultamentos teriam pouca dimensão simbólica, representando apenas uma técnica higiênica e um expediente para afastar hienas e outros animais ávidos por carniça ou ainda simples cópia do que faziam seus vizinhos *sapiens*. As interpretações e o debate sobre o cérebro, a capacidade cognitiva e linguística, assim como a "cultura neandertal", permanecem polêmicas.

8. Entre 200 mil e 90 mil anos atrás
Do *H. sapiens* anatomicamente moderno (mas pré-cultural ou não moderno do ponto de vista cognitivo) ao *H. sapiens* cognitivamente moderno ou cultural.

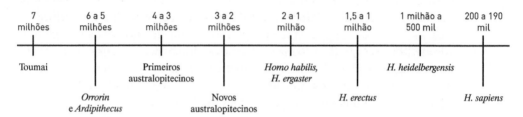

Como ocorreu o desenvolvimento dessas espécies humanas muito próximas a nós, o *Homo heidelbergensis* (e mesmo o *H. erectus* e o *H. neanderthalensis*) em direção aos primeiros *Homo sapiens*, do *Homo sapiens* comportamentalmente arcaico até o *Homo sapiens* comportamentalmente moderno, é questão ainda muito debatida.

Out of Africa II: As grandes migrações do Homo sapiens pelos cinco continentes

Vários grupos de paleoantropólogos se dedicam ao estudo de uma hipotética (mas hoje bastante plausível) migração dos primeiros humanos da África para o povoamento do resto do mundo. Tal processo migratório, conhecido como *Out of Africa II*, teria ocorrido em, pelo menos, três ondas migratórias: a primeira, ainda pouco numerosa, entre 120 e 100 mil anos atrás, uma segunda, mais significativa, por volta de 70 mil anos atrás, e a última, a mais importante delas, durante o período de 45 a 25 mil anos atrás. Assim, o *Homo sapiens* moderno teria, provavelmente, chegado à Europa entre 45 e 35 mil anos atrás, na Austrália (possivelmente já por navegação) há 45 a 60 mil anos, ao sul da Sibéria há 40 mil anos e nas Américas há cerca de 14 mil anos.[55] Ao que parece, foi a Polinésia o último território do planeta a ser povoado pelo *Homo sapiens* moderno, há apenas 3 mil anos (Figura 8.6).

Durante essas migrações do *Homo sapiens* moderno, o nível dos mares estava cerca de 70 metros mais baixo do que o de hoje. Um grupo (ou alguns pequenos grupos) de cerca de 150 indivíduos, já *Homo sapiens*, teria saído do noroeste da África, atravessado o Mar Vermelho na sua porção sulina, indo até a Península

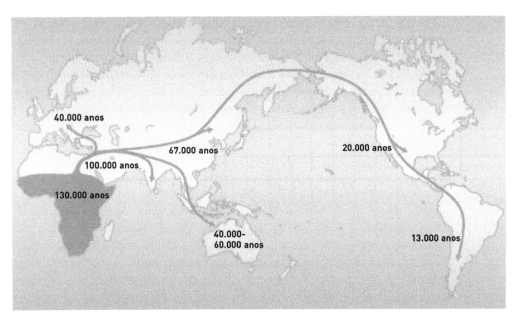

Figura 8.6
Out of Africa II: as hipotéticas migrações dos primeiros *Homo sapiens* a partir do continente africano, colonizando toda a Terra. Alguns valores desta imagem devem ser corrigidos perante achados mais recentes; por exemplo, alguns autores sugerem que a migração a partir da África teria ocorrido predominantemente entre 70 e 25 mil anos atrás, e não 130 a 100 mil anos como indicado na figura.

Arábica. Nessa época, o deserto da Arábia era mais úmido, permitindo uma travessia mais fácil. Esse grupo (ou grupos) teria seguido o litoral do Oceano Índico até o Sudeste asiático, chegando às ilhas de Sumatra, Java e Bornéu (que, na época, não estavam separadas do continente asiático). Como já indicado, parte do grupo ou outros grupos, há cerca de 45 a 35 mil anos, chegaram na Europa. Após um primeiro contato no Oriente Próximo, na Europa os *sapiens* entraram novamente em contato e talvez em conflito (ou competição por alimento, território, etc.) com os neandertais. Estes, dotados de corpos mais fortes e resistentes, não sobreviveram, porém, aos *sapiens*, possivelmente mais habilidosos, dotados de outras armas poderosas: linguagem complexa, cultura e símbolos.

O SURGIMENTO DO *HOMO SAPIENS*: HOMINIZAÇÃO E SAPIENIZAÇÃO

O termo hominização (*hominization*), usado de forma um tanto imprecisa, refere-se, em geral, a dois processos: em um sentido amplo, o processo evolutivo pelo qual, a partir de primatas antropoides, os humanos foram "produzidos"; em um sentido mais restrito e preciso, o surgimento do gênero *Homo*, 2 a 3 milhões de anos atrás, quando espécies como o *Homo habilis* teriam surgido. O termo sapienização (*sapienization*), embora de uso menos frequente, é utilizado em paleoantropologia para descrever o processo em que o *Homo sapiens* teria se originado como espécie a partir de hominíneos do gênero *Homo*, classificados como pré-*sapiens* ou *Homo sapiens* arcaico.[56] Também sapienização refere-se ao debate relativo ao surgimento do que se denomina *Homo sapiens* moderno, sobretudo no contraste com outras espécies próximas, como o *Homo neanderthalensis* e o *Homo erectus*.

Pode-se hipotetizar que o processo de sapienização ocorreu em quatro grandes dimensões: 1) sapienização como aquisição de linguagem articulada e simbolização complexa; 2) sapienização como produto de mudanças genéticas e surgimento de um cérebro desenvolvido e propiciador de novos padrões de comportamento e cognição; 3) sapienização como desenvolvimento de uma vida social complexa e formas particulares de sociabilidade; e 4) sapienização como a criação de ferramentas e tecnologias para garantir a sobrevivência. Contrapondo-se, entretanto, a essa última ideia, de que os instrumentos de pedra cortante seriam os indicativos da especificidade humana, Wynn e McGrew[57] argumentaram que os chimpanzés são capazes de produzir facas de pedra (quando ensinados, é verdade), mas que eles não as fabricam simplesmente porque não precisam delas; seus dentes caninos e incisivos são suficientes para cortar qualquer coisa de que necessitam. Os aspectos relacionados a cultura simbólica, cognição e socialização serão a seguir analisados com mais detalhes.

SURGIMENTO DO *HOMO SAPIENS* COGNITIVA OU COMPORTAMENTALMENTE MODERNO: O DEBATE EM TORNO DA "REVOLUÇÃO HUMANA"

Pesquisas recentes referentes a cenários pré-históricos na África, na Europa e na Ásia indicam que não se pode mais aceitar uma ligação direta e exclusiva entre o homem anatomicamente moderno (*Homo sapiens anatomically modern*) e o homem cognitiva ou comportamentalmente moderno (*Homo sapiens cognitively or behaviorally modern*).[58] É curioso notar que a presença de um não implicou o surgimento automático do outro. Para alguns, se o homem anatomicamente moderno surgiu há 190 a 200 mil anos na África, há indícios apenas do surgimento do homem cognitiva e comportamentalmente moderno há algo em torno de 80 a 90 mil anos. Existe, portanto, um misterioso fosso entre os dois. O que se discute aqui, entre outras coisas, é a emergência da linguagem articulada, da simbolização e da complexidade cultural. Para Barker e colaboradores, tal debate deve deslocar-se de uma tomada global da complexidade cultural para o exame detalhado de caracteres culturais, sociais, cognitivos e simbólicos específicos em cada sítio arqueológico em questão.[58]

Os debates relativos à "revolução humana", a saber, sobre a emergência de comportamentos humanos cognitivamente modernos, tendem a focar a descoberta de material arqueológico europeu datado em cerca de 45 a 30 mil anos atrás, no que classicamente é denominado Paleolítico Superior, ou mais precisamente a transição entre o Paleolítico Médio e o Superior.[59] Esse material arqueológico, em geral elementos de cultura material simbólica, indicaria a complexidade cognitiva dos primeiros *Homo sapiens* em comparação com outras espécies do gênero *Homo*.

Um dos autores que tem estado no centro desse debate é Paul Mellars,* professor de arqueologia e evolução humana do Departamento de Arqueologia de Cambridge, Inglaterra. Para ele, em tal transição ocorreu uma verdadeira revolução tecnológica e cultural.[51] Justifica essa visão de revolução humana o modo rápido e relativamente abrupto da transformação, notada pelo material arqueológico coletado. Além disso, para Mellars, deve-se pensar nas possíveis implicações sociais e cognitivas profundas relacionadas às inovações tecnológicas e culturais identificadas.[51] Assim, chama a atenção aqui o surgimento abrupto e a proliferação de várias formas de dentes animais perfurados, conchas, contas e outros adornos pessoais, e a ainda mais dramática erupção de uma variedade marcante e sofisticada de formas de arte, verificada em representações de órgãos sexuais masculinos e femininos, figuras altamente estilizadas de animais e de seres híbridos humano-animais, encontradas no sul da Alemanha. Também revelam tal processo as pinturas rupestres magníficas da Gruta de Chauvet, na França.

Nota-se aqui, além disso, a proliferação, nesse momento, de sistemas abstratos de "notação" em artefatos de ossos e de marfim. Enfim, o que parece que a transição Paleolítico Médio-Superior indica é a explosão de comportamentos simbólicos explícitos. Essa revolução obriga que se pense sobre as condições que a viabilizaram. Nesse sentido, Mellars[46] afirma: "We are probably on safe ground in assuming that symbolic behavior and expression of this level of complexity would be inconceivable in the absense of highly structured language systems and brains closely similar, if not identical to, our own".**

No Quadro 8.6 (segundo duas perspectivas paleoantropológicas relativamente convergentes) resume-se o que a paleoatropologia contemporânea considera

---

* Mellars realizou pesquisas e envolveu-se no debate sobre o Mousteriano nos anos 1960 e 1970. Suas pesquisas têm se concentrado sobre as origens comportamentais e a dispersão geográfica do *Homo sapiens* anatomicamente moderno, assim como sobre a extinção do *Homo neanderthalensis* (relacionada à expansão do *sapiens*). Ele foi o autor de livros muito significativos, como *The Neanderthal Legacy* e coeditor do influente volume *The Human Revolution, Modelling the Early Human Mind*. Seu trabalho de campo relaciona-se, também, a escavações em sítios mesolíticos na Inglaterra (*Star Carr*) e Escócia (*Oronsay*).

** Provavelmente estamos em terreno seguro ao assumir que um comportamento simbólico e expressivo de tal nível de complexidade seria inconcebível sem a existência de sistemas de linguagem altamente estruturados e cérebros muito semelhantes, se não idênticos, aos nossos.

Quadro 8.6

COMPARAÇÃO EM TERMOS ANATÔMICOS, ECOLÓGICOS E ARQUEOLÓGICOS ENTRE O *HOMO SAPIENS* COMPORTAMENTALMENTE ARCAICO E O *HOMO SAPIENS* COMPORTAMENTALMENTE MODERNO

H. sapiens anatomicamente moderno, mas comportamentalmente arcaico	*H. sapiens* anatômica e comportamentalmente moderno
Anatomia	
Musculatura mais pesada, esqueleto mais robusto, ossos cranianos mais grossos, crânio longo e baixo, face e dentição grandes	Musculatura mais leve, esqueleto mais grácil, ossos cranianos mais finos, calota craniana mais alta e arredondada, face e dentição menores
Ecologia	
Áreas relativamente limitadas de exploração do ambiente e pouca variedade das dietas alimentares	Extensão crescente de regiões anteriormente não ocupadas (terras baixas de florestas tropicais, ilhas, regiões longínquas do norte da Europa e da Ásia) Aumento da variedade das dietas alimentares
Dados arqueológicos, sociais e culturais	
– Assembleias de instrumentos de pedra estáveis e relativamente repetitivas – Instrumentos com tendência a serem simples, como machados de pedra e talhadeiras – Sem animais domésticos	– Assembleias de instrumentos variados e rapidamente modificados, instrumentos compostos, como cabos, arcos, canoas, projéteis, casas, uso de materiais novos, como ossos e chifres – Tecnologia lítica: lâminas finas, microlâminas, técnicas de suporte para a fabricação lítica – Instrumentos geométricos – Variação geográfica e temporal em categorias formais de utensílios – Cães domesticados – Grande controle do fogo
– Ausência de sítios de moradia estruturados – Uso de estocagens naturais de alimentos	– Sítios de moradia estruturados – Reocupação de sítios de habitação – Estocagem socialmente organizada
– Transporte de materiais apenas em curtas distâncias	– Busca e transporte de materiais em longas distâncias, tanto de matéria bruta como de itens de prestígio social. – Incremento da troca social

EVOLUÇÃO DO CÉREBRO 231

> ▶ ▶ ▶ Quadro 8.6
> **COMPARAÇÃO EM TERMOS ANATÔMICOS, ECOLÓGICOS E ARQUEOLÓGICOS ENTRE O *HOMO SAPIENS* COMPORTAMENTALMENTE ARCAICO E O *HOMO SAPIENS* COMPORTAMENTALMENTE MODERNO**

– Agrupamentos sociais pequenos, limitados a contatos face a face – Baixa densidade populacional	– Intensificação da vida social e de redes sociais – Caça especializada e grupal de animais grandes e perigosos – Exploração de mais recursos naturais segundo escalas e sazonalidade – Autoidentificação própria e de grupos a partir de estilos particulares de artefatos
– Habilidade linguísticas limitadas(?) – Sem indícios de arte e ornamentos corporais – Disposição dos cadáveres não organizada socialmente	– Habilidades linguísticas mais desenvolvidas(?) – Estilos regionais de artefatos – Adornos corporais como contas e outros ornamentos – Uso de pigmentos para pintar o corpo de pessoas vivas e mortas – Objetos entalhados (como ossos, cascas de ovos, pedras, etc.) – Produção de imagens e representações – Sepultamentos com bens colocados nas sepulturas, objetos rituais nos sepultamentos

Fonte: McBrearty e Brooks[63] e Gamble.[64]

os principais elementos que indicam o surgimento do *Homo sapiens* comportamentalmente moderno ou, dito de outra forma, o que a disciplina paleoantropologia considera como os atributos fundamentais do legitimamente humano. Há, além disso, um debate subsidiário a esse, sobre de que modo e em que ritmo o processo de sapienização teria ocorrido. Nesse caso, as duas teses principais são *revolução humana* ou *transição gradual*. Elas afirmam os seguintes pontos:

▮ Que ocorreu uma verdadeira "**revolução humana**" (*human revolution*), também conhecida como "revolução criativa do Paleolítico Superior", ao postular que, em um período relativamente curto de tempo, teria havido uma cascata de eventos que teriam conduzido ao surgimento do *Homo sapiens* moderno, sobretudo *comportamentalmente* moderno; eventos esses que incluem o surgimento da linguagem articulada, a capacidade de simbolização complexa, a invenção da cultura, formas mais elaboradas de sociabilidade, tecnologias sofisticadas de produção de utensílios e mudanças na forma como os humanos passaram a lidar com os desafios ambientais aos quais eram submetidos (ver, em uma versão mais acessível ao público em geral, Diamond;[60] e mais acadêmica, Mellars e Stringer[59] e Klein[61]). Como mencionado, apesar dos fósseis dos primeiros *Homo sapiens* terem recebido a datação de 190 a 200 mil anos, essa revolução teria ocorrido, por motivos ainda não compreendidos, bem depois, há cerca de 40 mil anos. Aqui a ideia de "evolução/revolução" articula-se de certa forma com a perspectiva de evolução biológica abrupta, por equilíbrio pontuado (*punctuated equilibria*), como proposta por Niles Eldredge e Stephen Jay Gould,[62] e teria também ressonância (embora com diferenças específicas) na hipótese de uma macromutação genética, que, em algum momento da Pré-história (algo em torno de 40 a 80 mil anos atrás), teria originado o aparelho neuronal que permite ao ser humano a linguagem articulada, dotada de recursividade, conforme proposto pelos defensores da gramática gerativa de Noam Chomsky (ver Origem da linguagem humana, no Capítulo 10).

▌ Que ocorreu uma **transição gradual** de organizações arcaicas de homens (*Homo sapiens* arcaico, sobretudo comportamentalmente arcaico) a organizações modernas, em um período que se estenderia de 280 mil anos até 90 a 40 mil anos atrás. Nessa segunda linha hipotética, os autores propõem no longo e influente artigo *The revolution that wasn't,* que o *Homo sapiens* comportamentalmente moderno teria se desenvolvido em diversas localidades da África (eles criticam um certo "eurocentrismo paleoantropológico" nos pesquisadores que defendem a hipótese anterior), adquirindo, de forma gradual, elementos da cultura (linguagem, arte, simbolização, tecnologia lítica elaborada, socialização complexa), sendo possível que os incrementos culturais operassem como fatores significativos no processo de seleção natural que resultou na espécie biológica *Homo sapiens*, com características anatômicas e neuroanatômicas semelhantes às dos homens de hoje.[63]

A ORIGEM E A ESPECIFICIDADE DO CÉREBRO HUMANO

O cérebro humano e sua organização interna, maior e mais complexo em comparação aos de outros mamíferos e primatas, parece ter sido, para alguns autores, o aspecto evolutivo fundamental para o desenvolvimento da cultura, incluindo a linguagem, a simbolização e a cognição elaborada, fatores e dimensões que diferem o *Homo sapiens* de todas as outras espécies.

EVOLUÇÃO DO CÉREBRO

A cintura pélvica dos australopitecinos parece que era relativamente estreita da frente para trás, tendo um diâmetro conjugado relativamente estreito do canal de parto e, nas laterais, cristas ilíacas afuniladas. No gênero *Homo*, a cintura pélvica tornou-se mais arredondada, possivelmente o resultado da pressão seletiva para um canal de parto mais largo, o que permitiria tanto parir recém-nascidos com cérebros maiores como uma postura ereta mais eficiente.[10]

Ao analisar os moldes internos (*endocasts*) dos cérebros de várias espécies de australopitecinos, Dean Falk e colaboradores[12] compararam os gêneros *Paranthropus*, *Australopithecus*, *Gorilla* e *Pan* e encontraram algumas diferenças de interesse. De modo geral, os cérebros dos australopitecinos eram significativamente maiores do que os dos gêneros *Pan* e *Gorilla*. Em certo sentido, o cérebro dos australopitecinos é intermediário entre o dos símios antropoides e o do gênero *Homo* (*Homo habilis*, *Homo rudolfensis*, *Homo ergaster*, *Homo erectus*, *Homo sapiens,* etc.), com uma certa tendência a se aproximar mais do cérebro do gênero *Homo*. Os bulbos olfatórios dos australopitecinos, por exemplo, parecem bem mais com os dos humanos do que com os dos símios antropoides. Em relação à área supraorbital dos lobos frontais (importante para funções cognitivas complexas), parece que esta se expandiu de forma bem específica nos australopitecinos e menos nos *Paranthropus*, pois nestes ela se parece bem mais com a dos símios.

Como visto anteriormente, Falk e colaboradores[12] também concluíram após suas detalhadas análises que os polos frontais e temporais dos cérebros dos hominíneos se expandiram precocemente na evolução, expandindo-se as áreas posteriores do cérebro em uma fase posterior, já no gênero *Homo*. O trabalho da equipe de Falk mostra que tal crescimento se iniciou com os australopitecinos. Fica claro, portanto, que a grande expansão do cérebro humano não se iniciou com o gênero *Homo*, como se pensava anteriormente, mas há pelo menos 2 a 3 milhões de anos, com os membros do gênero *Australopithecus*. O cérebro se expandiu muito durante a fase evolutiva do gênero *Homo*, mas tal expansão já havia começado bem antes, com os australopitecinos.

O grupo de Falk mostrou, ainda, que as áreas dos lobos frontais que mais se desenvolveram foram aquelas das regiões que correspondem à **área 10 de Brodmann**. Nesse sentido, Semendeferi e colaboradores[65] identificaram qua a área 10 é de 6 a 7 vezes maior em humanos em relação aos grandes símios africanos. Pesquisas neuropsicológicas têm mostrado que a área 10 está associada ao pensamento abstrato, à organização e ao planejamento de ações futuras, à iniciativa e à tomada de decisões, assim como ao controle e ao processamento das emoções e ao julgamento. Da integridade da área 10 dependem, particularmente, funções como memória de trabalho, memória espacial, memória prospectiva, processamento sintático e compreensão de metáforas, geração de verbos, cálculo numérico e atenção conjunta (fundamental para habilidades sociais). Assim, a evolução da área 10 no *Homo sapiens* parece ser central naquilo que se postula ser a "humanidade" dos homens (Figura 8.7).

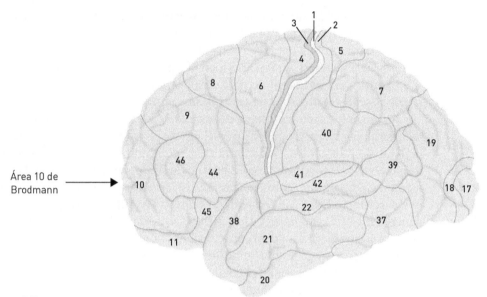

Figura 8.7
Área 10 de Brodmann aumentada: especificidade neuroanatômica dos humanos.

PRESSÕES SELETIVAS PARA CÉREBROS MAIORES

A pergunta que persiste é: o que teria produzido o crescimento e a reorganização cerebral no gênero *Homo* e na espécie humana? Já vimos que o cérebro expandiu muito na linhagem hominínea, nos últimos 3 milhões de anos. Em relação aos austrolopitecinos (volume cerebral médio de 476 cm^3), o crescimento do cérebro no gênero *Homo* ocorreu inicialmente no *Homo habilis* (665 cm^3) e, um pouco mais, no *Homo rudolfensis* (752 cm^3). Um claro crescimento adicional do cérebro parece ter ocorrido de forma mais intensa após o surgimento do *Homo ergaster* (900 cm^3)/*Homo erectus* (1.000 cm^3). Por fim, no neandertal e no *sapiens*, o cérebro chegou a algo em torno de 1.350 a 1.450 cm^3. Paralelamente, o dimorfismo sexual (diferença entre machos e fêmeas) diminuiu com a evolução hominínea, pois os austrolopitecinos tinham maior dimorfismo do que os hominíneos do gênero *Homo*.[10]

A tese forte na segunda metade do século XIX e primeira do XX foi a de que a postura ereta, que facilita uma visão mais ampla do território e permite um uso mais livre das mãos, teria tido importância decisiva na evolução do cérebro e da cultura nos hominíneos, sobretudo no gênero *Homo*, como pensavam Charles Darwin e Friederich Engels. Nesse sentido, Steven Pinker[66] há pouco tempo ousou especulações sobre a possível evolução do cérebro humano relacionada à visão mais precisa e ampla (que a postura ereta também propiciaria). O fato de os primatas serem animais visuais com cerca da metade do cérebro destinado à visão e funções associadas, com ampla capacidade para perceber diferenças de profundidade, e a visão em cores, teria permitido que os humanos vivessem em um universo tridimensional mais rico em possibilidades, o que o plano bidimensional de um grande número de mamíferos quadrúpedes, farejando rastros e pistas no chão, não permite. Entretanto, quase todos os primatas têm tais capacidades visuais, e apenas a linhagem humana teve um crescimento cerebral tão acentuado. Além disso, ao longo do século XX, foi ficando claro que o bipedalismo precedeu em muito tempo o crescimento do cérebro na evolução dos hominíneos.[10] Hoje se sabe que tal característica tem cerca de 6 a 7 milhões de anos, e a expansão do cérebro em relação aos grandes símios possui algo em torno de 2 a 3 milhões de anos.

Segundo Lewin,[1] três ondas de hipóteses explicativas dominaram a cena desde a segunda metade do século XX. Inicialmente, nos anos 1950, pensou-se que a fabricação e a utilização de ferramentas seria um fator de pressão para cérebros maiores, foi a teoria do "homem, o fabricante de ferramentas". A constatação de que muitos primatas fabricam ferramentas desencorajou bastante essa hipótese. Depois, nos anos 1960, foi a vez das estratégias de caça como elemento para a seleção, ou seja, a tese do "homem, o caçador". Mas aqui também a ênfase em habilidades práticas, tão frequente em mamíferos e primatas com cérebros bem menores, fez enfraquecer essa hipótese.

De modo geral, essas duas linhas de hipóteses sugerem que o consumo de carne facilitou o crescimento do cérebro, pois teria suprido de calorias, proteínas e gorduras as necessidades alimentares para que a evolução do cérebro seguisse adiante. Também se argumenta que não é o consumo de carne, mas o desenvolvimento de instrumentos de caça e de retirada da carne das presas abatidas que participou da evolução como pressão seletiva. Acreditava-se que os hominíneos do gênero *Homo* teriam sido os primeiros a dominar ferramentas de pedra (o que não se aceita mais hoje, sabendo-se que tal domínio ocorreu antes mesmo do surgimento do *Homo habilis*).

Evidências de que ferramentas de pedras eram manufaturadas e utilizadas por hominíneos não humanos já há cerca de 2,5 milhões de anos contribuíram mais ainda para enfraquecer a tese do fabricante de ferramentas. Mais recentemente, um grupo de primatólogos[67] descobriu ferramentas de pedras fabricadas há cerca de 4.300 anos por chimpanzés, na Costa do Marfim. Isso mostra que também os chimpanzés tiveram uma "Idade da Pedra". Não se sabe com exatidão por que alguns hominíneos evoluíram de forma intensa e radical de sua "Idade da Pedra" e os chimpanzés não, permanecendo pouco diferenciados cognitivamente em relação àquele período primevo de sua "história".

Nas últimas décadas, entretanto, os paleoantropólogos, sem abandonar de todo as teses mencionadas, têm preferido as habilidades relacionadas a padrões de sociabilidade e cognição social complexa como candidatas a principais fatores de pressão seletiva para o cérebro humano. O trabalho de Elton e colaboradores, da universidade britânica de Kent, em Canterbury, já caminha nesse sentido.[13] Eles afirmam que o período compreendido entre 2,5 a 1,5 milhões de anos

GRANDES LINHAS DA EVOLUÇÃO FÍSICA DA ESPÉCIE HUMANA

O biólogo evolucionista Sean B. Carrol[68] resumiu em perspectiva a evolução morfológica do *Homo sapiens* e do cérebro humano em cinco pontos centrais:

1. A evolução biológica da espécie humana e de seu cérebro não foi linear. O aumento de cerca de 1.000 cm^3 no tamanho do cérebro, verificado nos últimos 7 milhões de anos, desde quando a linhagem humana se separou da linhagem primata dos chimpanzés, gorilas e orangotangos não ocorreu em uma mesma velocidade e ritmo; foi estática em certos períodos, acelerou muito em outros e voltou a estacionar em outros.
2. A maior parte da evolução dos traços anatômicos dos humanos pode ser caracterizada como mudanças quantitativas, ou seja, as mudanças são contínuas.
3. As mudanças evolutivas e os ritmos de mudanças não foram totalmente excepcionais, em se considerando o fato de sermos mamíferos. Mudanças na evolução anatômica dos cavalos, por exemplo, seguiram ritmos evolutivos algo semelhantes às nossas mudanças.
4. Muitas das mudanças evolutivas precederam a origem do gênero *Homo* ou do *Homo sapiens*: a história de nossa espécie, diz Carrol, representa apenas os últimos 3% do tempo de intervalo da evolução dos hominíneos.
5. Muitos dos caracteres físicos e morfológicos estão presentes não apenas nos humanos, mas nos grandes símios antropoides. Isso sugere que a modificação de estruturas e vias de desenvolvimento, em vez de invenção de novas características e estruturas, estão na base da evolução do corpo da espécie humana e de seu cérebro.

atrás (também chamado de Plio-Pleistoceno) parece ter sido de particular importância para o desenvolvimento do cérebro dos hominíneos. Ao comparar muitos moldes endocranianos de fósseis hominíneos, constataram que houve um crescimento progressivo do cérebro do *Homo habilis*, passando pelo *Homo rudolfensis*, até chegar ao *Homo ergaster*. De um volume de 510 a 687 cm^3 no *Homo habilis*, saltou para 900 cm^3 no *ergaster*. As hipóteses que explicariam tal crescimento e reorganização cerebrais são, segundo tais autores, as seguintes:

- O comportamento social agiria como uma pressão seletiva, pois, em primatas, há uma alta correlação entre o tamanho do cérebro e o tamanho do grupo, possivelmente devido à pressão por interações sociais mais complexas.
- Teria havido também uma mudança da dieta, em especial o aumento do consumo de carne, favorecendo o crescimento cerebral.
- A fabricação e o uso de ferramentas e utensílios de pedra estariam igualmente ligados a esse crescimento cerebral.

EVOLUÇÃO DO CÉREBRO

▌ Mudanças climáticas, tais como o esfriamento da Terra, teriam favorecido o crescimento do cérebro das espécies do gênero humano.

Esses pesquisadores também acreditam que fatores associados ao ato de busca de comida pode ter exercido uma importante pressão seletiva relacionada ao crescimento do cérebro.[13] Mamíferos, incluindo primatas, que comem folhas – e elas são encontráveis facilmente ao redor deles – tendem a ter cérebros menores do que mamíferos que comem frutas ou sementes, o que exige uma área de busca maior e estratégias cognitivas mais sofisticadas do que a cata de folhas. Ao que parece, não é o tipo de alimento que "fez crescer" o cérebro, mas as pressões evolutivas que selecionaram indivíduos mais aptos para encontrar o alimento. Como a busca por frutas e sementes exige maiores habilidades cognitivas, como memória e raciocínio espacial, tal comportamento, com o tempo, selecionou os indivíduos com capacidades cerebrais melhores nesses domínios. Assim, concluem Elton e colaboradores, deve ter havido múltiplos padrões de crescimento e evolução do cérebro entre os hominíneos que precederam o *Homo sapiens*.[13]

Nos últimos anos tem se pensado que a dimensão mais importante, favorecedora da evolução do cérebro e da cognição, teria sido a vida grupal. É a hipótese do "homem, o animal social".[1] Ela é reforçada pela constatação de que, entre animais do mesmo tipo, aqueles que têm uma vida social tendem a apresentar cérebros maiores e comportamentos e cognição mais sofisticados. Assim, abelhas em relação a insetos não sociais, papagaios em relação a outras aves, golfinhos em relação a outros animais aquáticos de seu porte, elefantes, lobos e primatas, sobretudo gorilas e chimpanzés, são animais sociais, com cérebros proporcionalmente grandes e comportamento mais complexo do que animais algo análogos, mas solitários. Viver em grupos sociais implica maior troca de informações, sistemas de sinais de comunicação, organização de ações coordenadas para a defesa contra predadores, caça coletiva, sistemas mais complexos de busca de parceiros sexuais. Tudo isso implica maior importância para o aprendizado e a comunicação, fatores supostamente importantes para a evolução e o desenvolvimento do cérebro, a partir de pressões seletivas associadas a tais modos de vida, com a seleção natural favorecendo tais comportamentos viabilizados por cérebros maiores e mais complexos.

Um dos mais importantes defensores dessa linha é o britânico Robin Dunbar, que, em uma série de estudos bem conduzidos, verificou que as espécies de primatas com interações sociais mais complexas são justamente aquelas que possuem maior córtex cerebral.[69] Para ele, mesmo a linguagem verbal, marca do mais especificamente humano, poderia ter evoluído para facilitar a interação social nos grupos de hominíneos, equivalendo ao *grooming* dos primatas não humanos. Em grupos com tamanhos maiores, o *grooming* torna-se inviável para mater os laços sociais, fazendo-se necessária uma forma de comunicação com mais potencial de arquivo e de representação de indivíduos e eventos que não estão ocorrendo no aqui e agora.[70]

A favor dessa linha da interação social complexa, os primatólogos têm identificado padrões de interação que lançam mão de alianças sutis, reconhecimento de intenções nos outros para moldar a ação, previsão da consequência das ações e táticas para manipulação e trapacear os outros. Sendo os primatas "estrategistas sociais consumados", a linhagem humana teria levado essa vertente a graus extremos. Os cérebros dos hominíneos, então, teriam estado sujeitos a pressões baseadas nos rendimentos de sobrevivência e reprodução dos indivíduos com mais habilidades sociais e comunicativas.[1]

REFERÊNCIAS

1. Lewin R. Evolução humana. São Paulo: Atheneu; 1999.

2. Coppens Y, Picq P. Aux origines de l'humanité. Paris: Fayard; 2006.

3. Ruse M, Travis J, editors. Evolution: the first four billion years. Cambridge: Belknap Press of Harvard University Press; 2009.

4. Schoenemann PT. Evolution of the size and functional areas of the human brain. Ann Rev Anthropol. 2006;35:379-406.

5. Rose S. O cérebro no século XXI. São Paulo: Globo; 2006.

6. McHenry HM. Human evolution. In: Ruse M, Travis J, editors. Evolution: the first four billion years. Cambridge: Belknap Press of Harvard University Press; 2009.

7. Hall SS. O último dos neandertais. National Geographic Brasil. 2008 Out:72-89.

8. Zeder MA. Central questions in the domestication of plants and animals. Evol Anthropol. 2006;15(3):105-17.

9. Barton NH, Briggs DEG, Eisen JA, Goldstein DB, Patel NH. Evolution. New York: Cold Spring Harbor; 2007.

10. McHenry HM. The pattern of human evolution: studies on bipedalism, mastication, and encephalization. Ann Rev Anthropol. 1982;11:151-73.

11. Falk D. Hominid paleoneurology. Ann Rev Anthropol. 1987;16:13-28.

12. Falk D, Redmond JC Jr, Guyer J, Conroy G, Recheis W, Weber GW, et al. Early hominid brain evolution: a new look at old endocasts. J Hum Evol. 2000;38(5):695-717.

13. Elton SE, Bishop LC, Wood B. Comparative context of Plio-Pleistocene hominin brain evolution. J Hum Evol. 2001;41(1):1-27.

14. Kaas JH, Preuss TM. Human brain evolution. In: Squire LR, Bloom FE, McConnel SK, Roberts JL, Spitzer NC, Zigmond MJ. Fundamental neuroscience. 2nd ed. Amsterdam: Academic Press; 2003.

15. Gould SJ. A história do cérebro vertebrado. In: Gould SJ. Darwin e os grandes enigmas da vida. São Paulo: Martins Fontes; 1999.

16. Greenfield SA. O cérebro humano. Rio de Janeiro: Rocco; 2000.

17. Arsuaga JL. O colar do neandertal: em busca dos primeiros pensadores. São Paulo: Globo; 2005.

18. Harvey PH, Krebs JR. Comparing brains. Science. 1990;249(4965):140-6.

19. Falk D, Gibson KR. Evolutionary anatomy of the primate cerebral cortex. Cambridge: Cambridge University Press; 2001.

20. Haldane JB. Suggestions as to quantitative measurement of rates of evolution. Evolution. 1949;3(1):51-6.

21. Holloway RL. Cerebral brain endocast pattern of Australopithecus afarensis hominid. Nature. 1983;303(5916):420-2.

22. Tobias PV. The emergence of man in Africa and beyond. Phil Trans R Soc Lond B. 1981;292(1057):43-56.

23. Falk D. Cerebral cortices of east African early hominids. Science. 1983;221(4615):1072-4.

24. Falk D. Brain lateralization in primates and its evolution in hominids. Am J Phys Anthropol. 1987;30(S8):107-25.

25. Brunet M, Guy F, Pilbeam D. A new hominid from the upper Miocene of Chad, Central Africa. Nature. 2002;418(6894):145-51.

26. Vignaud P, Duringer P, Mackaye HT, Likius A, Blondel C, Boisserie JR, et al. Geology and palaeontology of the upper Miocene Toros-Menalla hominid locality, Chad. Nature. 2002;418(6894):152-5.

27. Wood B. Hominid revelations from Chad. Nature. 2002;418(6894):133-5.

28. Pickford M, Senut B, Gommercy D, Trail J. Bipedalism in Orrorin tegenesis revealed by its femora. Comptes Rendus Paleoevol. 2002;1(1):1-13.

29. Haile-Selassie Y. Late Miocene hominids from the Middle Awash, Ethiopia. Nature. 2001;412(6843):178-81.

30. Tobias PV. The brain of the first hominids. In: Changeaux JP, Chavaillon J, editors. Origins of the human brain. Oxford: Oxford University Press; 1995.

31. Bruner E. Geometric morphometrics and paleoneurology: brain shape evolution in the genus Homo. J Hum Evol. 2004;47(5):279-303.

32. Berger LR, de Ruiter DJ, Churchill SE, Schmid P, Carlson KJ, Dirks PH et al. Australopithecus sediba: a new species of Homo-like australopith from South Africa. Science. 2010 Apr;328(5975):195-204.

33. Tobias PV. The brain of Homo habilis: a new level of organization in cerebral evolution. J Hum Evol. 1987;16(7-8):741-61.

34. Berman BJ, Lonsdale JM. Louis Leakey's Mau Mau: a study in the politics of knowledge. Hist Anthropol. 1991;5(2):143-204.

35. Clark WELG. The fossil evidence for human evolution. Chicago: University of Chicago Press; 1955.

36. Swisher CC 3rd, Curtis GH, Jacob T, Getty AG, Suprijo A, Widiasmoro. Age of the earliest known hominids in Java, Indonesia. Science. 1994;263(5150):1118-21.

37. Huff CD, Xing J, Rogers AR, Witherspoon D, Jorde LB. Mobile elements reveal small population size in the ancient ancestors of Homo sapiens. Proc Natl Acad Sci U S A. 2010;107(5):2147-52. Epub 2010 Jan 19.

38. Leigh SR. Brain ontogeny and life history in Homo erectus. J Hum Evol. 2006;50(1):104-08.

39. Terhune CE, Kimbel WH, Lockwood CA. Variation and diversity in Homo erectus: a 3D geometric morphometic analysis of the temporal bone. J Hum Evol. 2007;53(1):41-60. Epub 2007 May 23.

40. Begun E, Walker A. The endocast. In: Walker A, Leakey R, editors. The nariokotome homo erectus skeleton. Berlin: Springer-Verlag; 1993. p. 326-58.

41. Falk D, Hildebolt C, Smith K, Morwood MJ, Jatmiko ST, Saptomo EW, et al. Brain shape in human microcephalics and Homo floresiensis. Proc Natl Acad Sci U S A. 2007;104(7):2513-8. Epub 2007 Feb 2.

42. Templeton AR. Out of Africa again and again. Nature. 2002;416:45-51.

43. Klein RG, Edgar B. O despertar da cultura. Rio de Janeiro: Jorge Zahar; 2005.

44. Asfaw B, Gilbert WH, Beyene Y, Hart WK, Renne PR, WoldeGabriel G, et al. Remains of Homo erectus from Bouri, Middle Awash, Ethiopia. Nature. 2002;416(6878):317-20.

45. Mounier A, Marchal F, Condemi S. Is Homo heidelbergensis a distinct species? New insight on the Mauer mandible. J Hum Evol. 2009;56(3):219-46. Epub 2009 Feb 27.

46. Green RE, Malaspinas AS, Krause J, Briggs AW, Johnson PL, Uhler CA, et al. A complete neandertal mitochondrial genome sequence determined by high-throughput sequencing. Cell. 2008;134(3):416-26.

47. Green RE, Krause J, Briggs AW, Maricic T, Stenzel U, Kircher M, et al. A draft sequence of the neanderthal genome. Science. 2010;328(5979):710-22.

48. Gibbons A. Paleogenetics. Close encounters of the prehistoric kind. Science. 2010;328(5979):680-4.

49. White R. Personal ornaments from the Grotte du Renne at Arcy-sur-Cure. Athena Review. 2001;2:41-6.

50. Bailey S, Hublin JJ. Dental remains from the Grotte du Renne at Arcy-sur-Cure (Yonne). J Hum Evol. 2006;50(5):485-508. Epub 2006 Feb 17.

51. Mellars P. The impossible coincidence. A single-species model for the origins of modern human behavior in Europe. Evol Anthropol. 2005;14(1):12-27.

52. Zilhão J, Angelucci DE, Badal-Garcia E, D'Errico F, Daniel F, Dayet L, et al. Symbolic use of marine shells and mineral pigments by Iberian Neanderthals. Proc Natl Acad Sci U S A. 2010;107(3):1023-8. Epub 2010 Jan 11.

53. Krause J, Fu Q, Good JM, Viola B, Shunkov MV, Derevianko AP, et al. The complete mitochondrial DNA genome of an unknown hominin from southern Siberia. Nature. 2010 Apr 8;464(7290):894-7. Epub 2010 Mar 24.

54. Finlayson C, Carrión JS. Rapid ecological turnover and its impact on Neanderthal and other human populations. Trends Ecol Evol. 2007;22(4):213-22. Epub 2007 Feb 14.

55. Neves W. & Pilo L.B. O povo de Luzia: Em busca dos primeiros americanos. Editora Globo, São Paulo, 2008.

56. Schepartz LA. Language and modern human origins. Am J Phys Anthropol. 1993;36:91-126.

57. Wynn T, McGrew WC. An ape's view of the Oldowan. Man. 1989;24:383-98.

58. Barker G, Barton H, Bird M, Daly P, Datan I, Dykes A, et al. The human revolution in lowland tropical Southeast Asia: the antiquity and behavior of anatomically modern humans at Niah Cave (Sarawak, Borneo). J Hum Evol. 2007;52(3):243-61. Epub 2006 Oct 1.

59. Mellars P, Stringer C. The Human Revolution. Edinburgh: Edinburgh University Press; 1989.

60. Diamond JM. The third chimpanzee: the evolution and future of the human animal. New York: HaperCollins; 1992.

61. Klein RG. Archaeology and the evolution of human behavior. Evol Anthropol. 2000;9(1):17-36.

62. Eldredge N, Gould SJ. Punctuated equilibria: an alternative to phyletci gradualism. In: Schopf TJM, editor. Models in paleobiology. San Francisco: Freeman; 1972.

63. McBrearty S, Brooks AS. The revolution that wasn't: a new interpretation of the origin of modern human behavior. J Hum Evol. 2000;39(5):453-563.

64. Gamble C. Human evolution: the last one million years. In: Ingold T, editor. Companion encyclopedia of anthropology. London: Routledge; 1994.

65. Semendeferi K, Armstrong E, Schleicher A, Zilles K, Van Hoesen GW. Prefrontal cortex in humans and apes: a comparative study of area 10. Am J Phys Anthropol. 2001;114(3):224-41.

66. Pinker S. Como a mente funciona. São Paulo: Companhia das Letras; 1999.

67. Mercader J, Barton H, Gillespie J, Harris J, Kuhn S, Tyler R, et al. 4,300-Year-old chimpanzee sites and the origins of percussive stone technology. Proc Natl Acad Sci U S A. 2007;104(9):3043-8. Epub 2007 Feb 20.

68. Carroll SB. Genetics and the making of Homo sapiens. Nature. 2003;422(6934):849-57.

69. Dunbar RIM. Neocortex size as a constraint on group size in primates. J Hum Evol. 1992;22(6):469-93.

70. Dunbar R. Grooming, gossip, and the evolution of language. Cambridge: Harvard University Press; 1996.

9

A PRÉ-HISTÓRIA E O INÍCIO DAS PRODUÇÕES CULTURAIS

Para compreender a evolução dos hominíneos e do homem, além dos registros fósseis que nos permitem conhecer a estrutura anatômica dessas espécies, os registros de ferramentas, sobretudo os utensílios de pedra, que, por sua natureza, não são tão perecíveis como os de madeira e outros materiais orgânicos, fornecem pistas muito importantes. As ferramentas encontradas junto aos sítios onde se encontram os ossos fósseis informam sobre o estilo de vida, o comportamento e a relação com o meio ambiente e com a sobrevivência desses indivíduos e grupos sociais.

Do ponto de vista histórico, parece ter sido, na Antiguidade, o filósofo romano Lucrécio, defensor de uma filosofia ética rica e lida com proveito até a atualidade, o primeiro a propor que a técnica de produzir ferramentas teria se desenvolvido ao longo da existência primeva do ser humano na terra. Teria havido, segundo Lucrécio, um período de uso de instrumentos de pedra e madeira, um período de uso do ouro e da prata, substituído pelo uso do bronze, mais duro e mais adequado como instrumento de trabalho e de luta. Por fim, o ferro substituiu o bronze, por ser ainda mais duro. No Livro V, de sua obra *Da Natureza*, Lucrécio[1] afirma:

> Então foi mais apreciado o bronze, e o ouro ficava abandonado, por ser inútil, devido à embotada ponta [...] O uso do bronze foi conhecido antes do ferro, porque é mais maleável a sua natureza. [...] Depois pouco a pouco apareceu a foice de ferro e caiu em desonra a foice de bronze; com ferro principiaram a fender o chão da terra e a tornar iguais os combates da guerra.

244 capítulo 9 A PRÉ-HISTÓRIA E O INÍCIO DAS PRODUÇÕES CULTURAIS

O desenvolvimento técnico do homem teria assim chegado ao fim, à Idade do Ferro. A marca e o ápice da civilização seriam, então, o Império Romano, tese evidentemente etnocêntrica (como muitas das nossas teses modernas), pois esse foi o período e o tipo de civilização em que viveu o filósofo.

PRODUÇÃO DE ARTEFATOS E FERRAMENTAS COMO INDÍCIO DE CULTURA HUMANA

Cabe notar que, para a definição mesma da primeira espécie biológica do gênero *Homo* a surgir na Terra (*Homo habilis*), a capacidade de produzir artefatos (hoje se sabe que outros hominíneos também fabricavam) foi importante nos debates da paleoantropologia da segunda metade do século XX. Os fósseis de *Homo habilis* foram descobertos na África por Louis Leakey, Phillip Tobias e John Napier, em 1964. Os paleoantropólogos de então pensavam classificar esses fósseis como *Australopithecus africanus*. Houve muita controvérsia, prevalecendo a vontade de Louis Leakey, que acreditava se tratar de uma nova espécie do gênero *Homo*. O consagrado paleoantropólogo Sir Wilfrid Le Gros Clark[2] discordou veementemente e rompeu com Leakey. De toda forma, para o batismo do *Homo habilis*, foi relevante o achado de um grande número de pedras trabalhadas por esses primeiros humanos.

No século XIX, houve uma produção intelectual que visava a associar o surgimento do *Homo sapiens* ao uso de ferramentas, à capacidade de realização do trabalho e a formas mais elaboradas de se relacionar com a natureza e a sobrevivência. O exemplo mais notório é o do famoso companheiro intelectual de Karl Marx, Friedrich Engels, com seu ensaio *Participação do trabalho na transformação do símio em homem*.[3] Nesse ensaio, Engels sustenta não apenas que o trabalho seja a fonte de toda riqueza, mas que é a condição básica, fundante, de toda vida humana, pois, para ele, "o trabalho criou o próprio homem".* O fato de haver se tornado bípede, liberando as mãos para o trabalho, teria sido o passo fundamental no processo de hominização. Nessa linha, o *Homo sapiens* é, em última instância, um *Homo faber*.

Em relação às periodizações da Pré-história, no começo do século XIX, o dinamarquês Christian Thomsen, em 1836, com a finalidade de organizar uma grande quantidade de material disponível no Museu Nacional de Antiguidades de Copenhague, propôs, ao que parece inspirado em Lucrécio, dividir a história da humanidade em três grandes épocas: **Idade da Pedra**, **Idade do Bronze** e **Idade do Ferro**.[4] Um pouco mais tarde, o inglês John Lubbock, em 1865, sugeriu que se abandonassem os termos antediluvianos e pós-diluvianos (antes e depois do dilúvio bíblico), em favor de termos cientificamente mais corretos **Paleolítico**,

---

* No original: *"Sie hat den Menschen selbst geschaffen"*.

ou Idade da Pedra Lascada, e **Neolítico**, ou Idade da Pedra Polida. Mais tarde, na virada do século, outros autores propuseram o termo Mesolítico para o período intermediário entre o Paleolítico e o Neolítico. Nesse tipo de periodização, o Paleolítico cobriria 98% da existência do ser humano, tendo seu início com os primeiros utensílios de pedra criados por hominíneos, há mais de 2 milhões de anos. Esse período foi dividido em Paleolítico Inferior (2 milhões a 300 a 200 mil anos a.C.), Médio (de 300 a 200 mil a 40 até 35 mil a.C.) e Superior (de 40 a 35 mil até 10 mil a.C.).

Nas periodizações e quadros que serão expostos a seguir, busca-se ordenar as culturas relacionadas às tecnologias líticas, à cultura material e a indícios de cultura simbólica, nos períodos pré-históricos da humanidade. Elas pertencem, em sua maior parte, ao que se denominou classicamente como Paleolítico, ou Primeira Idade da Pedra. É preciso cautela para a interpretação dessas periodizações, pois não se deve cair no modelo simplificador de igualar cada cultura lítica a uma espécie de hominíneo. Além disso, há considerável variação nas sequências temporais e mesmo nos tipos de indústrias líticas desenvolvidas em varias regiões e partes do mundo.

O Paleolítico Superior não ocorreu na África e no Oriente Próximo ao mesmo tempo. O Neolítico ocorreu em momentos bem distintos em várias partes do mundo. Alguns grupos humanos não apresentaram um Mesolítico, e assim por diante. Os períodos da Pré-história e suas respectivas indústrias e culturas devem ser tomados de forma muito cautelosa, considerando-se que muitos autores, atualmente, contestam qualquer tentativa de periodização mais firme e generalizada. Assim, o que se apresenta a seguir tem mais a finalidade de exposição didática, como modo de introduzir essa área do conhecimento, do que de expressar panoramas cientificamente consensuais, indiscutíveis e firmemente assentados.

CONTROVÉRSIAS ATUAIS NA CLASSIFICAÇÃO DA PRÉ-HISTÓRIA: ÁFRICA E EUROPA

O modo de subdividir a Pré-história do homem como relatado anteriormente refere-se, sobretudo, aos achados arqueológicos encontrados na Europa.[5] Critica-se um certo "eurocentrismo arqueológico" nesse tipo de arqueologia, pois todos as culturas encontradas tendem a ser interpretadas e referendadas considerando-se aquilo que os grandes arqueólogos do século XIX e da primeira metade do XX encontraram na Europa.

Arqueólogos que pesquisam na África propuseram outra forma de subdivisão, mais apropriada à Pré-história humana específica daquele continente. Assim, foram propostos[6] para a África os períodos **Idade da Pedra Primitiva ou Antiga** (de 2,6 milhões de anos a 300 mil anos atrás), **Idade da Pedra Média** (de 300 a 60 mil anos atrás) e **Idade da Pedra Posterior ou Tardia** (de 60 a 10 mil anos atrás).

246 capítulo 9 A PRÉ-HISTÓRIA E O INÍCIO DAS PRODUÇÕES CULTURAIS

Como, de toda forma, as referências ao tipo de indústria lítica são achados marcantes da Europa, os arqueólogos tentam fazer aproximações entre o tipo de subdivisões criadas para a Europa e o que se propôs para a África (Quadro 9.1). Assim, a Idade da Pedra Primitiva africana corresponde ao Paleolítico Inferior da Europa e às culturas olduvaiense, quando na África foram produzidas lascas com bordas afiadas, raspadores de lasca e bigornas, e Acheulense, com seus machados de mão, cutelos e picaretas. A Idade da Pedra Média africana corresponde ao Moustierense da Europa, com as pontas *Levallois*, os raspadores laterais e as facas com apoio. Por fim, a Idade da Pedra Posterior africana corresponde ao Paleolítico Superior da Europa, com a produção de buris, perfuradores, pontas de chifre com base chanfrada, agulhas de marfim, pingentes de osso e pequenas esculturas.

PALEOLÍTICO INFERIOR (EM TORNO DE 2 MILHÕES E MEIO A 200 A 300 MIL ANOS ATRÁS)

Foi o período mais longo da história dos humanos (incluindo aqui todos os hominíneos do gênero *Homo* e também outros hominíneos próximos). Pertencendo ao chamado Paleolítico Inferior, atualmente considera-se que o *Homo habilis* e o *Australopithecus garhi* e talvez também o *Paranthropus boisei* tenham sido os primeiros a fabricar utensílios de pedra, a chamada indústria ou cultura **olduvaiense ou oldovaniana**, descoberta na África.[7] O termo olduvaiense refere-se à "Garganta de Olduvai", que é uma área geográfica com mais de 50 km

Quadro 9.1
CORRESPONDÊNCIA ENTRE A PRÉ-HISTÓRIA NA ÁFRICA E NA EUROPA

Anos atrás	África	Europa	Tipo de indústria lítica
2,6 a 2 milhões	Idade da Pedra Primitiva ou Antiga	Paleolítico Inferior (2 milhões a 200 mil anos a.C.)	Oldovaiense
300 a 200 mil			Acheulense
300 a 200 mil	Idade da Pedra Média	Paleolítico Médio (de 200 mil a 40 mil a.C.)	Moustierense
60 a 40 mil			Chatelperroniana
60 a 40 mil	Idade da Pedra Posterior ou Tardia	Paleolítico Superior (de 40 mil a 10 mil a.C.)	Aurinhacense
10 mil			Gravetense
			Solutrense
			Magdalenense

EVOLUÇÃO DO CÉREBRO 247

de extensão, resultante de uma erosão natural que talhou o lado oeste do Great Rift Valley (Vale da Fenda), no norte da Tanzânia. Sendo um dos principais sítios paleoantropológicos e arqueológicos da África, ela foi descoberta por H. Reck, em 1913, e estudada inicialmente pelas equipes dos paleoantropólogos Louis Leakey e Mary Leakey, entre os anos 1930 e 1970. Mary Leakey fez um extenso e meticuloso estudo dessas ferramentas, publicado em monografia em 1971.[5]

O Olduvaiense

As ferramentas de pedra mais antigas (2,6 milhões de anos) já encontradas são os denominados *choppers* (talhadores) produzidos por percussão simples e direta que origina lascas. Também se descobriram junto com eles, pedras-martelo, bigornas, espátulas, raspadores, discoides e poliedros, ou seja, pouco mais de meia dúzia de tipos de ferramentas. Foram encontradas em sítios nas regiões de Hadar e Gona, na Etiópia e na margem oeste do Lago Turkana, no Quênia, mesma localidade em que foram achados fósseis que indicam que essa indústria foi produzida pelo *Homo habilis* e pelo *Australopithecus garhi,* e, possivelmente, com alguma participação do *Paranthropus boisei,* cerca de 2,6 a 1,8 milhões de anos atrás. A indústria olduvaiense se constitui de uma variação das chamadas ferramentas sobre núcleo e lascas pequenas e afiadas. Segundo investigação de Lawrence Keeley e Nicholas Toth, tais lascas eram utilizadas para que esses hominíneos cortassem o couro de animais e tivessem acesso à carne; instrumentos como espátulas serviam para cavar a terra e possibilitar o acesso a tubérculos, enriquecendo a dieta, e os demais instrumentos eram utilizados para cortar madeira macia.[8]

Ainda que a indústria olduvaiense seja tecnicamente grosseira em comparação às que a sucederam, ela não é obra do acaso. Tal indústria implica que lascas sejam obtidas por percussão a partir de um núcleo com aresta aguda, com menos de 90°, onde o artesão deve bater a menos de um centímetro da aresta, sendo o golpe desferido em uma área de grande concentração de massa. A matéria-prima era constituída por blocos de lava.[5]

O Acheulense

Inovação significativa, mas ainda pertencente quase que totalmente ao Paleolítico Inferior, tem-se a indústria denominada **acheuliana ou acheulense**, que ocorreu entre 1,6 milhão de anos a 300 a 130 mil anos a.C., na África, na Europa e em partes da Ásia, produzida principalmente pelo ***Homo ergaster*** e pelo ***Homo erectus***. O termo acheulense foi criado em 1872 por Mortillet para designar uma indústria de utensílios de pedras bifaces, encontrados pela primeira vez em Saint-Acheul, nos subúrbios de Amiens, na França (mas tais achados europeus são provavelmente mais recentes, começando há 500 mil anos, não tendo sido produzidos pelo *ergaster*, que se restringe à África).

A inovação do acheulense é a introdução de ferramentas maiores, machados de mão, picões e cutelos. Porém, a marca registrada desta indústria são as "bifaces",* ou machados manuais ovais em formato de gota, bifacialmente lascados. Elas indicam um nível mais alto de cognição na concepção do produto final e da sua manufatura.[5] Possuíam vários usos, como cortar, cavar, forçar e talvez mesmo raspar peles. Não só as bifaces, mas também um tipo especial de cutelo ou talhador foi inventado no acheulense. Admitem-se hoje dois tipos de acheulense: o acheulense *stricto sensu* (produzido pelo *Homo erectus*, encontrado em algumas regiões da Europa) e o acheulense africano (produzido pelo *Homo ergaster*), que teria feito sua aparição um milhão e meio de anos atrás.

Em alguns sítios arqueológicos do final do Paleolítico Inferior utilizou-se a **técnica** *Levallois*, técnica de lascar sílex através de um golpe, já encontrada no final da cultura acheulense e no início da moustierense (ver adiante). Os instrumentos líticos são talhados de tal forma que é possível pensar em certo "planejamento" no processo de obter a ferramenta desejada. Além disso, é provável que tenha sido na cultura acheulense que o fogo foi definitivamente domesticado pelo homem (no caso, pelo *Homo erectus* ou pelo *Homo heidelbergensis*).

Assim como o Olduvaiense, o Acheulense ocupou um período muito longo da Pré-história, havendo marcante continuidade e monotonia nessas duas indústrias iniciais. Nota-se, entretanto, principalmente no período final do Acheulense, um certo aperfeiçoamento dos utensílios, no sentido de uma melhor preparação das peças, um cuidado crescente com as formas estéticas e uma miniaturização dos objetos.[9]

PALEOLÍTICO MÉDIO (EM TORNO DE 200 A 40 MIL ANOS ATRÁS)

O Moustierense

A indústria denominada moustierense foi iniciada pelo *Homo heidelbergensis* e desenvolvida pelo *Homo neanderthalensis*, entre 300 e 200 a 40 mil anos atrás, assim como pelo *Homo sapiens*, de 80 a 40 mil anos, sobretudo na Europa e na África. O termo moustierense[10] deriva do local onde foram encontrados os objetos líticos pela primeira vez, a gruta de Moustier, localizada na Dordogne, na França, descoberta por Mortillet, em 1869.

A indústria moustierense se estende por toda a Europa e por parte da Ásia, e teve uma duração aproximada de 150 mil anos (de 200 a 40 mil anos atrás). É uma indústria tipicamente desenvolvida pelo ***Homo neanderthalensis***, tendo como

---

* Em inglês, *hand-axes*; em alemão, *Faustkeil*; em francês, *coup de poing*; e em italiano, *amigdale*.

singularidade que, de um "núcleo preparado", produziam-se lascas (núcleo oriundo de um seixo ou bloco único de pedra). Também eram produzidos desse núcleo buris (ferramentas em forma de talhadeira), pontas e raspadores. As lascas moustierenses eram utilizadas para cortar carne, raspar couro e trabalhar a madeira.

Assim, característica dessa indústria é a preparação sistemática desse núcleo da pedra antes da retirada das lascas para a produção dos instrumentos mais especializados. De um único "núcleo preparado" obtinha-se uma variedade de instrumentos, melhorando o rendimento da produção, com economia de matéria-prima. Isso indica que o homem de neandertal talvez fosse dotado de um processo cognitivo mais sofisticado de planejamento na produção de utensílios, em relação aos hominíneos que o precederam. Por meio do estudo de microtraços, que mostraram a polivalência dos utensílios de pedra moustierenses, verificou-se que há marcante consistência nessa indústria lítica que revela que tradição e estilo artesanal tiveram importante papel para os homens de neandertal. Cabe notar que, enquanto no Acheulense verificam-se cerca de seis tipos diferentes de instrumentos líticos (a técnica *Levallois* incrementou esse número), esse valor salta para 20 no Moustierense. Identifica-se, ademais, nessa indústria um uso ainda limitado de materiais como osso, chifre e marfim.

TRANSIÇÃO ENTRE PALEOLÍTICO MÉDIO E SUPERIOR (42 A 32 MIL ANOS ATRÁS)

A indústria chatelperroniana

Tal indústria, claramente mais refinada que a moustierense, é relativamente limitada em termos geográficos, incluindo o sudeste da França e o norte da Espanha. Em um sítio com muitos objetos dessa indústria também foram encontrados fósseis inequívocos de **Homo neanderthalensis** (Saint-Césaire e Arcy-sur-Cure, na França), indicando ser ele seu principal produtor. Além de machados afiados, raspadores e buris, foram encontradas finas lâminas e utensílios de outros materiais, como ferramentas de ossos e ornamentos pessoais na forma de peças de marfim e osso usadas como pingentes.[11] Como tal indústria também foi encontrada em sítios de **Homo sapiens**, discute-se se os neandertais a produziram por contato cultural e imitação dos *sapiens* ou se eles próprios a desenvolveram de forma independente e original (Quadro 9.2).

PALEOLÍTICO SUPERIOR (EM TORNO DE 40 A 10 MIL ANOS ATRÁS)

O Paleolítico Superior é o período mais bem conhecido da longa Pré-história humana. Verifica-se aqui uma verdadeira revolução tecnológica e cultural, conhecida como *Revolução Criativa do Paleolítico Superior* (Quadro 9.3). Ocorreu

Quadro 9.2

EVOLUÇÃO TEMPORAL DA HUMANIDADE EM TERMOS DE DESENVOLVIMENTOS TÉCNICOS (PARA OBTENÇÃO DE ALIMENTOS E OUTRAS NECESSIDADES VITAIS)

Tempo	Período geológico	Arqueologia	Aquisições tecnológicas e culturais
Milhões de anos			
2,5	Baixo Pleistoceno	Paleolítico Inferior	Ferramentas líticas mais antigas produzidas pelo *Homo habilis. Out of Africa I: Homo ergaster*, depois (ou transformando-se em) *Homo erectus*, migra da África para o Oriente Médio e depois para a Ásia, até a região de Pequim.
1			
Milhares de anos			
800	Pleistoceno médio	Paleolítico Inferior	*Homo erectus* povoa regiões muito frias. Possível domínio do fogo pelo *Homo erectus*. Técnicas de caça mais sofisticadas. *Homo neanderthalensis*.
400	Pleistoceno Superior	Paleolítico Inferior	Caça ao mamute e a outros grandes mamíferos. Surge o *Homo sapiens* (190 a 200 mil anos atrás). *Out of Africa II: Homo sapiens* migra da África para o Oriente Médio, depois para a Europa, a Ásia, a Austrália e as Américas. Colares de conchas perfuradas na África sugerem início da simbolização e da cultura. Enterros rituais na Europa e Oriente Médio sugerem simbolização, cultura e crenças religiosas.
150-200	(fauna e flora em parte já	Paleolítico	
60	extintas)	Médio	
40-30		Paleolítico Superior*	Homem (*Homo sapiens*), chamado "Cro-Magnon", chega à Europa. Homem chega à Austrália. Homem chega às Américas. Arte: figuras sofisticadas pintadas em cavernas na França e na Espanha. Invenção de alfinetes de osso para costura e confecção de roupas. Esculturas em pedra, marfim e madeira.
10	Holoceno (época presente; fauna e flora atuais)	Mesolítico*	Caça ao bisão na América do Norte. Ovelha domesticada no Oriente Médio. Arco e flecha inventados na Europa. Povoamento de Jericó como primeira cidade. Cão domesticado há 14 mil anos.
8		Neolítico*	Agricultura e pastoreio: primeiros cultivos de plantas no Oriente Médio (trigo, cevada, etc.).

▶ ▶ ▶

EVOLUÇÃO DO CÉREBRO   251

▶ ▶ ▶ Quadro 9.2

EVOLUÇÃO TEMPORAL DA HUMANIDADE EM TERMOS DE DESENVOLVIMENTOS TÉCNICOS (PARA OBTENÇÃO DE ALIMENTOS E OUTRAS NECESSIDADES VITAIS)

Tempo	Período geológico	Arqueologia	Aquisições tecnológicas e culturais
			Cerâmica: potes e jarros relacionados à agricultura e ao pastoreio (mas, no Japão, a cerâmica surge sem agricultura e pastoreio). Padrões de agrupamentos urbanos se disseminam no Oriente Médio. Primeiros centros de comércio. Gado domesticado no Oriente Médio há 8 mil anos. Cavalo domesticado há 6 mil anos.
5-4 3,5		Idade do Cobre*	Cobre usado em áreas mediterrâneas. Milho cultivado no México, batata na América do Sul. Roda desenvolvida na Suméria. Primeira escrita (pictogramas cuneiformes) no Oriente Médio. Primeiras cidades nas planícies da Suméria.
2,5		Idade do Bronze*	Bronze usado para ferramentas no Oriente Médio. Cidades, barcos à vela e calendário estrelar no Egito. Navegadores minoicos para além do Mediterrâneo. Arado e torno de oleiro desenvolvidos no Oriente Médio. Pastores na Ásia Central aprendem a domar e cavalgar cavalos. Seda e arroz domesticados na China. Pirâmides no Egito e cidades no Vale do Indo.
1,2 0,7 0		Idade do Ferro*	Ferro utilizado no Oriente Médio. Primeiro alfabeto completo pelo povo de Ugarit, na Síria. Fenícios desenvolvem alfabeto moderno. Fundação de Roma, Homero compõe Ilíada e Odisseia. Poemas épicos sagrados da Índia: Mahabharata e Ramayana. Moinhos movidos pela água desenvolvidos no Oriente Médio. Início da era Cristã.

* As datas e os períodos para o Paleolítico, o Mesolítico, o Neolítico e as Idades de Cobre, Bronze e Ferro são extremamente variáveis entre os diversos grupos humanos na Terra. Aqui se apresenta apenas uma das possibilidades (para alguns povos do Oriente Médio e da Europa).

entre 40 a 10 mil anos atrás, ou seja, até o final do último período glacial, quando a terra começou a esquentar, há cerca de 10 mil anos. Foi no Paleolítico Superior, 15 mil anos atrás, que os homens domesticaram pela primeira vez o cão, que, a

252   capítulo 9   A PRÉ-HISTÓRIA E O INÍCIO DAS PRODUÇÕES CULTURAIS

partir de então, acompanha a humanidade em toda sua história. O Paleolítico Superior é também subdividido em várias culturas ou indústrias, sendo as mais conhecidas as indústrias aurinhacense, gravetense, solutrense e magdalenense.

O Aurinhacense (40 a 30 mil anos atrás)

A revolucionária cultura aurinhacense, desenvolvida a partir de 40 mil anos atrás, coincide com a chegada do *Homo sapiens moderno* na Europa (homem de Cro-Magnon), vindo da África. A tecnologia é tipicamente baseada em lâminas afiadas (definidas como lascas que são, no mínimo, duas vezes mais longas do que largas) obtidas de um "núcleo preparado". O número de sítios na Europa é grande, mais de uma centena. Além do conjunto de ferramentas (lâminas, machados, buris, raspadores, bradeletas), encontram-se também pontas de projéteis, instrumentos musicais e uso frequente de osso, marfim e chifres. O transporte da matéria-prima é muitas vezes de longas distâncias, e os estilos são estáveis, com maior padronização das ferramentas produzidas. Assim, o Aurinhacense testemunha a eclosão de tradições, estilos e estéticas locais. Foi uma mudança rápida, sem precedentes no registro arqueológico.[5]

Enquanto no Paleolítico Médio chegou-se a cerca de 40 tipos diferentes de ferramentas, aqui o número mais do que dobrou, para cerca de 100 instrumentos. Encontram-se nos sítios muitos objetos de adorno corporal, como contas e pingentes, assim como pigmentos para pintura do corpo (de vivos e mortos), e o surgimento de esculturas, entalhes e pintura em cavernas. Seguramente, o material arqueológico da indústria aurinhacense indica comportamentos sociais mais complexos, um plano mental mais preciso e mais habilidades de manipulação na produção do material.

Outras culturas do Paleolítico Superior se seguiram à aurinhacense. A **cultura gravetense**, verificada no período de **30 a 22 mil anos atrás**, ocorrendo principalmente na Europa (mas também em outras partes do mundo), evidencia, em suas cavernas, a presença marcante de pintura rupestre. A **cultura solutrense (24 a 18 mil anos atrás)** produziu lâminas com a forma de folhas de louro de até 20 cm, que podiam ser tão finas que chegavam a ser translúcidas. Seriam talvez pouco úteis no dia a dia, tendo talvez uma importância maior para cerimônias ritualísticas.

Uma das formas de cultura do Paleolítico Superior mais marcantes na Europa foi a chamada **cultura magdalenense (18 a 11 mil anos atrás).** De grande sofisticação estética, impressiona, entre outras coisas, pela expansão da indústria lítica através da Europa e toda a África do Norte. Em parte, pertence ainda ao último período glacial. Edouard Lartet (ver texto em destaque) denominou o Magdalenense de Idade da Rena, pois as renas (*Cervus tarandus*) eram talvez uma das principais fontes de alimento na fase inicial e foram os primeiros animais a serem desenhados e entalhados belamente pelo homem. No Magdalenense, observam-se facas muito bem feitas, agulhas de osso finíssimas, com polimento

EVOLUÇÃO DO CÉREBRO 253

esmerado, ornamentos pessoais, flautas, vestidos costurados e túnicas. Além de tais objetos sofisticados, pertence também a essa cultura pinturas abundantes e refinadas em cavernas da França (Niaux, Lascaux, Les Combarelles, Dordogne) e da Espanha (Altamira, Santander). A grande parte dos desenhos nas cavernas é de animais, indicando a importância que eles tinham para aqueles homens. Também a confecção de escultura, sobretudo de imagens femininas com grandes glúteos e seios, as famosas Vênus adiposas, como a de *Willendorf*, na Áustria, são um produto notável do Magdalenense.[12]

Por fim, é pertinente lembrar que termos como *acheulense, moustierense, chatelperroniano, aurignaciano, gravetense* e *magdalenense* não designam épocas precisas, mas padrões de técnicas de produção de ferramentas de pedra (ou de osso, marfim, etc.) da Pré-história. Esses nomes têm origem em localidades da França (cidades, regiões, cavernas), pois, na segunda metade do século XIX e no início do XX, a Pré-história foi muito fértil naquele país, tendo forte tradição na pesquisa da arte pré-histórica (ver texto em destaque). Há, certamente, marcante sobreposição temporal entre muitas dessas indústrias. Além disso, apesar da maior parte delas ter sido descoberta em distintas localidades da França, são distribuídas e encontradas em várias localidades da Europa, da Ásia e da África.[12]

O Mesolítico

No final do século XIX, alguns arqueólogos notaram a necessidade de identificar um período intermediário entre o Paleolítico e o Neolítico, para dar conta de uma grande variedade e complexidade de culturas pré-históricas que correspondem ao período de 10 a 5 mil anos atrás. No final do Holoceno, cerca de 8 a 10 mil anos atrás, quando o último período glacial terminou (Glaciação de Würm), o gelo recuou na Europa, foram encontradas culturas da tundra e de pântanos e florestas do Norte da Europa e da Ásia. São culturas de homens caçadores e coletores que produziram objetos característicos, como micrólitos (lascas minúsculas de sílex) e arpões com farpas feitos de chifres de veados. Sítios mesolíticos pós-glaciais foram encontrados e muito estudados na França (cultura tardenoisense), na Alemanha, na Dinamarca e na Inglaterra (Star Carr, em Yorkshire), e também na Irlanda, na Escócia, na Noruega, em Portugal e na Espanha.

O Neolítico

Há cerca de 10 a 12 mil anos, no final do Pleistoceno e no princípio do Holoceno, inicialmente no Oriente Próximo, uma importante mudança na forma de viver e de se relacionar com a natureza ocorreu entre os humanos. Se, no século XIX, Lubbock contrastou a técnica mais grosseira de lascar pedras (Paleolítico) com a mais sofisticada de polir pedras (Neolítico), hoje não se define mais o

PESQUISADORES FRANCESES EM PALEOANTROPOLOGIA E ARTE PRÉ-HISTÓRICA

A França deu no passado e continua dando[13] grandes contribuições para a paleoantropologia e a Pré--história. A seguir, apresentamos resumidamente alguns dos principais personagens de tal história.

Jacques Boucher de Crèvecoeur de Perthes, ou Boucher de Perthes (1788-1868), funcionário da alfândega de Abbeville, foi um dos principais precursores da Pré-história. Colecionador apaixonado de pedras talhadas e polidas, descobriu, em 1837, nos aluviões do Somme, exemplares talhados de sílex no mesmo nível dos ossos de mamíferos extintos. Devido ao seu trabalho, a comunidade científica e pública começou a se convencer da existência de um "homem antediluviano".

Edouard Lartet (1801-1871), magistrado que se tornou um dos principais pesquisadores do Paleolítico Remoto no século XIX, reconheceu o valor das descobertas de Boucher de Perthes. Explorou sítios de cavernas em Dordogne e defendeu que o Paleolítico não constituía uma fase única de desenvolvimento humano, mas várias fases passíveis de serem distinguidas pelos artefatos e pelos fósseis de animais a eles associados. Criou o termo "aurinhacense".

Gabriel de Mortillet (1821-1898), geólogo, paleontólogo e arqueólogo, estudou e descreveu vários sítios e defendeu que a subdivisão arqueológica do Paleolítico seria melhor compreendida por critérios culturais do que paleontológicos. Foi curador-assistente do Museu de Antiguidades de Saint-Germain--en-Laye por 17 anos e professor de antropologia pré-histórica na Escola de Antropologia de Paris, em 1876. Criou os termos "acheulense" e "moustierense".

Henri Breuil (1877-1961), o abade católico *Abbé Breuil*, explorador incansável de inúmeras cavernas pré-históricas na região franco-cantábrica, estabeleceu uma cronologia para a arte rupestre através da comparação detalhada de seu estilo e sofisticação técnica. Defendeu a tese de que as pinturas das grutas, para além da arte, relacionavam-se a ritos de magia, propiciadores de melhor caça e aplacadores da fúria vingativa das vítimas (tese dominante por cerca de 50 anos).

Pierre Teilhard de Chardin (1881-1955), sacerdote jesuíta, inicialmente professor de física e química, especializou-se em paleoantropologia. Participou das escavações de Zhoukoudian, na China, onde fósseis de *Homo erectus* foram descobertos, tendo contribuído para a geologia e a paleoantropologia chinesas. Ficou conhecido por seu esforço com o livro *O fenómeno humano*,[14] que tenta conciliar a teologia cristã com a paleontologia e a paleoantropologia.

André Leroi-Gourhan (1911–1986), paleoatropólogo especialista em arte paleolítica, colaborou para o avanço dos métodos de escavação sistemática, orientando os pesquisadores a repertoriar cada centímetro de terreno explorado e a ler cada camada no sentido horizontal, de modo como se estivessem folheando um livro do passado. Descreveu padrões de localização de diferentes espécies animais representadas nas cavernas do Paleolítico Superior da Europa Ocidental. Sua hipótese explicativa para a rica arte rupestre se baseia na ideia de que a arte reflete a sociedade que a produz. Os artistas-feiticeiros, por exemplo, utilizavam um dualismo sexual simbólico; o bisonte como princípio feminino no centro, o cavalo como princípio masculino na periferia, refletindo certo tipo de estrutura social. Tanto as teses de Leroi-Gourhan como as de Breuil, muito influentes por décadas, não são mais integralmente aceitas.

Fonte: Fagan,[15] Spencer,[16] Langaney e colaboradores[17] e Trigger.[18]

Quadro 9.3
**EVOLUÇÃO TECNOLÓGICA E CULTURAL DOS HUMANOS (*HOMO HABILIS,
HOMO ERECTUS, HOMO NEANDERTHALENSIS E HOMO SAPIENS*) SEGUNDO
OS UTENSÍLIOS LÍTICOS FABRICADOS EM CADA ÉPOCA**

Tempo e local	Espécie de homem que a produziu e utilizou	Tipo de cultura tecnológica e artística	Características da tecnologia e da cultura
2,5 a 1,8 milhões de anos na África	*Homo habilis* e *Australopithecus garhi*, talvez *Paranthropus boisei*	Cultura olduvaiense (Idade da Pedra Primitiva e Paleolítico Inferior)	Percussão simples e direta que produz lascas e *choppers* (talhadores). Foram encontradas pedras-martelo, bigornas, raspadores pequenos e grandes. Os instrumentos bilaterais são desconhecidos nas manifestações olduvaienses. Tais instrumentos foram encontrados no desfiladeiro de Olduvai, no nordeste da Tanzânia.
1,6 milhão de anos a 130 mil anos na África e em partes da Ásia e da Europa	*Homo ergaster, Homo erectus*	Cultura acheulense (Idade da Pedra Primitiva e Paleolítico Inferior)	Produção de lascas grandes, bastante retocadas. As pedras produzidas em suas duas faces (bifaces) são lascadas de forma elaborada em ambas as superfícies, produzindo-se machados de mão com simetria quase perfeita, borda muito afiada e formas belas. Pode ser que não tenham sido apenas para caça, mas também produzidas por seu valor estético. São encontrados machados de mão, cutelos. Técnica *Levallois*.
200 a 50 a 35 mil anos na África e na Europa	*Homo neanderthalensis Homo sapiens*	Cultura moustierense (Idade da Pedra Média)	Cultura associada ao período que precede o Paleolítico Superior. Ferramentas líticas elaboradas e precisas, lascas longas, buris (ferramentas em forma de talhadeira), pontas e raspadores. Nessa cultura, há a preparação sistemática do núcleo da pedra antes da retirada das lascas. Conchas e ossos perfurados na Cova do Reno (França).

▶ ▶ ▶

256 capítulo 9 A PRÉ-HISTÓRIA E O INÍCIO DAS PRODUÇÕES CULTURAIS

▶ ▶ ▶ Quadro 9.3

EVOLUÇÃO TECNOLÓGICA E CULTURAL DOS HUMANOS (*HOMO HABILIS, HOMO ERECTUS, HOMO NEANDERTHALENSIS E HOMO SAPIENS*) SEGUNDO OS UTENSÍLIOS LÍTICOS FABRICADOS EM CADA ÉPOCA

Tempo e local	Espécie de homem que a produziu e utilizou	Tipo de cultura tecnológica e artística	Características da tecnologia e da cultura
45 a 36 mil anos, em várias partes do mundo, especialmente na Europa	Últimos *Homo neanderthalensis* *Homo sapiens*	Cultura chatelperroniana (Idade da Pedra Posterior e Paleolítico Médio-Superior)	Pontas, facas com apoio e buris de sílex. Essa cultura produziu artefatos de ossos e entalhes gravados em ossos para servir de pingentes. Objetos encontrados na Europa e no Oriente Médio.
40 a 30 mil anos, em várias partes do mundo, especialmente na Europa	*Homo sapiens*	Cultura aurinhacense (Idade da Pedra Posterior e Paleolítico Superior)	Muitas estatuetas de marfim de marcante sofisticação (em Hohlenstein-Stadel, sudoeste da Alemanha, e em Galgenberg, na Áustria). Numerosos ornamentos pessoais, contas de marfim cuidadosamente moldadas. Arte em muitos sítios arqueológicos. Pontas de ossos de base fendida (Aurinhacense Médio) e pontas de sílex espiculadas (Aurinhacense Recente). Talhadeiras com plataformas reduzidas, com produção de lâminas.
30 a 22 mil anos, em várias partes do mundo e na Europa	*Homo sapiens*	Cultura gravetense (final do Paleolítico Superior)	Artefatos sofisticados de pedra. As lâminas das facas eram particularmente bem feitas, algumas acopladas a cabos de madeira, faziam também raspadores de pedras e buris. Muitas pinturas rupestres nas cavernas. Habilidosos artesãos de ossos. Ocupavam toda a Europa, da Rússia até a Espanha.
18 a 11 mil anos na Europa	*Homo sapiens*	Cultura magdalenense (final do Paleolítico Superior)	Pontas de projétil de chifres (de galhada de cervos) e trabalhos em ossos muito sofisticados. Arpões com farpas, cabeça de armas com arestas muito afiadas, pontas de

▶ ▶ ▶

> ▶ ▶ ▶ Quadro 9.3
> **EVOLUÇÃO TECNOLÓGICA E CULTURAL DOS HUMANOS (*HOMO HABILIS,***
> ***HOMO ERECTUS, HOMO NEANDERTHALENSIS E HOMO SAPIENS*) SEGUNDO**
> **OS UTENSÍLIOS LÍTICOS FABRICADOS EM CADA ÉPOCA**

lança com farpas, agulhas
com fundo e atiradores de lança.
Pintura rupestre sofisticadíssima.

Outros períodos e culturas descritas: Perigordiano (23 mil anos atrás), Solutrense (20 mil anos atrás), Azuliano (10 mil anos atrás), Ulluziana, Szeletiana/Jerzmanowiciana (estas três últimas precedem a chatelperroniana).

Neolítico por tal técnica, pelo modo como as ferramentas líticas eram obtidas. Concebe-se que o período Neolítico corresponde ao processo em que os homens deram início à **domesticação de plantas e animais**, ou seja, o período inicial da invenção da agricultura e da criação de animais, enfim o controle da produção de alimentos.[19-21]

O Neolítico representou uma das mais profundas transformações ecológicas, econômicas, demográficas e socioculturais da história da humanidade.[20] Não é consenso, entretanto, quais foram os elementos deflagradores desse período, nos diversos locais onde ele eclodiu: se a invenção tecnológica precede as mudanças ecológicas, demográficas e socioculturais, se alterações climáticas reduziram a coleta e a caça e forçaram a domesticação de plantas e animais, ou se o crescimento demográfico forçou mudanças tecnológicas e de organização social.[22,23] Também a precedência da criação de animais ou da agricultura gerou polêmicas entre os arqueólogos. Como a criação parecia estar na linha de continuidade direta com a caça, pensou-se, a princípio, que ela teria surgido primeiro, mas evidências arqueológicas indicam que foi a agricultura que precedeu a criação no Oriente Próximo.[17]

Alguns registros arqueológicos revelam, em sítios de 9 ou até 10 a 12 mil anos, os primeiros cultivos de plantas em alguns locais no Oriente Próximo, sobretudo do trigo, cevada, ervilha, lentilha e fava, assim como, um pouco depois (por volta de 8,5 mil anos a.C.), a domesticação de animais como cabras, ovelhas e gado. Os achados arqueológicos identificam entre 10.000 e 8.700 anos atrás locais de aldeias neolíticas disseminadas no eixo do Rio Jordão (Jericó, Gilgal I, Netiv Hagdud), no Médio Eufrates (Mureybet, Jerf e Ahmar) e na Alta Mesopotâmia (Çayönu, Hallan Çemmi).[20,24]

Da mesma forma, em muitos sítios arqueológicos do Neolítico se verifica o surgimento da **cerâmica**, a construção de potes e jarros, que possivelmente se relacionam a modos de estocar e proteger dos ratos os produtos da agricultura e da criação. Entretanto, a cerâmica não é, necessariamente, vinculada à agricultura e ao pastoreio, pois, no Japão, no período Jonon, possivelmente onde surgiu a cerâmica pela primeira vez, há mais de 12 mil anos, esta surge milênios antes do início da agricultura e da criação de animais naquela localidade. Na Ilha de Kyushu, no décimo primeiro milênio a.C., já se encontra cerâmica e ela é abundante a partir de 7.500 a.C.[24]

No Neolítico, surgem as primeiras aldeias, revelando, além da revolução na produção de alimentos, uma nova forma de organização da vida social, com consequências culturais também novas.[25] O sítio neolítico de Jericó, na Palestina, por exemplo, contém paredes que datam de cerca de 8 mil a.C. Lá havia casas redondas, bem construídas, formando um povoado de pelo menos 2 mil pessoas, habitado de forma densa e contínua. Nesses primeiros povoados neolíticos, uma nova cultura material pôde se desenvolver, por intermédio de trocas mais numerosas e intensas de informações e experiências entre as pessoas. O arado, que aparece no quarto milênio a.C., é um exemplo de tal processo cultural associado à agricultura (plantações de gramíneas) e pastoreio (criação de gado), pois, nesse contexto, foi possível se pensar na invenção de um instrumento puxado pelo homem ou pelo gado para facilitar o plantio.[24]

Ainda que a difusão do Neolítico do Oriente Próximo para a Europa (que lá se encontra desde 6.500 anos) e outros pontos da Ásia tenha sido um fenômeno marcante (fenômeno denominado *difusão*), o Neolítico ocorreu, ou seja, foi "inventado", de forma independente e em momentos diferentes em várias partes do mundo. Assim, no Oriente Próximo, verificou-se a domesticação de trigo, cevada, ervilha, lentilha e fava e de animais bovinos, ovinos e caprinos, além de porcos. Na China, no curso inferior do Rio Yangtze, ocorreu a domesticação do arroz e de certos milhos (na zona de Huanghe); e na Índia, na região do Rio Indo, certas variedades de arroz e de gado zebu. Na África foi domesticado o sorgo, o painço, certos tipos de milhos e o arroz africano e, na Oceania, a banana e o inhame.

Outro exemplo característico de revolução neolítica independente é a registrada nas Américas. Entre o sexto e o quarto milênio a.C. (e não principalmente no nono, como ocorreu no velho continente) os homens que viviam nas Américas domesticaram, na Mesoamérica, o milho, o chili, o tomate e a abóbora; na região andina, a batata, certas pimentas do gênero *Capsicum* e feijões, assim como as lhamas. Por fim, na Amazônia, foi domesticada a mandioca (na América do Sul também se domesticou o cacau). Esse processo, tudo indica, ocorreu de forma original em cada uma das localidades citadas, tendo possivelmente dado início a processos sociais, demográficos e culturais de formas particulares de Neolítico, decorrentes de um maior controle da produção de alimentos.[20,24]

O Neolítico foi, portanto, a primeira grande **revolução social e tecnológica** da humanidade. Esta revolução teve implicações demográficas consideráveis.[26] Estima-se que, durante o período anterior ou inicial do Neolítico, a população humana na Terra era de algo em torno de 6 a 8 milhões de pessoas; na época de Cristo, 10 mil anos depois, chegou a cerca de 250 milhões.[27] O mais plausível é

EVOLUÇÃO DO CÉREBRO

que, com a possibilidade de se produzir e armazenar alimentos de forma constante, tenha havido significativo crescimento populacional. As populações de caçadores e coletores necessitam de cerca de mil hectares para o sustento de uma pessoa. Com a agricultura e o pastoreio, 10 hectares são suficientes para o sustento de um indivíduo.[28]

É polêmica até hoje, nos estudos de evolução sociocultural, a relação entre inovação tecnológica e aumento populacional, ou seja, o que leva ao quê. É certo que, com o aumento da população, se faz necessária maior produção de alimentos e, com isso, pode ocorrer aumento populacional. Como bem argumentam os antropólogos Allen W. Johnson e Timothy Earle, é mais plausível que ocorram processos dinâmicos de retroalimentação entre avanço tecnológico e crescimento populacional do que um deles mecanicamente levando ao outro.[29]

Um maior controle das reservas de alimento pode ter implicado mais estabilidade nas condições gerais de nutrição, conduzindo a maior expectativa de vida e maior fertilidade. Entretanto, com o surgimento de agrupamentos humanos mais densos, aumentaram as doenças infecciosas e, com o contato mais próximo com animais de criação, as zoonoses (doenças transmitidas direta ou indiretamente pelos animais de criação, por ratos, que se tornaram "saqueadores" das reservas de grãos, e por parasitas como piolhos, pulgas e carrapatos, que infestam os ratos e os animais de criação).

Segundo Stefan C. Ujvari, que revisou recentemente a dinâmica de epidemias ao longo da Pré-história humana, a invenção da agricultura e da criação representou um "banquete às pragas e aos insetos" relacionados a doenças infectocontagiosas.[28] Para o plantio e a construção de aldeias, são necessários tanto a derrubada de matas ou vegetações nativas como o aumento da oferta de água, com a construção de canais de irrigação e represas para irrigação dos terrenos de plantio. Tais áreas alagadas são muito propícias para que os mosquitos depositem seus ovos. Havendo concentração de população humana e de animais, tais mosquitos, ao picarem esse contingente, transmitem de forma incrementada protozoários, bactérias e vírus causadores de diversas doenças. Um exemplo é o plasmódio, causador da malária, que já contaminava outros animais vertebrados (inclusive primatas e hominíneos), transmitido pelo mosquito *anopheles*, que, no Neolítico, pôde se reproduzir e se difundir acentuadamente, produzindo o grande flagelo mundial que a malária representou e ainda representa para populações humanas.

O cão começou a divergir do lobo há cerca de cem mil anos, mas sua domesticação ocorreu por volta de 14 a 10 mil anos atrás.[30] Um grande estudo recente liderado por Robert Wayne, da Universidade da Califórnia, com análises amplas do genoma (*genome-wide SNP analysis* e análises de haplótipos), buscou traçar com mais precisão a história genealógica do melhor amigo do homem.[31] Wayne e seu grupo coletaram material genético de 912 cães (*Canis familiaris*) de 85 raças diferentes, de 225 lobos (*Canis lupus*), além de coiotes, chacais e outras espécies de canídeos, espalhados pelos diferentes cantos do planeta. Seus dados indicam que a domesticação do cão ocorreu no Oriente Médio (e não no extremo Oriente, como se pensava anteriormente), há cerca de 10 mil anos, embora mesclas genéticas com populações locais de lobos, em diferentes partes da Terra, tenham também ocorrido. Nesse período inicial de domesticação, surgiram cerca de 20% das raças caninas (as outras 80% só surgiram a partir do século XIX, quando a moda dos criadores de raças caninas se intensificou). Apesar de marcantes diferenças de aparência, as raças caninas são muito parecidas geneticamente, pois, por exemplo, um único gene é responsável por mais de 50% da variação de tamanho entre as raças. Em relação à antiguidade, o *shar* e o *husky* siberiano, por exemplo, são provavelmente as raças mais antigas (são geneticamente muito mais próximas dos lobos); e raças como o *small terriers* e o *basset* são bem mais recentes. A mania de *pedegrees* e "raças puras" entre os criadores de cães, entretanto, tem diminuído a variedade genética no interior das raças e propiciado o surgimento de mais doenças nesses animais.[30]

O gado foi domesticado há 8 mil anos, e o cavalo, há 6 a 5,5 mil anos, primeiramente em uma região que hoje corresponde ao Cazaquistão, onde era utilizado como animal de carga e como fonte de leite e de carne.[32]

Os animais criados nas redondezas das habitações humanas, como carneiros, cabras, porcos, galinhas, gansos, gado, burro e cavalos, além dos cachorros, representaram, além de fonte de alimentos, transporte e companhia, reservatórios de vírus, bactérias e protozoários potencialmente letais aos humanos. O consumo de produtos animais, a manipulação de carne e sangue de animais abatidos, enfim, o contato próximo com populações concentradas de animais implicou o surgimento de epidemias de doenças como sarampo, varíola e gripe (*influenza*).[28] A tuberculose, já presente no *Homo erectus*, cresceu de forma trágica com o aumento da densidade populacional humana. Assim, o Neolítico representou mudanças acentuadas nas formas de vida da humanidade, trazendo possibilidades novas de desenvolvimento tecnológico e de mudanças socioculturais inovadoras, mas também novas condições ecológicas de vida, com algumas consequências nem sempre bem-vindas.

Ao lado de maior disponibilidade e estabilidade de reservas alimentares, propiciando melhores condições de combate às fomes periódicas, surgiram condições ecológicas propiciadoras de doenças infecciosas graves e frequentes. Há, portanto, muita controvérsia entre arqueólogos e antropólogos sobre as implicações do Neolítico sobre a saúde, assim como sobre as condições e a expectativa de vida dos humanos.

O Neolítico permitiu que os agrupamentos humanos produzissem mais alimentos e os conservassem para enfrentar os recorrentes tempos de fome, talvez junto com as guerras e as epidemias, os maiores flagelos a perseguirem a humanidade ao longo de sua história. Enfim, ao lado das inovações tecnológicas, esse período foi também uma radical **revolução social e cultural**.[26,33] A mudança da forma de vida, de pequenos grupos de caçadores e coletores para centros urbanos agrícolas, assim como o surgimento de centros comerciais para contato e troca entre os povoados, permitiu o surgimento gradual de formas de especialização do trabalho, outros tipos de organização social e, posteriormente, novas estruturas políticas, culturais e sociocognitivas, como o Estado e a escrita.[33]

DADES DO COBRE, DO BRONZE E DO FERRO

As ferramentas de pedra, embora tenham sido muito úteis para a humanidade em grande parte de sua história, têm algumas limitações técnicas. Lâminas de pedra muito finas e, portanto, de maior eficácia para o corte, tornam-se também quebradiças. Uma solução muito eficiente é o metal, pois é possível a produção de instrumentos ao mesmo tempo fortes, resistentes, mais delicados e afiados. Para a produção de instrumentos de metal, é necessário o fogo, fornos para a fundição. Com o surgimento e o desenvolvimento da cerâmica, a técnica de construir fornos e utilizá-los tornou-se disponível. Do cozimento da cerâmica para a fundição dos metais há possivelmente uma transição que se tornou acessível aos homens.[24]

Desde 5,5 a 2 mil anos atrás, os homens utilizaram o **cobre** para a confecção de ferramentas, sobretudo no Oriente Próximo. Contudo, o cobre puro ainda é relativamente flexível e frágil, partindo-se com certa facilidade. Ao adicionar um pouco de estanho ou arsênico a esse metal, obtém-se o **bronze**, que é bem mais resistente do que o cobre puro. Os povos no Oriente Próximo, na Europa e na Ásia utilizaram o bronze de 3 mil anos a.C. até cerca de 1.200 a.C. Entretanto, tanto o cobre como os outros ingredientes do bronze não são muito abundantes, com distribuição desigual na Terra.

O **ferro**, utilizado a partir de 1.300 a.C., muito mais abundante do que o cobre, o estanho ou o arsênico (e, portanto, do que o bronze) e também muito mais duro e resistente, substituiu com grande sucesso seus antecessores, o cobre e o bronze. A Idade do Ferro vai de 1.300 a 700 anos atrás até o início da era Cristã. Ainda que a civilização romana seja considerada "a civilização do ferro", pode-se dizer que até hoje vivemos a Idade do Ferro (e do aço), pois a maquinaria da Revolução Industrial é produzida basicamente com ferro e aço.

MUDANÇAS CORPORAIS E CEREBRAIS DOS HOMENS AO LONGO DA PRÉ-HISTÓRIA E DA HISTÓRIA

Ruff e colaboradores, ao comparar a média da massa corporal de 163 indivíduos da espécie humana que viveram no Pleistoceno (de 200 a 10 mil anos atrás) com os valores do homem contemporâneo, chegaram à conclusão de que o homem do Pleistoceno possuía, em média, uma massa corporal 10% maior.[34]

O paleoantropólogo espanhol Juan Luis Arsuaga[35] afirma que, há cerca de 300 mil anos, alguns encéfalos da linhagem humana alcançaram o pico máximo em seus volumes, algo em torno de 1.400 cm^3; é o caso do crânio 4 de *Sima de los Huesos*, na Espanha, e do fóssil KNM-ER 3834, da margem oriental do lago Turkana, na África. Ocorreu também certa expansão posterior do volume encefálico, no final do Pleistoceno Médio e na primeira parte do Pleistoceno Superior, algo em torno de 125 mil anos atrás. Já segundo Richard Wrangham, citado por Ridley,[36] o cérebro dos humanos há 50 mil anos teria algo em torno de 1.468 cm³ (no caso das mulheres), e 1.567 cm³ (no caso dos homens). Para esse autor, atualmente, essas médias variam em torno de 1.210 cm³ (mulheres) a 1.248 cm³ (homens), embora a maioria dos autores sugira uma média um pouco maior, de 1.350 cm³, para o *Homo sapiens* atual. De toda forma, parece ter havido uma redução não desprezível do volume cerebral.

Os pesquisadores italianos Vicenzo Formicola e Monica Giannecchini[37] estudaram a evolução da estatura entre os *Homo sapiens* que imigraram para a Europa, os *Cro-Magnons*, no Paleolítico Superior. Verificaram que, antes de 18 mil anos, os humanos tinham, em média, 176 cm (homens) e 163 cm (mulheres). No final do Paleolítico Superior (18 a 10 mil anos atrás), a estatura baixou para 166 cm e 154 cm, respectivamente. Já no Mesolítico (em torno de 10 mil anos a.C.), a estatura reduziu ainda um pouco mais, para 163 cm e 151 cm de altura, respectivamente. Nos últimos cem anos, entretanto, devido a mudanças nutricionais e sanitárias, a população europeia e de outras áreas desenvolvidas do planeta tem aumentado de forma significativa em estatura.

Assim, ao que parece, dos últimos 40 mil anos em diante, as populações de *Homo sapiens*, de forma gradativa, tornaram-se corporalmente menores e tiveram uma redução de volume em seus cérebros. Há controvérsias sobre o que corroborou para esse resultado, e as causas sugeridas têm sido de diferentes naturezas.[38] Portanto, deve-se concluir que o surgimento da cultura humana e da simbolização complexa, se tem alguma relação com mudanças do funcionamento cerebral, como pensam alguns paleoantropólogos, deve antes corresponder a reestruturações internas funcionais do cérebro humano e, de modo algum, se relacionam a um simples crescimento encefálico.

Segundo alguns autores, aparentemente, dietas mais pobres devido à invenção da agricultura no Neolítico (em comparação com dietas que se supõe serem mais ricas do longo período anterior de caçador-coletor) explicariam a redução do tamanho corporal e do cérebro entre os humanos modernos.[39] Entretanto, pesquisas recentes refutam a noção de que a revolução neolítica associada à produção de grãos e produtos animais tenha implicado piora no padrão nutricional. Tem sido colocada em xeque a tese de que os caçadores-coletores anteriores ao Neolítico, por se alimentarem de carne, frutas e raízes, teriam uma dieta melhor. Afirmações de que, com o Neolítico, teria havido uma redução da expectativa de vida foram contestadas; há consenso de que, nesse período, ocorreu um aumento populacional marcante, as mulheres passaram a ter mais filhos, e isso provavelmente aumentou a mortalidade materna (por mortes no parto e, no período pós-natal, por infecção puerperal) e, assim, reduziu-se a expectativa de vida das mulheres, mas, ao que parece, não dos homens.[21]

Outra linha, baseada em aspectos sociocomportamentais, tem sido proposta. Sabe-se que a *domesticação* resulta em uma redução acentuada e rápida do tamanho corporal, que animais selvagens, quando submetidos à domesticação humana, tendem a ter seus tamanhos globais reduzidos.[21] Assim, a transformação do lobo no cão doméstico implicou redução do tamanho global e cerebral dos cães. Raposas, ovelhas e cabras selvagens, entre outros animais, quando domesticadas, revelam cérebros menores do que as variantes selvagens.[40]

Segundo Ridley,[36] o modo mais adequado para se produzir um animal amistoso é parar prematuramente o desenvolvimento do cérebro, em especial de áreas relacionadas ao medo e à agressividade (p. ex., a área 13 do sistema límbico). Richard Wrangham, citado por Ridley,[36] formulou uma hipótese bastante ousada, mas interessante. Segundo ele, com o Neolítico e a transformação da vida social humana de seres nômades em sedentários, a tolerância a comportamentos violentos tenderia a baixar; indivíduos muito violentos tenderiam a ser presos ou executados. A eliminação dos indivíduos mais violentos e impulsivos acabaria eliminando também aqueles com cérebros maiores, sobretudo com grandes áreas 13 do sistema límbico. Com o tempo, tal processo (uma espécie de "autodomesticação" do homem) teria produzido, segundo essa formulação altamente especulativa, humanos com cérebros menores. A hipótese, entretanto, não condiz com a história da humanidade nos últimos 2 a 3 mil anos, marcada por homicídios, guerras e outros crimes violentos, tendo os genocídios crescido em número e população atingida, particularmente no século XX.[41] Além da hipótese de Wrangham, outras hipóteses relacionadas à "domesticação do homem" têm sido propostas, implicando processos sociais e simbólicos, assim como mudanças no ambiente construído pelo homem, redução da mobilidade das populações e mudanças da dieta relacionada ao sedentarismo crescente.[42]

Um modo de inferir que tipo de mudanças ocorreu na história é estudar grupos humanos contemporâneos que vivem em condições muito diferentes entre si. Um levantamento abrangente de Smith e Beals,[43] com dados da capacidade craniana em cm^3 (indicando indiretamente o tamanho do cérebro) de 87 populações diferentes, divididas em coletores, caçadores, pescadores, pastores e agricultores (de agricultura incipiente, extensiva ou intensiva), entre elas, por exemplo, andamaneses, tâmeis, masai, bascos, inuits, ainus, aleutas, mongóis, chineses e indus, indicou que não se constata diferenças de volume endocraniano significativas em termos de grupos étnicos ou relacionadas a variáveis culturais. A agricultura e o consequente melhor nível nutricional de alguns grupos correlacionou-se com o tamanho global do corpo. Além disso, verificou-se uma associação entre a latitude onde viviam os povos e a capacidade craniana; quando a latitude é mais extrema (climas mais frios), a forma da cabeça tende a tornar-se mais arredondada e aumenta o volume cerebral. Os fatores e as dimensões culturais estudados (por intermédio do famoso atlas etnográfico de Murdock[44]) não se associaram ao volume endocraniano, mas possibilitaram, segundo alguns autores, de certa forma, que determinados povos pudessem ocupar climas mais frios ou mais quentes. Em geral, os autores concluem que o clima e o tamanho global do corpo dos indivíduos explicam melhor as variações em termos de volume endocraniano do que variáveis étnicas ou culturais. Segundo eles, mudanças nos padrões de subsistência provavelmente influenciam a variação do volume endocraniano pelas mudanças que se produzem no tamanho global dos corpos.

Assim, um dos aspectos importantes na redução do tamanho cerebral, nos últimos milênios, relaciona-se à redução global do tamanho corporal que ocorreu na espécie humana, pelo menos do período anterior a 15 a 20 mil anos ao período posterior à revolução neolítica, quando, ao lado do advento da agricultura e da criação de animais, ocorreram, com o crescimento demográfico e o aumento das grandes aglomerações humanas, muitas fases de fome, epidemias e guerras. De qualquer forma, independentemente dos fatores causais (de resto, apenas especulativos), há muitos indícios de que o cérebro humano apresentou certa redução de tamanho nos últimos 15 mil anos. Mais do que redução de tamanho global, é bastante plausível que o cérebro do *Homo sapiens* tenha passado por reorganizações e reestruturações funcionais, na proporção que surgiram novos processos cognitivos relacionados a novos desafios históricos, sociais, econômicos e culturais, tais como a vida em ambientes sociais complexos e multifacetados, o surgimento da escrita e de práticas de letramento relacionadas e da música (discutidos adiante), desenvolvimento de tradições altamente ritualizadas e da vida em sociedades com grandes e diversificados contingentes populacionais. Como hoje sabemos que o córtex cerebral humano se transforma com o tipo de atividade que o sujeito realiza ao longo de sua vida, é possível que as mudanças sociais e culturais profundas ocorridas na história da humanidade se correlacionem com mudanças de funcionamento cerebral, sobretudo cortical.[45]

As mudanças do cérebro humano após o evento de especiação tornaram-se ainda mais plausíveis após o trabalho de uma equipe de antropólogos e geneticistas norte-americanos, liderada por John Hawks. Considerava-se, desde o início do século XX, que, com o advento da sociedade e da cultura humanas, sobretudo desde o Neolítico e o advento das primeiras civilizações (depois de 4 mil anos a.C.), que implicam o desenvolvimento de técnicas médicas de tratamento das doenças, guerras que sacrificam os jovens mais sadios e, mais recentemente, vacinações e antibióticos usados amplamente, a evolução biológica, na espécie humana, seria estancada. Hawks e colaboradores, porém, demonstraram, usando uma sofisticada análise de levantamentos do genoma humano (utilizando o extenso banco de dados do International HapMap SNP Project), que a evolução biológica da espécie humana não apenas não estancou como sofreu marcante aceleração nos últimos 40 mil anos, de forma mais específica nos últimos 10 mil anos.[46] Nesse período, a população humana aumentou muito. Mais pessoas significa, em termos de probabilidade, maior número de novas mutações adaptativas. Assim, o crescimento populacional deve ter aumentado a taxa de substituições adaptativas, ocorrendo a aceleração do surgimento de novos alelos, que talvez possam ter sido positivamente selecionados.

EVOLUÇÃO DO CÉREBRO 265

De fato, nos últimos milênios, segundo os dados de Hawks e colaboradores,[46] ocorreram rápidas mudanças evolutivas na espécie humana em relação à estrutura esquelética e dentária, assim como associadas a respostas a dietas (p. ex., a absorção e metabolização do leite, em adultos), a doenças (p. ex., adaptações em relação à malária) e ao clima. Rasmussen e colaboradores[47] recentemente analisaram 79% do genoma de um indivíduo que viveu há cerca de quatro mil anos na Groelândia; sua origem era do noroeste do Ártico asiático, portador do grupo sanguíneo A positivo, com o DNA indicando que sua pele era relativamente morena, os dentes incisivos em forma de pá (como em muitos asiáticos), e com tendência a acumular gordura (algo comum em populações árticas, provavelmente oriunda de pressões seletivas para a tolerância a climas muito frios).

Do Neolítico em diante, sobretudo devido à explosão populacional humana, a taxa de evolução adaptativa, segundo o estudo Hawks e colaboradores,[46] foi da ordem de 100 vezes acima daquela observada em períodos anteriores, na espécie humana. Assim, as mudanças demográficas associadas ao advento da cultura humana, ao aumento da interação social e da criatividade tecnológica, com redução da mortalidade, a melhora da nutrição e o aumento populacional têm propiciado maior variabilidade genética e um incremento acentuado do processo evolutivo biológico na espécie humana. Além disso, análises de centenas de milhares de polimorfismos de nucleotídeo único (SNPs; *single nucleotide polymorphisms*) no DNA de populações de diferentes regiões do planeta revelam que, em populações de distintas origens regionais, cerca de 200 genes apresentam sinais de seleção, na maioria das vezes sem sobreposição. É plausível que tais populações tenham passado por desafios locais que as forçaram a várias adaptações a dietas, climas e doenças.[48] Se, ao que tudo indica, o organismo humano como um todo não cessou de evoluir, de se transformar, ao longo da Pré-história e da História humana, é possível pensar que o cérebro humano também tenha se transformado nos últimos milênios (mesmo se considerando o breve espaço de tempo que o tempo histórico significa em relação ao tempo bioevolutivo).

UMA NOTA SOBRE MÚSICA, CÉREBRO E EVOLUÇÃO

Se os paleoantropólogos e arqueólogos conseguem identificar provas de produção de arte visual, como pinturas rupestres e objetos esculpidos há mais de 70 ou 80 mil anos, evidências para o surgimento da música na experiência humana são muito mais difíceis de obter. Instrumentos de madeira decompõem com o tempo, e o comportamento musical não fossiliza. A base física para a música consiste em padrões temporais de sons criados por objetos que vibram ou pela vibração do ar. Não se sabe, portanto, quando e como o ser humano começou a fazer música.[49]

Iain Morley[50] sugeriu que a capacidade para a música depende de um sistema auditivo e vocal relativamente sofisticados, que teria se desenvolvido há cerca de 1,75 milhões de anos, já em hominíneos bípedes do gênero *Homo*. O momento de maturidade de tais sistemas chegaria, segundo Morley, apenas há 400 a 300 mil anos, com o *Homo heidelbergensis*. Entretanto, evidências arqueológicas mais consistentes, como flautas, apitos, chocalhos e outros instrumentos de percussão só foram encontrados em sítios arqueológicos de 35 a 30 mil anos. Pinturas e entalhes em pedra em cavernas com datação de 16 mil anos revelam dançarinos, implicando também a presença da música e sua relevância social.[51]

Resta a pergunta: por que a arte visual, assim como a música, surgiram como comportamentos humanos? Por que a arte já está presente em estágios tão primevos e adversos da história humana, se ela não é básica para os homens sobreviverem em termos de necessidades materiais (alimentação, proteção, reprodução)? A resposta é de que talvez ela seja mais básica e essencial do que supõe nossa vã visão utilitarista.[52]

Os antropólogos, já há considerável tempo, constataram que todas as sociedades e culturas estudadas até hoje revelam o que musicólogos experientes consideram "música".[53,54] A música é, portanto, um dos universos da experiência humana. Todos os povos gastam uma quantidade de tempo significativa fazendo e ouvindo música. Bebês humanos demonstram habilidades protomusicais (preferência por certas melodias) logo ao nascer e, aos seis meses de idade, são ouvintes bastante exigentes.[55] Assim, é de se esperar que a música tenha sido produzida pelo *Homo sapiens* desde quando ele surgiu e o tenha acompanhado quando ele deixou a África, há mais de 70 mil anos.

Além disso, música, dança e ritual possivelmente nasceram e estiveram juntas na maior parte do tempo, na história humana. A separação entre dança e música, tal como se observa em parte nas sociedades atuais, parece ser um artefato etnocêntrico da cultura ocidental. A evidência etnográfica é de que, nas culturas humanas estudadas, a música e a dança conformam uma única experiência, uma totalidade não decomponível. Em todos os estilos musicais, o corpo produz música e as ações corporais são codeterminantes da melodia e do ritmo. A conexão entre música e movimento é tão forte que mesmo a escuta passiva de música ativa áreas do cérebro associadas ao comportamento motor.[56]

A MÚSICA E O CÉREBRO HUMANO

Ouvir e produzir música são atividades que implicam o cérebro de forma complexa e multifacetada. Atualmente já há uma rica produção científica sobre a neurociência cognitiva da experiência humana relacionada à música.[57,58] De modo geral, a linguagem verbal implica atividade cerebral organizada de modo mais focal que a música. A produção e a percepção da fala concentram-se, na maioria das pessoas, no hemisfério esquerdo, relacionando-se o hemisfério direito mais à codificação, à decodificação, assim como a elementos prosódicos da fala. Já os múltiplos aspectos e elementos da música são processados e distribuídos de modo mais difuso pelo cérebro, implicando os dois hemisférios de forma mais equilibrada.[59]

EVOLUÇÃO DO CÉREBRO

Há, além disso, um curioso paralelismo entre atividade linguística e musical: por exemplo, áreas do córtex pré-frontal dorsolateral são igualmente ativadas tanto durante a improvisação e a composição musical como em tarefas de completar sentenças e contar histórias. A área de Broca, que, quando lesada, resulta em perda da produção da linguagem (afasia de expressão) está envolvida tanto no conhecimento sintático verbal como na sintaxe musical. Assim, há regiões no cérebro que podem ser consideradas áreas supramodais de processamento para a função sintática e o sequenciamento complexo, tanto para a linguagem verbal como para a musical.[51]

O ritmo, definido como a distribuição temporal ordenada de eventos, é um componente central da música, além de propiciar uma estrutura, espécie de esqueleto, para os elementos melódicos e polifônicos. Por ritmo entendem-se elementos variados, como metrificação rítmica baseada em conjuntos de pulsos com intensidade distintas, discriminação de padrões rítmicos, velocidade e duração. A linguagem rítmica é extremamente diversificada nas distintas culturas musicais. A música ocidental, por exemplo, se desenvolveu no sentido de fixar marcas temporais (compassos binários, ternários, quaternários, simples e compostos); já a música do oeste da África é construída em torno de complexos de polirritmos. A música indiana Raga consiste de longos padrões rítmicos de até 128 batidas que se repetem ao longo de uma peça. A diversidade rítmica da música entre as culturas (maior que a diversidade melódica) sugere que o cérebro humano tenha muitas habilidades distintas para a construção temporal da arquitetura musical.[51]

Estudos com neuroimagem identificaram que a neuroanatomia funcional da percepção rítmica é claramente distinta daquela da percepção de diferentes notas em sequências melódicas. Em não músicos, a discriminação de notas e melodias relaciona-se à ativação de regiões do córtex auditivo direito. Para os ritmos, o processo parece ser mais complicado, cada elemento rítmico implicando vias distintas: a metrificação rítmica ativa as regiões dos giros frontais inferiores; a discriminação de padrões rítmicos é mediada pela ativação de regiões subcorticais, no mesencéfalo; a discriminação da velocidade está associada à ativação de áreas pré-frontais, e o julgamento de duração implica regiões dos giros pré-frontais inferiores. Todos esses componentes rítmicos também abrangem intimamente o cerebelo, revelando que as estruturas cerebelares não são importantes apenas para o equilíbrio e o controle da motricidade, mas estão envolvidas na percepção de elementos sensoriais complexos.[60]

O criativo arqueólogo Steven Mithen[61] formulou, em seu livro *The Singing Neanderthals: The Origins of Music, Language, Mind and Body*, a hipótese de que teria havido um estágio durante a evolução humana em que música e linguagem verbal evoluíram juntas, que ele chamou de estágio da "musilinguagem". Para tal, inspirou-se nos fenômenos da fala da mãe dirigida a seus bebês (*mamanhês*), nas canções de ninar e interações músico-linguísticas entre mãe e filho, além de aludir às vocalizações e às comunicações entre primatas não humanos. Ele também especula sobre uma possível musicalidade entre os neandertais.

268   capítulo 9   A PRÉ-HISTÓRIA E O INÍCIO DAS PRODUÇÕES CULTURAIS

Enfim, para Mithen, a música deve ser incluída na história evolucionista da espécie humana. Suas ousadas teses, embora atraentes, foram contestadas por John Bispham, pois, além de extremamente especulativas, partem de abordagens muito etnocêntricas sobre a música.[62]

De qualquer forma, a música ocupou e continua a ocupar um lugar central na experiência humana, tanto no nível social como no individual. É plausível que ela tenha surgido e se modificado ao longo da história humana junto com as modificações sociais, culturais e mentais do *Homo sapiens*. É também plausível, embora impossível de ser demonstrado, que, com as mudanças socioculturais e propriamente musicais das práticas humanas relacionadas à música, o cérebro tenha também se transformado, pelo menos em termos de organização funcional capaz de dar conta das práticas de produção e recepção de música, ao longo da história.

A ESCRITA NA HISTÓRIA HUMANA

Para Roland Barthes e Eric Marty,[68] as primeiras marcas, as primeiras inscrições que prenunciam a invenção da escrita, foram os rastros de animais que os caçadores das épocas Aurinhacense ou Magdalense viram, seguiram e aprenderam a decifrar. Assim, a sociedade pré-histórica, para esses autores, passou a estruturar-se mais em torno do visual, enquanto os animais se reconhecem mais pelo olfato e não por rastros. Para eles, a escrita não nasce do fato auditivo, não é apenas transcrição do falado no ato gráfico, mas tem, antes, a sua origem no reconhecimento visual da *marca*.

A arte rupestre produzida pelos homens pré-históricos não é concebida por Barthes e Marty[68] como uma simples transcrição ou uma simples imitação da realidade, ela é certa seleção do real, pois tais desenhos revelam uma organização sintática e mesmo simbólica. Nas cavernas do Paleolítico Superior, na França e na Espanha, há cerca de 20 mil anos, o número de espécies animais era relativamente reduzido (em comparação ao número de espécies que havia) e a disposição espacial nas quais são desenhados revelam uma ordem: bisonte e cavalo ocupam o centro dos painéis, cabritos e veados ficam um pouco nos lados, e leões e rinocerontes situam-se na periferia. Os animais são representados de forma fiel, e o homem é figurado de forma bem mais abstrata e esquemática (triângulo ou quadrilátero com linhas, pontos e segmentos): os primeiros artistas parece que tinham a intenção de produzir dois espaços de representação totalmente distintos; o dos homens e o dos animais, estabelecendo relações estruturais, criando determinada gramática.

Em muitas sociedades e culturas humanas sem a escrita alfabética, os homens recorrem a expedientes engenhosos para representar os objetos e os eventos da vida social, econômica ou religiosa: penas, grãos, tochas, flechas como signos materiais para registrar eventos e outros objetos foram utilizados na Malásia e na África Central. Em outras culturas, recorre-se a cordinhas com nós e bastões

ESTRUTURAS CEREBRAIS EM MÚSICOS PROFISSIONAIS

Estudos com imagens do cérebro obtidas por ressonância magnética estrutural revelaram que o córtex auditivo em músicos profissionais é significativamente maior do que em não músicos.[63] O tamanho do córtex auditivo correlacionou-se também à capacidade de discriminar notas. Do ponto de vista motor, os músicos têm uma maior concentração de substância cinzenta (núcleos de neurônios) no córtex motor,[63] o que é consistente com estudos mais antigos que mostravam que a área de representação cortical dos dedos da mão esquerda era bem maior em violinistas, celistas e contrabaixistas do que em não músicos.[64] Esse efeito se correlacionou com a idade em que a formação musical começou, de tal forma que quem começou mais cedo apresentava as maiores representações.

Músicos também apresentam a porção anterior do corpo caloso maior do que não músicos, o que também se correlaciona com o início precoce do treinamento musical.[65] Esses dados revelam um "período crítico e sensível" para o desempenho motor relacionado à música. Também foi descrito que músicos profissionais têm seus hemisférios cerebelares aumentados, em relação a não músicos.[66]

Novas técnicas de neuroimagem, tais como as desenvolvidas para o estudo da substância branca e os tratos nervosos (vias de condução e conexão), como a DTI (*diffusion tensor imaging*), revelam maior "coerência da substância branca" na cápsula interna de músicos profissionais, o que se relaciona com o número de horas de estudo da música na infância.[67]

Seria particularmente interessante saber se músicos profissionais que tocam "de ouvido", sem nunca terem utilizado a leitura de partituras, diferem, em termos neuronais funcionais e/ou estruturais, de músicos profissionais que baseiam sua prática na leitura da escrita musical. Que se saiba, nenhum estudo nesse sentido foi até agora realizado.

De toda forma, essa fascinante linha de estudos revela que estruturas cerebrais de músicos profissionais apresentam peculiaridades tanto estruturais como funcionais em relação às dos não músicos. Tais diferenças parecem se relacionar a quando o estudo musical se iniciou e à quantidade de tempo investida na formação musical. Assim, a música exige estruturas cerebrais complexas e, além de exigi-las, revela a capacidade de moldar e transformar o cérebro humano, tanto funcional como estruturalmente. Como isso ocorreu ao longo da evolução do *Homo sapiens* e da história da humanidade, como as práticas e os estilos musicais têm conformado o cérebro humano, é um campo de estudo encantador que agora se abre à curiosidade humana e à investigação científica.

com entalhes para registro e transmissão de notícias, além de auxílio para cálculos matemáticos e registro da cronologia temporal. Faixas com figuras tecidas e conchas coloridas são usadas por iroqueses e algonquinos, desenhos em couro de bisão por dacotas e maias. No passado, os astecas utilizaram como escrita variados elementos ideográficos.[69] Enfim, tais tipos de escrita são denominados "escrita sintética" (*Ideenschrift*), pois são escritas que codificam ideias de modo global. A escrita assim concebida é algo bem mais amplo que o sistema alfabético moderno faz parecer.

As escritas suméria, egípcia e chinesa são as mais antigas formas de escrita de palavras (*Wortschrift*), também chamada escrita ideográfica, registradas pela história. A primeira escrita de palavras foi a cuneiforme, inventada pelos sumérios que viviam na Mesopotâmia, entre 5 e 4 mil anos a.C. A escrita hieroglífica do Egito Antigo também era uma escrita de palavras, tendo se originado no início do terceiro milênio a.C. A escrita chinesa pode ser considerada o tipo mais característico de escrita de palavras. Começou a ser desenvolvida 4 mil anos atrás (2 mil a.C.) e permanece sendo utilizada até hoje por povos que representam cerca de um quinto da humanidade atual. Os ideogramas sumérios, egípcios e chineses representam coisas concretas (sol, montanha, água), ações (comer, dormir, lutar) e conceitos abstratos (o Norte, a velhice, a liberdade).[69]

As escritas alfabéticas, como a que utilizamos hoje, constituem um sistema de sinais que exprimem os sons elementares da linguagem. Foram desenvolvidas inicialmente pelos fenícios, durante a segunda metade do segundo milênio a.C. A língua fenícia tem predominância consonantal, o que facilitou a construção de uma escrita baseada em sons consonantais. O alfabeto fenício arcaico possuía apenas 22 sinais puramente lineares. Estes necessitavam de sinais auxiliares consonantais, que possibilitavam a escrita de qualquer palavra daquela língua. O alfabeto árabe atual é o único puramente consonantal vivo. Outras escritas alfabéticas que surgiram depois do alfabeto fenício foram: escrita aramaica e hebraica, escrita sul-arábica e etíope, escrita indiana, o alfabeto grego e seus derivados copta, gótico e eslavo, as escritas etruscas e itálicas e o alfabeto latino. Depois de Cristo, desenvolveram-se também a escrita romana, a carolíngea, a gótica e, finalmente, no século XV, a escrita dita humanística.[69] De modo geral, a escrita alfabética, por utilizar elementos que registram os aspectos fonéticos básicos dos diversos idiomas, permite uma flexibilidade e uma riqueza de possibilidades de registro de tal monta que as torna capazes de representar, a partir de um número limitados de letras, todas as palavras existentes de um determinado idioma.

CÉREBRO, ESCRITA E LEITURA

A linguagem no cérebro humano associa-se tanto a áreas auditivas monomodais como à área auditiva primária (giro de Heschl), na face superior do lobo temporal (quase sempre esquerdo), como com as áreas da linguagem falada (área de Broca), no lobo frontal (também do lado esquerdo). As informações do córtex auditivo primário se conectam com o córtex auditivo associativo, tornando-se, de forma gradual, heteromodal, na medida em que a informação auditiva se move caudalmente ao longo do giro temporal superior para a área de Wernicke. Essa área, essencial de modo geral para a compreensão da linguagem (não apenas auditiva, vocal, mas também visual, lida), conecta-se com a área de Broca através do fascículo arqueado (componente do fascículo longitudinal superior). A área de Broca é uma estação-chave para a produção da linguagem. Apesar da leitura de uma palavra se iniciar com uma informação visual, processada no lobo occipital, tal informação necessitará ser transmitida para o sistema neuronal de linguagem, que inclui, necessariamente, as áreas de Wernicke e Broca. O giro angular, situado no ângulo de confluência dos lobos temporais, occipitais e parietais, participa da integração das informações visuais e somestésicas necessárias para a leitura, fazendo a conexão entre as áreas de Wernicke e de Broca.[70]

No sistema neuronal da linguagem, as áreas de Wernicke se relacionam mais ao "polo semântico-lexical", e as áreas de Broca, ao "polo sintático-articulatório". Dessa forma, para que uma pessoa possa ler uma letra, palavra ou frase, é necessário que, a partir do córtex visual primário, o sistema de linguagem seja inicialmente "alimentado". Assim, do córtex visual no lobo occipital, é necessário que sejam enviadas informações para o sistema de linguagem para duas vias: uma via liga a informação ortográfica diretamente ao sistema fonológico e a outra acessa a fonologia por meio da ortografia pela via semântica. Dito de outra maneira, quando uma palavra é apresentada à modalidade visual, um sistema de análise específico para os *inputs* visuais apreende os elementos visuais e os categoriza. A análise inicial do elemento visual pode ser "afinada" para a presença de traços consistentes com cada forma de letra. Formas de letras reconhecíveis podem ser representadas como "identidades abstratas de letras", nas quais letras de diferentes tamanhos, fontes e tipos não são distinguidas. O processo de identificação de letras ativa as unidades ortográficas. Tais unidades são conectadas tanto às unidades semânticas como às unidades fonológicas.[71]

A escrita exige também um sistema complexo de integração de informações visuais, somestésicas e motoras. Ainda que, sendo intimamente relacionada à palavra falada, dela guarda certa independência. De particular importância para a escrita é a chamada área de Exner, ou "centro frontal da escrita", localizada no pé do segundo giro frontal. Além da área de Exner, o giro angular parece ser também importante para a integração de informações visuomotoras e linguísticas implicadas na escrita.

ESCRITA E EVOLUÇÃO

Segundo o antropólogo Jack Goody, a existência e a transição entre sociedades sem e com escrita teve e tem implicações de longo prazo na organização social, em formas de constituição da cultura e da vida pessoal dos indivíduos.[72] Por exemplo, sociedades em que o *corpus* teológico possui registro escrito geralmente revelam formas de religiosidade distintas daquelas de tradição oral. No plano econômico, a escrita implica também mudanças na divisão do trabalho, no sistema e nos meios de troca e no controle da riqueza e do capital. Além disso, a escrita em si, defende Goody, constitui uma importante tecnologia que requer

capítulo 9 A PRÉ-HISTÓRIA E O INÍCIO DAS PRODUÇÕES CULTURAIS

uma categoria de especialistas altamente treinados que têm de ser mantidos às custas da comunidade. A escrita, enfim, tem efeitos marcantes na vida social, em aspectos como as atividades políticas, jurídicas e religiosas.

Povos com e sem escrita não são povos com maior ou menor riqueza ou sofisticação cultural. A visão valorativa e hierárquica de diferentes culturas é, de modo geral, marcada por etnocentrismo e desconhecimento da realidade cultural dos povos socialmente distantes. Isso, entretanto, não significa que sociedades com escrita e sem escrita não operem de forma distinta em vários campos da vida social e pessoal. Nas sociedades sem escrita, todo o tesouro de conhecimentos, tradições, tecnologias, regras e leis deve ser memorizado pelas mentes de seus membros, que precisam de recursos de preservação de tal tesouro, como mitos, narrativas, rituais, hábitos e formas artísticas pertinentes. Nas sociedades com escrita, parte desse tesouro pode ser arquivada em livros, documentos e outros registros materiais possibilitados pela escrita.

Uma forma de contrastar a vida social com e sem escrita é comparar o modo como músicos que executam suas peças musicais por intermédio da leitura ou sem ela, "de memória" ou "de ouvido", operam com a música. O músico erudito ocidental, que lê partituras, não se concentra, na maior parte do tempo, em guardar as músicas em sua memória, dedica-se mais a detalhes técnicos da execução, pode aperfeiçoar recursos de execução e acessar um número quase infinito de peças musicais registradas no papel. O músico, geralmente de tradição popular, que toca "de ouvido", não tem esses recursos de arquivamento, mas, por isso, memoriza e incorpora a música toda que toca, a domina intimamente, podendo variar, improvisar, com mais liberdade. Entretanto, o conjunto total de obras que acessa é limitado pela capacidade de sua memória cerebral e cultural, que permanecem ativas enquanto ele viver e fizer música. Assim, escrita e memória viva são duas grandes possibilidades de organização social e cognitiva, com implicações distintas, com ganhos e perdas dos dois lados, mas, sem dúvida, distintas.

O neurocientista italiano Luciano Mecacci[73,74] propõe que o cérebro humano, assim como seu portador, tem história e é moldado pela história sociocultural dos povos. O cérebro não apenas representa um produto da evolução biológica, mas também se desenvolve como uma função do humano e da história social. Na Pré-história e mesmo no mundo antigo, por exemplo, a escrita e a leitura ocupavam um espaço na vida social relativamente modesto; a cultura oral predominava. Como mencionado, em sociedades de cultura oral, a memória dos elementos da vida social e cultural (conhecimentos, mitos, narrativas) deve permanecer viva, registrada na mente das pessoas. Nas sociedades contemporâneas com escrita, um grande cabedal de informações é registrado (em livros, documentos, registros eletrônicos), não necessitando ser mantido "arquivado no cérebro" das pessoas. Assim, a memória deve se valer de estratégias distintas nas culturas orais; sabe-se, por exemplo, que, na Antiguidade, as técnicas mnemônicas eram extremamente valorizadas e praticadas.

Para Mecacci, a tradução da cultura oral em cultura escrita produziu distintas representações da realidade.[73,74] Nos séculos XV e XVI, com o advento da tipografia e das técnicas da perspectiva nas artes visuais, assim como com o advento de instrumentos ópticos (primeiro binóculos, telescópios e, depois, microscópios) e geometrização do espaço, produziram possivelmente mudanças na representação interna que os homens tinham de seu mundo circundante. Tais mudanças foram acompanhadas de mudanças no funcionamento cerebral, sobretudo cortical, das pessoas. Na verdade, diz Mecacci, essas transformações (de um mundo oral, predominantemente auditivo e mnemônico) para um mundo visual, muito marcado pela escrita, foram muito lentas, da Renascença europeia ao período contemporâneo, e compreenderam apenas uma parte da humanidade.[73,74]

Outro aspecto, lembra Mecacci, é que, no mundo antigo e na Idade Média, a leitura silenciosa, privada, como a maioria dos leitores realiza hoje em dia, era raríssima.[73,74] Mesmo a sós, os pouquíssimos leitores da Antiguidade liam em voz alta. As bibliotecas não tinham salas de leitura, elas eram antes um depósito de papiros, pergaminhos e tabuletas de madeira, e não um local onde as pessoas iam ler seus livros em silêncio. As pessoas liam com os lábios, pronunciando o que os olhos viam, escutando as palavras pronunciadas, as chamadas "vozes das páginas". Era uma leitura acústica.

Além disso, sugere o autor italiano, é bastante plausível que o funcionamento cerebral relacionado à leitura e à escrita em povos que utilizam escritas ideográficas (escrita de palavras, *Wortschrift*), como a escrita chinesa atual e parte da japonesa (o *kanji*, ideográfico que se utiliza junto com o *kana*, escrita alfabética), revele áreas de ativação cortical específicas. Como o cérebro humano tende a processar elementos visuoespaciais com o hemisfério direito e códigos lógicos e gramaticais com o esquerdo, é possível que o uso de sistemas ideográficos, com uso de formas visuais complexas, arregimente com mais intensidade o hemisfério direito do que o que ocorre nos povos que utilizam escrita inteiramente alfabética, como nós.

Tais transformações e variações ao longo da história e das diferentes culturas da humanidade, de hábitos e práticas sociais relacionadas à escrita, à leitura e à memória, redundaram, para o funcionamento cerebral dos humanos, em padrões distintos, sejam eles funcionais ou, talvez (menos provavelmente), estruturais. Como bem demonstram Pascual-Leone e colaboradores,[45] o cérebro humano é marcadamente plástico e flexível, sobretudo no que concerne à organização da atividade cortical (que é a mais implicada em fenômenos como fala, leitura e escrita), é bastante provável que a transição de sociedades e períodos históricos de oralidade para a cultura escrita, assim como distintas formas de escrita, revelem transformações locais e temporais do funcionamento cerebral humano, sobretudo cortical.

Precisaríamos entender como funcionava o cérebro dos humanos em sociedades em que a quase totalidade da população humana não escrevia ou lia, mas mantinha registros em seu banco cerebral de memória, não acionava as vias neuronais implicadas com a leitura e a escrita, mas mantinha hiperfuncionantes certos recursos mnemônicos. Seria de interesse compará-las com sociedades que utilizam amplamente a leitura e a escrita. É possível que tais diferenças revelassem organizações de funcionamento cortical peculiares. Infelizmente, entretanto, é bastante difícil, se não impossível, saber com exatidão que transformações funcionais ocorreram no cérebro humano ao longo da história e mesmo como se organiza funcionalmente o cérebro de povos distantes dos ocidentais.

REFERÊNCIAS

1. Lucrécio. Antologia de textos de Epicuro: da natureza. São Paulo: Abril Cultural; 1973. p. 121.

2. Clark WELG. The fossil evidence for human evolution. 2nd ed. Chicago: University of Chicago Press; 1964.

3. Engels F. Anteil der Arbeit an der Menschwerdung des Affen. In: Marx K, Engels F. Ausgewählte Werke in sechs Bänden, Band V. Berlin: Dietz Verlag;1989. p. 377.

4. McIntosh RJ. History of archaelogy: intelectual. In: Fagan BM, editor. The Oxford companion to archaelogy. New York: Oxford University Press; 1996.

5. Lewin R. Evolução humana. São Paulo: Atheneu; 1999.

6. Tobias PV. Humanity from African naissance to coming millennia. Joanesburgo: Witwatersrand University Press; 2001.

7. Phillipson DW. Oldowayen. In: Leroi-Gourhan A. Dictionnaire de la préhistoire. Paris: Presses Universitaires de France; 1988.

8. Keeley LH, Toth N. Microwear polishes on early stone tools from Koobi Fora, Kenya. Nature. 1981;293:464-5.

9. Tuffreau A. Acheuléen. In: Leroi-Gourhan A. Dictionnaire de la préhistoire. Paris: Presses Universitaires de France; 1988.

10. Farizy C. Moustérien. In: Leroi-Gourhan A. Dictionnaire de la préhistoire. Paris: Presses Universitaires de France; 1988.

11. Coolidge FL, Wynn T. A cognitive and neuropsychological perspective on the Chatelperronian. J Anthropol Res. 2004;60(1):55-71.

12. Leroi-Gourhan A. Dictionnaire de la préhistoire. Paris: Presses Universitaires de France; 1988.

13. Coppens Y, Picq P. Aux origines de l'humanité. Paris: Fayard; 2006.

14. Teilhard de Chardin P. O fenômeno humano. 3. ed. Porto: Tavares Martins; 1970.

15. Fagan BM, editor. The Oxford companion to archaelogy. New York: Oxford University Press; 1996.

16. Spencer F. History of physical anthropology. New York: Garland; 1997.

17. Langaney A, Clottes J, Gruilaine J, Simonnet D. A mais bela história do homem: de como a terra se tornou humana. Rio de Janeiro: Difel; 2002.

18. Trigger BG. História do pensamento arqueológico. São Paulo: Odysseus; 2004.

19. Childe VG. A evolução cultural do homem. 5. ed. Rio de Janeiro: Zahar; 1981.

20. Guilaine J. Le néolithique: naissance des sociétés complexes. Annales HSS. 2005;5:921-4.

21. Zeder MA. Central questions in the domestication of plants and animals. Evol Anthropol. 2006;15(3):105-17.

22. Diamond J. Evolution, consequences and future of plant and animal domestication. Nature. 2002;418(6898):700-7.

23. Balter M. Plant science: seeking agriculture's ancient roots. Science. 2007;316(5833):1830-5.

24. Cook M. Uma breve história do homem. Rio de Janeiro: Jorge Zahar; 2005.

25. Beyneix A. Mourir au Néolithique ancien en France méditerranéenne. L'Anthropologie. 2008;112(4-5):641-60.

26. Eshed V, Gopher A, Gage TB, Hershkovitz I. Has the transition to agriculture reshaped the demographic structure of prehistoric populations? New evidence from the Levant. Am J Phys Anthropol. 2004;124(4):315-29.

27. Livi-Bacci M. A concise history of world population. 2nd ed. Cambridge: Blackwell; 1997.

28. Ujvari SC. A história da humanidade contada pelos vírus: bactérias, parasitas e outros microorganismos. São Paulo: Contexto; 2008.

29. Johnson AW, Earle T. The evolution of human societies: from foraging group to agrarian state. 2nd ed. Stanford: Stanford University Press; 2000.

30. Barton NH, Briggs DEG, Eisen JA, Goldstein DB, Patel NH. Evolution. New York: Cold Spring Harbor; 2007.

31. Vonholdt BM, Pollinger JP, Lohmueller KE, Han E, Parker HG, Quignon P, et al. Genome-wide SNP and haplotype analyses reveal a rich history underlying dog domestication. Nature. 2010;464(7290):898-902. Epub 2010 Mar 17.

32. Outram AK, Stear NA, Bendrey R, Olsen S, Kasparov A, Zaibert V, et al. The earliest horse harnessing and milking. Science. 2009;323(5919):1332-5.

33. Guilaine J. Du proche-orient à l'atlantique: actualité de la recherche sur le néolithique. Annales Histoire, Sciences Sociales. 2005;5:925-52.

34. Ruff CB, Trinkaus E, Holliday T W. Body mass and encephalization in Pleistocene Homo. Nature. 1997;387(6629):173-6.

35. Arsuaga JL. O colar do neandertal: em busca dos primeiros pensadores. São Paulo: Globo; 2005.

36. Ridley M. O modelo dos animais In: Ridley M. O que nos faz humanos. Rio de Janeiro: Record; 2004. p. 50-3.

37. Formicola V, Giannecchini M. Evolutionary trends of stature in upper Paleolithic and Mesolithic Europe. J Hum Evol. 1999;36(3):319-33.

38. Gibbons A. Human's head start: new views of brain evolution. Science. 2002;296(5569):835-7.

39. Kaas JH, Preuss TM. Human brain evolution. In: Squire LR, Bloom FE, McConnel SK, Roberts JL, Spitzer NC, Zigmond MJ. Fundamental neuroscience. 2nd ed. Amsterdam: Academic Press; 2003.

40. Zohary D, Tchernov E, Horwitz LK. The role of unconscious selection in the domestication of sheep and goats. J Zool. 1998;245(2):129-35.

41. Heinsohn G. Genocide: historical aspects. In: Smelser NJ, Baltes PB. International encyclopedia of the social & behavioral sciences. Amsterdam: Elsevier; 2001.

42. Leach HM. Human domestication reconsidered. Curr Anthropol. 2003;44(3):349-68.

43. Smith CL, Beals KL. Cultural correlates with cranial capacity. Am Anthropol. 1990;92:193-200.

44. Murdock GP. Ethnographic atlas. Pittsburgh: University of Pittsburgh Press; 1967.

45. Pascual-Leone A, Amedi A, Fregni F, Merabet LB. The plastic human brain cortex. Annu Rev Neurosci. 2005;28:377-401.

46. Hawks J, Wang ET, Cochran GM, Harpending HC, Moyzis RK. Recent acceleration of human adaptive evolution. Proc Nat Acad Sci U S A. 2007;104(52):20753-8.

47. Rasmussen M, Li Y, Lindgreen S, Pedersen JS, Albrechtsen A, Moltke I, et al. Ancient human genome sequence of an extinct palaeo-eskimo. Nature. 2010;463(7282):757-62.

48. Guerra ATM. A evolução humana ainda não acabou. Boletim da Faculdade de Ciências Médicas da UNICAMP. 2009;5(5):6-7.

49. Cross I. The nature of music and its evolution. In: Hallam S, Cross I, Thaut MG, editors. The Oxford handbook of music psychology. Oxford: Oxford University Press; 2009. p. 3-13.

50. Morley I. Evolution of the physiological and neurological capacities for music. Cambridge Archaeological Journal. 2002;12(2):195-216.

51. Thaut MH. The musical brain: an artful biological necessity. Karger Gazette. 2009;70:2-4.

EVOLUÇÃO DO CÉREBRO   277

52. Cross I. Is music the most important thing we ever did? Music, development and evolution. In: Yi SH, editor. Music, mind and science. Seoul: Seoul National University Press; 1999. p. 10-39.

53. Merriam AP. The anthropology of music. Evanston: Northwestern University Press; 1964.

54. McLeod N. Ethnomusicological research and anthropology. Annu Rev Anthropol. 1974;99-115.

55. Blacking J. How musical is man? Seattle: University of Washington Press; 1973.

56. Janata P, Grafton ST. Swinging in the brain: shared neural substrates for behaviours related to sequencing and music. Nat Neurosci. 2003;6(7):682-7.

57. Thaut MH. Rhythm, music, and the brain: scientific foundations and clinical applications. New York: Routledge, 2005.

58. Zatorre RJ, Chen JL, Penhune VB. When the brain plays music: auditory-motor interactions in music perception and production. Nat Rev Neurosci. 2007;8(7):547-58.

59. Peretz I. Auditory atonalia for melodies. Cog Neuropsychol. 2003;10(1):21-56.

60. Parsons LM, Thaut MH. Functional neuroanatomy of the perception of musical rhythm in musicians and non-musicians. Neuroimage. 2001;13(6):925.

61. Mithen SJ. The singing Neanderthals: the origins of music, language, mind and body. London: Weidenfeld & Nicolson; 2005.

62. Bispham J. Music means nothing IF we don't know what it means. J Hum Evol. 2006;50(5):587-93.

63. Gaser C, Schlaug G. Brain structures differ between musicians and non-musicians. J Neurosci. 2003;23(27):9240-5.

64. Elbert T, Pantev C, Wienbruch C, Rockstroh B, Taub E. Increased cortical representation of the finger of the left hand in string players. Science. 1995;270(5234):305-7.

65. Schlaug G, Jäncke L, Huang Y, Staiger JF, Steinmetz H. Increased corpus callosum size in musicians. Neuropsychologia. 1995;33(8):1047-55.

66. Hutchinson S, Lee LH, Gaab N, Schlaug G. Cerebellar volume in musicians. Cereb Cortex. 2003;13(9):943-9.

67. Bengtsson SL, Nagy Z, Skare S, Forsman L, Forssberg H, Ullén F. Extensive piano practicing hás regionally specific effects on white matter development. Nat Neurosci. 2005;8(9):1148-50. Epub 2005 Aug 7.

68. Barthes R, Marty E. Oral/escrito. In: Romano R. Enciclópédia einaudi. Lisboa: Imprensa Nacional; 1987. v. 11.

69. Higounet C. História concisa da escrita. São Paulo: Parábola; 2003

70. Friedman RF, Ween JE, Albert ML. Alexia. In: Heilman KM, Valenstein E, editors. Clinical neuropsychology. 3rd ed. New York: Oxford University Press; 1993.

71. Roeltgen DP. Agraphia. In: Heilman KM, Valenstein E, editors. Clinical neuropsychology. 3rd ed. New York: Oxford University Press; 1993.

72. Goody J. A lógica da escrita e a organização da sociedade. Lisboa: Edições 70; 1987.

73. Mecacci L. Brain and socio-cultural environment. J Soc Biol Struct. 1981;4(4):319-27.

74. Mecacci L. Conhecendo o cérebro. São Paulo: Nobel; 1987.

10

CULTURA, LINGUAGEM E SIMBOLIZAÇÃO

SOBRE CULTURA E EVOLUCIONISMO CULTURAL

No final do século XIX e início do XX, o modo de compreender as diferentes sociedades humanas, em particular em relação a suas culturas, incluindo aqui instituições formativas, distribuição da propriedade, costumes, relações de parentesco, religião, mitologia e pensamento, foi o do chamado "evolucionismo cultural". Os autores principais dessa corrente, que, entre 1870 e 1910, tornou-se hegemônica na antropologia internacional, foram os ingleses Edward Burnett Tylor (1832-1917), Herbert Spencer (1820-1903) e James George Frazer (1854-1941) e o norte-americano Lewis Henry Morgan (1818-1881).

Quais eram as teses principais desses primeiros antropólogos? Eles acreditavam, como afirmava Morgan, que "a história da raça humana é uma só – na fonte, na experiência, no progresso".[1] Assim, para Morgan, os estágios de desenvolvimento social, econômico e cultural de toda sociedade (grifando-se aqui "toda") progrediu da fase de selvageria, atravessou a barbárie e culminou na civilização, nas suas palavras: "as principais instituições da humanidade tiveram origem na selvageria, foram desenvolvidas na barbárie e estão amadurecendo na civilização".[1]

Caracterizando esse evolucionismo sociocultural linear, Morgan postula também, como muitos de seus colegas, um rigoroso paralelismo evolutivo; ou seja, os diferentes grupos humanos evoluiriam segundo linhas paralelas em termos de caminho evolutivo. O caminho evolutivo teria, de modo geral, um único *script*, uma única linha de sucessões possíveis. Ele afirma:

280 capítulo 10 CULTURA, LINGUAGEM E SIMBOLIZAÇÃO

Como a humanidade foi uma só na origem, sua trajetória tem sido essencial-mente uma, seguindo por canais diferentes, mas uniformes, em todos os continentes, e muito semelhantes em todas as tribos e nações da humanida-de que se encontram no mesmo *status* de desenvolvimento.[1]

OS DESCAMINHOS DO EVOLUCIONISMO SOCIAL

As evidências etnográficas acumuladas nos últimos 150 anos vão contra a ideia de evolução cultural linear. Certamente, as sociedades se transformam com o tempo, mas não seguem, necessariamente, uma linha hipotética que iria de uma suposta fase primitiva, tipo Idade da Pedra, com vida em cavernas ou socie-dades de bandos nômades e sociedades tribais, para as sociedades com escrita e Estado e, por fim, para uma sociedade semelhante ao ocidente atual.

Na verdade, muitas das ideias e formulações da antropologia evolucionista do final do século XIX e do início do XX relacionavam-se a tentativas de catalogar a humanidade em níveis hierárquicos, situando abaixo os povos indíge-nas, juntamente com os primeiros humanos da Idade da Pedra, e os ocidentais (dos quais aqueles autores eram membros de suas elites) acima de todos. Os estudos etnográficos ao longo do século XX evidenciaram uma vida social e cultural bastante complexa, com línguas gramaticalmente sofisticadas, sistemas de parentescos complexos, formas religiosas e políticas desenvolvidas, que, de distintos modos, fazem sentido para aquele tipo de organização social, mas não para os padrões ocidentais.

O QUE É, AFINAL, CULTURA?

O mais precioso produto das sociedades humanas (que, por sua vez, "as produz" também) não nasce com os homens, não é herdado nos genes e, possivelmente, não produz inscrições específicas no DNA da espécie (rejeitando o lamarckismo, pelo menos até o ponto dos conhecimentos atuais). A cultura humana, essa "aquisição" que faz dos humanos criaturas distintas de todo o resto da natureza, é algo que precisa ser reconstruído após o nascimento de cada pessoa. Todo ser humano nasce sem qualquer traço de cultura, mas fundamentalmente apto a adquirir qualquer modalidade cultural.

Uma criança aborígine saudável, nascida na Austrália, mas adotada ao nascer e criada na Finlândia, não só falará perfeitamente o finlandês, podendo, se for uma pessoa saudável, desenvolver-se em qualquer das modalidades profissionais, artísticas e intelectuais variadas daquele universo cultural. Poderá ser tão "finlan-dês" em seus gostos, formas de pensar e manias como qualquer membro de sua sociedade adotiva, descontando-se as possíveis dificuldades oriundas de entraves sociais decorrentes da cor de sua pele, dos seus cabelos e demais aspectos de sua aparência física (ou seja, descontando-se a possível discriminação que poderá sofrer por suas características externas). Um bebê de pais finlandeses, se crescer em um povoado do sertão de Pernambuco, não só falará o português com todo o canto, formas expressivas e modo de construção linguística das pessoas daquele povoado, mas será uma pessoa com todos os desejos, modos de sentir e pensar de um sertanejo pernambucano (afora, novamente, o possível impacto ou preconceito sociocultural produzido nas pessoas de seu ambiente pelo fato de ter traços físicos de um finlandês).

É a cultura que faz de uma criança de qualquer região do mundo, cor de pele, origem étnica ou outra peculiaridade física tornar-se determinado tipo de adulto, e não sua bagagem genética (excluindo, vale sempre frisar, doenças, malformações, desnutrição intrauterina, exposição a drogas e poluentes, etc., não decorrentes de origem étnica, mas encontradas em todos os grupos humanos da terra). Isso é amplamente consensual para a comunidade científica internacional. Determinismos étnicos ou raciais que atribuem força peculiar a fatores genéticos supostamente ligados a raça (afora diferenciais de porcentagens para grupos sanguíneos e vulnerabilidade para algumas poucas doenças genéticas) são quase sempre fruto de ignorância ou racismo (em geral dos dois juntos).

A CULTURA COMO DIMENSÃO HUMANA FUNDAMENTAL

Na atualidade, o uso do termo cultura ganhou grande visibilidade e constitui um elemento instrumental importante e polivalente para um grande número de domínios sociais, ideológicos, políticos e econômicos. Com essa constatação, Adam Kuper[2] inicia seu livro *Cultura: a visão dos antropólogos*. Ele se propõe examinar a noção de cultura no Ocidente, sobretudo no debate intelectual e acadêmico, nos últimos dois séculos e meio. Como a antropologia norte-americana é aquela mais afeita à noção de cultura, central para a disciplina, professando desde Franz Boas um *culturalismo* decidido, Kuper foca a análise crítica da obra dos antropólogos daquela nação.

Assim, para Kuper, a noção de cultura ganhou tal amplitude e popularidade a ponto de se poder afirmar que "todo mundo está envolvido com cultura atualmente".[2] Os povos nativos afirmam sua cultura, entre tantos usos, para o relato de cerimônias tradicionais, para descrever uma plataforma de ação política em um contexto islâmico, para justificar estratégias empresariais em grandes empresas multinacionais, etc. Cultura e identidade cultural tornaram-se elementos fundamentais a moldar padrões de coesão grupal, assim como para descrever conflitos entre países e regiões e desintegrações de grandes agrupamentos humanos no mundo pós-Guerra Fria. O uso amplo e indiscriminado do termo, as manipulações políticas e ideológicas, assim como sua reificação e essencialização (cultura passa a ser algo fixo, totalizante e exterior às práticas históricas que a constitui), levaram muitos antropólogos a encarar com ceticismo (e,em alguns casos, a rejeitar) esse construto tão importante para a antropologia social.

capítulo 10 CULTURA, LINGUAGEM E SIMBOLIZAÇÃO

Se o termo cultura significa, no linguajar popular, "arte", "erudição", "modos refinados", ou seja, alguns padrões de conhecimentos, comportamentos e hábitos das classes altas, a partir de um referencial aristocrático, passou a significar cada vez mais, sob a influência da antropologia acadêmica, em especial a norte--americana, identidades coletivas, modos de ser e pensar de qualquer grupo (majoritário ou minoritário), das classes populares e dos povos distantes dos ocidentais cristãos. Para traçar o momento originário em que surge a noção contemporânea de cultura, Kuper contrapõe três tradições intelectuais e sociais da Europa, a saber, França, Alemanha e Inglaterra, que trazem à tona construtos teóricos de relevância para o pensamento antropológico, sendo os principais deles *civilização* e *cultura*. Esse debate vincula-se a momentos sociais e intelectuais históricos específicos da modernidade ocidental, afirma Kuper, o Iluminismo, o Romantismo e o Nacionalismo, no século XVIII e em parte do XIX.[2]

Na tradição francesa, o termo impregnado de significação mais marcante é certamente "civilização", indicando um ideal de conquista "progressiva, cumulativa e distintamente humana".[2] Na tradição alemã, *Kultur* irá se contrapor a civilização, a partir da ideia de se defender a tradição nacional contra a civilização cosmopolita; os valores espirituais contra o materialismo; as artes e os trabalhos manuais contra a ciência e a tecnologia; a genialidade individual e a expressão das próprias ideias contra a burocracia asfixiante; as emoções, até mesmo as forças mais obscuras do nosso íntimo, contra a razão árida. Dessa forma, é mister notar um componente reacionário e individualista afim em muitos pontos com o Romantismo alemão, já na origem do uso normativo ou intelectual do termo cultura. Assim como denota os valores e os modos de ser de grupos particulares, *Kultur,* ao se opor à noção de civilização, ao se opor à noção de progresso e universalismo que esta implica, aponta para certo conservadorismo e particularismo que, de modo recorrente, serão acionados por projetos nacionalistas e reacionários.

No contexto inglês, Edward B. Tylor, com seu livro *Primitive Culture*, como que cria a definição antropológica de cultura.[3] De fato, a definição de Tylor no início do Capítulo I de seu livro tornou-se a definição-padrão de cultura para a antropologia nascente. Vale a pena citá-la:

> A cultura ou civilização, em sentido etnográfico amplo, é aquele todo complexo que inclui o conhecimento, as crenças, a arte, a moral, o direito, os costumes e quaisquer outros hábitos e capacidades adquiridos pelo homem enquanto membro da sociedade.[3]

Há nessa obra inaugural de Tylor uma noção de cultura que salienta a uniformidade, pois para ele, esse todo complexo que é a cultura é um objeto apto para o estudo das leis do pensamento e da ação do homem, sendo que a mesma uniformidade que caracteriza a civilização, segundo o autor inglês, deve ser atribuída à "ação uniforme de causas uniformes".[3] Como se verá adiante, no final do século XX, essa noção de uniformidade, de todo coerente, será um dos pontos da crítica à noção de cultura.

A noção de Tylor também pressupõe a cultura como qualidades mentais e aspectos comportamentais ("conhecimentos", "crenças", "hábitos"), sendo assim um atributo interiorizado do indivíduo.[4] É interessante notar que tal noção defendida por Tylor, já naquele momento, contrapunha-se à formulada por Matthew Arnold, em seu *Culture and Anarchy*, de 1869.[5] Aqui a cultura é uma variedade característica da moralidade e da sensibilidade estética disciplinada e nobre, um atributo do homem europeu educado, ou seja, uma noção aristocrática já naquele momento se contrapõe a uma outra noção, desejosamente cientificista e naturalista. Assim, a definição de Tylor, tendo surgido a partir de uma teorização evolucionista, que concebia uma natureza humana universal, e as diversas sociedades organizadas de forma a se encaixarem em um esquema de progresso (do primitivo ao civilizado) hierárquico e gradual, foi a que, de um modo ou de outro, prevaleceu na disciplina antropológica, pelo menos por uma boa parte do século XX. Apesar de antropólogos funcionalistas, estrutural-funcionalistas e culturalistas criticarem claramente as noções evolucionistas, mantiveram a definição de Tylor da cultura como todo complexo adquirido através da vida social.

Para Kuper,[2] segundo teria mostrado T. S. Eliot, em 1939, a noção apresentada por Tylor também irá se contrapor à ideia humanista convencional, atrelada à noção de desenvolvimento intelectual ou espiritual de um indivíduo, classe ou grupo, e não ao modo de vida de toda uma sociedade. Mais tarde, prossegue Kuper,[2] Raymond Williams irá examinar noções como cultura de massa, cultura nacional, assim como a contraposição entre alta cultura (das elites) e cultura popular (das classes operárias, camponesas). Assim, cabe notar, o discurso inglês sobre cultura emerge em um contexto histórico particular, conflitivo, articulado ao processo marcante que foi a Revolução Industrial.

O CONSTRUTO CULTURA SEGUNDO A ANTROPOLOGIA SOCIOCULTURAL: MARSHALL SAHLINS E CLIFFORD GEERTZ

Para sustentar a legitimidade da noção de cultura (e mesmo salvá-la), Marshall Sahlins[6,7] recorre à origem histórica do construto. Cultura surge de uma elaboração do filósofo e humanista Johann Gottfried von Herder, já como crítica à ideia de hegemonia realizável através da noção de "civilização" que os apóstolos iluministas (franceses) queriam, de uma forma ou de outra, impor a todos os povos (pelo menos os europeus). A ideia de *Kultur* nasce, assim, atrelada a *Kulturen* (culturas, no plural) locais ou nativas de determinadas nações; portanto, cultura já teria nascido, sustenta Sahlins, como construto plural e contra-hegemônico.

A dimensão da cultura como criadora e demarcadora da diferença, diz Sahlins, estaria apoiada em algo que ninguém, de fato, acredita, ou seja, que as

capítulo 10 CULTURA, LINGUAGEM E SIMBOLIZAÇÃO

formas e as normas culturais seriam prescritivas e não concederiam espaço algum à ação intencional. Absolutamente prescritiva, a noção de cultura nessa perspectiva se tornaria o *tropo ideológico do colonialismo*, seu *modo intelectual de controle* com o efeito de *encarcerar os povos periféricos em seus espaços de sujeição*. Para Sahlins, para tornar o conceito de cultura um bom réu, esse esforço pós-estruturalista submete a cultura a um *duplo empobrecimento conceitual*; em primeiro lugar, reduz o conceito a um *propósito funcional particular – marcar a diferença* – e constrói-se uma história (segundo Sahlins, falaciosa) que situa suas *origens impuras nas entranhas do Colonialismo ou do Capitalismo*. Esse modo de ver o conceito cultura tenta fazer com que o sentido antropológico de cultura seja dissolvido *no banho ácido do instrumentalismo*.[6,7] Se o objeto mesmo da antropologia é a "diferença cultural", como sustentam Young[8] e Abu-Lughod,[9] o próximo passo, quase que natural, seria a redução perversa, diz Sahlins, *da comparação cultural à distinção discriminatória*.

Além da instrumentalização do conceito de cultura como dispositivo de diferenciação e de dominação, alguns pós-estruturalistas criticam a antropologia acusando-a de supervalorizar a ordem. Assim, a cultura seria percebida como objetivada, reificada, essencializada, estereotipada, homogênea, lógica, coesa, fechada, determinista e sistemática. Aqui, afirma Sahlins, essas derivações da noção de cultura têm sido notadas e criticadas no interior da própria disciplina (a antropologia), desde há bastante tempo, sendo tais críticas no mínimo "atrasadas" em relação às autocríticas que a própria antropologia social de tempos em tempos se coloca. Formuladas como contraposições e tensões entre norma *versus* prática, ideal *versus* real, sistema *versus* ação intencional (e, mais recentemente, como estrutura *versus* agência), essa percepção do uso reificado de cultura faria parte, na verdade, da autoconsciência da disciplina.[6,7]

Na mesma linha que Sahlins, a antropóloga Manuela Carneiro da Cunha[10] sugere que consideremos no contexto atual duas perspectivas para o construto cultura. De um lado, a cultura como construto teórico e analítico dos antropólogos, ou seja, "esquemas interiorizados que organizam a percepção e a ação das pessoas e que garantem um certo grau de comunicação em grupos sociais". Por outro lado, há a "cultura" utilizada como conceito êmico, em contextos sociais diversos (também com dimensões teóricas e práticas), como, por exemplo, no caso de grupos nativos explorados, que, por meio do uso de tal construto, buscam obter reparações por danos políticos e econômicos sofridos.

Clifford Geertz, por sua vez, reflete a seu modo sobre a dimensão política da noção atual de cultura e da própria antropologia cultural. Para ele, já que a crítica incide sobre a dominação exercida pelos autores/observadores ocidentais, membros de grupos e saberes cuja hegemonia gera mais um monólogo do que uma troca de saberes, fica no ar a pergunta, diz Geertz: "quem somos nós para falar em nome deles?".[11]

Geertz aponta para o plano do método, pois, segundo ele, é no trabalho de campo que a antropologia social mantém certa âncora, em meio às turbulências intensas e, às vezes, devastadoras do debate sobre o plano teórico. É no trabalho etnográfico de campo, em um modo de conversar com "o homem do arrozal ou a mulher do bazar", modo não convencional, por longos períodos de tempo vendo e refletindo muito de perto, de um modo distintivamente qualitativo, como as pessoas agem, pensam, sentem, enfim, como elas vivem. Ao final, Geertz deixa claro que sua defesa é por um relativismo crítico, em que os universais pretendidos por algumas formas de antropologia são considerados ou tão genéricos que de nada servem (tais como, diz ele, "os povos de todas as regiões têm ideias sobre as diferenças entre os sexos; ou todas as sociedades têm sistemas de hierarquia social") ou, quando não triviais, sua originalidade e pormenorização os revelam infundados. Uma perspectiva centrada ou voltada para universais, em antropologia, seria, para ele, ou falsa ou inútil.[11]

O estudo da cultura, a antropologia, segundo Geertz, deve ser menos uma ciência, com intuito de descobrir fatos, dispô-los em estruturas proposicionais, deduzir leis, ou prever consequências, do que um identificar sentidos na vida cotidiana das pessoas, objetivo muito menos ambicioso, diz ele, mas, por isso mesmo, mais consistente.[11]

LINGUAGEM ARTICULADA E SIMBOLIZAÇÃO: DUAS GRANDES NOVIDADES NA EVOLUÇÃO

O surgimento da linguagem na espécie humana

Por que somos os únicos seres neste mundo que dispõem de uma linguagem articulada, muito complexa e de possibilidades de produção de sentido praticamente infinitas? Por que a linguagem humana é como é, como e quando ela surgiu, quais foram os processos que a engendraram? Essas são questões muito antigas que não cessam de ser reformuladas, de tempos em tempos, com maior ou menor ímpeto.

Questões impossíveis, acusadas de gerar debates estéreis, ou o vício da especulação vã e desenfreada. Talvez. Mas não se pode negar que tais questões atraem e seduzem os seres (falantes) humanos, que os intrigam, atiçam sua curiosidade, os deixam perplexos a cada novo achado indireto, a cada nova hipótese formulada, por mais inacessível à prova empírica definitiva. Questões, ao que parece, impossíveis, mas também irresistíveis.

A famosa proibição da Sociedade Linguística de Paris[12], que, em 1866, decretou: "La Société n'admet aucune communication concernant, soi l'origine du langage, soit la création d'une langue universelle",* é, parece desnecessário

---

* A Sociedade não permite qualquer comunicação concernente, seja sobre a origem da linguagem, seja sobre a criação de uma língua universal.

capítulo 10 CULTURA, LINGUAGEM E SIMBOLIZAÇÃO

dizer, sintomática. Como todas as proibições ao espírito curioso dos humanos, esta foi destinada ao fracasso, e o debate retorna ciclicamente.

Desde há muito se especula se as primeiras palavras humanas não teriam surgido da tentativa de imitação, seja dos sons da natureza animada ou da inanimada, uma especulação que leva as simpáticas onomatopeias, relativamente raras, mas recorrentes nas línguas de todo mundo, a um *status* de processo fundante. Também nessa articulação do espontâneo e imitativo com o originário, as interjeições afetivas que expressam medo, alegria, dor, pavor já foram postadas e alçadas como elementos originários de palavras e sintaxes mais elaboradas e racionais.

Assim, uma das primeiras teses sobre a origem da linguagem é a de que a linguagem humana teria se formado a partir de sons onomatopeicos, pela imitação de sons existentes na natureza, como o canto dos pássaros, o silvo do vento, o murmúrio das águas, o grunhido de animais raivosos.[13] Há aqui, portanto, a ideia de que a linguagem teria surgido do exercício da imitação. Essa tese já fora aventada na Antiguidade pelos estoicos e, na Modernidade, por autores como o filósofo Leibniz. Foi, entretanto, elaborada de forma mais sistemática por Johann Gottfried von Herder (1744-1803), que afirmava: "o primeiro vocabulário constitui-se de sons tirados de todas as partes do mundo. De cada objeto natural que emite um som, tira-se o seu nome; a alma humana vale-se de tais sons como signos para indicar as coisas".[14]

Para Jean-Jacques Rousseau (1712-1778), autor do clássico "Ensaio sobre a origem das línguas", de 1759, o ser humano pode comunicar-se pelo movimento corporal (o gesto) ou pela vocalização (a palavra).[15] É a linguagem humana uma convenção, e tal convenção é o elemento que distingue o homem dos animais. Para Rousseau, o gesto nasce de necessidades físicas naturais; em oposição aos gestos, as palavras nascem dos sentimentos, da paixão.

Essas teses foram contestadas por inúmeros autores e estudos que, ao notarem o caráter profundamente arbitrário e convencional que a linguagem humana revela, não puderam aceitar essa suposta naturalização de um fenômeno tão humano e humanizante. Tais teses também perderam importância pela retração que as noções evolucionistas sofreram, em especial em antropologia e linguística, a partir da metade do século XX.

Após essa fase de teses e debates como as propostas por Rousseau e Herder, houve, no século XX, como que um abandono da questão da origem da linguagem humana. Depois de décadas de inibição, ao final do século XX, nos anos 1990, verifica-se uma nova onda de investigações sobre as origens da linguagem. Em 1996, a Universidade de Edimburgo acolheu a I Conferência Internacional sobre Origem da Linguagem (apelidada *Evolang*). Seguiram-se, depois, a de Londres, a de Harvard e a do Max Plank de Leipzig. As publicações crescem em número e relevância, indicando um renascimento do debate sobre a origem da linguagem humana.

POSIÇÕES E TESES SOBRE A ORIGEM DA LINGUAGEM HUMANA

Atualmente, é possível discernir duas correntes de hipóteses sobre a origem da linguagem humana: uma gradualista, da continuidade, e outra descontinuísta, saltacionista. Na perspectiva gradualista, adota-se a ideia de que a capacidade para a linguagem, única em humanos, em contraste com todos os outros animais, teria evoluído de forma lenta e gradual, incrementando-se ao longo da evolução dos primatas antropoides (ancestrais dos grandes símios atuais como chimpanzés, bonobos e gorilas) e dos homens pré-humanos, os hominíneos (australopitecinos, *Homo habilis, Homo erectus, Homo neandertalensis,* etc.). Essa tese é defendida por autores como Parker,[16] Milo e Quiatt,[17] Armstrong e colaboradores,[18] Dunbar[19] e Falk.[20]

A segunda linha de estudos e hipóteses, dita descontinuísta, assume que teria ocorrido uma súbita aquisição da capacidade para a linguagem nos hominíneos ou nos primeiros humanos (o chamado *big bang* linguístico), em algum momento da história filogenética da espécie, e que tal revolução linguística deve ter ocorrido em concomitância com o surgimento do que a paleoantropologia considera como o *Homo sapiens* comportamental/cognitivamente moderno e a explosão de simbolização que costuma ser associada ao Paleolítico Superior europeu. Essa linha é sustentada por autores como Davidson e Noble,[21] Bickerton,[22] Burling[23] e, embora não completamente, também por Pinker.[24] Algumas teses nessa linha descontinuísta, como era de se esperar, são afeitas à hipótese de uma macromutação genética relacionada ao surgimento de uma nova capacidade cerebral para a linguagem, mutação essa que teria ocorrido junto com o início da fase cultural do homem, ou mesmo teria possibilitado essa fase, ou seja, teria sido o evento criador do humano "verdadeiramente humano" na espécie *Homo sapiens.*

A SÍNTESE SOBRE A ORIGEM DA LINGUAGEM REALIZADA PELO GRUPO DE CHOMSKY

Em 2002, foi publicado na revista *Science* um artigo do grupo de Noam Chomsky, autor que tem estado no centro dos debates linguísticos desde os finais dos anos 1950. Esse artigo, que logo ganhou notoriedade, expressou como o debate, as teses, as publicações proibidas em 1866, estão hoje em pleno vapor.

Em "The faculty of language: what is it, who has it, and how did it evolve?", os autores Marc Hauser, Noam Chomsky e W. Tecumseh Fitch, buscaram sintetizar um vasto conjunto de argumentos e dados empíricos recentes sobre a origem da linguagem humana.[25] Tal síntese coloca no centro da capacidade humana para a linguagem articulada a perspectiva da gramática gerativa, sobretudo da

288 capítulo 10 CULTURA, LINGUAGEM E SIMBOLIZAÇÃO

dimensão recursiva, potencial de criatividade infinita da linguagem humana. Passemos aos pontos mais importantes do artigo.

Os autores acreditam que os desenvolvimentos recentes de várias disciplinas, como a linguística, a biologia evolucionista, a antropologia, a psicologia e as neurociências, contribuem para a compreensão do fenômeno linguístico humano. A estratégia fundamental será a de distinguir o que eles denominam "faculdade da linguagem" (FL) em dois componentes: faculdade da linguagem em sentido amplo – *broad sense* (FLSA) – e faculdade da linguagem em sentido estrito – *narrow sense* (FLSE).

A FLSA inclui, além das propriedades da FLSE, um sistema sensório-motor relacionado à capacidade neuronal e fonológica de falar e compreender a linguagem, um sistema conceitual-intencional que inclui aspectos como ter um sistema rico de representações conceituais, o uso de conceitos abstratos, assim como aspectos da psicologia cognitiva como possuir uma "teoria da mente", incluindo a habilidade em representar crenças e desejos de outros membros do grupo de coespecíficos.

A FLSE inclui em seu centro o mecanismo computacional da recursividade.* Esse mecanismo proposto é a capacidade excepcional da linguagem humana que torna possível encaixar construções linguísticas umas dentro das outras, seja em uma dimensão semântica (p. ex., a tese criacionista, a tese anticriacionista, a tese antianticriacionista) ou sintática no sentido do mecanismo recursivo de encaixar frases em frases (p. ex., o cientista evolucionista que gostava de beber *vodka*/, acreditava na teoria de Darwin/, foi ao congresso/ e não compreendeu a nova teoria sobre a origem da linguagem/, pois seu cérebro já deteriorado/ o impedia de entender questões lógicas/ sobre a origem da linguagem...), podendo-se acrescentar ao "cientista evolucionista" tantas atribuições e ações possíveis quanto a nossa memória puder reter (ou o papel no qual se escreve o texto puder durar). Assim, a linguagem humana é sempre potencialmente infinita. Cabe sinalizar que, nesse modelo, a FLSA inclui a FLSE (mas esta, obviamente, não inclui a primeira). Portanto, para os autores, a recursividade é a propriedade que torna infinita a criatividade e as possibilidades semânticas e sintáticas da língua humana.

A tese central do artigo é a de que a FLSE, que inclui a recursividade, seria o único aspecto ou dimensão da linguagem exclusiva humana. Além disso, os autores sugerem, de forma um tanto especulativa, que a FLSE deve ter evoluído por razões não linguísticas, posto que mecanismos computacionais recursivos semelhantes estão presentes em outros domínios fora da comunicação, como o número, a capacidade para a navegação e certos aspectos da sociabilidade. En-

---

* A noção de recursividade não é exclusiva da linguística, mas também utilizada em matemática, ciência da computação, humor e arte. Ela implica um processo de repetição de um objeto ou procedimento, e regras que articulam tal processo em certas configurações.

tender, portanto, como, quando, para que e em que contexto surgiu tal recursividade seria, de uma forma ou outra, entender como surgiu a linguagem humana, o cerne do especificamente humano e, talvez, o que significa afinal ser "um humano" (estes seriam, parecem-me, desejos ambiciosíssimos escondidos atrás da tese desses autores aqui examinados).

Para eles, em relação ao problema da evolução da linguagem, é importante distinguir entre questões concernentes à linguagem como sistema de comunicação e questões concernentes ao sistema computacional que subjaz a tal sistema. Muito do desgaste no debate sobre a origem da linguagem humana reside em não se ter feito tal distinção. Eles aventam a possibilidade de que capacidades computacionais-chave teriam evoluído por razões que não a comunicação, mas, ao se revelarem úteis para o sistema de comunicação, foram como que incorporadas a ele e sofreram processos de acomodação a tal sistema, tanto em um nível externo (a partir de constrangimentos dos sistemas de escuta, de fala, de visão, dos sinais, relacionados à capacidade de processamento dessas funções no córtex cerebral) como em um nível interno (relacionado a estruturas conceituais e cognitivas, pragmáticas e de limitações da memória).

Deve-se pensar, dizem os autores, que o que se herdou dos símios antepassados e hominíneos que não possuíam linguagem é heterogêneo; é possível que alguns elementos tenham sido herdados sem modificações, outros com mudanças mínimas e, por fim, algo totalmente original tenha surgido como qualitativamente novo.

O componente-chave da FLSE (*narrow sintax*) é, portanto, um sistema computacional que gera representações internas e as mapeia tanto para a interface do sistema sensório-motor como para a do sistema conceitual-intencional pelo sistema semântico formal. Sendo a recursividade a propriedade nuclear do FLSE, esta toma um conjunto finito de elementos e gera um leque infinito de expressões discretas (uma propriedade, dizem os autores, que também caracteriza os números naturais). Dito de outra forma, as sentenças são construídas a partir de unidades discretas; há sentenças com seis palavras, outras com sete, mas não há sentenças com seis palavras e meia. Não há também uma sentença que seja a mais longa possível; sempre se pode, dizem os autores, acrescentar a qualquer sentença que se alardeie como a mais longa possível algo como "Maria pensa que...". Os únicos limites a uma sentença falada são aqueles impostos por fatores externos à linguagem, como, por exemplo, a capacidade pulmonar ou a memória de trabalho. É importante frisar que esse elemento computacional da FLSE, a recursividade, ao que tudo indica, é absolutamente ausente de qualquer sistema de comunicação animal e também de outros domínios. Dessa forma, o surgimento da recursividade na espécie humana coloca-se como um dos desafios mais profundos para o estudo comparativo da evolução humana.

Em biologia evolucionista, distinguem-se dois tipos de caracteres (*análogos* e *homólogos*) segundo seu aspecto anatômico e funcional e sua dimensão de ter sido herdada ou não de um ancestral comum. Aspectos análogos ou analogias são aquelas características anatômicas, fisiológicas ou comportamentais pareci-

capítulo 10 CULTURA, LINGUAGEM E SIMBOLIZAÇÃO

das porque cumprem funções análogas; as asas das aves e as dos insetos são exemplos clássicos. Elas permitem que os animais voem, mas não são homólogas, pois não foram herdadas de ancestrais comuns, não indicam nada sobre um possível parentesco filogenético ou ancestralidade comum entre um beija-flor e uma abelha. Elementos homólogos, embora possam ser diferentes anatomicamente, sobretudo em suas funções e aspectos perceptíveis, indicam, por sua estrutura, que foram herdados de um ancestral comum, revelando, assim, o processo evolutivo implicado. São homólogos, por exemplo, as patas dos cavalos, as asas dos morcegos e os braços dos humanos (embora externa e funcionalmente bem diferentes, suas estruturas ósseas e articulares têm o mesmo desenho fundamental). Indicam que somos todos descendentes de vertebrados tetrápodes, revelam como a evolução percorreu seus caminhos.

A questão relativa ao surgimento e à evolução da linguagem humana impõe aos pesquisadores situar a linguagem humana em relação aos sistemas de comunicação dos primatas, por exemplo, ou como elementos análogos ou como elementos homólogos, ou de nenhum dos lados. Enquanto os gritos e os chamados de chimpanzés e bonobos são, em grande parte, inatos, em contraposição o canto dos pássaros canoros é socialmente aprendido durante períodos de intensa interação de adultos com filhotes. Quando isso não ocorre, tais pássaros cantam de forma totalmente aberrante para suas espécies. Assim, a linguagem humana, em relação a sua dimensão de aprendizado social, é muito mais parecida com o canto dos pássaros do que com os gritos e os chamados dos grandes símios. Linguagem humana e canto de pássaros são, nesse aspecto, fenômenos análogos, mas muito provavelmente não homólogos. Resta a questão de se os chamados, os gritos, as gesticulações e a mímica dos primatas mais próximos do *Homo sapiens* são fenômenos análogos, homólogos ou nenhuma dessas coisas em relação à linguagem humana.

Segundo Hauser, Chomsky e Fitch, podem-se formular três hipóteses sobre a herança filogenética da linguagem humana.[25] A faculdade da linguagem no sentido amplo (o que incluiria o sentido estrito) seria homóloga à comunicação animal, diferindo dela apenas em aspectos quantitativos de complexidade e riquezas. Essa hipótese é mais popular fora da linguística, defendida por etólogos, primatólogos e alguns psicólogos. A segunda hipótese afirma que a FLSA, ao contrário, não seria uma continuidade da comunicação animal, mas uma adaptação unicamente humana. Tal hipótese é a preferida pelos linguistas e por aqueles que, segundo os autores, consideram seriamente a imensa complexidade da linguagem humana. Por fim, para um terceiro grupo (incluindo aqui os próprios autores) apenas a FLSE seria unicamente humana, sendo os outros aspectos da FLSA compartilhados com outros animais, diferindo os outros aspectos da linguagem humana de elementos complexos da comunicação animal apenas em grau (e não em qualidade). Nessa linha, a faculdade da linguagem como um todo reside em algumas capacidades estritamente humanas, que devem ter evoluído recentemente, nos últimos 6 milhões de anos, desde a divergência entre símios antropoides da família dos grandes símios e os outros símios antropoides da família dos homininéos (na qual se situam os humanos atuais).

Em resumo, o que seria específico da linguagem humana é a FLSE, o que inclui tanto as operações internas como sua interface com os outros sistemas da FLSA. A FLSE, tendo em seu centro a recursividade, possibilita à linguagem humana, além de sua potencialidade para a criatividade infinita (construção de um número infinito de frases complexas com um número limitado de elementos linguísticos), também um caráter composicional, ou seja, as frases formadas de combinações infinitas irão ter um significado distinto e também previsível segundo o significado de suas partes, assim como de acordo com os princípios e as regras que ordenam a construção de tais frases. Por último, as construções da linguagem humana são dotadas de um caráter digital, ou seja, o rearranjo dos elementos discretos em certas ordens e combinações é infinito. A infinidade de possibilidades não depende da variação de sinais ao longo de todo o *continuum*, mas sim de tal rearranjo.

Um ponto que os autores destacam é a dúvida sobre se, além (ou antes) do aspecto recursivo, não haveria uma especificidade absoluta da dimensão representacional das palavras da linguagem humana. A maioria das palavras da linguagem humana não é associada a funções específicas, como, por exemplo, os gritos de choro, os chamados específicos para alimentos encontrados ou para a proximidade de predadores. As palavras podem ser ligadas a praticamente qualquer conceito que os humanos possuam. O uso das palavras em seus contextos são altamente intricados e independentes do aqui e agora. Mesmo para as palavras mais simples não existe na linguagem humana nenhuma relação direta entre a palavra e a coisa. Por outro lado, etólogos e primatólogos têm demonstrado elementos de percepção categorial, de teoria da mente, um senso de *self* e a habilidade em representar crenças e desejos de outros membros do grupo, assim como de simbolização rudimentar e mesmo de deslocamentos simbólicos na comunicação e na cognição de seus animais. Segundo os autores, a pesquisa futura terá de demonstrar se é a recursividade o elemento exclusivamente humano, ou se em outros componentes da FLSA já não se encontram plenamente elementos exclusivos dos humanos, como aquilo que se evidencia no sistema conceitual-intencional da linguagem humana.

HIPÓTESES GRADUALISTAS

A tese de Darwin sobre a origem da linguagem humana

No seu *The Descent of Man*, de 1871, Charles Darwin[26] propõe uma hipótese bastante original sobre o surgimento da linguagem na espécie humana. Essa hipótese, como toda a sua teoria sobre a origem das espécies e do homem, tem um caráter inequivocamente gradualista. O advento do humano ocorreu em

capítulo 10 CULTURA, LINGUAGEM E SIMBOLIZAÇÃO

um processo longo e muito gradual, em que os ancestrais do homem a partir de elementos qualitativamente semelhantes aos dos símios antropoides foram acrescentando elementos quantitativos que, ao final, produziram diferenças tão marcantes que apenas aparentemente são de qualidade diversa.

Logo de início, ao abordar a origem da linguagem humana, Darwin constata que é a linguagem, sobretudo a sua forma complexa e articulada, o elemento que tem sido considerado um dos mais significativos distintivos do humano, aquilo que melhor e mais especificamente separa o homem dos animais. É contra essa distinção qualitativa radical que as argumentações de Darwin irão se erigir. Ao lado da linguagem articulada, dotada de complexidade semântica e gramatical, os humanos compartilham com os animais, diz Darwin, os gritos inarticulados que expressam dor, medo, gestos e expressões vocais de surpresa, raiva ou inquietação e "o murmúrio das mães dirigido aos seus bebês queridos".[26]

Ao refletir sobre se a linguagem é uma arte aprendida ou um instinto herdado, Darwin argumenta que a linguagem deve ser vista, a princípio, como uma arte, pois toda linguagem deve ser aprendida, nenhuma criança começa a falar sozinha, sem a interação com adultos. Entretanto, ele nota que os humanos têm uma tendência inata para falar, que se percebe já no balbuciar incontido dos bebês, enquanto não se nota qualquer tendência do tipo para outros atos humanos como, por exemplo, cozinhar, rezar ou escrever.

O naturalista inglês já havia notado a curiosa analogia entre a linguagem humana e o canto dos pássaros. Ainda que os pássaros canoros tenham a mesma tendência instintiva para cantar, o tipo de canto específico para determinada espécie (ou mesmo o "dialeto" de cantos de subgrupos no interior da espécie) precisa, em muitas espécies, ser ensinado pelos pássaros adultos aos filhotes, afirma Darwin. Assim, instintiva seria a tendência para falar, não a forma específica que essa fala adquire nos distintos grupos humanos.

Para formular sua teoria de origem da linguagem, Darwin recorre a alguns linguistas e filólogos significativos de sua época: H. Wedgwood, F. Farrar, Schleicher e o célebre Max Müller. A partir das teses desses autores que utilizam muito a ideia de imitação e modificação de sons naturais (a já referida hipótese da onomatopeia), Darwin acrescenta a sugestão de que, além desses elementos imitativos e onomatopeicos, os elementos prosódicos, musicais, fundamentalmente emocionais, importantes no contato emocional entre os primeiros humanos (ou ancestrais dos humanos), devem ter tido uma importância fundamental na origem da linguagem. Diz Darwin:[26]

It is probable that primeval man, or rather some early progenitor of man, first used his voice in producing true musical cadences, that is in singing, as do some of the gibbon-apes at the present day; and we may conclude from a widely spread analogy, that this power would have been especially exerted during the courtship of the sexes – would have expressed various emotions, such as love, jealousy, triumph – as would have served as a challenge to rivals.*

Portanto, é na expressão prosódica, na comunicação que lança mão de determinada protomúsica, no exercício de um canto marcadamente emocional, que os primeiros humanos, à semelhança de alguns animais, foram aos poucos sofisticando elementos fundamentais na comunicação intraespecífica. Foi assim na interação entre os sexos, na expressão de sentimentos significativos relacionados a embates e em relações sociais importantes que lentamente a linguagem humana teria se desenvolvido. Nessa linha, ele prossegue: "It is, therefore, probable that the imitation of musical cries by articulate sounds may have given rise to words expressive of various complex emotions".**[26] As palavras, a linguagem articulada dotada de riqueza semântica, teriam tido um desenvolvimento progressivo e gradual a partir da linguagem prosódica, musical, emocional e expressiva.

Contudo, o desenvolvimento da capacidade expressiva para a fala não deve ter ocorrido, argumenta Darwin, de forma independente da capacidade cognitiva sofisticada capaz de articular os elementos comunicativos aos elementos conceituais, intrinsecamente cognitivos. Os poderes mentais (*mental powers*) em algum ancestral humano devem ter se tornado também particularmente complexos, como que exigindo uma expressão verbal desenvolvida. Com o tempo, um fluxo de pensamento complexo não poderia mais se desenrolar sem a ajuda das palavras, fossem elas faladas ou silenciosas (*spoken or silent*).

Mas como teria sido possível aos ancestrais dos humanos, em parte ainda animais, articular tais expressões sonoras ao pensamento conceitual, se os animais não são dotados de conceitos gerais e abstratos? Darwin refuta tal empecilho, argumentando que a capacidade para formar conceitos gerais não é totalmente inexistente entre os animais superiores. Algumas espécies são capazes de produzir e utilizar o pensamento conceitual, embora certamente um pensamento ainda de nível incipiente e rude.

Mais de um século depois, mas ainda na perspectiva gradualista, David Armstrong e colaboradores[18] propuseram a hipótese da "teoria gestual" para a origem da sintaxe. Nessa proposta, tanto os gestos visuais como vocais teriam um papel evolutivo, sendo que aqueles teriam uma função especial na emergên-

---

* É provável que o homem primevo, ou antes, algum ancestral originário do homem, utilizou pela primeira vez sua voz para produzir cadências musicais, cantando como fazem alguns dos macacos gibão nos dias de hoje, sendo possível, então, concluir, a partir de uma rápida analogia, que tal poder seria usado principalmente durante o namoro, por ambos os sexos, para manifestar várias emoções, como amor, ciúme, o triunfo – servindo também como um desafio aos rivais.

** É provável, portanto, que a imitação sonora e musical de gritos e choros, ao envolver a articulação de sons, tenha dado origem a palavras que expressam várias emoções complexas.

cia da sintaxe. Nas gesticulações, as mãos (como agentes) se movem (implicando função verbal) e podem agir sobre outra parte do corpo (como elemento passivo). Afirmam esses autores que, na formação do gesto manual, há embrionariamente os elementos pré-adaptativos da linguagem. À medida que os gestos se tornam sinais linguísticos, carregam consigo as sementes das relações sintáticas básicas; eles referem e também relacionam.

Michael Tomasello, mais recentemente, voltou a propor uma vertente da teoria gestual da origem da linguagem humana.[27] Para esse autor, a base da linguagem é sua dimensão comunicativa, que, na raiz, contempla aspectos da cooperação social. De uma base gestual, os recursos comunicativos passam gradualmente à via fonética que se conhece hoje. Erica Cartmill e Richard Byrne,[28] em primatas, assim como Susan Goldin-Meadow,[29] em crianças, têm proposto que a relevância indubitável da linguagem gestual não exclui de modo algum a linguagem vocal; elas devem ter se articulado intimamente ao longo da evolução da linguagem humana.

Outra teoria continuísta de grande originalidade é a formulada pelo primatólogo Robin Dunbar.[19] Segundo ele, a linguagem nos hominíneos e nos humanos se origina do *grooming* dos primatas, o comportamento frequente de se coçarem, alisarem e pentearem uns aos outros. Os primatólogos já tinham demonstrado que o *grooming* não estava associado à higiene, como à primeira vista pode parecer. Trata-se de um comportamento fundamental para solidificar as ligações sociais entre indivíduos, fazer amigos e influenciar companheiros do grupo primata. Mas Dunbar salienta que o *grooming* nos primeiros hominíneos e humanos deve ter se tornado muito difícil e dispendioso de tempo, pois o crescimento dos grupos sociais, chegando até cerca de 150 indivíduos, obrigaria um gasto de tempo enorme (mais da metade do tempo de vigília). A linguagem fonética tem propriedades de transmissão e de retenção de informações bem mais poderosas.

Assim, segundo Dunbar, a linguagem evoluiu em resposta à necessidade de estabelecer e manter contato com amigos e familiares. A fofoca (*gossip*) seria uma prática social instrumental de importância marcante, pois ajudaria a manter os contatos e a ordem social, assim como a coesão do grupo. A fofoca é algo análogo ao *grooming* interminável que se observa em grupos de primatas. Para a vida social, os humanos precisam "manter-se em permanente contato", e a linguagem (e a modalidade "fofoca") teria sido fundamental para tal processo.[19]

Segundo autores da perspectiva continuísta, os comportamentos sociais dos hominíneos podem ter fornecido algumas condições que favoreceram habilidades individuais e grupais para a constituição de sistemas de comunicação progressivamente sofisticados. As sentenças embrionárias já presentes na comunicação gestual teriam podido, assim, constituir ou estimular comportamentos pré-adaptativos, que, ao se tornarem disponíveis, contribuíram para que se engendrassem estruturas sintáticas cada vez mais complexas.

Mais recentemente, uma nova teoria não apenas baseada na comunicação gestual ou nas expressões prosódicas entre os hominíneos adultos, mas, sobretu-

EVOLUÇÃO DO CÉREBRO   295

do na interação das mães com seus filhotes, foi formulada por uma das paleoantropólogas mais importantes da atualidade, Dean Falk, como se verá a seguir.

Uma teoria para o surgimento da linguagem humana: o *mamanhês*

Em 2004, um amplo debate relativo ao trabalho da professora de antropologia Dean Falk[20] teve ressonâncias significativas. A tese de Falk postula que a origem da linguagem dos hominíneos e dos humanos muito possivelmente ancora-se no *mamanhês*. Segundo Falk, os bebês humanos descobrem como o ritmo organiza suas línguas nativas entre o nascimento e o segundo mês de idade. Na maior parte das culturas, o aprendizado dos ritmos da linguagem é facilitado por um recurso especial que é dirigido pelas mães aos bebês, conhecido como *mamanhês*, *tatibitati*, *motherese*, *baby-talk*, *musical speech* ou linguagem dirigida aos bebês (LDB; *infant-direct speech ou ID-speech*).

Na LDB, os contornos da entonação das frases das mães são exagerados, assim como são acentuados alguns padrões internos às palavras e às sentenças. A LDB também se caracteriza por muitas repetições e perguntas com um ritmo de entonação ascendente. Assim uma mãe fala ao seu bebê de 4 meses: "tá aQUI, olha o meu bebê LINdo, não É? Que boniTINHO! Vai tomar o seu maMÁ? Olha aqui o leÃO, a sua giRAFA. Não é uma giRAFA LINDA?".

Outros aspectos da LDB são: um vocabulário relativamente simplificado, exagero com as vogais, tonalidade em geral mais alta, uma amplitude alargada das tonalidades empregadas e uma velocidade geral diminuída. Tais aspectos tem sido evidenciados em muitas e distintas culturas, sendo postulados como traços universais (a própria LDB tem sido assim postulada como um aspecto universal das mães humanas). Mesmo que os pais também utilizem esse recurso expressivo, estudos naturalísticos evidenciam uma grande predominância de seu uso entre as mães.

Há alguma semelhança entre a LDB e a prática cultural igualmente muito disseminada em distintas culturas das canções de ninar, canções infantis, *lullabies* e canções de brincar. Elas também revelam (nem sempre, mas com frequência) uma velocidade mais lenta (em comparação com as canções dirigidas aos adultos), mais energia nas frequências mais graves, afinação mais alta e pausas entre frases mais duradouras.

Os bebês expressam uma preferência crescente pela LDB em comparação à "linguagem dirigida a adultos" (LDA), já nos primeiros meses de vida. A LDB é utilizada pelas mães com mais intensidade entre o terceiro e quinto mês de vida, mas seu uso persiste, em média, até os 3 anos de idade. Há certo consenso de que a LDB de alguma forma contribui para o contato emocional com o bebê, para certa regulação afetiva na interação mãe-bebê, e dessa forma, para a socialização e talvez para a aquisição da linguagem de forma sequencial. Além disso, acredita-se que bem mais do que o significado das palavras ou a

capítulo 10 CULTURA, LINGUAGEM E SIMBOLIZAÇÃO

gramática empregada, são os padrões prosódicos marcados e acentuados de forma específica os elementos que atraem os bebês. Alguns autores postulam que a LDB tenha uma função preliminar na aquisição da linguagem, de seus elementos propriamente semânticos e sintáticos. Através do que denominam *phonological boot strapping* ("correia de bota" fonológica), a LDB contribuiria para o desenvolvimento de um sistema atencional no bebê, fornecendo pistas prosódicas para que a expressão vocal ascenda a um aspecto da sintaxe, a saber, a identificação de limites em categorias linguísticas como palavras e frases por intermédio de tais auxiliares fonológicos (*phonological boot strappings*). A LDB propiciaria, assim, o estabelecimento de correlações entre pistas prosódicas dela mesma e as categorias linguísticas não prosódicas.

A tese de Dean Falk

Para Falk,[20] a LDB provê uma rica fonte de dados e ideias para se pensar em como teria surgido a linguagem nos hominíneos e nos humanos. Ela seria um modelo disponível para se elucidar como os humanos universalmente adquirem a linguagem hoje e como possivelmente a adquiriram na história filogenética. O ponto central de sua tese é o de que as mães hominíneas, com o advento do bipedalismo e da postura ereta (marca dos hominíneos), devido à incapacidade dos bebês humanos de se prenderem firmemente ao dorso ou ao colo da mãe (como fazem os bebês chimpanzés), tiveram que, de tempos em tempos, ser postos no chão próximo das mães ("put the baby down hypothesis"), para que elas pudessem realizar a coleta de alimentos, fundamental à sobrevivência de praticamente todas as fêmeas de hominíneos e mesmo de populações humanas de caçadores-coletores, segundo a evidência etnográfica.

As vocalizações das mães, a comunicação prosódica precursora da LDB, seriam substitutas do ninar físico que acalma tanto bebês de humanos como de primatas antropoides. Essas vocalizações teriam uma função importantíssima de manter o contato com os bebês, posto que bebês antropoides e hominíneos são, no chão, alvo fácil de parasitas, predadores e mesmo de infanticídio realizado por machos adultos. Esse contato propiciaria uma comunicação importante entre as mães e seus bebês, contato que as liberaria do contato físico imediato para que pudesse realizar a coleta de alimentos. Ao manter o bebê ligado a si, suas atenções recíprocas ativadas, a mãe poderia perceber logo um perigo, desconforto ou agressão sentida pelo bebê e o recolher e acolher, deixando a coleta por certo tempo.

A protolinguagem desenvolvida através da LDB de alguma forma se relacionaria, de um lado, com um processo prosódico pré-linguístico e, de outro, como a emergência de primeiras palavras e frases simples. Assim, a prosódia, longe de ser um elemento separado da linguagem, representaria uma assinatura de sua própria origem. Dessa forma, Dean Falk defende a tese de que a linguagem humana teria se originado e evoluído de sistemas de comunicação presentes

EVOLUÇÃO DO CÉREBRO 297

em primatas antropoides, evoluindo nos hominíneos e ganhando sua complexidade e riqueza semântica e sintática na espécie humana. Constitui um processo gradual que repousaria na vantagem seletiva de sistemas de comunicação e interação, sobretudo em uma fase crítica e decisiva da vida, os primeiros dias, semanas e meses da vida de um bebê. Para ela, a linguagem humana deve ter evoluído lentamente, adquirindo sua estrutura sintática a partir do gênero *Homo*, desde 2 milhões de anos atrás. Falk é consciente do grande peso especulativo de sua hipótese, por isso encerra seu artigo afirmando jocosamente: "prelinguistic evolution and the exact nature of the first language are likely to remain academic bones of contention until we get the time machine".*[20]

HIPÓTESES DESCONTINUÍSTAS

Por um lado, os dados fósseis de hominíneos indicam possíveis áreas cerebrais de linguagem (impressões das regiões de Broca e de Wernicke nas calotas cranianas do *Homo habilis* e em outras espécies do gênero *Homo* anteriores ao *Homo sapiens*), por outro, os primatólogos e etólogos de cetáceos insistem na existência de uma linguagem relativamente sofisticada nos animais que estudam. Contestando, entretanto, uma possível continuidade entre os sistemas de comunicação animal e a linguagem humana, Robbins Burling[23] sugeriu separar os sistemas de comunicação entre os homens em dois grandes blocos. Um deles incluiria a linguagem verbal e outros sinais relacionados intimamente a ela, e o outro seria um sistema predominantemente de comunicação não verbal. Esse segundo sistema de comunicação se assemelharia aos sistemas de comunicação dos primatas muito mais do que ao sistema da linguagem verbal humana. Desde que esse sistema humano de comunicação não verbal, semelhante ao dos primatas, permanece após milhares de anos de evolução independente do sistema verbal, o autor acredita que é muito improvável que o sistema não verbal tenha servido de base para a evolução do sistema verbal.

Além disso, considerando que a linguagem verbal é inseparável da cognição humana, o melhor cenário para buscar as origens da linguagem verbal humana não é a linguagem não verbal primata, mas talvez os elementos puramente cognitivos. Segundo Burling,[23] encontraremos mais dicas de como a linguagem humana evoluiu estudando a evolução dos sistemas cognitivos na mente tanto dos humanos como dos primatas, do que estudando os sistemas de comunicação em primatas e humanos. Dessa forma, o que esse autor propõe não é uma descontinuidade absoluta entre homens e natureza, mas uma descontinuidade do sistema linguístico humano. A continuidade seria encontrada em processos mentais relacionados à função linguística.

---

* A evolução pré-linguística e a natureza exata da primeira língua provavelmente permanecerão assunto de discussão acadêmica até chegarmos à invenção da máquina do tempo.

Simbolização e linguagem: o descontínuo na evolução do homem

Um aspecto significativo que apoia as teses descontinuísta da origem da linguagem humana é aquele fornecido pelas pesquisas paleoantropológicas e arqueológicas referentes à emergência de comportamentos compatíveis com processos simbólicos nos primeiros humanos. Há, nesse sentido, registros arqueológicos que indicam que o advento da simbolização (pinturas rupestres, esculturas, colares com contas de conchas, outros adornos corporais e sepultamentos com adereços e indícios simbólicos) e possivelmente da linguagem articulada humana deva ter ocorrido de forma relativamente abrupta, em um período também relativamente delimitado de tempo.

Os primeiros fósseis de *Homo sapiens* foram datados em 190 a 200 mil anos, e o registro arqueológico indica, na Europa, no Paleolítico Superior, uma "explosão" de atividade simbólica há cerca de 40 mil anos e, na África, há possivelmente 70 ou 80 mil anos. Isso faz os pesquisadores suporem que: 1) houve um "período de latência" entre o surgimento da espécie *Homo sapiens* e o advento de suas capacidades propriamente humanas, como a simbolização e a linguagem complexa; e 2) a linguagem articulada complexa e a simbolização que a acompanha devem ter surgido de forma abrupta.

Essas são as sugestões básicas para a chamada "teoria do *big bang* linguístico", que postula o surgimento abrupto da linguagem humana no percurso da evolução filogenética. Nessa linha, o êxito do *Homo sapiens* perante os outros hominíneos que com ele conviveram (sobretudo o *Homo neandertalensis* na Europa e no Oriente Médio e possivelmente também o *Homo erectus* na Ásia) é comumente explicado pela capacidade linguística e simbólica superior dos *sapiens*.

Uma das explicações para o *big bang* linguístico relaciona-se à capacidade fonológica para falar, sugerida como nova e específica do *Homo sapiens*. Uma hipotética mudança brusca da posição da laringe no *sapiens* (mas ausente nos grandes símios e nos neandertais) teria aumentado a capacidade bucal e das demais áreas da fonação, permitindo a produção bem mais diferenciada de um grande número de sons e efeitos fonéticos, o que possibilitou a produção de emissões sonoras bem mais complexas. Essa mudança teria feito com que áreas cerebrais motoras relacionadas à expressão mímica, aos movimentos gestuais e às mãos passassem a ser utilizadas para o controle das cordas vocais. Essa capacidade muito aumentada para a produção diferencial de sons comunicacionais teria, então, se articulado com a capacidade cognitiva para a atribuição de significados complexos e simbólicos a tais sons, assim como para a articulação desses significados em estruturas sintáticas. Tal hipótese pressupõe que as capacidades mentais cognitivas relacionadas à função simbólica e os sistemas neuronais funcionais a elas relacionados estavam como que prontos esperando o advento da capacidade para a emissão complexa de sons.

Menos centrada nas mudanças fonológicas que diferem o *sapiens* do neandertal e de outros hominíneos, tem ganho interesse e defensores de forma crescente a hipótese da origem da linguagem humana associada ao surgimento de novos genes, relacionados especificamente com a linguagem, como exposto a seguir.

OS GENES DA LINGUAGEM E O *BIG BANG* LINGUÍSTICO

Antes mesmo de se pressupor uma macromutação genética que produziria cérebros primatas com capacidade cognitiva para a linguagem complexa, a primeira questão que tal hipótese exige é a indagação sobre se existem de fato genes para a linguagem;[30] teria a linguagem humana uma base genética? Se tais genes existem, estariam eles presentes ou ausentes em primatas antropoides, em hominíneos, nos neandertais extintos?

Nas últimas duas décadas tem se pesquisado e especulado sobre a base genética da linguagem.[31] A descoberta de genes cuja mutação produz condições motoras específicas, como a distrofia muscular de Duchenne, produzida pela mutação específica do gene DMD, ou a ataxia de Friedreich, produzida por mutação do gene FRDA, incentiva os pesquisadores a buscar genes relacionados a condições patológicas genéticas que envolvem disfunções linguísticas.

A família KE e o gene FOXP2

Foi no início da década de 1990 que Hurst e colaboradores[32] publicaram o caso da família inglesa conhecida como KE, de três gerações, cuja metade dos membros foi afetada por transtornos graves da fala e da linguagem. A partir de uma avó afetada, identificaram-se mais 14 descendentes (filhos e netos) igualmente afetados. O padrão de herança era claramente do tipo autossômico dominante. Os geneticistas sabem que ter um padrão mendeliano bem definido sugere que a síndrome, que tem como núcleo sintomático as alterações linguísticas, relaciona-se possivelmente a um único gene. A análise clínica detalhada das pessoas acometidas dessa família indicou que as anomalias compreendiam deficiências em vários aspectos que implicavam o processamento da linguagem, tais como a capacidade para decompor as palavras em fonemas (*desglosar* as palavras), deficiências específicas na capacidade gramatical (p. ex., dificuldades específicas na sintaxe e na produção e compreensão de inflexões da voz relacionadas a suas funções gramaticais) e dispraxia verbal (dificuldades específicas na seleção e no sequenciamento de movimentos orofaciais necessários para a articulação verbal). Ao longo dos anos, essa família foi submetida a testes linguísticos e não linguísticos detalhados. O transtorno é hoje denominado dispraxia verbal do desenvolvimento (*developmental verbal dyspraxia*).

As bases neuropatológicas dessas disfunções na família KE parecem estar relacionadas à falta de controle da musculatura oral e de outros componentes motores da fala. Estudos com ressonância magnética de crânio nos membros afetados da família KE indicaram anormalidades em áreas motoras corticais e subcorticais, sobretudo no núcleo caudado, que, embora não sejam as estruturas centrais da linguagem (como as áreas de Broca e de Wernicke), estão também implicadas na rede neuronal relacionada à fala e à linguagem. Além disso, nas imagens da ressonância magnética cerebral funcional, verificou-se que os membros afetados apresentavam um padrão anômalo de ativação das áreas de Broca e do putame, enquanto submetidos a testes de geração silenciosa ou falada de palavras.

A partir de tal constatação clínica e genética, deu-se início a uma detalhada pesquisa em genética molecular em busca de um gene relacionado a tais achados. Em 1998, Fisher e colaboradores,[33] após 11 anos de intensa investigação, identificaram um gene no cromossomo 7, na região 7q31; em 2001, Lai e colaboradores[34] puderam confirmar o FOXP2 como o gene que, ao sofrer uma mutação, causou as disfunções linguísticas presentes na família KE. Assim se identificou pela primeira vez um gene que afeta diretamente a capacidade para a linguagem. Passou-se, então, a se especular se esse gene teria ou não um papel importante nos mecanismos neurais relacionados à produção e ao desenvolvimento da linguagem.

O gene FOXP2 pertence à ampla família dos genes FOX, conservados e presentes ao longo da escala evolutiva, das leveduras ao homem. Essa família de genes parece estar implicada em uma ampla gama de processos biológicos. O gene FOXP2 se expressa, em tecidos fetais, de forma acentuada no cérebro. No adulto, verificou-se que se expressa no núcleo caudado, estrutura neuronal relacionada à modulação do ato motor (inclusive de aspectos motores da fala). Além do cérebro, esse gene se expressa também nos pulmões, no tecido neuronal gastrintestinal e cardiovascular. Para alguns autores, ele tem importância no desenvolvimento de circuitos cerebrais corticoestriatais e olivocerebelares, sendo sua expressão defeituosa possivelmente relacionada à disfunção linguístico-motora encontrada na família KE.[30]

O gene FOXP2 e a origem do homem e da linguagem humana

Como mencionado, o gene FOXP2 está fortemente conservado ao longo da escala evolutiva, encontrando-se, com poucas diferenças, em distintos mamíferos. A diferença entre o FOXP2 dos ratos e o dos homens refere-se à codificação de apenas três aminoácidos, relacionados ao éxon 7. É interessante notar que duas dessas três mudanças ocorreram após os hominíneos divergirem filogeneticamente dos primatas do grupo dos grandes símios africanos, há cerca de 6 a 7 milhões de anos. Tal mudança específica desse gene é vista por alguns como uma "marca de identidade" genética da espécie humana em relação aos seus primos primatas mais próximos.[31]

Ao se considerar que 2 das 3 mudanças específicas do gene em relação aos outros mamíferos ocorreram apenas na linhagem humana, é plausível aventar a hipótese que tais mudanças podem ter sido decisivas para o desenvolvimento

EVOLUÇÃO DO CÉREBRO   301

da linguagem humana. Nesse sentido, Enard e colaboradores[35] calcularam o tempo de fixação dessas variantes e estimaram que tais mudanças ocorreram há aproximadamente 200 mil anos, ou seja, no período concomitante ao surgimento do *Homo sapiens*. Esses autores sugerem que o FOXP2 esteja, de alguma forma, implicado na especiação dos humanos.* Seria essa a macromutação, o salto, a radical e descontínua novidade, enfim, o *big bang* tanto da linguagem como do especificamente humano?

ENFIM, COMO COMPREENDER A ORIGEM DA LINGUAGEM HUMANA?

Hauser, Chomsky e Fitch[25] propuseram que os estudos sobre a origem da linguagem sejam agrupados em três pares de contraposições: **gradualistas** *versus* **descontinuístas** (ou saltacionistas), ou seja, a mesma dicotomia apontada anteriormente, uma segunda antinomia que contrapõe uma **dimensão única** (exclusivista) da linguagem humana *versus* uma visão **compartilhada** (a linguagem humana compartilharia seus elementos fundamentais com outras formas de comunicação animal) e uma terceira contraposição, que formula a linguagem humana como um desenvolvimento de **formas de comunicação previamente existentes** no reino animal *versus* a noção de *exaptação*, ou seja, a linguagem humana teria sido como que extraída de outras funções não comunicativas que existiam previamente a ela, funções como o raciocínio numérico e espacial, habilidades relacionadas a fabricação de artefatos e habilidades cognitivas sociais, como a chamada inteligência maquiavélica.

Essas três formas ou agrupamentos de contraposições se superpõem em vários aspectos, mas conservam suas especificidades. Para fins estratégicos de organização deste livro, optou-se pela contraposição gradualismo (continuidade e passagem gradual de outros sistemas de comunicação animal para a linguagem humana) *versus* descontinuidade (a linguagem humana como uma produção radicalmente nova, uma ruptura na história filogenética). Não foi, entretanto, objetivo desta obra decidir qual das duas hipóteses é a mais correta ou mais plausível. Visou-se apenas expor e mostrar algumas de suas bases fatuais e lógicas argumentativas.

A linguagem humana, ao que tudo indica, é única no mundo, na natureza. As formas de comunicação não humanas restringem-se a identificação de sinais, a mensagens relativamente simples, a chamados de alarme, com reduzida com-

---

* Cabe mencionar, a título de relativizar a expectativa sobre o FOXP2, que recentemente foi encontrado o gene ASPM (*abnormal spindle-like microcephaly associated*), cuja mutação produz uma redução drástica do tamanho do cérebro. Esse gene sofreu um episódio de evolução acelerada por meio de seleção positiva após a divergência da linhagem humana com a dos grandes símios e sugere-se que ele esteja relacionado com o controle do tamanho do cérebro. Ele é, ao que parece, outro candidato a "gene da humanização". Ver: Genetics. 2003;165(4), 2063-70.

plexidade (quando comparada com a linguagem humana). Em contraste, os humanos têm a sua disposição línguas com dezenas de milhares de palavras e podem, submetidos a sistemas intricados de regras estruturais, articular tais palavras em um número infinito de frases significativas, referindo-se não apenas a eventos e experiências do "aqui e agora", mas do passado e do futuro, assim como dimensões completamente abstratas que sua mente venha a conceber (ou que só pode conceber com a linguagem).[31]

A origem e a evolução da linguagem humana, assim como seu papel na definição da dimensão única e exclusiva da espécie humana, foi, tem sido e deve continuar sendo uma questão de inequívoca importância para a investigação científica, sobretudo daquela que se refere ao especificamente humano. Entretanto, o debate sobre a dimensão única e singular da linguagem humana, e do humano como um todo, tem sido instigado por observações cuidadosas de primatólogos e etólogos que buscam demonstrar que as diferenças nos sistemas de comunicação e representação no reino animal não são absolutas e qualitativas, mas possuem, enfim, um *status* de grau, de quantidade e, por tal quantidade ser expressiva, tem-se a impressão falsa de uma distinção radical de qualidade.

É irrecusável, entretanto, a constatação de que a linguagem é uma marca distinta e decisiva da humanidade. Por possuir uma linguagem altamente complexa, dotada de recursividade, os humanos puderam contar com elementos a ela articulados que lhes proporcionaram uma enorme vantagem seletiva na luta pela sobrevivência. A linguagem articulada e complexa possibilitou, assim, um sistema de comunicação sofisticado, permitindo o acúmulo e a troca de informações numerosas e detalhadas, assim como sistemas de planejamento de suas ações importantíssimos para a caça de presas e a defesa contra predadores. Não menos importante, a linguagem complexa permitiu o desenvolvimento de um cabedal sofisticado de processos cognitivos "internos" que se articularam com representação do mundo e dos fatos, com a vida social, com a percepção do outro, com a interação complexa entre os sexos, com os processos constituintes de fenômenos e instituições humanas como família, parentesco, religião, arte, política, divisão do trabalho, de alimentos e de demais bens.

O antropólogo e pesquisador da origem da linguagem humana L. A. Shepartz[36] lançou mão de metáfora (que inclui uma metonímia) ao falar do "Rubicão da capacidade cerebral" e do "Rubicão da linguagem" como a linha fundamental de distinção do humano. Tal metáfora faz alusão ao rio costeiro situado na península itálica, no litoral adriático, que César, ainda governador da Gália Cisalpina, durante a República romana, atravessou ilegalmente em janeiro de 49 a.C. O futuro imperador atravessou o Rubicão para, com seu exército, marchar para Roma, saindo de sua jurisdição para lançar-se à guerra civil contra Pompeu. O "Rubicão da linguagem" é assim a linha que, uma vez transposta, seja de forma gradual ou em um salto radical, possibilitou ao humano ser o que é.

Pesquisar, refletir e especular sobre quando, como e por que, através de que processos evolutivos, biológicos e/ou sociais, cognitivos e/ou comunicacionais, os humanos atravessaram o Rubicão da linguagem parece ser um irresistível e circular desejo humano, talvez ele mesmo, um Rubicão que convida à transposição.

SIMBOLIZAÇÃO

Além da linguagem articulada, a capacidade de criar e usar símbolos é, possivelmente, o que mais distingue a espécie humana, a sua principal singularidade (linguagem e simbolização estão intimamente ligadas). O filósofo Ernst Cassirer[37] define o *Homo sapiens* como um *Homo simbolicus*, querendo dizer não apenas que o ser humano é capaz de gerar e operar símbolos de forma criativa, mas, sobretudo, que **os símbolos constituem o ser humano**. O homem é um ser que vive inteiramente em um universo simbólico. Todos os seus atos, pensamentos, sentimentos e representações são conformados como símbolos; o ser humano, em especial quando se considera a experiência humana, não existe de forma bruta, pré-simbólica. Assim, somos seres formados pelos símbolos, que criam símbolos e que necessitam dos símbolos para permanecer vivendo. Mas voltemos um pouco às definições mais básicas: o que se entende por símbolo e simbolização?

Aqui começa uma das principais dificuldades dessa perspectiva do humano. Não há um consenso sobre o que seja o símbolo e o processo de simbolização. Muitos concordam que um símbolo seja formulado como um objeto, ato, elemento de comunicação, gesto, etc., marcado por uma dualidade inerente; todos os objetos, atos e eventos simbólicos são reais em si e por si mesmos, mas, ao mesmo tempo, representam outra coisa. Assim, uma cruz são dois pedaços de madeira (ou outro material) de tamanhos diferentes que se cruzam e ao mesmo tempo fazem referência a um elemento simbólico do cristianismo. A relação entre os dois elementos constituintes do símbolo é arbitrária. As pessoas que operam com os símbolos devem ser capazes de identificar essa dualidade do símbolo; caso contrário, não tratarão o objeto, ato ou evento como símbolo, mas como coisa em si. Assim, ao lado desse caráter arbitrário, há uma decidida dimensão de abstração na constituição de todo e qualquer símbolo; nesse sentido, a filósofa norte-americana Susanne Langer[38] afirma que "qualquer artifício por via do qual façamos uma abstração é um elemento simbólico, e toda abstração envolve simbolização". Nessa linha, o antropólogo norte-americano Leslie A. White[39] também defende a dimensão de abstração (junto com a arbitrariedade da relação símbolo-elemento simbolizante) como elemento definidor dos processos de simbolização que, segundo ele, seriam exclusivos da espécie humana. O símbolo insere-se no campo de estudo da chamada semiologia, a ciência dos signos. Assim, para a maioria dos semiólogos, trata-se de um tipo especial de signo. Os signos, por sua vez, são as entidades básicas da semiologia, algo como os átomos para a física, as células para a biologia ou os números para a matemática (Quadro 10.1).[40]

capítulo 10 CULTURA, LINGUAGEM E SIMBOLIZAÇÃO

O aspecto central do signo, segundo o filósofo Charles Pierce, é o seu caráter de mediação. Ele é "algo que está no lugar de outra coisa", o signo é algo que responde por outra coisa, que representa outra coisa. Além disso, na perspectiva desse filósofo, o signo é apenas signo quando há alguém capaz de interpretá-lo como "signo de algo". Seu significado é, portanto, sua interpretação feita por alguém que esta lá para interpretá-lo. Essa visão aproxima-se da perspectiva wittgensteiniana, que propõe que "o significado de uma palavra (palavra aqui equivalendo a signo) depende de quem a usa, quando a usa, onde, com que objetivos, em que circunstâncias e com que sucesso".[40] Nas palavras do próprio Wittgenstein,[41] "a significação de uma palavra é o seu uso na linguagem (em *Investigações filosóficas,* Parte I, § 43)".[42]

Para delimitar melhor a noção de símbolo, a classificação dos signos proposta por Pierce é de grande valia. Ele propõe que os signos sejam classificados segundo o tipo de relação que há entre o signo e o objeto ou evento que representa, que substitui. Assim, os signos dividem-se em ícones, índices ou símbolos. Um **ícone** é um signo que possui traços em comum com o que representa; desenhos, esquemas e modelos comunicam de forma imediata o que representam porque guardam uma relação de semelhança com o representado (o desenho de uma casa representando a casa real). O **índice** também possui uma relação direta, causal e real com o que representa, mas aqui no sentido de indicar o representado, de apontar para ele; a fumaça é índice da presença do fogo, uma flecha indica um local ou cidade, a febre é índice de uma infecção. Por fim, o **símbolo** é um signo, segundo a classificação de Pierce, cuja relação entre o signo e o objeto representado é totalmente arbitrária e convencional. A relação entre o símbolo linguístico CASA e o objeto real casa é totalmente convencional; não há qualquer semelhança ou continuidade entre o símbolo e o objeto ou evento real representado.

Outra forma de conceitualizar o símbolo é proposta pelo semiólogo Adam Schaff.[43] Para ele, os símbolos são signos substitutivos (como para Pierce), mas que têm a peculiaridade de substituírem noções abstratas. Os símbolos sempre representam noções abstratas e não objetos ou eventos concretos. A seguir, a fim de mostrar as várias possibilidades de conceitualização e classificação do símbolo, apresentamos o Quadro 10.1, adaptado do trabalho do semiólogo e pesquisador da comunicação humana, Isaac Epstein.[40]

A maioria dos autores concorda em que todo símbolo tem uma referência dupla, ou seja, tem uma relação com o objeto original, representado (significado), e com o objeto atual, representante (significante). Há, além disso, certa ambiguidade no símbolo, pois ele contém tanto a ficção como a verdade.[40] Também há certa concordância sobre o caráter arbitrário e altamente flexível do símbolo, pois, quando um símbolo sempre significa a mesma coisa, ele passa a ser visto como um sinal apenas ou como um código rígido, ou seja, perde o seu caráter polissêmico, sua possibilidade de exprimir e veicular significados que mudam em contextos cambiantes.

Quadro 10.1

DEFINIÇÃO E CLASSIFICAÇÃO DE SIGNO E SÍMBOLO SEGUNDO OS PRINCIPAIS AUTORES DA SEMIOLOGIA MODERNA

Autor	Signo	Símbolo
Charles Pierce (perspectiva semiótica e pragmatista)	Algo que está para alguém em lugar de algo, em algum aspecto.	O símbolo é um signo que tem uma relação arbitrária e convencional com seu objeto.
Charles Morris (perspectiva behaviorista)	Se algo (A) controla o comportamento de maneira semelhante a (B), então (A) é signo de (B).	O símbolo é um signo produzido por seu intérprete e que age como substituto de outro signo.
Adam Schaff (perspectiva semiótica)	Qualquer objeto material pode transformar-se em signo. O signo serve ao propósito de transmitir certos pensamentos acerca da realidade, isto é, acerca do mundo exterior ou acerca de experiências interiores.	Os símbolos são objetos materiais que representam noções abstratas.
Ferdinand de Saussure (perspectiva linguística estrutural)	O signo linguístico é um signo que une uma imagem acústica (significante) a um conceito (significado) por meio de um laço arbitrário.	O símbolo nunca é completamente arbitrário. Há um rudimento de vínculo natural entre significante e significado.
Ernst Cassirer (perspectiva hermenêutica)	Os signos são próprios dos processos semióticos animais. Eles equivalem aos sinais.	Os símbolos pertencem ao mundo humano do *sentido*. O homem deve ser concebido como um animal simbólico.
Ludwig Wittgenstein (perspectiva filosófica própria)	O signo é aquilo que é sensivelmente perceptível no símbolo.	Para reconhecer o símbolo no signo é necessário considerar seu uso significativo.
Hans-Georg Gadamer (perspectiva hermenêutica)	A essência do signo é referir-se ou apontar para algo.	A essência do símbolo é substituir ou estar no lugar de outra coisa.
Umberto Eco (perspectiva semiótica)	O signo é tudo que, na base de uma convenção previamente aceita, pode ser entendido como "algo que está no lugar de outra coisa".	Aceita a classificação de Pierce dos signos em ícones, índices e símbolos.

Fonte: Adaptado de Isaac Epstein.[40]

Segundo Edward Sapir,[44] há dois tipos principais de simbolismo: um tipo é o simbolismo referencial, representado por sistemas como a escrita, o discurso oral, o código telegráfico ou as bandeiras dos países. São dispositivos econômicos com a finalidade de referência. O outro tipo é o simbolismo de condensação, no qual há uma forma de comportamento ou objeto altamente condensado que substitui a expressão direta; através do mecanismo de condensação, uma quantidade grande de informação, em geral com forte conteúdo emocional, é aglutinada em apenas um objeto ou comportamento simbólico.

Em uma perspectiva antropológica, a vida social é peculiarmente sujeita à influência dos símbolos, em especial em áreas carregadas de elementos emocionais e conflitivos, como a religião e a política. Para Victor Turner,[45] os símbolos são importantes para os períodos e as situações da vida pessoal e social marcados pela transição, a chamada liminalidade. Os eventos e os períodos relacionados à morte e ao nascimento, doenças, transformação de criança em adulto, casamento e transformações climáticas, ecológicas, econômicas ou sociais, são eventos da vida que necessitam prementemente de ritualização e simbolização (os chamados símbolos de liminaridade). Segundo Roy Wagner,[46] o símbolo e o simbolismo acabam ganhando vida própria, vivem por si mesmos, mesmo sob o aspecto de determinação do que eles significam ou podem significar. A vida global significativa da espécie humana é constituída no interior dos parâmetros de sistemas simbólicos.

O simbolismo, segundo a antropologia cultural, diz respeito à capacidade humana de refletir sobre ideias, emoções e percepções sob a forma de representações, ou seja, de poder refletir sobre si mesmo. O simbolismo constitui uma perspectiva totalizante, integradora ou classificatória do conjunto de fatos pessoais, interpessoais, culturais e sociais. Além disso, mesmo as anomalias, ambivalências e ambiguidades presentes nos sistemas de representação e classificação das distintas culturas, acabam por ser estímulos ao processo de simbolização inerente à condição humana.[47]

SÍMBOLOS E SIMBOLIZAÇÃO SOB A PERSPECTIVA EVOLUCIONISTA

Uma das perguntas mais intrigantes da evolução do homem se refere a quando, como e por que os humanos começaram a produzir símbolos e a viver dominados por eles. O surgimento do *Homo sapiens* moderno, não apenas anatomicamente semelhante ao *Homo sapiens* atual, mas também dotado de características cognitivas e sociocognitivas semelhantes aos humanos de todo o mundo e dos períodos históricos (ver Capítulos 8 e 9), tem sido situado, nas últimas décadas, entre 40 e 90 mil anos atrás (mas essa datação é bastante polêmica). Os primeiros grupos de *Homo sapiens* que chegaram à Europa e passaram a ser chamados de Cro-Magnon revelam ter tido comportamentos tipicamente humanos, ou seja, eram capazes de produzir cultura simbólica:[48] pintura rupestre, ornamentação corporal, escultura, sepultamento elaborado e simbólico, decoração detalhada de objetos, música e compreensão sutil de diversos materiais. Possuíam, possivelmente, a capacidade de simbolização complexa, uma das marcas centrais da cultura humana e da própria condição humana, tal como se compreende hoje. A seguir serão abordados alguns aspectos de tal processo originário de simbolização.

Formas de sepultamento e depósitos funerários

Nos últimos anos, verifica-se um incremento do debate sobre a relação entre formas de sepultamento, cultura e simbolização.[49] Além de ossos fossilizados e artefatos de pedras, o achado de assembleias de materiais paleoantropológicos relaciona-se, com certa frequência, a locais de sepultamento, o que certamente indica a importância dessa dimensão da vida social. Além disso, a noção de que o sepultamento e formas especiais de tratamento do morto são aspectos relevantes da vida social e simbólica das sociedades humanas modernas contribui para colocar a questão do sepultamento em um ponto de destaque da pesquisa paleoantropológica sobre o surgimento da capacidade para simbolização. A primeira evidência de um sepultamento cultural de *Homo sapiens* foi encontrada no Levante, no sítio de Qafzeh (90 a 120 mil anos atrás), onde, pelo menos, em 4 de 15 indivíduos sepultados foram encontrados elementos que indicam aspectos simbólicos.[50]

Um campo de debates bastante sensível e polêmico é o que situa a contraposição entre o *Homo sapiens* e seu parente mais próximo, o *Homo neanderthalensis*. Como para as sociedades humanas o sepultamento conota respeito pelo morto e complexos simbólicos e rituais, caso os neandertais enterrassem intencionalmente seus mortos, isso suscitaria um debate intenso sobre a humanidade dos neandertais. O que se discute é se tal sepultamento neandertal era um procedimento mais higiênico e pragmático (situando-o ainda no campo animal, etológico, utilitarista, não simbólico), para afastar do local de moradia animais incômodos (abutres, hienas e outros carniceiros), ou se esse sepultamento incluía um componente plenamente simbólico, isto é, humano, cultural. Para tanto, utilizam-se achados de bens depositados junto aos cadáveres, como ferramentas líticas e pequenos animais comestíveis, alinhamento dos corpos e, eventualmente, adornos, por ocasião do sepultamento, o que de fato tem sido encontrado em alguns sepultamentos neandertais.[51,52]

O achado de depósitos funerários com adornos corporais (colares com contas de conchas, dentes furados) e com animais comestíveis enterrados juntos seria, portanto, indício de processos simbólicos que, de modo especulativo, poderiam indicar formas de religiosidade e de simbolização da morte e do desejo de transcendência. Teriam então os neandertais, além de simbolização, formas peculiares de religiosidade?

308 capítulo 10 CULTURA, LINGUAGEM E SIMBOLIZAÇÃO

Adornos corporais: colares de conchas, dentes, ossos e pigmentos

Ornamentos corporais, como conchas e moluscos marinhos perfurados e pintados com pigmentos, enfim, artefatos simbólicos, foram reconhecidos há já bastante tempo como uma marca significativa de comportamento plenamente humano e cultura simbólica, embora sua distribuição no Paleolítico Superior europeu seja bastante desigual.[53] Também entre os neandertais foram encontrados supostos adornos corporais, mas alguns autores (sempre no sentido de questionar a "humanidade" dos neandertais) sugerem que tais achados teriam sido simples imitações do comportamento exibido por *Homo sapiens* que com eles interagiam, uma expressão de aculturação ou de "imitação sem compreensão".[54] Uma concha perfurada do pequeno invertebrado *Conus* encontrada no sepultamento de uma criança *Homo sapiens*, datada em 105 mil anos atrás, assim como pendentes de ossos encontrados em Grotte Zouhra, no Marrocos (datados em 130 a cerca de 40 mil anos), já vinham indicando a possível antiguidade de tal prática.[55]

Foi, entretanto, o achado da caverna Blombos, a 300 km a leste da Cidade do Cabo, na África do Sul, de 19 conchas de moluscos do tamanho de grãos de milho, lustrosas e aperoladas, afixadas regularmente em três fileiras horizontais, formando com muita segurança um colar de contas datadas de 73 a 75 mil anos,[56] que causou abalo na noção tradicional de que a cultura humana moderna (e do postulado início de comportamento simbólico) teria surgido entre 40 e 60 mil anos, tendo tal revolução como marco referencial a transição do Paleolítico Médio para o Superior, sobretudo na Europa ocidental.

A evidência marcante de produção de adornos pessoais, ao lado de uma peça de osso com incisões, tábuas de ocre gravadas com ponta de pedra formando desenhos geométricos, projéteis, fogareiros para cozinhar e 40 ferramentas de ossos, indicam que há mais de 70 mil anos, na África, humanos modernos produziam cultura simbólica. As conchas perfuradas formando colares têm sido encontradas em outros sítios, também na África, talvez mais antigos do que Blombos. Tais achados têm ganhado posição central no debate paleoantropológico. Além disso, há um debate sobre se o uso de pigmentos (como o ocre, geralmente para pintar o corpo de pessoas vivas ou mortas)[57] em achados pré-históricos é indicativo seguro de simbolização. Colares de contas indicam a existência não apenas de adornos corporais, mas lançam tais adornos como índices de vida social simbólica, pois apontam claramente para trocas sociais, padrões diferenciais de relações sociais e, talvez, de hierarquias.

Cabe lembrar que até a pouco considerava-se que o único ser dotado plenamente de capacidade simbólica era o *Homo sapiens*. O trabalho da equipe do professor João Zilhão,[58] revelando os achados, em dois sítios neandertais no sul da Espanha (Cueva de los Aviones e Cueva Antón, em Múrcia), de um conjunto de ossos e conchas pintadas com pigmentos como hematita, pirita, goethita, siderita e nontronita, é bastante convincente. Os autores analisaram minuciosamente o material e concluíram que: 1) o material não poderia ter chegado às cavernas por meios naturais, como deslizamentos ou comportamentos de animais (o Mediterrâneo, na época, estava de 50 a 90 metros abaixo dos sítios e, estes, de 1,5 a 7 km das margens do mar); 2) a coloração das conchas não poderia ser natural, tanto pelo tipo de pigmentos como pela disposição nas conchas (elas foram produzidas intencionalmente por alguém); e 3) a perfuração pode ter sido feita pelos neandertais ou eles a aproveitaram para fazer os colares ou pingentes.

Segundo João Zilhão e colaboradores,[58] o material encontrado é muito semelhante àquele encontrado em Blombos e no norte da África; as muito improváveis causas naturais ou aleatórias para os achados desses sítios de *sapiens* na África seriam igualmente improváveis para os achados dos neandertais, em Múrcia, Espanha. Os sítios estudados por Zilhão foram datados em aproximadamente 50 mil anos atrás, ou seja, 10 mil anos anteriores à chegada dos *sapiens* à Europa. Além disso, os conhecimentos da arqueologia egípcia, do Neolítico europeu e da América Pré-colombiana indicam que esses mesmos pigmentos identificados como utilizados pelos neandertais foram extensamente utilizados na Antiguidade com finalidades cosméticas e artísticas. A partir desses novos achados, fica cada vez mais difícil negar aos neandertais a capacidade para a cultura simbólica. Como era em detalhes tal cultura talvez nunca possamos saber.

O antropólogo Leslie A. White[39] formulou, há algumas décadas, de modo simples e direto, a noção de símbolo como elemento central da cultura humana. Para ele, só os humanos são capazes de simbolização complexa, que ele designa com o neologismo *simbologizar* (*symboling* em vez de *symbolizing* ou simbolizar); a *simbologização* é um processo que pressupõe uma abstração completa, assim como uma relação totalmente arbitrária entre o elemento simbolizado e o elemento simbolizante. Além disso, para ele, apenas os seres humanos podem produzir e viver guiados por símbolos; animais, como ratos e chimpanzés, podem utilizar sinais e códigos, mas nunca símbolos ou *simbologização*. Ainda mais, a *simbologização* que caracterizaria a singularidade da espécie humana teria surgido abruptamente. Ela, segundo White, "foi repentina, pois não há graus de simbologização, um organismo ou é capaz de simbologizar ou não é, não há estádio intermediário entre a não simbologização e a simbologização".[39] As pesquisas em torno de objetos fortemente sugestivos de simbolização complexa em sítios neandertais devem por em questão essa tese de White, aqui evocada por ser tão amplamente aceita no meio intelectual ocidental e mesmo pelo senso comum.

REFERÊNCIAS

1. Morgan LH. A sociedade antiga, ou investigações sobre as linhas do progresso humano desde a selvageria, através da barbárie, até a civilização. In: Castro C, organizador. Evolucionismo cultural: textos de Morgan, Tylor e Frazer. Rio de Janeiro: Jorge Zahar; 2005.

2. Kuper A. Cultura: a visão dos antropólogos. Bauru: EDUSC; 2002.

3. Tylor EB. La ciencia de la cultura. In: Kahn JS. El concepto de cultura: textos fundamentales. Barcelona: Anagrama; 1975. Publicado originalmente em 1871. Este capítulo foi traduzido para o espanhol a partir do livro em inglês: Primitive Culture. A tradução do texto em espanhol foi feita pelo autor Paulo Dalgalarrondo.

4. Leach E. Cultura/Culturas. In: Romano R. Enciclópédia einaudi. Lisboa: Imprensa Nacional; 1985. v. 5.

5. Matthew A. Cultures and anarchy. New York: Macmillan; 1869.

6. Sahlins M. O pessimismo sentimental e a experiência etnográfica: por que a cultura não é um objeto em via de extinção (parte I). Mana. 1997;3(1):41-73.

7. Sahlins M. O pessimismo sentimental e a experiência etnográfica: por que a cultura não é um objeto em via de extinção (parte II). Mana. 1997;3(2):103-50.

8. Young RJC. Colonial desire: hybridity in theory, culture, and race. London: Routledge; 1995.

9. Abu-Lughod L. Writing against culture. In: Fox RG, editor. Recapturing anthropology: working in the present. Santa Fe: School of American Research Press; 1991. p. 137-162.

10. Cunha MC. "Cultura" e cultura: conhecimentos tradicionais e direitos intelectuais. In: Cunha MC. Cultura com aspas. São Paulo: Cosacnaify; 2009.

11. Geertz C. A situação atual. In: Geertz C. Nova luz sobre a antropologia. Rio de Janeiro: J. Zahar; 2001.

12. Franchetto B, Leite Y. Origens da linguagem. Rio de Janeiro: Zahar; 2004.

13. Franchetto B, Leite YF. Origens da linguagem. Rio de Janeiro: J. Zahar; 2004.

14. Arens H. Sprachwissenschaft. Freiburg-München: Verlag; 1955.

15. Rousseau JJ. Ensaio sobre a origem das línguas. In: Rousseau JJ. Do contrato social. 2. ed. São Paulo: Abril Cultural; 1978.

16. Parker ST. A social-technological model for the evolution of language. Curr Anthropol. 1985;26(5):617-39.

17. Milo RG, Quiatt D. Glottogenesis and anatomically modern Homo sapiens: the evidence for and implications of a later origin of vocal language. Curr Anthropol. 1993;34(5):569-98.

18. Armstrong DF, Stokoe WC, Wilcox SE. Signs of the origin of syntax. Curr Anthropol. 1994;35(4):349-68.

19. Dunbar RIM. Grooming, gossip, and the evolution of language. Cambridge: Harvard University Press; 1996.

20. Falk D. Prelinguistic evolution in early hominis: whence motherese? Behav Brain Sci. 2004;27(4):491-503.

EVOLUÇÃO DO CÉREBRO **311**

21. Davidson I, Noble W. The archaeology of perception: traces of depiction and language. Curr Anthropol. 1989;30(2):125-55.

22. Bickerton D. Language & species. Chicago: University of Chicago Press; 1990.

23. Burling R. Primate calls, human language, and nonverbal communication. Curr Anthropol. 1993;34(1):25-53.

24. Pinker S. O instinto da linguagem: como a mente cria a linguagem. São Paulo: Martins Fontes; 2004.

25. Hauser MD, Chomsky N, Fitch WT. The faculty of language: what is it, who has it, and how did it evolve? Science. 2002;298(5598):1569-79.

26. Darwin C. The descent of man. London: Watts & CO; 1936.

27. Tomasello M. Origins of human communication. Cambridge: MIT; 2008.

28. Cartmill E, Byrne R. Orangutans modify their gestural signaling according to their audience's comprehension. Curr Biol. 2007;17(15):1345 -8.

29. Goldin-Meadow S. On inventing language. Daedalus: Journal of the Amercian Academy of Arts & Sciences. 2007:100-4.

30. Frutos R, Sanjuán J, Tolosa A. Origen y genética del lenguaje. In: Sanjuán J, Cela Conde CJ. La profecía de Darwin: del origen de la mente a la psicopatología. Barcelona: Ars Medica; 2005.

31. Fisher SE, Marcus GF. The eloquent ape: genes, brains and the evolution of language. Nat Revi Genet. 2006;7(1):9-20.

32. Hurst JA, Baraitser M, Auger EF, Graham F, Norell S. An extended family with a dominantly inherited speech disorder. Dev Med Child Neurol. 1990;32(4):352-5.

33. Fisher SE, Vargha-Khadem F, Watkin KE, Monaco AP, Pembrey ME. Localisation of a gene implicated in a severe speech and language disorder. Nat Genet. 1998;18(2):168-70.

34. Lai CS, Fisher SE, Hurst JA, Vargha-Khadem F, Monaco AP. A forkhead-domain gene is mutated in a severe speech and language disorder. Nature. 2001;413(6855):519-23.

35. Enard W, Przeworski M, Fisher SE, Lai SC, Wiebe V, Kitano T, et al. Molecular evolution of FOXP2, a gene involved in speech and language. Nature. 2002;418(6900):869-72. Epub 2002 Aug 14.

36. Shepartz LA. Language and modern human origins. Yearb Phys Anthropol. 1993;36:91-126.

37. Cassirer E. Ensaio sobre o homem: introdução a uma filosofia da cultura humana. São Paulo: Martins Fontes; 2005.

38. Langer SK. Sobre uma nova definição de símbolo. In: Langer SK. Ensaios filosóficos. São Paulo: Cultrix; 1971.

capítulo 10 CULTURA, LINGUAGEM E SIMBOLIZAÇÃO

39. White LA, Dillingham B. A base da cultura: o símbolo. In: White LA, Dilligham B. O conceito de cultura. Rio de Janeiro: Contraponto; 2009.

40. Epstein I. O signo. 3. ed. São Paulo: Ática; 1990.

41. Wittgenstein L. Investigações filosóficas. São Paulo: Nova Cultural; 2000.

42. Wittgenstein L. Investigações filosóficas. São Paulo: Abril Cultural; 1979.

43. Schaff A. Introdução à semântica. Rio de Janeiro: Civilização Brasileira; 1968.

44. Sapir E. Symbolism. In: Seligman ERA, Johnson A, editors. Encyclopaedia of the social sciences. New York: MacMillan; 1934.

45. Turner V. Myth and symbol. In: Sills DL, editor. International encyclopaedia of the social sciences. New York: MacMillan; 1968.

46. Wagner R. Symbolism in anthropology. In: Smelser NJ, Baltes PB, editors. International encyclopedia of the social & behavioral sciences. Amsterdam: Elsevier; 2001.

47. Douglas M. Purity and danger: an analysis of concepts of pollution and taboo. London: Routledge; 1966.

48. Tattersall I. The monkey in the mirror: essays on the science of what make us human. Oxford: Oxford University Press; 2002.

49. Werté AC, Lambert GN. Aux origins de la spiritualité: la notion de transcendance au paléolithique. L'Anthropologie. 2005;109(4):723-41.

50. Bar-Yosef O, Vandermeersch B, Arensburg B, Goldberg P, Laville H, Meignen L, et al. New data on the origin of modern man in the levant. Curr Anthropol. 1986;27(1):63-64.

51. Chase PG, Dibble HL. Middle Paleolithic symbolism: a review of current evidence and interpretation. J Anthropol Archaeol. 1987;6(3):263-96.

52. Lewin R. Evolução humana. São Paulo: Atheneu; 1999

53. White R. Beyond art: toward an understanding of the origins of material representations in Europe. Ann Rev Anthropol. 1992;21:537-64.

54. Mellars PA. The fate of the Neanderthals. Nature. 1998;395(6702):539-40.

55. Debenath A. L'Atérien du nord de l'Afrique du Sahara. Sahara. 1994;6:21-30.

56. Henshilwood CS, d'Errico F, Yates R, Jacobs Z, Tribolo C, Duller GA, et al. Emergence of modern human behavior: Middle Stone Age engravings from South Africa. Science. 2002;295(5558):1278-80. Epub 2002 Jan 10.

57. Chase PG, Dubbke HL. Scientific archaeology and the origins of symbolism: a reply to Bednarik. Cam Archaeol J. 1992;2(1):43-51.

58. Zilhão J, Angelucci DE, Badal-Garcia E, D'Errico F, Daniel F, Dayet L, et al. Symbolic use of marine shells and mineral pigments by Iberian Neanderthals. Proc Natl Acad Sci U S A. 2010;107(3):1023-8. Epub 2010 Jan 11.

PARTE III

CÉREBRO E COMPORTAMENTO

11

LATERALIZAÇÃO DOS HEMISFÉRIOS, GÊNERO DO CÉREBRO E PLASTICIDADE NEURONAL

A humanidade é globalmente dividida em destros ($\pm$ 90%) e canhotos ($\pm$ 10%), mas há certa variabilidade regional e cultural para tais taxas.[1] Desde o clássico estudo do antropólogo Robert Hertz (1881-1915),[2] que, de modo brilhante, mostrou as relações entre mão direita e hierarquia simbólica em distintas culturas, cientistas sociais, psicólogos e neurocientistas têm debatido o quanto da lateralidade dos povos é resultado de normas sociais ou de bases neurobiológicas.[1,3] Aceita-se atualmente que a lateralização tenha uma considerável base genética e neurobiológica, mas o ambiente e a experiência modulam tal base.[4] Há pesquisas sobre o grau de lateralização em homens pré-históricos, em estudos feitos a partir de suas pinturas e ferramentas de pedra.* No Antigo Egito, a partir das produções artísticas que restaram, especula-se que 5 a 8% dos artistas eram canhotos.[6] Em culturas mais tradicionais, como China e Índia e em vários povos africanos, ao que parece, a frequência de canhotos é menor ainda (por volta de 5%), sendo mais enfatizado que a mão esquerda é a "suja" e a "errada". Esquimós, entretanto, parecem ter uma frequência de canhotos um pouco maior (11,3%).[3]

A assimetria de um hemisfério cerebral em relação ao outro foi descrita inicialmente por Gustave Dax, em 1863, e tem ocupado, desde então, lugar de destaque nas neurociências.[7] A partir de autores clássicos, como o neurologista

---

* Recentemente, Nomini[5] revisou a literatura científica e concluiu que o uso preferencial da mão direita ocorreu no *Homo neanderthalensis* e também possivelmente no *H. erectus* e *H. ergaster*.

Paul Broca (1824-1880) e o neuropsiquiatra Karl Wernicke (1848-1905), no século XIX, estão sendo estudadas diferenças fundamentais, anatômicas e, principalmente, funcionais entre os hemisférios direito e esquerdo. Ao longo dos últimos 150 anos, as neurociências foram elaborando a noção de que haveria uma "hierarquia" de um hemisfério sobre o outro. O hemisfério esquerdo exerceria uma espécie de dominação sobre o direito. Essa noção de dominância foi, no século XX, substituída pela ideia de que cada um dos hemisférios é mais especializado em uma ou outra função ou área cognitiva, sendo a noção de dominação mais ideológica do que propriamente científica. Assim, de modo geral, o hemisfério esquerdo foi sendo identificado com as habilidades verbais e linguísticas e o direito, com as capacidades visuoespaciais e prosódicas.[8]

HEMISFÉRIO DIREITO

Tem sido evidenciado que, para a espécie humana, na grande maioria dos adultos, o hemisfério direito relaciona-se a fenômenos mentais de processamento, análise e organização de informações não verbais. Esse hemisfério é responsável por processos que viabilizam a análise e a decodificação de padrões visuais complexos (como, por exemplo, reconhecer faces). É no hemisfério direito, particularmente nas regiões temporais e occipitais, que o aprendizado de rotas geográficas implicadas na navegação (sejam terrestres, aéreas ou marítimas) é processado. Além de mapas de navegação, esse hemisfério parece estar muito intimamente implicado em fenômenos associados à percepção que temos de nosso próprio corpo no espaço, dos membros em relação ao corpo e das interações de nosso "espaço" corporal com o de outros seres.[8]

O hemisfério direito também está relacionado ao processamento de sinais auditivos ainda não codificados por um sistema linguístico (como a percepção da música em pessoas sem experiência com a escrita musical). Além disso, sugere-se que o lado direito do cérebro também se especializou em funções neuronais relacionadas à percepção de "estados emocionais", como medo e raiva, padrões estes associados a sensações corporais atreladas a emoções específicas.

HEMISFÉRIO ESQUERDO

Já a partir da segunda metade do século XIX, os neurocientistas se convenceram de que o hemisfério esquerdo, na grande maioria dos humanos, estava mais intimamente implicado em habilidades e funções linguísticas do que o direito. Atualmente se sabe que a linguagem (sobretudo para os aspectos semânticos e sintáticos) é predominantemente processada no hemisfério esquerdo em 98 a 99% dos indivíduos destros e em 65 a 70% dos canhotos. Em 20% dos canhotos, a especialização hemisférica para a linguagem é no hemisfério direito, e em 15% deles o processamento da linguagem é bilateral.[9]

EVOLUÇÃO DO CÉREBRO **317**

Não só as informações e os conteúdos linguísticos aprendidos pelas vias auditivas (a fala de outra pessoa), mas também aquelas que nos chegam pelas vias visuais (leitura de um texto), são "percebidas" e "analisadas" principalmente pelo lado esquerdo do cérebro. Além disso, a recepção da linguagem e a sua produção e expressão são coordenadas pelo hemisfério esquerdo. Assim, na fala expressiva e na escrita, é o hemisfério esquerdo o principal lado envolvido. Mais que isso, há claros indícios de que formas de linguagem não verbal, ou seja, padrões comunicativos que utilizam signos arbitrários, como os sinais visuogestuais e a linguagem escrita musical, são também predominantemente processadas no hemisfério esquerdo. Alguns aspectos dessas especializações são resumidos no Quadro 11.1.

Quadro 11.1
ESPECIALIZAÇÕES FUNCIONAIS DOS DOIS HEMISFÉRIOS CEREBRAIS NO HOMEM

Hemisfério direito	**Hemisfério esquerdo**
Visuoespacial	Operações com códigos
Não verbal	Verbal
Habilidades musicais "diretas", "espontâneas"	Habilidades musicais "codificadas"
Prosódia ("música da fala") e entonação	Aspectos semânticos (significados dos signos/palavras) e gramaticais-sintáticos (relações lógicas e de sentido entre signos/palavras)
Atividades em paralelo, que abrangem o "todo" da situação	Atividade serial, processando elemento por elemento, em sequência temporal ordenada
Envolvido em atividades imaginativas	Envolvido em atividades analíticas
Percepção e consciência corporal, concreta	Percepção e consciência abstrata, simbólica
Apreende e elabora a arte como experiência imediata, não descritível e codificável	Apreende e elabora a arte mais em termos conceituais e abstratos, utilizando signos e símbolos que mediatizam a experiência
Predominam os processos criativos e intuitivos	Predominam os processos lógicos e racionais

ESPECIALIZAÇÃO HEMISFÉRICA NO REINO ANIMAL

Pesquisas recentes em neurociência têm desmontado um mito até há pouco arraigado: o de que o cérebro humano é o único lateralizado, no qual os dois hemisférios têm estrutura anatômica e funcionamento distintos, basicamente assimétricos.[4] Apesar de bem menos pronunciada do que no caso dos humanos, a predominância da mão direita sobre a esquerda tem sido demonstrada em colônias de chimpanzés que vivem em cativeiro, mas também em animais em seu *habitat* natural.[10] Mais do que isso, a preferência por um membro de um dos lados, no nível populacional, parece ser encontrada também entre os vertebrados, de ratos e pássaros até anfíbios. Estima-se que, nas populações das diferentes espécies de vertebrados, a preferência para um dos hemisférios para a especialização de funções básicas, como controle de membros, orientação espacial, vocalizações, entre outras, situa-se entre 60 e 90% da população, dependendo da espécie.[4] A lateralização de funções e a assimetria estrutural e funcional do cérebro no nível de populações são vistas por Giorgio Vallortigara e Lesley Rogers[11] como uma estratégia evolutiva estável que aumenta a capacidade cognitiva e incrementa a eficiência dos cérebros.

Alguns autores[4,12] sugerem haver uma especialização do hemisfério esquerdo para controle global do corpo em muitos grupos de vertebrados, sobretudo no que se refere ao comportamento de aproximação (*approach behavior*). Possivelmente, a especialização desse hemisfério em aves e mamíferos no que se refere a funções vocais comunicativas e de linguagem seja um desenvolvimento de tal especialização mais básica (como o controle global do corpo e os comportamentos de aproximação).

O desenvolvimento ontogenético da especialização hemisférica parece estar tanto sob o controle genético como sob a influência da experiência. No início da vida de cada organismo individual, a influência da ação hormonal, assim como da experiência do jovem animal, parece interagir para a determinação da especialização de um dos hemisférios nessa ou naquela função. O cérebro das aves, de modo geral, é um bom modelo para o estudo da assimetria hemisférica em vertebrados, já que as aves não possuem o corpo caloso, ou seja, as fibras que cruzam os dois hemisférios, colocando-os em comunicação intensa e permanente. Além disso, as fibras de seus nervos ópticos cruzam completamente, indo os estímulos do campo visual direito para o cérebro esquerdo, e vice-versa. Nas aves já se observa a assimetria fundamental constatada no cérebro humano, a especialização do hemisfério direito para a orientação espacial e para o controle atencional. O hipocampo direito das aves, por exemplo, parece também estar mais intimamente relacionado ao aprendizado de rotas de navegação.

O CÉREBRO DIVIDIDO SEGUNDO AS PORÇÕES POSTERIORES ("RECEPÇÃO" DO MUNDO) E ANTERIORES ("AÇÃO" SOBRE O MUNDO)

Outra forma de compreender o cérebro, distinta da que o separa em cérebro direito e esquerdo, é aquela que enfoca as duas porções longitudinalmente: posterior e anterior (Quadro 11.2). De modo geral, as áreas posteriores do cérebro são relacionadas à sensação e à percepção de estímulos visuais, auditivos, táteis e proprioceptivos, ou seja, articulam-se com a "recepção" do mundo externo de todas as informações. Os centros corticais primários da visão (lobo occipital), da audição (lobo temporal), do tato e da percepção somatossensorial (lobo parietal) estão, dessa forma, localizados nas regiões posteriores do cérebro. Assim, esse mundo externo pode ser dividido em dois grandes subsistemas: o mundo externo, que está fora do corpo e do cérebro (visão, audição, olfato) e o mundo externo que, embora esteja fora do cérebro, está sob o corpo ou dentro dele (tato e percepção somatossensorial).[8]

Já as regiões frontais, no polo anterior do cérebro, compõem os sistemas relacionados à ação sobre o mundo, os chamados sistemas efetores ou de execução de comportamentos. O córtex motor primário está no lobo frontal, após o sulco central ou rolândico. A área da fala expressiva ou área motora da fala, com a qual produzimos linguagem, denominada área de Broca, localiza-se no opérculo frontal esquerdo, sendo a sua área contralateral, também no lobo frontal, responsável pela prosódia, pela musicalidade da fala e pelas entonações, que contribuem para a capacidade comunicativa da fala.[8]

Quadro 11.2
ESPECIALIZAÇÕES CEREBRAIS EM RELAÇÃO AOS POLOS ANTERIOR E POSTERIOR

Polo anterior	Polo posterior
Lobo frontal	Lobos parietal, temporal e occipital
Ação sobre o mundo	*Recepção* do mundo
Áreas corticais primárias: córtex motor	Áreas corticais primárias: córtex visual, auditivo, somatossensorial
Áreas corticais associativas: Córtex pré-frontal: abstração, planejamento e análise das ações, monitoração de resultados, julgamentos, criação de estratégias para problemas novos e tomada de decisão	Áreas corticais associativas: Córtex associativo parietoccipitotemporal: integração das percepções visuais, auditivas, táteis e corporais em esquemas supramodais

Uma das áreas cerebrais mais desenvolvidas no *Homo sapiens*, talvez responsável por algumas das características cognitivas e culturais que distinguem o ser humano dos outros animais, inclusive dos macacos antropoides, é a região pré-frontal. Tal área, localizada à frente tanto da área motora primária como da secundária, se especializa totalmente em funções cognitivas complexas, como o planejamento e a análise das ações, a monitoração de resultados, os julgamentos, a criação de estratégias para problemas novos e as tomadas de decisão. São as chamadas funções executivas frontais. As áreas pré-frontais foram submetidas a grande desenvolvimento ao longo dos últimos 7 milhões de anos, desde que o Toumai começou a vagar pelos pântanos do Chade, na África, passando pelos australopitecinos, pelo *Homo habilis*, o *ergaster*, o *erectus*, até o *Homo sapiens* que hoje superpovoa o planeta.[8]

O GÊNERO DO CÉREBRO: CÉREBROS "FEMININOS" E "MASCULINOS"

Os cérebros dos representantes femininos e masculinos do *Homo sapiens* são diferentes em termos anatômicos e funcionais. Isso é observado nos outros primatas, que também mostram um dimorfismo sexual para o desenvolvimento e a estrutura cerebrais, sobretudo para o córtex frontal.[13] Há, atualmente, considerável volume de pesquisa para identificar se, no *Homo sapiens*, tais diferenças se relacionam a padrões cognitivos e psicológicos (emocionais, volitivos, de estilo cognitivo) também distintos.

Apresentando uma massa corporal global significativamente maior do que a das mulheres, os homens tendem a ter cérebros 8 a 10% maiores do que elas.[14] Meninas, entretanto, apresentam desenvolvimento cerebral mais precoce do que meninos. Tendo-se em conta toda a carga sexista que tais debates suscitam (e buscando aqui eliminá-la), os neurocientistas ainda não sabem de forma concreta e precisa o que tais diferenças de fato significam.

Curiosamente, do ponto de vista embrionário e ontogenético, todos os cérebros iniciam suas carreiras como "cérebros femininos". O cérebro dos fetos masculinos sofre uma *mudança de rumo*, tornando-se "masculinizados". Tal "masculinização" não ocorre simplesmente pela determinação genética associada ao cromossomo Y, ela depende da ação de hormônios. O fator que "masculiniza" o cérebro, que, seguindo o curso natural, seria feminino, é uma onda de produção de testosterona produzida fora do cérebro, nos testículos do feto, entre 8 e 20 semanas de gravidez.[15] De fato, os cérebros desde cedo respondem a diferentes estímulos dos hormônios sexuais produzidos fora deles, pois há um grande número de receptores tanto para testosterona como para estrógenos, espalhados pelo tecido cerebral.

As crianças humanas, femininas e masculinas, já apresentam várias diferenças cerebrais, neuropsicológicas e de comportamento nas duas primeiras décadas de vida. Segundo Jay Giedd e colaboradores,[16] as meninas têm um desenvolvimento do córtex cerebral mais precoce; a substância cinzenta frontal e parietal alcança seu pico um ano antes do que nos meninos, possivelmente relacionado à eclosão mais precoce da puberdade nas meninas.

De fato, os dois sexos diferem quanto à velocidade de maturação neuronal e das funções cognitivas nos dois hemisférios cerebrais. Um estudo do grupo de Jay Giedd[13] acompanhou 387 crianças e adolescentes (3 a 27 anos de idade, 829 *scans* de ressonância magnética) por um período de 24 anos. Eles enfatizaram, em avaliações de diferenças de gênero, a importância de identificar trajetórias de desenvolvimento cerebral, em vez de comparações globais de grupos etários. Encontraram uma acentuada diferença nas trajetórias de desenvolvimento cerebral de meninos e meninas; o pico do volume cerebral em meninas foi alcançado aos 10,5 anos e, em meninos, aos 14,5. Neles, o crescimento da substância branca foi mais acelerado durante a adolescência e, nelas, a substância cinzenta chegou ao pico 1 a 2 anos mais cedo.

Para reconhecer um rosto, meninos e meninas parecem usar partes diferentes do cérebro; as meninas ativam mais o lado esquerdo, e os meninos o direito.[17] Meninos com 6 anos já demonstram uma especialização hemisférica, enquanto meninas parecem utilizar menos a ênfase no hemisfério direito para funções visuoespaciais. Assim, as meninas parecem reter uma maior plasticidade em relação aos dois hemisférios. Quando uma criança pequena sofre uma lesão no hemisfério esquerdo (quase sempre o hemisfério mais intimamente relacionada à linguagem), pode voltar a falar e utilizar a linguagem com o hemisfério direito. Estudos têm evidenciado que as meninas são mais aptas a utilizar esse hemisfério de forma substituta ao esquerdo, em comparação com meninos. Elas têm também uma menor frequência de transtornos do desenvolvimento associados ao hemisfério esquerdo. Elas apresentam menos transtornos da leitura, da linguagem expressiva e de tartamudez. Por fim, o cérebro das mulheres adultas parece ser menos assimétrico em relação à assimetria anatômica e funcional dos hemisférios em comparação com o dos homens adultos.

Estruturas importantes tanto na memória quanto nas emoções, como o hipocampo e a amígdala, também revelam claro dimorfismo sexual; o hipocampo parece crescer mais precocemente nas meninas e a amígdala nos meninos. Esta parece ter uma concentração maior de receptores para testosterona, e o hipocampo para estrógenos.

Raquel e Ruben Gur, pesquisadores em psiquiatria e neuropsicologia, identificaram que mulheres têm, proporcionalmente, mais córtex, e homens, mais área branca subcortical.[18] No mesmo sentido, os estudos da pesquisadora Sandra Witelson[19,20] indicaram diferenças entre homens e mulheres em relação ao tamanho da fissura sylviana, em áreas parietotemporais relacionadas à assimetria cerebral e no corpo caloso.

Um dos campos nos quais as diferenças foram mais estudadas diz respeito a estilos cognitivos.[13,21] De modo geral, as mulheres têm melhor desempenho em testes neuropsicológicos que avaliam a linguagem (fluência verbal, memorização de palavras, testes de encontrar palavras que começam por determinada letra, etc.), velocidade perceptiva (como o tempo necessário para reconhecer uma face) e em cálculos aritméticos. Já os homens têm melhor desempenho em tarefas que implicam melhor análise e exploração das relações visuoespaciais (testes de percepção espacial, como imaginar a rotação de um objeto) e habilidades motoras dirigidas a alvos. Os padrões de lateralização também são diferentes nos dois gêneros: submetidos a testes verbais e de habilidades visuoespaciais, os homens, quando solicitados nas tarefas visuoespaciais, ativam predominantemente as áreas corticais parietais à direita, e as mulheres revelam padrão de menor lateralização, usando os dois hemisférios de forma menos diferenciada (ou mais equilibrada).[21]

A explicação evolucionista mais frequente relaciona essas diferenças a pressões seletivas no longo período de sociedades de caçadores-coletores pelo qual passou a humanidade; mulheres coletavam alimentos perto da habitação, organizavam o ambiente doméstico e, sobretudo, cuidavam das crianças e lhes ensinavam a falar, ou seja, pressões para o incremento da atividade linguística. Já os homens eram responsáveis pela caça e pela defesa do grupo contra predadores e inimigos, o que pressionava pela seleção de habilidades visuomotoras e dirigidas a alvos.

Em relação a comportamentos agressivos, as diferenças entre homens e mulheres, ao longo da infância, da adolescência e da juventude, é marcante e amplamente estudada.[22] Em várias metanálises, crianças e adultos do sexo masculino apresentam de forma acentuada mais comportamentos agressivos físicos e mais agressão verbal. Crianças e adultos do sexo feminino apresentam uma única dimensão mais agressiva, a chamada "agressão indireta", que se manifesta em comportamentos agressivos indiretos e velados em grupos sociais. As causas para essa marcada diferença em termos de comportamentos agressivos entre os gêneros são disputadas. Ainda que muitos autores insistam em teses relacionadas a papéis sociais e aprendizagem social, há amplas evidências (idade muito precoce em que tais diferenças surgem, ou seja, 1,5 a 2 anos de idade, diminuição das diferenças com o passar do tempo, consistência transcultural, etc.) de que fatores biológicos relacionados a processos evolutivos (sobretudo a chamada seleção sexual) sejam os mais relevantes para tais diferenças.

Por fim, é de se notar que, em quase todas as nações e culturas, as meninas tendem a ter melhores desempenhos escolares do que os meninos, sobretudo na fase infantil. As meninas sobressaem principalmente em disciplinas que envolvem a linguagem: gramática e literatura, história, conhecimentos gerais. Parece que as poucas áreas que os meninos têm melhores desempenhos são em habilidades motoras (quase sempre melhores nos esportes e em atividades motoras visuoespaciais) e, em alguns países e culturas, em matemática. Resta a questão, muito mais difícil, pois envolve fatores históricos e sociológicos complexos, de por que, na maioria das sociedades, os homens ocupam os postos de maior poder e prestígio e as mulheres postos e *status* mais submissos e de menor valor social.

Em resumo, os meninos têm muito mais problemas cognitivos, de desenvolvimento, agressividade e transtornos mentais durante a infância, mas as mulheres passam a ter mais problemas mentais e comportamentais na idade adulta (sobretudo transtornos do humor) (Quadro 11.3). Os homens, mais envolvidos com álcool, substâncias psicoativas e atos violentos, estão super-representados nas prisões, e as mulheres, com mais quadros de ansiedade, depressão e reações emocionais de adaptação, nas clínicas psiquiátricas e de psicoterapia.

Quadro 11.3
DIFERENÇAS BIOLÓGICAS, CEREBRAIS, COMPORTAMENTAIS E DE TRANSTORNOS MENTAIS ENTRE MULHERES/MENINAS E HOMENS/MENINOS

Mulheres/meninas	Homens/meninos
Menos abortos/partos prematuros de fetos	Mais abortos/partos prematuros de fetos masculinos
Menos doenças infecciosas na infância	Mais doenças infecciosas na infância
Menor mortalidade na infância	Maior mortalidade na infância
Desenvolvimento da linguagem mais precoce	Desenvolvimento da linguagem mais lento

Frequência diferencial de transtornos mentais

Retardo mental: mais frequente em meninos (1,5/1). Também mais frequente em meninos: epilepsia e paralisia cerebral

Autismo: 4 a 5 vezes mais frequente em meninos

Transtornos da leitura: 60 a 80% dos transtornos são encontrados em meninos

Tartamudez (gagueira): mais frequente em meninos (3/1)

Transtorno do déficit de atenção/hiperatividade (TDAH): 2,1 até 9,1/1 (depende do subtipo)

Transtorno da conduta (agressividade, transgressão, crueldade): muito mais frequente em meninos

Tiques graves e complexos (transtorno de Tourette): 3 a 5 vezes mais frequente em meninos

Transtornos de ansiedade: três vezes mais frequente em mulheres, sobretudo adultas

Transtornos depressivos: duas vezes mais frequente em mulheres, sobretudo adultas

Transtornos de personalidade antissocial: mais frequente em homens adultos

Dependência e abuso de álcool ou substâncias psicoativas: mais frequente em homens adolescentes e adultos

Fonte: Wells,[23] American Psychiatric Association,[24] Cucchiaro e Dalgalarrondo[25] e Gualtieri e Hicks.[26]

Uma hipótese plausível (mas não comprovada o suficiente) sustenta que as meninas seriam biologicamente mais "resistentes" ou mais "viáveis" do que os meninos, posto que a sobrevivência do grupo humano depende mais de indivíduos femininos do que de masculinos. Dito de outra forma, um grupo de humanos ou de homíníneos, nos períodos iniciais da humanidade, períodos dificílimos de sobrevivência por meio da caça e da coleta de frutas e raízes, com poucas mulheres e muitos homens, poderia facilmente desaparecer, mas um grupo com muitos elementos femininos e poucos masculinos seria mais viável (pois a reprodução tem seu fator limitante, seu gargalo, no número de mulheres, e não de homens).

Outra hipótese aventa a possibilidade do feto masculino ser mais "estranho" imunologicamente à mãe do que o feto feminino,[26] o que explicaria o número aumentado de abortos espontâneos de fetos masculinos e condições supostamente relacionadas a afecções precoces do sistema nervoso do feto (retardo mental, autismo, etc.). Mas, se meninas são, de modo geral, mais inteligentes e biologicamente mais bem adaptadas do que meninos, por que as mulheres detêm, de modo geral, posições e *status* social inferior aos homens na maioria das sociedades humanas? Isso se explicaria por fatores históricos e culturais associados à dominação e à opressão masculina (pela força física, por tradições culturais arraigadas ou por outros fatores desconhecidos).

As pesquisas neurobiológicas e neuropsicológicas recentes, em paralelo com o intenso debate desencadeado pelo movimento feminista, apenas têm jogado mais lenha (e gasolina) ao antigo fogo de embates e controvérsias sobre o que tem mais peso e influência, as diferenças naturais, genéticas, biológicas, ou as diferenças sociais, históricas, políticas e culturais, para o papel, os padrões de comportamento, o poder e o prestígio de homens e mulheres nas sociedades humanas.

PLASTICIDADE NEURONAL: O CÉREBRO SE TRANSFORMA COM A EXPERIÊNCIA

Desde há algumas décadas, o velho dogma de que o cérebro, uma vez formado, torna-se uma estrutura fixa, pouco passível de modificações, que, quando lesado, não se regenera, vem sendo substituído pela constatação que o sistema nervoso, de fato, exibe uma importante característica, a neuroplasticidade.[27] Hoje está bem estabelecida a capacidade do tecido neuronal se transformar e adaptar-se às exigências ambientais ou internas do organismo, não só na fase embrionária e no início da vida, mas ao longo de todo o ciclo vital.[28] A experiência é o elemento mais importante que estimula ou restringe a plasticidade neuronal.

A plasticidade neuronal verifica-se através do nascimento de novos neurônios (neurogênese), do aumento ou da redução no tamanho dos dendritos e das espinhas dendríticas, na formação ou eliminação de sinapses, no aumento da atividade glial e de alterações na atividade metabólica e comportamental.[27] Pequenas proteínas atuantes no cérebro, as neurotrofinas (NTs), identificadas inicialmente como fatores reguladores da sobrevivência e da diferenciação neuronal, são consideradas importantes para a plasticidade neuronal perante a experiência. São algumas delas: fator neurotrófico derivado do cérebro (BDNF), fator de crescimento neuronal (NGF), assim como os outros fatores – VEGF, IGF1, FGF, CNTF, HB-EGF.

A neuroplasticidade que ocorre na formação do sistema nervoso e no período de crescimento do organismo é chamada plasticidade ontogenética. Ela implica neurogênese e fenômenos nos axônios, nos dendritos e nas sinapses. Já em organismos adultos, a neuroplasticidade é um fenômeno predominantemente sináptico, incluindo formação de novas sinapses, sensibilização, habituação e mecanismos de potenciação de longa duração e depressão de longa duração.[27]

Vinculados à experiência, o aprendizado e a memória estão relacionados a modificações sinápticas. O fortalecimento de vias sinápticas, a criação de novas sinapses e o recrutamento de neurônios adjacentes, formando novas conexões, relacionam-se, assim, à plasticidade neuronal derivada da experiência.[28] Um exemplo disso são as modificações neuronais verificadas no cérebro de músicos profissionais,[29] como violinistas profissionais, cuja representação neuronal de suas polpas digitais no córtex tornam-se, após longos anos de aprendizado com o instrumento musical, muito mais extensas e complexas do que em pessoas sem essa experiência.

EXPERIÊNCIAS NEGATIVAS, TRANSTORNOS MENTAIS E NEUROPLASTICIDADE

O estresse prolongado, assim como, possivelmente, as experiências de depressão e ansiedade graves e duradouras, exercem um importante efeito negativo sobre a plasticidade neuronal.[30] A liberação de adrenalina e de glicocorticoides endógenos (como o cortisol) pode causar dano neuronal, principalmente no córtex pré-frontal e no hipocampo (regiões intimamente relacionadas com o aprendizado e a memória).

Episódios repetidos, graves e longos de depressão[31] foram associados à redução do volume do hipocampo e do córtex. Além da depressão e de outros transtornos do humor, postula-se uma plasticidade mal-adaptativa relacionada à origem de condições como esquizofrenia, transtorno de estresse pós-traumático e dependências químicas.[31,32]

Entretanto, o exercício físico faz liberar substâncias que estimulam a funcionalidade dos neurônios, como o BDNF.[33] A partir de pesquisas com animais e humanos, separação precoce da mãe, maus-tratos, abuso e negligência durante os primeiros anos de vida[30] são fatores que podem, através de plasticidade mal-adaptativa, gerar padrões neuronais disfuncionais associados a uma maior vulnerabilidade a transtornos mentais.

Tem sido demonstrado, nos últimos anos, que o nascimento de novos neurônios em mamíferos ocorre no hipocampo até o final da vida, e eles são importantes para a manutenção da memória, do aprendizado e da inteligência, inclusive na velhice.[34] Assim, o enfoque atual em psiquiatria é de impedir ao máximo que episódios graves e duradouros de transtornos mentais ocorram e se mantenham, através, sobretudo, de intervenções terapêuticas precoces e bem planejadas. Também se enfatizam práticas e ações que promovam a neuroplasticidade positiva, como exercício físico regular, redução do estresse e atividades cognitivas criativas para a reabilitação.

REFERÊNCIAS

1. Faurie C, Schiefenhövel W, Bomin S, Billiard S, Raymond M. Variation in the frequency of left-handedness in traditional societies. Curr Anthropol. 2005;46(1):142-7

2. Hutz R. La prééminence de la main droite: étude sur la polaritè religieuse. Rev Philos. 1909;68:553-75.

3. Dawson JL. An anthropological perspective on the evolution and lateralization of the brain. Ann N Y Acad Sci. 1977;299:424-47.

4. Vallortigara G. Cerebral lateralization: a common theme in the organization of the vertebrate brain. Cortex. 2006;42(1):5-7.

5. Uomini NT. The prehistory of handedness: archaeological data and comparative ethology. J Hum Evol. 2009 Oct;57(4):411-9. Epub 2009 Sep 15.

6. Dennis W. Early graphic evidence of dextrality in man. Percept Mot Skills. 1958;8:147-9.

7. Finger S, Roe D. Gustave Dax and the early history of cerebral dominance. Arch Neurol. 1996;53(8):806-13.

8. Tranel D. Neuroanatomia functional: correlatos neuropsicológicos de lesões corticais e subcorticais. In: Yudofsky SC, Hales RE. Neuropsiquiatria e neurociências na prática clínica. 4. ed. Artmed: Porto Alegre, 2006.

9. Madalozzo D, Tognola WA. Afasias: correlações clínico-topográficas. Rev Bras Neurol. 2006;42(2):5-13.

10. Hopkins WD, Wesley MJ, Izard MK, Hook M. Chimpanzees (Pan troglodytes) are predominatly right-handed: replication in three populations of apes. Behav Neurosci. 2004;118(3):659-63.

11. Vallortigara G, Rogers LJ. Survival with an asymmetrical brain: advantages and disadvantages of cerebral lateralization. Behav Brain Sci. 2005;28(4):575-89; discussion 589-633.

12. MacNeilage PF, Studdert-Kennedy MG, Bjorn L. Primate handedness reconsidered. Behav Brain Sci. 1987;10(2):247-303.

13. Kandel ER, Schwartz JH, Jessel TM. Sex and the brain. In: Kandel ER, Schwartz JH, Jessel TM, editors. Essentials of neural science and behavior. Norwalk: Appleton & Lange; 1995.

14. Lenroot RK, Gogtay N, Greenstein DK, Wells EM, Wallace GL, Clasen LS, et al. Sexual dimorphism of brain developmental trajectories during childhood and adolescence. Neuroimage. 2007;36(4):1065-73. Epub 2007 Apr 6.

15. Rose S. O cérebro no século XXI. São Paulo: Globo; 2006.

16. Giedd JN, Blumenthal J, Jeffries NO, Castellanos FX, Liu H, Zijdenbos A, et al. Brain development during childhood and adolescence: a longitudinal MRI study. Nat Neurosci. 1999;2(10):861-3.

17. Everhart DE, Shucard JL, Quatrin T, Shucard DW. Sex-related differences in event-related potentials, face recognition, and facial affect processing in prepubertal children. Neuropsychology. 2001;15(3):329-41.

18. Gur RC, Turetsky BI, Matsui M, Yan M, Bilker W, Hughett P, et al. Sex differences in brain gray and white matter in healthy young adults: correlations with cognitive performance. J Neurosci. 1999;19(10):4065-72.

19. Witelson SF. Hand and sex differences in the isthmus and genu of the human corpus callosum: a postmortem morphological study. Brain. 1989;112(Pt 3):799-835.

20. Witelson SF. Structural correlates of cognition in the human brain. In: Scheibel AB, Wechsler AF, editors. Neurobiology of higher cognitive function. New York: Guildford Press; 1990. p. 167-83.

21. Kimura D. Sex and cognition. Cambridge: MIT; 1999.

22. Archer J. Does sexual selection explain human sex differences in aggression? Behav Brain Sci. 2009;32(3-4):249-66; discussion 266-311. Epub 2009 Aug 20.

23. Wells JC. Natural selection and sex differences in morbidity and mortality in early life. J Theor Biol. 2000;202(1):65-76.

24. American Psychiatric Association. Manual diagnóstico e estatístico de transtornos mentais: DSM-IV-TR. 4. ed. Porto Alegre:Artmed; 2002.

25. Cucchiaro G, Dalgalarrondo P. Mental health and quality of life in pre- and early adolescents: a school-based study in two contrasting urban areas. Rev Bras Psiquiatr. 2007;29(3):213-21.

26. Gualtieri T, Hicks AE. An immuno reactive theory of selective male affliction. Behav Brain Sci. 1985;8:427-41.

27. Lent R. Neuroplasticidade. In: Lent R, coordenador. Neurociência da mente e do comportamento. Rio de Janeiro: Guanabara Koogan; 2008.

28. Lledo PM, Alonso M, Grubb MS. Adult neurogenesis and functional plasticity in neuronal circuits. Nat Rev Neurosci. 2006;7(3):179-93.

29. Gaser C, Schlaug G. Brain structures differ between musicians and non-musicians. J Neurosci. 2003;23(27):9240-5.

30. Cirulli F, Berry A, Alleva E. Early disruption of the mother–infant relationship: effects on brain plasticity and implications for psychopathology. Neurosci Biobehav Rev. 2003;27(1-2):73-82.

31. Carlson PJ, Singh JB, Zarate CA Jr, Drevets WC, Manji H. Neural circuitry and neuroplasticity in mood disorders: insights for novel therapeutic targets. NeuroRx. 2006;3(1):22-41.

32. Frost DO, Tamminga CA, Medoff DR, Caviness V, Innocenti G, Carpenter W. Neuroplasticity and schizophrenia. Biol Psychiatry. 2004;56(8):540-3.

33. Cotman CW, Berchtold NC. Exercise: a behavioral intervention to enhance brain health and plasticity. Trends Neurosci. 2002;25(6):295-301.

34. Ming G, Song H. Adult neurogenesis in the mammalian central nervous system. Annu Rev Neurosci. 2005;28:223-50.

12

BIOLOGIAS E PSICOLOGIAS DO COMPORTAMENTO EVOLUTIVO

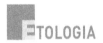
ETOLOGIA

A partir dos anos 1940, alguns biólogos europeus, entre eles Konrad Lorenz (1903-1989) e Nikolaas (Niko) Tinbergen (1907-1988), desenvolveram no âmbito da zoologia uma nova disciplina científica denominada etologia (herdeira, de fato, de empreendimentos como a *Tierpsychologie* ou psicologia animal, psicologia comparada ou zoológica e dos "estudos da vida social dos animais", do final do século XIX e da primeira metade do XX). Em 1973, Lorenz, Tinbergen e o estudioso das danças das abelhas, Karl Von Frisch (1886-1982) receberam o prêmio Nobel de fisiologia e medicina. A etologia pode ser definida como o estudo do comportamento de espécies animais por meio de observação detalhada, sobretudo do animal em seu ambiente natural, em seu nicho ecológico. Ela compreende, enfim, o estudo de padrões globais de comportamento dos animais, em condições naturais.

Para os etólogos, o comportamento tem, de modo geral, um componente inato, instintivo, e um componente aprendido. Entretanto, aprendizagem e instinto não estão em contradição. O aprendizado ocorre sobre um padrão instintivo que é herdado. Um exemplo clássico na obra de Lorenz refere-se ao que ele denominou **estampagem** (*imprinting*, em inglês ou *Prägung* em alemão). Trata-se de um padrão comportamental que surge em determinado período crítico da vida (em geral, logo após o nascimento) e se constitui através de sinalizações-chave. Lorenz[1] observou que gansinhos, logo ao sair do ovo, emitem um "silvo de desamparo", ao qual sua mãe gansa responde com um cacarejo

330 capítulo 12 BIOLOGIAS E PSICOLOGIAS DO COMPORTAMENTO EVOLUTIVO

rítmico; depois disso, o gansinho reconhece aquele ganso grande como sua mãe e passa a segui-la continuamente. Segundo Lorenz, isso poderia ser traduzido da seguinte forma ao gansinho: "quando você se sentir pela primeira vez sozinho, pronuncie seu silvo de desamparo; então olhe para alguém que se move e diga 'gang, gang, gang', e nunca, nunca se esqueça de quem é, porque esse alguém é sua mãe". Eventualmente um outro animal (como um humano; no caso a experiência ocorreu com o próprio Lorenz) pode aparecer nesse momento de estampagem para o gansinho e este o reconhece como sua "mãe".

Para Lorenz, além disso, deve-se lembrar que toda dicotomia rígida entre comportamento herdado e comportamento aprendido é um erro.[1] Em todo ato animal operam dois grupos ou tipos de informação, a informação filogenética e a informação individual. Entretanto, a etologia de Lorenz e Tinbergen propõe que, nessa íntima interação entre a organização instintiva e o aprendizado, este último se dá, de modo geral, sobre um padrão instintivo congênito.[2] Contrariamente ao behaviorismo clássico, o aprendizado não ocorre em um organismo aberto a todo padrão de aprendizagem, não é algo que se escreve em uma folha em branco; o aprendizado ocorre sobre e desencadeia um padrão filogenético, que é parte da herança geral da espécie.

Com Niko Tinbergen[3] e seu importante trabalho de 1963 sobre uma abordagem metodológica mais apropriada para a etologia, esta avançou de modo considerável. Tinbergen propôs que toda investigação etológica deve buscar responder quatro questões básicas. Os "quatro porquês" são, na verdade, desdobramentos da pergunta sobre por que o animal se comporta dessa ou daquela maneira em determinada situação. Por exemplo, ao se observar um pássaro cantando na alvorada, em uma floresta, pode-se perguntar por que ele apresenta tal comportamento? Para fazer avançar o conhecimento etológico, deve-se dividir essa pergunta muito geral em quatro perguntas mais específicas.

A primeira pergunta é: o que causa, o que faz com que o pássaro cante, quais os mecanismos que desencadeiam o comportamento, qual a motivação, o que gera o comportamento (**causação**)? A segunda pergunta é sobre a relação entre o comportamento e a etapa de desenvolvimento do animal. Como esse comportamento surge na vida do animal, como ele se desenvolveu, qual o aprendizado que implicou (**ontogenia**)? A terceira pergunta está associada com a função. Qual é a função do canto do pássaro, ele está cantando para quê? Isso tem a ver com as consequências funcionais do cantar, do valor adaptativo e de sobrevivência desse comportamento. O canto pode servir para demarcar o território e impedir que outros indivíduos penetrem em seu ninho, ou servir para atrair fêmeas, como alarme contra predadores, etc. (**função**). A quarta e última pergunta relaciona-se à evolução. Como esse comportamento (o canto do pássaro) surgiu no processo evolutivo da espécie (ou do táxon em questão)? Essa é uma questão difícil, já que os comportamentos não fossilizam, sendo difícil rastrear a história filogenética de comportamentos (**evolução**).

Essas quatro perguntas podem ser reunidas em dois grupos: as questões "proximais" (*proximate level*), sobre causação e ontogenia, são perguntas sobre o "como" do comportamento.[4] As questões últimas ou distais (*ultimate level*), sobre função e evolução, correspondem ao *porquê* do comportamento. Assim, se a questão é como surge tal comportamento na vida do animal, o que se deve descrever são a causação e a ontogenia. Se o que se busca saber é o porquê, qual a utilidade ou o sentido biológico do comportamento, então é necessário que se descreva a função e a evolução do comportamento em questão.

Desde seu início e ao longo das últimas quatro ou cinco décadas, a etologia tem abordado campos e problemas do comportamento animal tão variados como estampagem e teoria interativa do desenvolvimento, herdabilidade do comportamento, aprendizado social, sinais sociais, linguagem, tomadas de decisão, forrageio e comportamento alimentar, predação e comportamento antipredatório, seleção do *habitat*, migração e dispersão, territorialidade, comportamento reprodutivo, corte, acasalamento, investimento e cuidado parental, infanticídio, comportamento social e socialidades. Em muitos casos, os complexos comportamentais encontrados em animais têm sido "extendidos" a aspectos do comportamento humano, sempre gerando considerável polêmica.[4,5]

Na década de 1950, alguns psicólogos, entre eles John Bowlby, procuraram aplicar princípios oriundos da etologia ao estudo do desenvolvimento humano, sobretudo em bebês e crianças pequenas. Bowlby[6] concentrou seus estudos na formação do vínculo entre o bebê e seus cuidadores. Para ele, o bebê e sua mãe teriam uma predisposição biológica para se apegarem um com o outro, e tal apego tem origens evolucionistas. Além do apego, outras dimensões do comportamento da criança, como a agressividade, a dominância entre os pares e as habilidades para resolver problemas cognitivos do dia a dia, são, em boa parte, inatos e relacionados a mecanismos oriundos da seleção natural. Para os etólogos, cada espécie apresenta uma variedade de comportamentos que são inatos e específicos para ela. Tais comportamentos se desenvolveram filogeneticamente com a finalidade de aumentar suas chances de sobrevivência.

SOCIOBIOLOGIA

Em 1975, o entomologista Edward O. Wilson[7] publicou *Sociobiology: the New Synthesis*. Sua tese central foi a de que os padrões comportamentais, tanto dos animais como dos humanos, baseiam-se na estrutura genética da espécie. Os organismos seriam geneticamente programados para maior benefício reprodutivo para si mesmos.

Wilson, ao introduzir a sua sociobiologia, critica a etologia clássica, afirmando que a preocupação dessa disciplina é limitada ao "organismo individual e sua fisiologia".[8] Ao contrário, a sociobiologia seria uma disciplina mais explicitamente híbrida, que incorporaria os elementos da etologia (ou seja, o estudo naturalístico de padrões globais de comportamento) aos da ecologia, analisando as relações dos organismos com o seu ambiente, e aos da genética, para com isso chegar a princípios gerais relativos às "propriedades biológicas de sociedades inteiras".[8] Como se pode verificar, os objetivos de Wilson desde o início eram bastante ambiciosos.

A originalidade da sociobiologia, prossegue Wilson, seria o modo como ela extrai os fatos mais importantes sobre a organização social da matriz tradicional da etologia e da psicologia e os reordena com base na ecologia e na genética, sobretudo abordadas no nível de populações. O objetivo final dessa empreitada é observar e demonstrar como os grupos sociais se adaptam ao ambiente através da evolução.[8] Assim, a sociobiologia associaria à etologia clássica a ecologia e a genética de populações contemporâneas, produzindo uma disciplina mais vigorosa e mais fiel aos pressupostos darwinistas, segundo Wilson e seus seguidores. Para Wilson, a sociobiologia deve ser vista como uma disciplina baseada nas comparações entre espécies sociais. Segundo ele, toda forma viva pode ser abordada como uma "experiência evolutiva", o produto de milhões de anos de interação entre os genes e o ambiente.[8]

Talvez o aspecto mais polêmico do projeto da sociobiologia tenha sido a aplicação de princípios biológicos (evolutivos, etológicos, ecológicos e genéticos) à espécie humana, sobretudo quando essa aplicação ganha os contornos de um decidido reducionismo biológico. Com tais princípios, Wilson e seus seguidores buscaram uma explicação científica (na realidade, leia-se, "mais biologizante e menos antropomórfica") para comportamentos e fenômenos como a relação entre homens e mulheres, promiscuidade masculina, comportamento parental, altruísmo, homossexualidade, agressão e guerra.* Edward Wilson, de fato, causou revolta entre muitos cientistas sociais com sua tese de que "o gene domina a cultura". Sua visão, em muitos pontos determinista, baseia-se em uma teoria genética radical, que, com o passar dos anos, poucos psicólogos e cientistas sociais (e mesmo vários biólogos) mostram-se dispostos a aceitar.

ECOLOGIA COMPORTAMENTAL, ECOLOGIA COGNITIVA E NEUROETOLOGIA

Nas últimas décadas, em paralelo com a sociobiologia, vários grupos de biólogos têm buscado estudar o comportamento animal com abordagens e ênfases diferenciais.[4] Em 1978, John R. Krebs, na Universidade de Oxford, e Nicholas B. Davies, de Cambridge, lançaram a primeira edição de *Behavioural ecology: an evolutionary approach*.[9] A **ecologia comportamental** inclui a abordagem do com-

---

* Uma revisão detalhada sobre o debate entre sociobiologia e ciências sociais contemporâneas (com uma tendência favorável à sociobiologia) encontra-se em: Ruse M. Sociobiologia: senso ou contrasenso? São Paulo: Itatiaia; 1983. Abordagens mais favoráveis às ciências sociais encontram-se em: Sahlins MD. The use and abuse of biology: an anthropological critique of sociobiology. Ann Arbor: University of Michigan Press; 1976. Dusek V. Sociobiology sanitized: the evolutionary psychology and gene selectionism. Sci Cul. 1999;8(2): 129-169.

portamento animal que articula a *optimality theory* com o pensamento ecológico. Os traços comportamentais devem ser analisados como "negociações" entre os benefícios evolutivos e os custos que tais benefícios implicam; são os famosos "balanços custo-benefício" (esse é o termo técnico central na ecologia comportamental; o *trade-off*), importantes elementos analíticos para as abordagens da ecologia comportamental. Essa abordagem de balanços custo-benefício associados ao pensamento evolucionista foi aplicada a comportamentos como forrageio, luta e disputa e seleção de *habitat*, lançando nova luz sobre a etologia tradicional.

A **ecologia cognitiva** concentra-se no estudo das habilidades dos animais em coletar e processar informação, sobretudo no caso em que tais habilidades são influenciadas pelo contexto ecológico. Assim, a seleção sexual atuando em alguns pássaros influenciou o desenvolvimento de canções e chamados distintos que as fêmeas são capazes de identificar e avaliar com grande habilidade. São questões da ecologia cognitiva, por exemplo, como o fato de possuir um território amplo à disposição afeta a habilidade para a navegação, ou como a necessidade de encontrar e estocar alimentos exerce uma pressão seletiva sobre a memória espacial.

A **neuroetologia** representa o enfoque em que se visa integrar conhecimentos etológicos (da ecologia comportamental e cognitiva e da sociobiologia) com a estrutura e a função do sistema nervoso do animal, principalmente de seu cérebro.[10] Os estudos cada vez mais numerosos sobre a interface entre cérebro e comportamento favoreceram o desenvolvimento dessa nova subdisciplina. Os primeiros estudos concentravam-se na investigação dos mecanismos neurais da percepção e do movimento, com mais frequência em insetos ou vertebrados mais simples. Mais recentemente, estudos desse tipo têm abordado os mecanismos cerebrais relacionados a processos cognitivos sofisticados, como aprendizagem, memória ou orientação espacial, incluindo aves e mamíferos (que possuem cérebros mais complexos). Uma questão típica da neuroetologia poderia ser como as pressões evolutivas para o canto complexo de pássaros afetaram a evolução da estrutura cerebral implicada na produção e na identificação de tais cantos.

Assim, autores como Walter Riss, Mimi Halpern e Harriet Knapp, entre outros, da Universidade de Nova York, estudaram a correlação entre estruturas neurais e comportamento dando ênfase à evolução do sistema límbico e ao telencéfalo de anfíbios e répteis. Da mesma forma, pesquisadores como Irving Diamond e Jon Kaas investigaram a relação entre comportamento e a evolução do tálamo e do córtex em mamíferos marsupiais, insentívoros e primatas.[11]

Estudos sobre as estruturas neuronais e sua evolução relacionadas à visão em abelhas, à audição em corujas e morcegos e ao reconhecimento de coespecíficos por eletrorrecepção em peixes produziram dados bastante sofisticados.[11]

Na verdade, a delimitação entre etologia, sociobiologia, ecologia comportamental (e outras abordagens contemporâneas do comportamento animal) é bastante artificial. Há, possivelmente, mais sobreposição entre essas abordagens do que separações discerníveis.

PSICOLOGIA EVOLUCIONISTA

Já em 1872, Darwin, ao publicar seu extenso estudo sobre *A expressão das emoções no homem e nos animais*, pretendeu se opor à noção de que as emoções e suas expressões no homem eram um produto da criação divina.[12] Estudou detalhadamente a expressão emocional em animais não humanos e a organização dos músculos faciais. Descreveu com minúcia a expressão emocional em crianças e adultos na Inglaterra, além de fazer um extenso levantamento transcultural sobre o tema por meio de questionários enviados a missionários, viajantes, colonos e funcionários, em populações locais na Índia, na Austrália, nas ilhas do Pacífico, na África e nas Américas. Com esse cuidadoso trabalho, Darwin buscou demonstrar que havia considerável uniformidade na expressão facial das emoções nos seres humanos de várias culturas e argumentou a favor da continuidade da expressão emocional entre os humanos e outros animais. Dessa forma, Darwin pode ser considerado também um precursor da psicologia evolucionista das emoções.

Atualmente, a denominação psicologia evolucionista (*evolutionary psychology*)* designa um enfoque da teoria e da pesquisa em psicologia que ressurgiu nos anos 1980 e tem obtido crescente interesse e gerado caloroso debate nas últimas décadas.

A pressuposição central da psicologia evolucionista é a de que o cérebro humano traz consigo um grande número de mecanismos especializados que foram conformados pela seleção natural durante longos períodos de tempo durante a história dos mamíferos, dos primeiros primatas e dos hominíneos, assim como durante a pré-história do homem, mecanismos esses que surgiram para solucionar problemas recorrentes associados à sobrevivência e à reprodução em seus respectivos contextos. Tais mecanismos ficaram como que arquivados no nosso banco genético. Questões frequentes da psicologia evolucionista são, por exemplo, diferenças entre homens e mulheres, a escolha de parceiros sexuais, negociação da hierarquia social, agressividade, egoísmo *versus* altruísmo, escolha de alimentos, divisão de investimentos nos descendentes, e assim por diante.

A seguir, a partir de proposta de Bjorklund e colaboradores,[13] são apresentados quatro aspectos importantes da psicologia evolucionista (PE) contemporânea.

---

* Preferiu-se aqui traduzir *evolutionary psychology* por psicologia evolucionista e não por psicologia evolucionária (anglicismo) ou psicologia evolutiva, já que esta última denominação é com alguma frequência utilizada para a psicologia do desenvolvimento ontogenético da criança.

Psicologia evolucionista: natureza histórica das adaptações biológicas

Um aspecto central da PE é que os mecanismos postulados que teriam sido selecionados na evolução para a solução de problemas de sobrevivência e reprodução e adaptação a desafios ecológicos específicos ocorreram em um ambiente ancestral diferente do atual. Assim, o conceito de adaptação biológica é, necessariamente, um conceito histórico (da história da espécie). As teses sobre a adaptação humana são, então, compreendidas como predominantemente teses sobre adaptações *no passado*, posto que a seleção natural ocorreu sobretudo na fase hominínea e no período pré-histórico do homem, de forma muito lenta, gradual e cumulativa.

Em PE, é recorrente a ideia de que as mudanças ocorridas na história da humanidade, nos últimos 10 mil anos, após a revolução neolítica (criação da agricultura, pastoreio, sedentarismo e agrupamentos humanos maiores), transformaram profundamente o ambiente humano. Isso gerou determinado contraste: de um lado, o ambiente onde se desenvolveram os hominíneos desde há 7 milhões de anos, as espécies do gênero *Homo* desde há 2,5 milhões de anos e mesmo os *Homo sapiens* desde há 200 mil anos; de outro lado, o ambiente humano moderno, dos últimos 10 mil anos. Até antes do Neolítico, os hominíneos e os primeiros humanos eram exclusivamente caçadores e coletores que viviam na era Pleistocênica, com uma quantidade de recursos naturais bem restritos, vivendo em bandos nômades pequenos (grupos estimados em 30 a 60 pessoas). Assim, os traços humanos ancestrais teriam sido selecionados por ambientes que perduraram de determinada forma até há 10 mil anos, e o ambiente humano moderno (após o Neolítico) obriga os humanos a viver em um contexto bem diferente daquele dos seus ancestrais.

No ambiente ancestral pleistocênico, o alimento era obtido pela caça (realizada, sobretudo, por homens) e pela coleta de frutas, raízes, tubérculos, nozes e outros elementos vegetais (realizada por mulheres, que também cuidavam dos bebês e das crianças pequenas). Sugere-se (sem muitas evidências) que esses grupos teriam sido levemente poligínicos (um homem tendo várias parceiras), com a competição "macho-macho" dirigida para o acesso às fêmeas e as mulheres deixando seus grupos natais para casar e ter filhos com bastante frequência (casamentos patrilocais). Enfim, o ambiente pleistocênico em que os humanos viveram 99% de seu tempo de vida como espécie teria sido um espaço social com grandes mudanças ambientais, sem agricultura, pastoreio, ferramentas de metais, escrita, Estado, escola formal e indústria. Passou-se a dispor de ambientes, instituições e regras totalmente novos para o equipamento neuronal selecionado durante o Pleistoceno. Um ambiente altamente mutável e com recursos muito escassos de sobrevivência deve ter, por exemplo, acreditam os psicólogos evolucionistas, selecionado genes e traços de grande avidez por alimento e sexo, estimulados por mecanismos neuronais relacionados a mecanismos cerebrais dopaminérgicos de recompensa.

Psicologia evolucionista: ênfase em aspectos universais da mente humana

Os psicólogos evolucionistas defendem a ideia de que há características da mente humana que são universais e pertencem à espécie. Nesse sentido, Donald Brown[14] publicou um influente livro, *Human universals,* que, com base em um extenso levantamento de pesquisas etnográficas, busca identificar séries de traços e comportamentos supostamente universais da espécie humana. Para a psicologia evolucionista, é fundamental a tese de que um núcleo de mecanismos cognitivos e emocionais universais constitui o que denominam a *natureza humana* compartilhada. Apesar das diferenças individuais e culturais em relação a sentimentos, pensamentos e comportamentos, todos os seres humanos possuiriam o mesmo conjunto de mecanismos psicológicos, os quais teriam surgido com a evolução da espécie.

Para essa linha da psicologia, é importante distinguir entre mecanismos cerebrais e cognitivos originados na evolução da espécie e comportamentos e sentimentos manifestos, observáveis. Muitos dos tais mecanismos oriundos da evolução nem sempre seriam verificáveis ou perceptíveis. As diferenças individuais no comportamento e nas reações afetivas seriam, muitas vezes, decorrentes da interação entre ambientes distintos dos diversos seres humanos e desses mecanismos universais que surgiram com a evolução (estes sim muito mais semelhantes entre os distintos humanos). De toda forma, a ênfase da psicologia evolucionista é sobre os postulados mecanismos universais da mente humana surgidos no processo de evolução da espécie, e não nas particularidades e diferenças que caracterizam, por exemplo, diferentes grupos humanos de distintas culturas e épocas históricas.

Psicologia evolucionista: mecanismos cognitivos que surgiram com a evolução da espécie

Os mecanismos cognitivos constituídos pela seleção natural teriam por objetivo detectar e codificar informações associadas a problemas recorrentes da sobrevivência individual e da reprodução em ambientes ancestrais, assim como gerar uma atividade fisiológica e comportamentos manifestos para a solução de problemas específicos. Dessa forma, atualmente, muitos psicólogos evolucionistas focam suas hipóteses em mecanismos de processamento de informação, acreditando que é nesse nível que os fenômenos invariantes ocorrem. A interação do organismo com o ambiente teria gerado mecanismos cognitivos específicos para a espécie, relacionados a padrões neurofuncionais e a circuitos neuronais que regulariam o desenvolvimento e a expressão de fenótipos comportamentais. Em suma, a PE tem uma predileção por explicações e mecanismos cognitivos.

Psicologia evolucionista: modularidade da mente

Uma tese também muito recorrente na PE é a de que os mecanismos cognitivos que evoluíram no período de constituição da espécie humana têm uma natureza modular, são domínios específicos e relativamente autônomos. Essa tese tem como autores representativos Tooby e Cosmides.[15,16] Assim, em humanos (assim como também em outros animais), o processo evolutivo não selecionou uma "inteligência geral" prestes a ser acionada perante uma gama muito ampla de diferentes desafios ecológicos relacionados à sobrevivência e à reprodução. O que sofreu um processo evolutivo através da seleção natural foram mecanismos de processamento de informação específicos e sensíveis a padrões de estímulos determinados relacionados a problemas específicos de sobrevivência e reprodução. Dessa forma, a mente humana tornou-se organizada em módulos ou "órgãos mentais", cada um com um *design* especializado para lidar e interagir com uma área mais ou menos específica do ambiente.

Baron-Cohen[17] propôs quatro domínios ou módulos específicos que teriam sido originados pela seleção natural para solucionar problemas adaptativos específicos. O primeiro teria sido o *detector de intencionalidade*, no qual se interpretam objetos móveis do ambiente como tendo alguma "intenção" em relação ao indivíduo (aquele objeto quer me picar, me comer, me alimentar, me proteger, etc.). Muito precoce na evolução da espécie, também seria precoce no desenvolvimento ontogenético da criança (surge por volta dos 9 meses de idade em bebês humanos). O segundo módulo seria o *detector da direção do olhar*, que determina para onde os olhos dos outros estão olhando (se para si mesmo ou para um objeto) e infere que, se os olhos do outro estão olhando para algo, logo, essa outra pessoa está "vendo" algo. O terceiro módulo é o do *mecanismo de compartilhar atenção*, envolvido com a interpretação e a execução de interações e representações triádicas. Se a mãe está olhando para um pote, a criança olha para os olhos da mãe e também olha para o pote. A criança pode concluir que "mamãe e eu estamos olhando para a mesma coisa". Isso pode ter um papel crucial no aprendizado social. Esse módulo, essencial para a comunicação referencial, desenvolve-se entre 9 e 14 meses de idade no bebê humano. O quarto e mais complexo módulo corresponde ao que se denominou de *teoria da mente*. Desenvolve-se em bebês humanos entre 18 e 48 meses de vida, culminado com as tarefas de crenças verdadeiras e crenças falsas (ver próximo item). Crianças pequenas, por ainda não terem esse módulo, não conseguem conceber que a outra pessoa tem uma mente separada e completamente autônoma em relação a sua.

A visão modular da mente, muito recorrente na PE, tem algum parentesco com outras teorias psicológicas anteriores. No final do século XIX e no início do XX, decorrente de descobertas em neuroanatomia e neurologia clínica, alguns autores passaram a defender teses localizacionistas. Passou-se a atribuir determinadas funções mentais a áreas específicas do cérebro; assim, a linguagem estaria situada nos lobos frontais e temporais esquerdos, a visão nos lobos occipitais, o raciocínio nos lobos frontais. A visão modular não atribui funções psicológicas específicas a áreas cerebrais delimitadas, mas sistemas ou estruturas cognitivas complexas a circuitos e redes neurais mais amplos do cérebro. A perspectiva modular aproxima-se da perspectiva dos psicólogos da inteligência que não aceitam a ideia de uma inteligência geral (fator g), mas subtipos de inteligência autônomos (inteligência social, inteligência fluida ou cristalizada, etc.).

A psicologia evolucionista tem explorado campos polêmicos. Apenas para mencionar um exemplo, citaremos aqui David Buss,[18] que publicou um livro sobre as diferenças entre homens e mulheres em estilos amorosos e formas de relacionamento. A partir de uma série de pesquisas empíricas em diferentes culturas (a base é um grande estudo da equipe de Buss, com 37 subestudos realizados de 1984 a 1989, em 33 países, envolvendo 10.047 pessoas), o autor chega a diversas constatações e conclusões. Os homens têm preferência por mulheres mais jovens e as mulheres por homens um pouco mais velhos (nos estudos transculturais, homens se casam com mulheres, em média, três anos mais novas), com boa aparência, o que evolutivamente se relacionaria a melhor "potencial reprodutivo". Mulheres preferem homens mais bem-sucedidos no trabalho e na vida social, ou seja, mais capazes de as apoiarem na criação dos filhos.

Além disso, o autor propõe que, em termos gerais, os homens preferem relações de curta duração, com menor envolvimento, mas que incluam a relação sexual. Já as mulheres preferem relações de longa duração, com comprometimento estável por parte do parceiro.[18] Em suma, Buss formula que os interesses e as ações de homens e mulheres, com base em questões evolutivas, não apenas são distintos, mas, de forma involuntária, influenciam o comportamento amoroso e sexual das pessoas, ao ponto de determinar (pelo menos em parte) suas escolhas amorosas no longo prazo. É fácil imaginar o furor que tal livro desencadeou, sobretudo entre feministas, posto que um grupo grande de pesquisadores defende resolutamente que os papéis, os valores e os comportamentos dos dois gêneros são construídos historicamente e moldados a partir de forças sociais e culturais. Nessa perspectiva, seria a socialização opressiva das mulheres e os interesses conservadores dos homens que produziram os perfis encontrados nas pesquisas de Buss.

TEORIA DA MENTE

O construto "teoria da mente" (*theory of mind*; ToM) surgiu no âmbito da pesquisa sobre cognição de primatas em um trabalho original realizado por David Premack e Guy Woodruff, em 1978.[19] Naquele ano, esses dois autores publicaram o artigo "Does the chimpanzee have a theory of mind?". Na base da pergunta desse autores estava a necessidade de identificar se primatas não humanos tinham ou não a capacidade de distinguir a visão própria do mundo de uma visão alheia, sua visão da visão dos outros. Para eles, chimpanzés podiam resolver certas tarefas cognitivas por supor estados mentais em humanos que com eles interagiam. Para Premack e Woodruff,[19] ter uma ToM significava fundamentalmente possuir a habilidade para atribuir estados mentais a si mesmo e aos outros, com a finalidade de predizer seus comportamentos. Assim, para tais autores, os chimpanzés demonstravam, a partir de vários comportamentos observados em experimentos, que conseguiam predizer corretamente o comportamento de outro indivíduo de sua espécie; portanto, segundo os autores, eles possuíam uma ToM.

No mesmo ano de 1978, o filósofo Daniel Dennett, com grande interesse pela cognição humana, associou a ideia de ToM à chamada *situação de falsa crença*.[20] Assim, ter uma ToM relaciona-se, para esse autor, à capacidade de um sujeito em identificar que outro sujeito tem uma falsa crença sobre determinada realidade. Um sujeito experimental é exposto a uma realidade específica e, ao mesmo tempo, é testemunha de que outra pessoa é submetida a informações errôneas ou parciais sobre a mesma realidade. Em tal situação, questiona-se se o sujeito é capaz de discriminar, de separar sem ambiguidades, seu juízo, baseado no próprio estado mental (que identifica a sua crença como real), do estado mental do outro sujeito, que é claramente "outro estado mental" e que o conduz a uma "falsa crença". Assim, o sujeito que discrimina os dois estados mentais é possuidor de ToM.

Outras denominações para o construto ToM ou construtos muito parecidos com este são: **consciência reflexiva**, **metarrepresentação** e **mentalização**. Humphrey[21] introduziu a expressão **inteligência maquiavélica** para designar comportamentos observáveis em grandes símios, como chimpanzés, bonobos e gorilas, que se relacionam a estratégias para controlar, manipular e superar parceiros e competidores através da predição de suas respostas, de suas relações e alianças e também da interpretação do comportamento dos outros, interpretações que usam a inferência de estados mentais como "intenções", "desejos" e "crenças" alheias. Há, portanto, muita sobreposição entre os construtos ToM e "inteligência maquiavélica". Nos últimos anos, os termos mais utilizados para esse grupo de construtos que se sobrepõem tem sido "teoria da mente" (ToM) e "mentalização".[22]

Posteriormente, outros autores acrescentaram novas dimensões, como a noção de que o funcionamento da ToM exige, necessariamente, que o sujeito faça representações de ocorrências imaginárias "desconectadas" (*decoupled*) da realidade.[23] Além disso, é fundamental, para afirmar que alguém possui uma ToM, que tal pessoa reconheça que os outros são agentes cujos comportamentos são determinados por seus estados mentais. Assim, dispor de ToM permite perceber que as outras pessoas têm perspectivas sobre o mundo claramente distintas da própria perspectiva. Compreender o comportamento dos outros implica ser capaz de inferir as suas crenças e intenções em contraste com as próprias crenças

340 capítulo 12 BIOLOGIAS E PSICOLOGIAS DO COMPORTAMENTO EVOLUTIVO

e intenções; para isso, é preciso perceber e separar pelo menos duas perspectivas, a própria e a dos outros. O exemplo clássico de tarefa montada para identificar se um sujeito tem ou não tem uma ToM é o seguinte:

> Joãozinho deixa seu chocolate no armário da cozinha e vai brincar no quintal. Em sua ausência, um observador vê que a mãe de Joãozinho chega e coloca o chocolate na geladeira. Joãozinho volta do quintal e, querendo comer o chocolate, deve procurá-lo onde? No armário ou na geladeira? Responder revelando ter uma ToM implica dizer que Joãozinho irá procurar o chocolate no armário, pois, não sabendo que sua mãe veio e mudou o chocolate de lugar, ao contrário do sujeito observador que viu tudo ocorrer, Joãozinho se engana.

Assim, "a mente de Joãozinho", diferentemente da do observador, não viu a mãe chegar e agir. A "mente de Joãozinho" é claramente diferente e autônoma em relação à mente do observador, que viu tudo e, portanto, está em outro estado de cognição. Essa inferência que o observador faz (Joãozinho percebe coisas diferentes do que eu e, por isso, sua mente funciona em um estado diferente do da minha mente) foi chamada, nesse contexto, de "inferência de primeira ordem".

"Inferências de segunda ordem", em tarefas que avaliam formas mais sofisticadas de ToM, implicam solicitar a um sujeito que faça uma inferência sobre os pensamentos que um segundo sujeito tem sobre o que pensa um terceiro sujeito. Tais capacidades mais sofisticadas de ToM são avaliadas também através de tarefas que utilizam a compreensão de piadas, metáforas mentalísticas, sarcasmo e ironia, assim como a compreensão de situações sociais complexas em que alguém "pisou na bola", ou seja, cometeu o que em francês se designa como *"faux pás"* ou, em espanhol, *"meter la pata"*.[22]

CÉREBRO E TEORIA DA MENTE

Alguns autores sugerem que a ToM seja uma habilidade cognitiva relativamente autônoma e independente, podendo haver tanto transtornos mentais específicos nos quais o sujeito perde ou não desenvolve uma ToM, mas tem outras habilidades cognitivas e inteligência geral bem desenvolvidas, como em alguns casos de esquizofrenia, autismos de alto funcionamento e transtorno de Asperger. Certos autores chegam a sugerir que a ToM possa ser um módulo autônomo, inato e específico que evoluiu por pressões de seleção natural em decorrência de exigências do nicho ecológico e do ambiente social de primatas e humanos.[22]

Em termos de pesquisas em neurociência, o sistema cognitivo da ToM tem sido associado a ativação de **regiões mediais da parte pré-frontal do cérebro** dos humanos. Nessas regiões, encontra-se o córtex da chamada área paracingular anterior, córtex esse presumivelmente muito relacionado à ToM. Além da porção medial das áreas pré-frontais, são importantes também para a ToM as áreas adjacentes ao **sulco temporal superior** e os **polos bilaterais dos lobos temporais**.

Autores como Brothers[24] e Dunbar[25] têm proposto a existência de um circuito cerebral relacionado à vida social dos humanos, a chamada hipótese do **"cérebro social"**. Esse circuito incluiria não apenas a região pré-frontal medial, mas também estruturas e áreas como as relacionadas ao reconhecimento de faces e emoções, a autorreferência e, mais amplamente, a memória de trabalho, a linguagem, as funções executivas e a detecção de movimentos animados.[22]

A ativação com o uso de exames de neuroimagem funcional da **região paracingular anterior**, além de associar-se de forma específica a tarefas que se relacionam à representação de estados mentais dos outros, também é ativada em tarefas em que se pede aos sujeitos que descrevam as emoções que eles mesmos estão sentindo em determinado momento. Também a região paracingular anterior é ativada por tarefas de autorreconhecimento visual, memória autobiográfica, automonitoração verbal, pensamento autogerado e percepção da dor. Dessa forma, essa região é fundamental para a percepção de estados mentais, próprios e alheios, devendo, assim, ter uma grande importância para os processos cerebrais relacionados à vida social.[22]

ASPECTOS EVOLUCIONISTAS DA TEORIA DA MENTE

Tendo surgido nas pesquisas primatológicas, muitos autores têm se questionado em relação a quando, como e por que surgiu a ToM. Haveria um funcionamento cognitivo correspondente à ToM em animais não humanos? Existiria a ToM em primatas como os grandes símios? Como a ToM evoluiu entre os hominíneos e entre os representantes do gênero *Homo*?

Entre os primatólogos, há um considerável debate, que se inicia já no primeiro trabalho sobre ToM, realizado por Premack e Woodruff.[19] Entre primatas são observadas alianças táticas com o uso de cumplicidade para distrair a atenção de um macho dominante, comportamentos de vingança e de manipulação do comportamento dos outros que incluem a predição de suas condutas em certas circunstâncias.[26] Além disso, condutas como "olhar nos olhos de outro indivíduo para controlar o seu foco de atenção", estabelecer uma coordenação do olhar e, com isso, tomar consciência do que o outro indivíduo deseja e "mudar" o seu comportamento com o olhar (condutas observadas em gorilas), reconhecimento de si mesmo no espelho (observado em gorilas e em chimpanzés, mas não em outros primatas), estratégias de simulação e comportamentos do tipo agir "como se" para enganar outros congêneres.[27] Todos esses comportamentos indicam que alguns primatas têm, de fato, uma ToM, mesmo que não tão desenvolvida como a de humanos. Apenas as tarefas da ToM sofisticada, que avaliam, por exemplo, capacidade para inferências de segunda ordem, seriam exclusivas da espécie humana.[22]

A evolução da ToM em hominíneos é ponto de muitas especulações e poucas certezas. Há cerca de 2 milhões e meio de anos, alguns hominíneos, como o *Homo habilis* e o *Australopithecus garhi*, começaram a fabricar ferramentas de pedra. Tais ferramentas, com o tempo (e em espécies posteriores ao *habilis*, como o *ergaster*, o *erectus*, o *heidelbergensis* e o *neanderthalensis*), foram se tornando mais sofisticadas. A fabricação de ferramentas pressupõe imitação, planejamento, aprendizado e ensino social e já algum grau de simbolização. Essas capacidades se relacionam seguramente com algum grau de ToM. No *Homo sapiens*, sobretudo quando já se observam sinais inequívocos de produção de artefatos com evidente qualidades simbólicas (como colares de conchas, pedras com desenhos geométricos e adereços colocados junto a cadáveres sepultados), cerca de 80 a 90 mil anos atrás, e, com certeza, no Paleolítico Superior (há 35 a 40 mil anos), quando se constatam as famosas pinturas rupestres da França e da Espanha, esculturas e indústria lítica e em ossos igualmente sofisticadas, pressupõe-se que já exista tanto a linguagem simbólica articulada como a ToM sofisticada.

Acerca do desenvolvimento ontogenético, a maioria das crianças humanas é capaz de realizar tarefas que avaliam se elas já tem uma ToM por volta dos 3 anos. No final do quarto ano de idade, adquirem capacidades impressionantes em termos de ToM e, entre 5 e 6 anos, são plenamente capazes de resolver as tarefas que avaliam a ToM mais sofisticada, relacionadas a inferências de segunda ordem.

CULTURA EM ANIMAIS

Até poucas décadas atrás, a ideia de a cultura ser um atributo exclusivo da espécie humana era algo aceito consensualmente. A partir dos anos 1980, vários zoólogos, etólogos e alguns antropólogos têm proposto que, em muitas espécies de primatas e cetáceos, o construto "cultura" se aplica de forma fértil, sendo bastante pertinente para o estudo do comportamento de subgrupos dentro de uma espécie. Se a noção de cultura tem sido múltipla e disputada no interior da disciplina *antropologia cultural*,[28,29] o mesmo acontece entre diferentes etólogos (que também não trabalham com um construto único de cultura). Muito do debate em torno de cultura animal relaciona-se, na verdade, com a definição precisa, os limites, as abrangências e as consequências da noção de cultura que se quer usar.[30]

A noção de cultura em espécies não humanas se baseia no pressuposto de que o comportamento cultural é algo transmitido socialmente e não geneticamente, compartilhado por muitos membros do grupo, que persiste em muitas gerações e não resulta de simples adaptações a diferentes condições ecológicas locais.[31]

Os etólogos têm usado noções como "transferência de informação por meios comportamentais", "aprendizado imitativo", "aprendizado social", "hábitos ou conhecimentos que são adquiridos de coespecíficos por aprendizagem ou imitação e compartilhados pelo grupo", e assim por diante. A cultura é tomada como um composto de tradições, de comportamentos focais ou específicos, um acúmulo de modificações comportamentais aprendidas ao longo do tempo e replicadas de geração em geração. A cultura animal descreve, sobretudo, diferenças comportamentais entre subgrupos da mesma espécie, diferenças que não podem ser explicadas por fatores genéticos ou ambientais locais.[32]

Cultura animal tem sido descrita, sobretudo em primatas (chimpanzés, bonobos, gorilas, orangotangos, macacos japoneses, macacos-prego, entre outros), cetáceos (golfinhos e baleias), elefantes e vários outros grupos. Em termos metodológicos, o estudo empírico da cultura animal é abordado em duas formas principais: estudos experimentais de laboratório sobre mecanismos de aprendizagem social e estudos de campo descritivos, com inspiração etnográfica, que descrevem variações comportamentais em subgrupos de uma mesma espécie.[32]

Convidado a debater a noção de cultura entre cetáceos, o antropólogo Tim Ingold[33] apresentou vários argumentos fortes afirmando que o construto "cultura" e a ideia de "etnografia" utilizados por alguns zoólogos são impróprias e totalmente diferentes daquelas usadas por antropólogos sociais. As noções de cultura e etnografia, segundo ele, foram muito mal compreendidas pelos etólogos, que as assumiram segundo uma perspectiva reducionista e positivista (que a antropologia contemporânea, de modo geral, rejeita). A noção de que a cultura seja entendida como "variações comportamentais que não são explicadas pela genética ou pela ecologia" seria absurda, de acordo com Ingold. Segundo ele, o comportamento é a aparência superficial da atividade global do organismo em seu contexto ambiental. Estudar a cultura de um grupo vai bem além da mera catalogação de comportamentos observados. Tal estudo visa alcançar uma compreensão sensível das intenções, dos objetivos e dos desejos das pessoas, buscando elucidar os modos de perceber, de lembrar e de organizar a experiência e os contextos nos quais agem, ou seja, aproximar-se do universo de símbolos, hábitos, representações e valores que os antropólogos costumam chamar de "cultura" de um grupo social.

Os etólogos reagem dizendo que conceber a cultura como um atributo humano *por definição* é não resolver o problema da cultura animal.[34] Eles afirmam que os antropólogos culturais, ao rejeitarem *em princípio* qualquer cultura animal, estão se apoiando em pressupostos ideológicos e não em evidências empíricas. Defendem que é preciso tomar seriamente os fenômenos observados por muitos grupos de primatólogos e etólogos. Especialmente em primatas, Susan Perry[35] reviu a literatura, defendendo que a "primatologia cultural" pode informar algo interessante para os antropólogos sobre a evolução da cultura. Ela descreve a grande riqueza de comportamentos e tradições culturais de diversos primatas não humanos, como o uso de pedras para quebrar nozes e galhos para obter formigas por parte de chimpanzés, orangotangos e macacos capuchinos, a pesca e a lavagem de batatas e grãos por parte de macacos japoneses, bem como dispositivos comunicativos como bater palmas, tosquear folhas, beijos chiados e cheirar as mãos e chupar partes do corpo de companheiros em jogos elaborados, comportamentos evidentes entre diversos grupos de primatas, todos eles criados e aprendidos por subgrupos e mantidos como tradições.

Grupos de animais que realizam verdadeiras inovações comportamentais que não têm aparente valor intríseco de sobrevivência têm sido amplamente descritos (como danças de boas-vindas a convidados realizadas por baleias, manipulação de folhas para impressionar parceiras entre chimpanzés ou a lavagem de batatas dos macacos japoneses, mas também práticas violentas de machos sobre fêmeas entre chimpanzés), as quais disseminam entre coespecíficos, mantendo certos hábitos de forma estável e duradoura, criando tradições. Além disso, alguns etólogos e filósofos, como Dominique Lestel[36] em seu instigante livro *As origens animais da cultura*, insistem que, em certas espécies, o grau de subjetivação dos indivíduos é tal que seria mais adequado pensar que a noção de "sujeito" é plenamente pertinente para animais dessas espécies.

BASES COGNITIVAS DA CULTURA: O QUE PERMITE A SINGULARIDADE HUMANA

Nos últimos anos o primatólogo e estudioso da cognição em bebês e crianças humanas pequenas Michael Tomasello[37] tem contribuído com estudos empíricos e uma formulação teórica muito próxima da teoria da mente, mas que parece fazer avançar essa forma de abordar a cognição e a capacidade para a cultura humana. Tomasello se pergunta por que a cultura animal é relativamente comum, mas a evolução cultural, como vista na espécie humana, é tão rara (um único caso até o momento)? A resposta, segundo ele próprio, está na capacidade que permite que cada organismo perceba os coespecíficos como um ser igual a ele. Os humanos podem imaginar-se na "pele mental" de outra pessoa.

Uma característica central na cultura humana é o que Tomasello denomina de "efeito catraca". Há algo na cognição e na cultura humanas que impede que invenções culturais e tecnológicas se percam, de geração para geração, algo detém o resvalo cultural para trás. Nos humanos, de modo geral, as invenções culturais (fabricação de ferramentas de pedra, domínio do fogo, técnicas de caça de grandes presas, arte, domesticação de plantas e animais, escrita e um infindável número de outras invenções) são conservadas por um importante componente de estabilidade nas culturas.

Para Tomasello,[37] a base crucial para a capacidade de aprendizagem cultural estável dos seres humanos é a capacidade de compreensão dos outros como seres intencionais. Entre 9 e 12 meses de idade, bebês humanos começam a demonstrar comportamentos que não são exclusivamente diádicos (bebê-mãe), mas triádicos (bebê-objeto/evento-mãe). Tais comportamentos envolvem a coordenação das intenções do bebê com objetos/eventos e pessoas (geralmente adultos), resultando em um triângulo referencial composto de uma criança, um adulto e a atenção voltada para um objeto ou evento. A chamada *atenção con-*

junta caracteriza tal triangulação. A criança começa a olhar para onde o adulto está olhando; logo se percebe que ela não quer apenas ver que algo aconteceu, mas deseja realmente compartilhar a atenção com o adulto. Mas o que isso tem a ver com a aprendizagem cultural? Para aprender socialmente o uso convencional de uma ferramenta ou símbolo, diz Tomasello, as crianças têm de chegar a entender o porquê, para que fim, a outra pessoa está usando a ferramenta ou o símbolo. Quando uma criança humana está aprendendo "através" do outro, ela se identifica com esse outro e com seus estados intencionais, com a mente do outro percebida como intencional.

Primatas, mas não outros mamíferos, têm certa compreensão das relações sociais entre terceiros que se estabelecem entre outros indivíduos (p. ex., relações de dominação, alianças, relações de parentesco), mas não chegam a perceber os coespecíficos como agentes intencionais iguais a eles mesmos. Apenas humanos o fazem. Crianças autistas também têm profundas dificuldades em adotar o ponto de vista dos outros, em perceber os outros como agentes intencionais, por isso dificilmente ou nunca compartilham os elementos fundamentais da cultura humana. Por conta disso, crianças humanas são capazes de participar da coletividade cognitiva bem cedo em suas vidas (já a partir do final do primeiro ano de vida). Ao longo da infância, usam suas habilidades de aprendizagem cultural para adquirir símbolos linguísticos e outros símbolos culturais fundamentais para a constituição do que concebemos como singularidade humana.

REFERÊNCIAS

1. Lorenz K. Os fundamentos da etologia. São Paulo: UNESP; 1995. p. 357-61.

2. Alonso-Fernández F. Psicopatologia zoologica y comparada. In: Alonso-Fernández F. Fundamentos de la psiquiatría actual. 3. ed. Madrid: Paz Montalvo; 1976.

3. Tinbergen N. On aims and methods of ethology. Z Tierpsychol. 1963;20(4):404-33.

4. Bolhuis JJ, Giraldeau LA. The study of animal behavior. In: Bolhuis JJ, Giraldeau LA, editors. The behavior of animals: mechanisms, function, and evolution. Malden: Blackwell; 2005.

5. Alcock J. Animal behavior: an evolutionary approach. 6. ed. Sunderland: Sinauer; 1998.

6. Bowlby J. Maternal care and mental health. Bull World Health Organ. 1951;3(3):355-534.

7. Wilson EO. Sociobiology: the new synthesis. Cambrigde: Harvard University Press; 1975.

8. Wilson EO. Da natureza humana. São Paulo: USP; 1981.

9. Krebs JR, Davies NB, editors. Behavioral ecology: an evolutionary approach. Cambridge: Blackwell Science; 1997.

capítulo 12 BIOLOGIAS E PSICOLOGIAS DO COMPORTAMENTO EVOLUTIVO

10. Hoyle G. The scope of neuroethology. Behav Brain Sci. 1984;7:367-412.

11. Northcutt RG. Changing views of brain evolution. Brain Res Bull. 2001;55(6):663-74.

12. Darwin C. A expressão das emoções no homem e nos animais. São Paulo: Companhia de Bolso; 2009.

13. Bjorklund DF, Ellis BJ, Rosenberg JS. Evolved probabilistic cognitive mechanisms: an evolutionary approach to gene x environment x development interactions. Adv Child Dev Behav. 2007;35:1-36.

14. Brown DE. Humans universals. New York: McGraw-Hill; 1991.

15. Tooby J, Cosmides L. The psychological foundation of culture. In: Barkow JH, Cosmides L, Tooby J, editors. The adapted mind: evolutionary psychology and the generation of culture. New York: Oxford University Press;1992. p. 19-136.

16. Tooby J, Cosmides L. Conceptual foundations of evolutionary psychology. In: Buss DM, editor. The handbook of evolutionary psychology. Hoboken: John Wiley & Sons; 2005. p. 5-67.

17. Baron-Cohen S. The empathizing system: a review of the 1994 model of the mindreading system. In: Ellis BJ, Bjorklund DF, editors. Origins of the social mind: evolutionary psychology and child development. New York: Guilford; 2005. p. 468-92.

18. Buss DM. The evolution of desire: strategies of human mating. New York: Basic Books; 2003.

19. Premack D, Woodruff G. Does the chimpanzee have a theory of mind? Behav Brain Sci. 1978;1(4):515-26.

20. Dennett DC. Beliefs about beliefs. Behav Brain Sci. 1978;1(4):568-70.

21. Humphrey NK. The social function of intellect. In: Bateson PPG, Hinde RA, editors. Growing points in ethology. Cambridge: Cambridge University Press; 1976.

22. Obiols JE, Pousa E. La teoria de la mente como módulo cerebral evolutivo. In: Sanjuán J, Cela-Conde CJ. La profecía de Darwin: del origen de la mente a la psicopatología. Barcelona: Ars Medica; 2005

23. Leslie AM. Pretending and believing: issues in the theory of mind ToMM. Cognition. 1994;50(1-3):211-38.

24. Brothers L. The social brain: a project for integrating primate behaviour and neuropsychology in a new domain. Concept Neurosci. 1990;1:27-51.

25. Dunbar RIM. The social brain hypothesis. Evol Anthropol. 1998;6:178-90.

26. de Waal F. Eu, primata: por que somos como somos. São Paulo: Companhia das Letras; 2007.

27. Savage-Rumbaugh ES, Mcdonald K. Deception and social manipulation in symbol-using apes. In: Byrne RW, Whiten A, editors. Machiavellian intelligence: social expertise

and the evolution of intellect in monkeys, apes, and humans. Oxford : Clarendon Press; 1998.

28. Kroeber AL, Kluckhohn C. Culture: a critical review of concepts and definitions. Cambridge: The Museum; 1952.

29. Borofsky R, Barth F, Shweder RA, Rodseth L, Stolzenberg NM. When: a conversation about culture. Am Anthropol. 2001;103(2):432-46.

30. Konner M. Does nonhuman culture exist? In: Melvin K. The evolution of childhood: relationships, emotion, mind. Cambridge: Harvard University Press; 2010.

31. Nischida T. Local traditions and cultural transmission. In: Smuts BB, Cheney DL, Seyfarth RM, Wrangham RM, Struhsaker TT, editors. Primate Societies. Chicago: University of Chicago Press; 1987.

32. Rendell L, Whitehead H. Culture in whales and dolphins. Behav Brain Sci. 2001;24(2):309-24; discussion 324-82.

33. Ingold T. The use and abuse of ethnography. Behav Brain Sci. 2007;24(2):337.

34. McGrew WC. Cultured chimpanzees? In: McGrew WC. Chimpanzee material culture: implications for human evolution. Cambridge: Cambridge University Press; 1992.

35. Perry SE. What cultural primatolgy can tell anthropologists about the evolution of culture. Annu Rev Anthropol. 2006;35:171-90.

36. Lestel D. As origens animais da cultura. Lisboa: Instituto Piaget; 2002.

37. Tomasello M. Origens culturais da aquisição do conhecimento humano. São Paulo: Martins Fontes; 2003.

PARTE IV

MEDICINA EVOLUCIONISTA E PSICOPATOLOGIA

13

MEDICINA EVOLUCIONISTA E COMPORTAMENTOS BÁSICOS DE SOBREVIVÊNCIA

A DOENÇA SOB A PERSPECTIVA EVOLUCIONISTA

A maioria das doenças que acometem o ser humano tem caráter multifatorial, isto é, são causadas, desencadeadas ou influenciadas por fatores de distintas naturezas: fatores genéticos, do desenvolvimento inicial (embrionário) ou posterior (infância e adolescência), do ambiente físico (fatores traumáticos, irradiações), químico (substâncias tóxicas ou venenos, nutrientes, poluentes) ou biológico (agentes infectocontagiosos, fenômenos autoimunes, inflamatórios), fatores psíquicos ou sociais, ou seja, fatores emocionais subjetivos e interpessoais, assim como fatores socioeconômicos, políticos, culturais e simbólicos. De modo geral, tais fatores não agem de modo isolado para a produção da doença, mas interagem de forma intensa e contínua entre si (p. ex., fatores genéticos interagindo com fatores biológicos externos, familiares, emocionais, assim como com fatores socioculturais simbólicos).

As condições mórbidas mais comuns atualmente, como hipertensão arterial, diabete, obesidade, cardiopatia isquêmica, doença cerebrovascular, depressão e ansiedade, as várias formas de câncer e doenças infecciosas (como tuberculose, malária e AIDS) e as doenças degenerativas associadas ao envelhecimento, como doença de Alzheimer, são fenômenos que obrigam analisar, para além da genética individual e da fisiopatologia dessas condições, a relação do ser humano com seu modo de vida, seu ambiente e momento histórico.

Nos países industrializados e urbanizados, a perspectiva evolucionista aponta para uma possível incompatibilidade entre o genoma humano, selecionado para a adaptação a um ambiente físico, biológico e social ancestral, no qual a espécie humana evoluiu e de certa forma foi "produzida", e as condições de vida nessas sociedades modernas.[1] A espécie humana se origina dentro do gênero *Homo* (*Homo habilis, Homo ergaster, Homo erectus*), cuja evolução e existência física e social transcorreram nos últimos 2,5 milhões de anos, em um ambiente e um contexto social marcados pela vida como caçadores-coletores, em agrupamentos humanos pequenos de, no máximo, algumas dezenas de indivíduos. Nesse contexto, os humanos e seus genes sofreram pressão constante para a seleção de traços compatíveis com uma vida pontuada por uma dieta pobre em açúcares, sódio, colesterol e ácidos graxos saturados, por atividade física intensa e pela baixa densidade populacional.[2]

Também nesse tipo de organização social e econômica os estresses ocorriam de forma intensa, em momentos ocasionais (predadores, como grandes felinos, picadas de serpentes, infestações e infecções por parasitas, vírus ou bactérias, catástrofes naturais, como incêndios, furacões ou terremotos, períodos de fome absoluta). A organização social tendia a uma maior igualdade entre os membros do grupo (nesse contexto, ao que parece, não havia classes ou acentuadas hierarquias sociais), e as mudanças tecnológicas e sociais eram bastante lentas. Este, aos olhos dos que defendem a perspectiva evolucionista para a medicina e a psicologia, foi o cenário no qual a maior parte de nossos "genes humanos" foi lentamente selecionada.

A partir de 10 mil anos atrás, com o Neolítico implicando a domesticação de plantas e animais e a organização da vida social em aldeias mais sedentárias, o modo de vida da humanidade começou gradativamente a mudar; no início de forma relativamente lenta, mas, posteriormente, com a Revolução Industrial, de um modo rápido, intenso e radical. Nas sociedades altamente urbanizadas (grandes aglomerações humanas com mais de 100 mil ou mesmo 1 milhão de pessoas) e industrializadas, dos últimos 50 a 100 anos, os seres humanos passaram a viver em um ambiente marcado pela alimentação progressivamente mais rica em açúcares, gorduras (colesterol e ácidos graxos saturados) e sódio.[2]

O contexto social transformou-se em sociedades muito hierarquizadas (com classes sociais, grupos profissionais, políticos, étnicos e religiosos bem demarcados), o trabalho transformou-se em atividades repetitivas e altamente regularizadas e padronizadas, o ambiente físico tornou-se cada vez mais ruidoso e agitado, com mais poluentes químicos e maior oferta de substâncias que, se, de um lado, produzem sensação de prazer e alívio, por outro, exercem ação tóxica sobre o cérebro e demais partes do organismo. Nesse novo contexto, o tipo de estresse passou a ser menos pontual e mais contínuo. As relações sociais tornaram-se mais numerosas, mas os vínculos mais fugidios e rápidos, implicando, para uma parcela da população, um isolamento social e emocional acentuado. Nesse modo de vida associado a urbanização e industrialização intensas, algumas condições patológicas passaram a ser progressivamente mais frequentes: obesidade, hipertensão e diabete, doenças cardiovasculares e cerebrovasculares, depressão e ansiedade e algumas formas de câncer (de mama nas mulheres e de próstata nos homens, de pulmão, estômago e intestino grosso em ambos, p. ex).

Os autores que acreditam que a abordagem evolucionista pode ser útil à medicina questionam, em que medida, em qual proporção, tais agravos à saúde são determinados ou influenciados pela "inadequação" de um genoma e de um organismo selecionado pelas forças ambientais da seleção natural para um tipo de vida completamente diferente. Se alguns indivíduos são mais vulneráveis do que outros a determinados fatores ambientais, é possível postular também que tal vulnerabilidade genética, em alguns casos, tenha sido um traço genético vantajoso no ambiente ancestral e, por isso, foi naquele contexto selecionado e mantido para o genoma humano atual.

O exemplo mais didático é o relacionado com as altas taxas de obesidade e doenças associadas em muitas sociedades contemporâneas. Nos longos períodos de escassez de alimentos, muito frequentes nos últimos 2 milhões de anos (sobretudo nas últimas centenas de milhares de anos, quando ocorreram os chamados períodos glaciais), aos quais a humanidade ancestral esteve exposta, os indivíduos com genes que favorecem o armazenamento de gorduras e/ou genes relacionados a comportamento alimentar de maior voracidade (principalmente por gorduras e carboidratos) e menor gasto de calorias foram positivamente selecionados e sobreviveram. Tais genes hoje, em sociedades com grande disponibilidade e mesmo direcionamento através do *marketing* para o consumo de gorduras e açúcares, favorecem a "epidemia" desastrosa de obesidade vista inicialmente nos Estados Unidos, mas que se alastra para quase todo o mundo (sobretudo para alguns países da Oceania e as Américas). Tal "epidemia" de obesidade relaciona-se intimamente, por sua vez, com as taxas crescentes de morbidades comuns, como hipertensão arterial e diabete tipo II, e também como com vários tipos de câncer, doenças cardiovasculares, reumatológicas, ortopédicas, dermatológicas, pulmonares e mesmo psiquiátricas.

A PSICOPATOLOGIA E OS TRANSTORNOS MENTAIS SOB A PERSPECTIVA EVOLUCIONISTA

A psicopatologia, o estudo dos sintomas e dos transtornos mentais, até o momento (com algumas poucas exceções, que serão vistas adiante), fez um uso relativamente modesto das teorias e perspectivas evolucionistas.[3] Modelos teóricos que possam integrar os dados empíricos e as concepções teóricas da psicopatologia são, certamente, bem-vindos.[4] A teoria evolucionista, apesar de suas limitações quando aplicada à espécie humana, é uma candidata potencial capaz de integrar explicações genéticas, ambientais, sociais e do desenvolvimento individual (ontogenia).[5]

Na história moderna da psicopatologia, um dos primeiros autores a sugerir uma relação entre doença mental e evolução do *Homo sapiens* foi o amigo e correspondente de Darwin, médico e estudioso da alienação mental, Sir James Crichton-Browne (1840-1938).[6] Como se verá a seguir, para entender as psicoses, segundo ele, deveria-se focar nas alterações nas áreas cerebrais evolutivamente novas, as regiões que, de fato, diferenciariam o ser humano dos primatas não humanos, ou seja, os animais que mais se nos assemelham.[6]

Nos anos 1880 e 1890, o grande neurologista inglês John Hughlings Jackson (1835-1911) formulou a teoria de que o sistema nervoso do ser humano seguia uma organização evolutiva linear, reproduzindo de baixo para cima a sequência evolutiva da espécie.[7] Nesse esquema, a doença mental grave (*insanity*) deveria ser vista como a perda do controle dos centros nervosos mais evoluídos, mais altos, sobre os centros nervosos menos evoluídos, mais baixos.[8] Além disso, os centros mais evoluídos seriam, também, mais vulneráveis a lesões, conduzindo ao que ele denominou dissolução (*dissolution*). Essas ideias já circulavam por meio de autores como Charles Bell (1774-1842) e Herbert Spencer (1820-1903), afinadas com a visão de mundo marcadamente baseada na noção de progresso, do século XIX.[9] No final do século XIX, as teses evolucionistas sobre a alienação mental, organizadas em torno da noção de "degenerescência", foram igualmente populares; a doença mental grave (o que hoje chamamos psicoses) era compreendida como uma espécie de inversão ou reversão de um suposto processo evolutivo linear da espécie.[10]

Em um segundo momento, no início do século XX, foram os criadores da psicanálise, sobretudo Sigmund Freud (1856-1939) e seu discípulo próximo, o húngaro Sándor Ferenczi (1873-1933), que buscaram uma formulação dos transtornos mentais em termos evolucionistas. De novembro de 1914 até o verão de 1915, Freud escreveu uma série de textos que, possivelmente pela ousadia e pelo grau especulativo de suas hipóteses, ficou sem ser publicada durante a vida do autor. Em *Neuroses de transferência: uma síntese,* Freud propõe a tese na qual, na base das neuroses e psicoses, haveria um retorno de fixações filogenéticas; elementos psíquicos do período pré-histórico da humanidade restariam armazenados, adormecidos na mente humana, sendo despertados por processos patológicos.[11] O evolucionismo de Freud, apesar de sua confessa admiração por Darwin, é mais de inspiração lamarckiana.[12] Segundo o criador da psicanálise, o *Homo sapiens* teria incorporado em seu arsenal mental as experiências dos períodos glaciais, momentos de fortes adversidades à sobrevivência. Para ele, "sob a influência das privações impostas pelo desencadeamento da era glacial, a humanidade em geral tornou-se angustiada".[11] Devido a intensas dificuldades e intempéries, o homem pré-histórico resigna-se diante do conflito entre a autopreservação e o prazer de procriar, sendo tal conflito a origem filogenética da maioria dos casos de histeria.

Ao longo da Pré-história, Freud especula que o pensamento teria adquirido importância crescente sobre o instinto, a linguagem passaria a ser cada vez mais relevante, ganhando uma dimensão mágica. Dessa forma, o pensamento se torna onipotente, componente que deu origem à neurose obsessiva. Nessas fases primevas, o ser humano compreenderia o mundo através de seu próprio *self.*

EVOLUÇÃO DO CÉREBRO

Esta seria, segundo Freud, a época da concepção anímica do mundo e de sua técnica mágica. Todos os esforços mentais do homem pré-histórico estavam relacionados à manutenção da vida, em uma humanidade essencialmente desamparada.

Após o período glacial, origem dos transtornos de ansiedade, histéricos e obsessivos, assim como de uma religiosidade animista, Freud especula que teria surgido a fase de horda primeva. Em tal horda haveria o domínio absoluto de um macho adulto, o "pai primevo", cruel, ciumento, possuidor de todas as fêmeas. Seria uma espécie de arquétipo de perseguidor, temido e odiado. Como em *Totem e tabu*, tal pai teria sido assassinado (uma ou repetidas vezes), pranteado e, posteriormente, ressuscitado via religião. É nessa hipotética fase, reflete Freud, que estariam as bases das chamadas neuroses narcísicas (esquizofrenia, então chamada *demência precoce*; paranoia, ou seja, os delírios crônicos; e o transtorno maníaco-depressivo).

Mais ousada e especulativa ainda que a hipótese de Freud é a hipótese formulada por Ferenczi. Em *Thalassa: ensaio sobre a teoria da genitalidade*,* o autor propõe uma nova forma de entender a formação dos símbolos, do desenvolvimento da sexualidade e dos transtornos mentais, articulando o desenvolvimento ontogenético e o filogenético, para a espécie humana.[13] Partindo do que chama de *o grande mistério da evolução da espécie*, Ferenczi se pergunta se não existiria "uma espécie de conhecimento filogenético inconsciente, que concerne a nossa descendência a partir dos vertebrados aquáticos?". Se é de vertebrados marinhos, de peixes (sua concepção na época é de que todos os vertebrados descenderiam do *Amphioxus lanceolatus*), que o homem, como todos os tetrápodes, descende, então algo desses ancestrais deve permanecer nas profundezas do psiquismo humano.

O autor vai além, formulando que a existência intrauterina dos mamíferos superiores possa representar repetição do tipo de existência da época marinha e o nascimento, a recapitulação do processo que obrigou nossos ancestrais a sair do mar e a se adaptar ao meio seco dos continentes. Enfim, a obra de Ferenczi prossegue repleta de ideias e intuições altamente especulativas, com pouca base empírica (de resto, escassa para a época e o contexto do autor), esforço de uma mente criativa, em um momento de eclosão de novas ideias nas ciências da mente humana.

As formulações especulativas de Crichton-Browne e de Jackson, assim como as de Freud e Ferenczi, seriam hoje criticadas e rejeitadas, quase cem anos depois de sua geração. Elas representam, entretanto, um valioso esforço intelectual, original e ousado, de articular concepções evolucionistas da época (uma mistura de concepções evolutivas lineares lamarckistas e, no caso de Freud e

---

* *Thalassa* é o termo grego para *mar*; talassia, por exemplo, é enjoo de mar e talássico significa relativo ao mar.

capítulo 13 MEDICINA EVOLUCIONISTA E COMPORTAMENTOS BÁSICOS DE SOBREVIVÊNCIA

Ferenczi, reconfiguradas por Ernst Haeckel) com modelos de funcionamento da mente normal e alterada que naquele momento eram esboçadas de forma exploratória.

Saltando para o período atual, nas últimas décadas muitos autores voltaram a propor que a moderna teoria da evolução dos organismos possa conduzir a uma compreensão mais precisa e aprofundada tanto do comportamento e do funcionamento mental normais como dos transtornos mentais que acometem os humanos, gerando novas controvérsias.[14]

Os autores contemporâneos que mais se destacaram em modelos evolucionistas para transtornos mentais foram Gilbert,[15] que formulou a depressão em uma abordagem evolucionista relacionando-a com a "perda de poder", Crow,[16] que utilizou uma abordagem darwiniana para a compreensão da esquizofrenia, e Stevens e Price,[17] que propuseram uma série de modelos para transtornos neuróticos, psicóticos e relacionados à reprodução. Assim, por exemplo, segundo tais propostas, a esquizofrenia pode ser compreendida como o preço que o *Homo sapiens* tem que pagar por ter adquirido a linguagem,[16] e as demências como o preço por se tornar tão longevo e depender tão acentuadamente da memória e do aprendizado de fatos novos. A ideia de "preço pago por" talvez tenha sua origem na visão de que os frequentes agravos relacionados à coluna vertebral (como as hérnias de disco lombares e as lombalgias, de modo geral) são o preço que o *Homo sapiens (*no caso, a linhagem hominínea*)* paga por ter adotado a postura ereta.

Nunca se deve perder de vista que, apesar dos modelos evolucionistas em psicopatologia utilizarem com freqüência dados da etologia e modelos animais, os humanos são radicalmente distintos de outros animais que não utilizam linguagem e simbolização (pelo menos como os humanos as utilizam) e que não vivem em um ambiente semelhante ao das sociedades e culturas humanas. Apesar dessas limitações, os dados da etologia e da ecologia comportamental, assim como os modelos animais, podem ser úteis para a modelagem experimental e para a construção de hipóteses relacionadas a funcionamentos neuronais comuns em animais e humanos.

Desde já o leitor deve ser alertado de que os modelos evolucionistas são bastante parciais e dão conta, possivelmente, de apenas alguns aspectos da psicopatologia observável em humanos reais. São modelos explanatórios que fazem sentido em apenas algumas situações, talvez somente para uma parte dos sintomas e transtornos. É assim, para esses aspectos selecionados da psicopatologia, que tais modelos podem ajudar a pensar de forma mais abrangente. Descrições acessíveis (e mais detalhadas) dos sintomas e dos transtornos psicopatológicos encontram-se, por exemplo, em Nobre de Melo,[18,19] Dalgalarrondo,[20] Andreasen e Black.[21]

COMPORTAMENTOS BÁSICOS DE SOBREVIVÊNCIA DO INDIVÍDUO (ALIMENTAÇÃO E SONO) E DA ESPÉCIE (SEXUALIDADE) E SUAS ALTERAÇÕES

O comportamento alimentar e seus transtornos

O comportamento alimentar inclui várias dimensões complementares, tais como a dimensão fisiológico-nutritiva, a emocional e cognitiva e a relacional e sociocultural.[22,23] Do ponto de vista fisiológico e neuronal, a conduta alimentar é motivada pelas sensações básicas de fome e saciedade. Estas são geradas, controladas e monitoradas por diversos processos metabólicos (mediados por níveis de glicose e leptina, p. ex.) e por áreas do sistema digestório e do sistema nervoso; entre elas, a distensão gástrica e a liberação de substâncias (como a grelina) pelo estômago, pelo intestino, pelo fígado e pelo pâncreas e, no cérebro, o hipotálamo (centro da fome e saciedade), bem como por diversas estruturas límbicas e corticais. A dimensão fisiológica também está relacionada a aspectos endócrinos, que regulam a demanda e a satisfação das necessidades nutricionais.[24]

A dimensão emocional e cognitiva diz respeito à percepção da fome e ao comportamento alimentar vinculados à satisfação e ao prazer, além das representações mentais e culturais referentes aos alimentos e ao ato de comer. A dimensão relacional da alimentação, por sua vez, se verifica logo no início da vida, posto que, no desenvolvimento da criança humana, a alimentação é elemento central da relação afetiva mãe-bebê. Nas distintas culturas humanas, há todo um conjunto de práticas e símbolos que constituem um universo próprio relacionado aos alimentos, à culinária, às práticas e rituais alimentares e aos sentidos simbólicos atrelados aos alimentos e à alimentação.[25]

Obesidade

A obesidade é uma condição complexa, determinada por fatores genéticos, emocionais e cognitivos, da família, da sociedade e da cultura. Exposta a muitos e reiterantes períodos de restrição alimentar intensa e duradoura, tem sido postulado, desde o início dos anos 1960, que a genética da espécie humana teria sofrido, possivelmente, processos seletivos no sentido de aumentar os traços que promovem a aquisição e o armazenamento de energia e que minimizam a perda de calorias.[26]

A base genética da obesidade é evidenciada por fatores como significativa recorrência familiar, taxas altas de herdabilidade observada em estudos com gêmeos (univitelinos *versus* bivitelinos), identificação de casos monogênicos de obesidade grave de surgimento precoce e estudos de genotipagem em obesidade poligênica. Por exemplo, a herdabilidade para adiposidade (verificada pelo índice de massa corporal [IMC] ou mensurações da prega cutânea) varia entre

0,49 e 0,93; para comportamentos e estilos alimentares, é de 0,44 a 0,65, e é de 0,24 para "percepção de fome".[27]

Nos países industrializados, a obesidade é mais frequente entre indivíduos de baixo nível socioeconômico, em mulheres (em média, taxas 5% acima dos valores dos homens), em minorias (p. ex., nos Estados Unidos, entre pessoas de origem indígena, afro-americanos e hispânicos) e comunidades rurais. Nesses grupos, de modo geral, há menor poder aquisitivo para se consumir alimentos menos calóricos, porém mais caros, como frutas, verduras e legumes frescos, peixes e carne magra, mais disponibilidade e acesso a calorias baratas (doces, massas e gorduras, *fast-food*, alimentos industrializados), menos atividade física recreativa e menor valor dado à "beleza magra" e a dietas.[28]

Tem havido um aumento acentuado no número de indivíduos obesos, tanto em países desenvolvidos como em subdesenvolvidos. Mesmo descrita já na Grécia Antiga e relativamente frequente nas classes altas inglesas do século XVIII, a obesidade como epidemia mundial era desconhecida até os anos 1950, sendo o produto de mudanças sociais e culturais, da agricultura e da pecuária modernas, da tecnologia de produção de alimentos industrializados e do *marketing*. Estima-se que haja no mundo hoje cerca de 300 milhões de pessoas obesas (IMC > 30) e 700 milhões com sobrepeso (IMC > 25 e < 30) (Tabela 13.1).[29]

Tabela 13.1
NÍVEIS DE OBESIDADE SEGUNDO O ÍNDICE DE MASSA CORPORAL E A PORCENTAGEM DO PESO ESPERADO

Condição	% de peso esperado	Índice de massa corporal* (kg/m²)
Anorexia nervosa	< 15%	< 17,5
Magreza	< 10%	< 19
Normal	–	19-25
Sobrepeso	> 10%	26-30
Obesidade leve	> 20%	31-35
Obesidade moderada		36-40
Obesidade mórbida		> 40

* O índice de massa corporal como apresentado aqui não se aplica a crianças e adolescentes.

A obesidade é mais prevalente em algumas ilhas do Pacífico (p. ex., Nauru, com cerca de 80% da população com obesidade, Ilhas Cook, com 50%, e Polinésia Francesa, com 43%), nos Estados Unidos, no Egito, na África do Sul e na Turquia ela é alta, ficando em torno de 30% da população. No Brasil, assim como no Reino Unido e na Espanha, está em torno de 10%. A prevalência é baixa, entretanto, em alguns países asiáticos (não necessariamente pobres), como o Japão e a Coreia do Sul (3% da população adulta), e em países asiáticos pobres ou emergentes, como Paquistão, Laos, Índia e China (onde é menor do que 2%). Assim, a obesidade não se relaciona apenas com riqueza ou pobreza, com disponibilidade ou não de alimentos (embora, em países muito pobres, ela seja muito pouco prevalente).

Fatores socioculturais, urbanização, sedentarismo, hábitos alimentares, valores estéticos, perfil genético da população, assim como disponibilidade de alimentos muito calóricos e alimentos industrializados, parecem ser elementos igualmente importantes. Por exemplo, em algumas das sociedades da Oceania, onde a obesidade é muito frequente (como Nauru, Samoa e Malásia), a atração física relaciona-se ao aspecto rechonchudo ou roliço do corpo.[30] É curioso notar que, apesar do crescimento internacional da chamada "epidemia mundial de obesidade", em alguns países, como França, Itália e Japão, onde o valor atribuído à culinária tradicional e o apreço pela boa comida é alto, a prevalência de obesidade é não apenas baixa (3 a 6%), mas tem havido um decréscimo de tal prevalência, nos últimos 20 anos.[25]

A obesidade tem uma grande importância médica, pois está associada a taxas elevadas de morbidade e mortalidade. Relaciona-se claramente a condições como diabete tipo II, hipertensão arterial, cardiopatias, vários tipos de câncer, doenças reumatológicas, endócrinas, dermatológicas e ortopédicas.[31] Um dos pontos fundamentais da obesidade é a **disfunção dos mecanismos de saciedade**. Muitos obesos comem sempre que sentem algum desconforto, não necessariamente relacionado à fome. Obesos mórbidos comem de forma contínua enquanto houver comida disponível; eles parecem não serem capazes de parar de comer. O "comer automático", na frente da televisão, sem que o indivíduo esteja atento e consciente ao que e ao quanto está comendo, tem sido descrito de forma recorrente em obesos, sobretudo em crianças e adolescentes.

Perfil e problemas emocionais do obeso

Mesmo havendo atualmente muita controvérsia sobre se há, de fato, um perfil constante de personalidade no obeso, especula-se que muitos obesos costumam recorrer à comida como forma de compensação de afeto e que sentem que nunca o recebem de forma adequada.[32] Pessoas obesas comem em excesso quando se sentem mal emocionalmente (mas pessoas não obesas também o fazem!). Não é raro o fenômeno de indivíduos obesos emagrecerem muito quando se apaixonam e encontram um parceiro amado, e voltam a engordar quando perdem esse parceiro. De modo geral, os obesos graves têm autoestima baixa; sentem seus corpos feios e acham que as outras pessoas os encaram com des-

360
capítulo 13 MEDICINA EVOLUCIONISTA E COMPORTAMENTOS BÁSICOS DE SOBREVIVÊNCIA

prezo e rejeição. Um ponto a destacar é que, como mencionado, os obesos têm dificuldade em diferenciar a fome de sensações desagradáveis, desconforto, ansiedade e disforias de modo geral. Todo mal-estar logo é falsamente traduzido e percebido como fome.

Anorexia nervosa

A anorexia nervosa caracteriza-se pela perda de peso autoinduzida por abstenção de alimentos que engordam ou por comportamentos como vômitos e/ou purgação autoinduzidos, exercício excessivo e uso de anorexígenos e/ou diuréticos.[33] Há uma busca implacável pela magreza e o medo intenso e mórbido de parecer ou tornar-se gordo.

Quando a perda de peso é excessiva, ocorrem alterações endócrinas (amenorreia, hipercortisolemia, elevação do hormônio de crescimento e secreção anormal de insulina), metabólicas e eletrolíticas consequentes do grave estado nutricional.[33] Caracteristicamente, o peso corporal é mantido em pelo menos 15% abaixo do esperado. Do ponto de vista psicopatológico, peculiar é a distorção da imagem corporal; apesar de muito emagrecida, a pessoa anoréxica percebe-se gorda, sente que algumas partes de seu corpo, como o abdome, as coxas e as nádegas, estão "muito gordas". O pavor de engordar persiste como uma ideia permanente, mesmo o peso estando bem abaixo do normal.

Não é incomum que a pessoa anoréxica apresente episódios de *binge* (comer compulsivo) seguidos de vômitos e/ou purgação. Ocorre mais comumente em meninas adolescentes e mulheres jovens (mais de 90% dos casos ocorrem no sexo feminino). Muitos casos iniciam-se com dietas, aparentemente inocentes, e evoluem para graves quadros anoréxicos. Parece haver uma prevalência maior em sociedades e culturas em que ser atraente está ligado à magreza. Outro mecanismo envolvido parece ser a tentativa de controlar os conflitos (na área da sexualidade, relacionamento com os pais, etc.), por meio do controle do peso e da imagem corporal. A mortalidade é variável (em torno de 5%), devido a complicações cardiovasculares, hidroeletrolíticas, metabólicas e endócrinas.

Nos dias de hoje, reconhecem-se dois subtipos de anorexia nervosa:[34] o **restritivo**, no qual o paciente torna-se e permanece anoréxico por meio da restrição de alimentos, podendo apresentar ou não sintomas obsessivo-compulsivos, e o subtipo **purgativo**, no qual, além do comportamento de evitar alimentos calóricos, o paciente tem comportamentos ativos de perda de calorias, tais como os vômitos autoinduzidos, exercícios excessivos e uso de laxantes.

Bulimia nervosa

A bulimia nervosa (BN) caracteriza-se por preocupação persistente com o comer e um desejo irresistível de comida, sucumbindo a pessoa a repetidos episódios de *binge* (hiperfagia, ou seja, "ataques" à geladeira, à despensa, a uma sorveteria, etc.). Caracteriza-se ainda por preocupação excessiva com controle de peso corporal, levando o paciente a tomar medidas extremas, como vômitos, purgação, enemas e diuréticos, a fim de mitigar os efeitos "de engordar" da ingestão de alimentos.[35]

Os indivíduos com BN costumam estar dentro da faixa de peso normal, embora alguns possam estar com o peso levemente acima ou abaixo do normal. O comportamento purgativo pode produzir alterações hidroeletrolíticas (hipocalemia, hiponatremia e hipocloremia). O vômito recorrente pode causar perda significativa e permanente do esmalte dentário. Da mesma forma que a anorexia nervosa, a bulimia ocorre em 90% dos casos em mulheres, começando no final da adolescência ou no início da idade adulta.

Pessoas afetadas tipicamente procuram ocultar seus sintomas. Há um sentimento de falta de controle. O comer compulsivo (*binge eating*) é um quadro próximo à bulimia, mas dela se diferencia pela ausência dos vômitos e purgações autoinduzidos e por expressivo sentimento de culpa ou desconforto após haver comido uma quantidade muito exagerada de alimentos em um curto período de tempo.

Perspectivas evolucionistas

Obesidade

A obesidade como fenômeno de proporções epidêmicas é uma condição nova na história da humanidade, sendo raros mesmo os casos esporádicos antes de 10 mil anos atrás.[25]

A herança filogenética para a obesidade tem seu apoio no fato de que a maioria dos mamíferos é capaz de comer em excesso, quando há alimento disponível (dietas palatáveis fartamente acessíveis), até alcançar altos níveis de gordura corporal. Assim, a base genética para a maioria dos casos de obesidade humana assenta-se em um período evolutivo ancestral da classe dos mamíferos. Entretanto, os humanos têm potencial acima da média entre mamíferos e primatas para desenvolver obesidade. Supõe-se, então, que os genes favorecedores de avidez, acúmulo, armazenamento e economia de energia devem ter evoluído junto com o processo de hominização. Além disso, para o crescimento cerebral verificado entre os hominíneos, presume-se que também foi necessária a aquisição de mais calorias. Assim, postula-se que haja uma relação entre a seleção de genes para a obesidade e os de encefalização, sobretudo a partir do *Homo erectus*.[25]

A capacidade para armazenar energia é vital à sobrevivência e à reprodução, e a habilidade em conservar energia em forma de tecido adiposo conferiu ao *Homo sapiens* vantagens seletivas importantes. A disponibilidade de alimentos, tanto na história primata como dos hominíneos, foi, desde seu início, marcada por distribuição claramente sazonal (períodos de certa fartura e períodos de escassez ou mesmo ausência de alimentos), outro fator que deve ter selecionado genes para a avidez e a conservação de energia. Assim, os genes associados a obesidade, diabete e hipertensão devem ter sido adaptativos no passado remoto da espécie, mas hoje, com as mudanças ambientais, socioculturais e industriais, representam uma ameaça à saúde do ser humano.[36]

Segundo o pesquisador de obesidade e diabete Mário J. A. Saad, essa hipótese do genótipo econômico tem sido contestada nos últimos anos.[37] A contra-argumentação baseia-se na sugestão de que a fome prolongada seria um fenômeno relacionado ao Neolítico, ao advento da agricultura e da criação de animais, há 10 mil anos. No período anterior (Paleolítico e Mesolítico), a fome seria rara. Isso é bastante controverso do ponto de vista das evidências demográficas relacionadas ao Paleolítico, pois a população no Neolítico, pela maior disponibilidade de alimentos, expandiu-se bastante em relação ao Paleolítico. Em várias fases do Paleolítico, a Terra esfriou muito, com mudanças ecológicas profundas que, muitas vezes, fizeram rarear as fontes de alimentos convencionais. Também se argumenta que crianças (importantes para a seleção natural) e velhos (não significativos para a seleção natural, pois passaram o período reprodutivo) seriam os que morreriam mais nos períodos de fome. Porém, velhos quase não existiam no período pré-histórico, quando apenas uma ínfima minoria vivia mais do que 40 anos.

O argumento mais consistente contra a teoria do genótipo econômico é o que propõe que, nos períodos de jejum prolongado, as pessoas morrem mais de doenças infecciosas, por imunossupressão associada à desnutrição. Assim, seriam as pessoas com resposta imune mais eficiente as que teriam vantagens evolutivas. O genótipo econômico seria, na verdade, um genótipo inflamatório. Há evidências de associação entre os genes de armazenamento de energia (relacionados ao tecido adiposo) e os genes do sistema imune e resposta inflamatória. Obesos apresentam um fenômeno inflamatório subclínico, que contribui para a resistência à insulina. O elemento selecionado seria o genótipo inflamatório, e o genótipo econômico, por estar associado ao primeiro, viria atrelado a ele. Há ainda, informa Saad, a possibilidade da herança propícia à obesidade ter chegado a nós por deriva genética, e não por seleção.[37] De qualquer forma, todas essas hipótese não são exclusivas, podendo ter ocorrido os três fenômenos genético-evolutivos em distintos momentos da pré-história humana.

Anorexia e bulimia

Os transtornos alimentares anorexia e bulimia nervosa parecem não conferir ou terem conferido no passado qualquer valor adaptativo, em sentido estrito. O fato de serem muito mais prevalentes entre mulheres, no período de pico da fertilidade (adolescência e juventude), tem levado alguns autores a ver a "supressão da reprodução" (p. ex., associada à cessação das menstruações – amenorreia) como a "principal função" dos transtornos alimentares. Assim, a amenorreia não seria apenas um "efeito colateral" do emagrecimento, mas o elemento central da anorexia. Tem sido sugerido[38] que mães e pais de anoréxicas buscariam inconscientemente suprimir a capacidade reprodutiva precoce de suas filhas,

Sexualidade humana e seus transtornos

A sexualidade ocupa um lugar central em nossa condição existencial. Ela compreende dimensões biológicas, psicológicas e socioculturais que, na espécie humana, são indissociáveis.[39] A dimensão biológica corresponde ao impulso sexual,[40] determinado por processos fisiológicos, cerebrais (principalmente córtex do cíngulo, área septal, hipotálamo, hipocampo e amígdala), hormonais e químicos (sobretudo os hormônios esteroides, estrógeno, estradiol, progesterona, testosterona e di-hidrotestosterona, os peptídeos vasopressina e ocitocina, os feromônios e os neurotransmissores dopamina e serotonina). Cabe salientar que os hormônios sexuais mais importantes no comportamento sexual são o estradiol e a testosterona (esta parece mais relevante no desencadeamento de impulsos, fantasias e pensamentos sexuais, tanto em homens como em mulheres).

A dimensão psicológica diz respeito aos desejos eróticos subjetivos e à vida afetiva intimamente implicada na vida sexual. A dimensão sociocultural se refere aos padrões de desejos, comportamentos, valores e fantasias sexuais criados e sancionados historicamente pelas diversas sociedades, culturas e grupos sociais.[41] O impulso sexual, no plano biológico, visa à procriação e à manutenção da espécie. As dimensões psicológicas e culturais dizem respeito ao desejo erótico, às fantasias sexuais e à dimensão subjetiva de prazer que a vida sexual pode produzir. Enquanto o impulso sexual é relativamente restrito em seu repertório, pois se sustenta sobre aspectos instintivos e biológicos que têm um fim bem determinado (a reprodução), o desejo erótico é bastante plástico, comportando uma infinidade de variações. Assim, a vida sexual é extremamente vinculada à vida afetiva do sujeito, à personalidade total e aos símbolos culturais que geram e conformam as fantasias e as práticas sexuais variadas.[41]

Há, apesar da referida abordagem tridimensional, uma tendência a considerar as origens e as dimensões biológicas, psicológicas e socioculturais do impulso e resposta sexual como separações artificiais.[41]

Identidade de gênero e orientação do desejo

Por identidade de gênero entende-se o senso íntimo, pessoal, de perceber-se, sentir-se e desejar como uma pessoa do gênero feminino ou do gênero masculino. Um número significativo de pessoas, embora pertença biologicamente a determinado gênero, desenvolve e apresenta uma identidade de gênero conflitante com a biologia. Há muita polêmica em relação a considerarem-se tais condições como "patológicas", "médicas" ou "psiquiátricas", em especial no caso de pessoas que se sentem plenamente identificadas com a sua identidade "discrepante" e afirmam ser felizes e realizadas dessa forma. Atualmente, a psiquiatria tende a ocupar-se dessas condições apenas quando elas representam, para as pessoas que as têm, fonte de significativo sofrimento e desconforto, algo que pode ser pensado também em relação à própria heterossexualidade.[43]

O termo transexualismo refere-se à identidade de gênero invertida em indivíduos pertencentes ao outro sexo, do ponto de vista anatômico e fisiológico. Um homem, apesar de ter o corpo e o cromossomo Y de um homem, sente-se completamente mulher, do ponto de vista psicológico e social. Também transexuais femininas são mulheres (em termos biológicos, anatômicos) que desde os primeiros anos de vida têm o senso de serem realmente homens, querendo mudar seus corpos, utilizando roupas e modos culturalmente masculinos. No que se refere a preferências eróticas, transexuais são, com mais frequência, heterossexuais quando se considera o gênero psicossocial e homossexuais em relação ao sexo biológico.

A homossexualidade refere-se à condição na qual o interesse e o desejo erótico orientam-se para pessoas do mesmo gênero. Tende a ser um padrão duradouro de organização do desejo, geralmente vitalício.[44] Por definição, os indivíduos homossexuais não são transexuais, estando bem identificados com seu gênero. Um certo número de indivíduos com interesses e práticas homossexuais também tem atividade heterossexual, sendo, portanto, nesse sentido, considerados bissexuais. Essas condições variam consideravelmente em relação à cultura e ao período histórico.[41,45] A homossexualidade e a bissexualidade não são consideradas transtornos mentais segundo as classificações internacionais, mas variações e possibilidades de orientação do desejo. Pessoas com orientação homossexual e bissexual, entretanto, tendem a apresentar mais sofrimento mental (mais sintomas ansiosos, depressivos, ideias e atos suicidas, etc.), possivelmente relacionado à intensa discriminação que sofrem na sociedade em geral e em contextos como família, escola, trabalho e grupo religioso.[46,47]

As causas do transexualismo e da homossexualidade não são conhecidas, havendo considerável polêmica sobre o tema. Ao que parece, embora se apresentem de formas diferentes, são condições universais nas sociedades humanas.[41,45] Uma base cerebral foi postulada, no início dos anos 1990, pelo neurocientista Simon LeVay, indicando diferenças em um núcleo intersticial do hipotálamo (INAH3) entre homens heterossexuais e homens homossexuais ou bissexuais.[48] Também na linha biológica, Dean Hamer[49] fez fama com seus estudos sobre genes favorecedores da homossexualidade masculina, localizados no fim do braço longo do cromossomo X. Tais linhas de pesquisa foram contestadas por Edward Stein, que argumentou que tais investigações definem a homossexualidade de modo etnocêntrico e essencialista e que tais condições, muito variáveis nas distintas sociedades, são construídas social e historicamente.[50]

A homossexualidade masculina parece diferir bastante da feminina;[51] os homens tendem a se perceber homossexuais mais cedo, na infância ou na adolescência, se definem de modo mais categorial como homossexuais (mulheres se definem mais frequentemente como "mais ou menos" homossexuais ou heterossexuais, em um *continuum*) e permanecem mais estáveis em sua orientação ao longo da vida (mulheres homossexuais "oscilam" sua orientação em distintas fases da vida). Tem sido sugerido que a homossexualidade feminina seja mais "psicossocial e sociocultural" e a masculina, mais "genética e neurobiológica". A polêmica, entretanto, é das mais intensas entre cientistas e público em geral.

Estupro

O abuso sexual e o estupro são fenômenos trágicos e dolorosos que integram a vida diária da maior parte das sociedades passadas e contemporâneas.[52,53] A maioria das vítimas são crianças, mulheres adolescentes ou jovens. Nos Estados Unidos, 90% das vítimas têm entre 12 e 35 anos, sendo dois terços dos agressores desconhecidos das vítimas e um terço homens conhecidos delas, às vezes parentes, como padrastos, avós, tios, irmãos e primos. Os agressores tendem a ser pessoas com baixo nível educacional, baixos salários e mais desempregados.[54]

Durante o estupro, a vítima geralmente sente grande medo e pânico, podendo vivenciar um "estado de choque". Dias a meses depois do estupro, a pessoa vitimizada pode sentir-se muito envergonhada, deprimida, humilhada, com raiva e medo. Muitos estudos indicam uma forte relação entre ter sofrido abuso sexual na infância e apresentar depressão e suicídio na adolescência[55] e na vida adulta[56], bem como mais transtornos mentais em geral.

O estupro é um fenômeno antigo na história da humanidade. Em batalhas e guerras, desde a Antiguidade, tropas vitoriosas matam ou escravizam os homens derrotados e estupram e/ou escravizam as mulheres, formas de descarga sádica, oportunismo sexual e imposição de poder.[57] A escritora Susan Sontag[58] relata que, século XX, por exemplo, em dezembro de 1937, no ataque japonês à China, 400 mil pessoas foram massacradas e 80 mil chinesas estupradas (o chamado "Estupro de Nanquin"). Em 1945, ao final da II Guerra Mundial, na Prússia Oriental, na vingança contra os horrores das forças nazistas, estima-se que 2,5 milhões de homens estupraram algo em torno de 2 milhões de mulheres alemãs.[59] Particularmente em Berlim, Sontag[58] refere que os soldados soviéticos vitoriosos foram liberados por seus oficiais para o estupro de cerca de 130 mil mulheres e meninas alemãs (estima-se que 10 mil delas cometeram suicídio), pois, segundo o Exército Vermelho, as alemãs já estavam "efetivamente mortas", sem nada a perder.

Nas últimas décadas, foram documentadas ondas de estupro em guerras, incluindo as cometidas por tropas norte-americanas na Guerra do Vietnã, nos anos 1960 e 1970. Em 1972, soldados paquistaneses estupraram 200 a 400 mil mulheres bengalesas, em um período de nove meses. Repetiram-se tais ondas na antiga Iugoslávia, no Kosovo, assim como associadas a lutas e guerras no Kuwait, em Bangladesh, no Afeganistão, em Serra Leoa, no Congo, na Libéria, em Ruanda, em El Salvador e na Guatemala.

O estupro varia muito de sociedade para sociedade. Nos Estados Unidos, estima-se que pelo menos 13% das mulheres poderão sofrer um estupro, ao longo de suas vidas.[54] Uma mulher americana tem oito vezes mais chance de ser estuprada do que uma europeia e 26 vezes mais do que uma japonesa. A África do Sul é conhecida como uma das áreas de maior incidência de estupro no mundo. Foi estimado que cerca de um terço das adolescentes sul-africanas são iniciadas sexualmente de modo forçado.[60] Pesquisa recente na África do Sul, com 1.738 homens entrevistados nas regiões do Cabo Leste e de KwaZulu-Natal, com todos os grupos étnicos e raciais, tanto do meio urbano como rural, revelaram que um quarto dos homens admitiam ter cometido estupro; 46% deles afirmavam ter estuprado mais de uma vez e 73% disseram que seu primeiro estupro foi antes dos 20 anos de idade.[61] Um levantamento feito em 2009, pela CIET-África, uma organização não governamental, com 4 mil mulheres em Johanesburgo, indicou que 33% das mulheres havia sofrido um estupro no último ano. Sendo tão frequente, o estupro e suas implicações culturais acabaram sendo tema do romance *Desonra*, do consagrado escritor sul-africano J. M. Coetzee.[62]

Não se sabe a causa exata para taxas diferenciais de estupro em distintas sociedades, assim como, por exemplo, para essas altas taxas sul-africanas; foi sugerido que o trabalho migrante em minas desconectaria os homens de seus referentes socioculturais e tornaria o estupro algo "culturalmente normatizado". Também é possível aventar que impulsos vingativos relacionados à opressão do *apartheid* racial tenham encrustado uma prática violenta que não incide apenas sobre mulheres brancas, mas sobre todas elas. Contudo, tal perfil se encontra em muitas outras realidades pós-coloniais, de desigualdades sociais e de trabalhadores migrantes onde o estupro não é frequente.

No Brasil, não há estatísticas confiáveis. Um levantamento dos anos 1990 estimou que por volta de 7% das pessoas teriam sofrido abuso sexual, mas se trata de uma pesquisa não voltada para o tema.[63] Em relação à violência praticada pelo homem casado sobre sua mulher, um estudo[64] realizado em São Paulo (SP) (940 mulheres) e em 15 cidades da Zona da Mata, em Pernambuco (PB) (1.188 mulheres), entre 2000 e 2004, identificou que 10% (SP) e 14% (PB) das mulheres havia sofrido violência sexual e 27% (SP) e 34% (PB) violência física por seus parceiros. Há certa controvérsia[65,66] sobre se, distintamente dos Estados Unidos, no Brasil o estupro seria praticado com mais frequência por pessoa conhecida pela vítima, e os perpetradores não estariam concentrados nos grupos mais pobres, como naquele país. No Brasil, uma parte dos criminosos sexuais (possivelmente uma minoria deles) são pessoas com retardo mental.[67] Faltam, entretanto, estudos amplos e metodologicamente rigorosos no Brasil, mas, de qualquer forma, a violência sexual parece ser bastante frequente no país.

Várias causas têm sido apontadas para a ação odiosa do estuprador, como descarga sádica da tensão sexual, desejo de domínio e controle de outro ser humano, oportunismo sexual, padrões de exposição contínua e banalização da violência desde a infância no ambiente do estuprador e crenças em comportamentos e papéis tidos como próprios para o gênero masculino.

Aspectos evolucionistas da sexualidade

O sexo surgiu nos organismos multicelulares para gerar variabilidade genética e fenotípica, fundamentais para a adaptação e a evolução. A distinção genética entre machos e fêmeas em mamíferos principia com fêmeas possuindo os cromossomos XX e machos XY (heterogametia masculina). Aves e víboras têm o oposto; fêmeas são ZW (heterogametia) e machos ZZ. Em ambos os grupos, o elemento sexual específico (Y ou W) tende a ser menor e/ou heterocromático. Entretanto, muitas espécies animais não têm cromossomos sexuais tão óbvios. Em répteis, sapos e peixes, embora o sexo seja determinado geneticamente, não há cromossomos sexuais distinguíveis. Em muitas espécies de répteis e em alguns poucos peixes, o determinante do sexo do animal é um desencadeador do ambiente, frequentemente a temperatura na qual os ovos são incubados. De modo geral, os cromossomos sexuais são a parte mais variável do genoma.[68]

Na grande maioria dos animais, a fertilização dos gametas para a reprodução exige a corte e a cópula. Isso requer que haja uma sincronização comportamental entre os indivíduos dos dois sexos. A fertilização em muitos animais implica também contato físico, que é algo que os animais tendem a evitar, como parte da defesa contra predadores. Ser tocado, em geral, significa poder ser capturado. Além disso, durante os comportamentos reprodutivos, os animais, sobretudo as fêmeas, ficam em uma posição vulnerável, quase totalmente indefesas. Em muitos animais, os comportamentos reprodutivos implicam, portanto, a supressão dos comportamentos de escape de predadores.[69]

Partindo-se do fato de que as fêmeas carreiam os ovos por certo tempo, geralmente após a fertilização, e tendo-se também em conta que elas, na maioria das espécies, participam bem mais dos cuidados de alimentação e proteção das crias, ao que parece, têm mais valor em termos de "capital" da espécie.[69] Em mamíferos, de modo geral, as fêmeas contribuem com mais energia para a produção e a criação dos descendentes do que os machos.[70] Além disso, um macho pode fertilizar muitas fêmeas, um fato adicional implicando que, individualmente, eles são biologicamente de menor valor do que as fêmeas. É, portanto, razoável, do ponto de vista biológico, que as fêmeas necessitem de mais persuasão do que os machos para se envolver no comportamento reprodutivo, e talvez por isso a corte seja mais uma questão para os machos.[69]

Nos animais, o comportamento reprodutivo e a sexualidade em geral são fortemente modulados pelos hormônios sexuais e por determinados neurotransmissores. Na puberdade, o desenvolvimento dos caracteres sexuais secundários nos machos é determinado pela testosterona, que, na espécie humana, por exemplo, determina a musculatura do tipo masculino, o crescimento da barba, a voz mais grave, o desenvolvimento da próstata, o crescimento do falo, a espermatogênese, o impulso sexual e a função erétil. Nas meninas púberes, o estrógeno determina o desenvolvimento das mamas, o fluxo menstrual, o estirão de crescimento da puberdade e a conclusão desse crescimento. Deve-se assinalar, entretanto, que os hormônios sexuais ditos femininos (estrógeno e progesterona) não se relacionam marcadamente com impulso sexual, excitação ou satisfação sexual nas mulheres. A base hormonal desses fenômenos na mulher é pouco compreendida, mas parece ser parcialmente relacionada à testosterona.[71]

Uma hipótese interessante relacionando vários tipos de comportamentos reprodutivos e sociais com os hormônios andrógenos (sobretudo a testosterona), em animais vertebrados de modo geral é a chamada "hipótese de desafio" (*challenge hypothesis*), proposta por Wingfield e colaboradores.[72] Segundo essa hipótese, a testosterona aumenta a frequência de comportamentos sexuais nos machos, assim como a presença de uma fêmea receptiva desencadeia o aumento do nível de testosterona em um macho. Além disso, os machos com maiores níveis de testosterona tendem a ser os mais dominantes no grupo (em relação a outros machos), sendo que a densidade competitiva de machos em um grupo tenderia a aumentar os níveis de testosterona. Por fim, essa hipótese prediz que os machos envolvidos em comportamentos parentais tenderiam a ter seus níveis de testosterona reduzidos, enquanto níveis altos de testosterona fariam com que tendessem a evitar tais comportamentos. Dessa forma, a hipótese propõe que tanto a testosterona induziria ou inibiria alguns comportamentos como determinados contextos ambientais e comportamentais induziriam ou inibiriam a secreção de testosterona, em mecanismos intricados de retroalimentação.

Tais hipóteses foram amplamente revistas por uma metanálise abrangendo um grande número de trabalhos sobre vertebrados, incluindo peixes, anfíbios, répteis, aves e mamíferos.[73] A maioria das hipóteses foi confirmada, com algumas variações para as distintas ordens de animais. De qualquer modo, a modulação de comportamentos sociais, sexuais-reprodutivos e de cuidados parentais pela testosterona parece ser uma constante muito importante entre os animais vertebrados.

Além da testosterona, dois outros hormônios, a ocitocina e a vasopressina, têm também sido relacionados a comportamentos sexuais em diversos animais e no homem. Esses hormônios também estão relacionados a comportamentos de "ligação afetiva". O rato silvestre de pradaria (*Microtus ochrogaster*) emite muitos chamados quando separado do cuidador ao nascer e, quando adulto, tende à monogamia, e o macho ajuda nos cuidados parentais; seu cérebro é repleto de receptores para ocitocina no córtex pré-límbico. Já seu primo quase idêntico, o rato silvestre da montanha (*Microtus montanus*) não emite chamados quando filhote em estado de separação e, quando adulto, os machos são muito mais promíscuos e não se envolvem com os cuidados das crias; parecem não ter tanta "ligação afetiva", como seus primos das pradarias. Pois bem, o rato silvestre da montanha tem muito menos receptores para ocitocina em seu cérebro do que seu primo das pradarias.[74]

Ocitocina e vasopressina são moléculas quase idênticas. Como os cérebros humanos femininos têm mais receptores para a ocitocina e os masculinos para a vasopressina, conclui-se que aquela tem mais relevância nas fêmeas e esta nos machos. A atividade sexual e as respostas de orgasmo liberam esses hormônios no cérebro, que, juntamente com a liberação de dopamina e serotonina, contribuem para a sensação de intenso prazer associada ao ato sexual. Além disso, tais hormônios parecem reforçar os laços entre os parceiros que participam da atividade copulatória.

O estresse parece, por outro lado, inibir o desejo sexual, sobretudo feminino, através da liberação de cortisol que bloqueia a ação da ocitocina no cérebro feminino. Assim, estresse e impulso por preservação da vida e sobrevivência parecem vir na contramão do impulso sexual, que aponta para a preservação da espécie, com a potencial geração de novos indivíduos.

Por fim, cabe mencionar os feromônios, mensageiros químicos inodoros que estão implicados na seleção de parceiros e em aspectos do comportamento reprodutivo de praticamente todos os organismos do reino animal, os quais também parecem exercer influências relevantes na espécie humana.[75] Em muitas espécies, os feromônios permitem que o animal distinga sexo, posição social, território e *status* reprodutivo de um parceiro potencial. Os feromônios são percebidos pelo órgão vomeronasal, próximo do epitélio olfativo (mas que não se confunde com este) e a informação é supostamente transmitida a áreas implicadas na resposta sexual no cérebro (como áreas pré-ópticas, núcleos septais medial e lateral, amígdala, hipocampo e hipotálamo) através do chamado nervo terminal (ou nervo zero, que é um nervo craniano muito delgado associado ao olfatório).[76,77]

Recentemente, a homossexualidade tem sido abordada em perspectiva comparativa e evolucionista, gerando, como era de se esperar, considerável polêmica. Ao contrário do que se pensava, os etólogos têm constatado que o comportamento homossexual é relativamente comum entre animais não humanos. Em 1999, o zóologo Bruce Bagemihl[78] editou seu livro *Biological exuberance: animal homosexuality and natural diversity,* descrevendo o comportamento homossexual em mais de 400 espécies animais (incluindo mais de 300 espécies de vertebrados). Verificam-se comportamentos homossexuais, por exemplo, entre moscas, lagartos, bonobos e golfinhos.

Qual seriam, então, as vantagens adaptativas da homossexualidade para que ela seja frequente (ou pelo menos não rara) no reino animal, já que não implica reprodução. Nathan Bailey e Marlene Zuk, da Universidade da Califórnia, em Riverside, relataram que as fêmeas do albatroz-de-laysan (*Phoebastria immutabilis*), do Havaí, se unem em casais femininos, muitas vezes por toda a vida, para criar os filhotes, sobretudo quando há escassez de machos; até cerca de um terço dos casais da espécie são homossexuais.[79] Outras razões adaptativas favoráveis à homossexualidade foram descritas, tais como: formação de laços interindividuais mais intensos para evitar conflitos, observado em golfinhos; marcar relações de poder através de sexo homossexual, como no caso de bisões, e estratégias de reconciliação, entre macacos japoneses e bonobos.

O estupro sob a perspectiva evolucionista

Não só os humanos praticam o estupro; cópula forçada tem sido descrita entre nossos parentes chimpanzés, gorilas, orangotangos e outros grandes primatas, além de animais em outros grupos. Para autores como Michael Ghiglieri, a cópula forçada entre primatas, entre outras evidências, é um forte indicativo da natureza biológica, genética e evolutiva de uma tendência ao estupro nos representantes masculinos do *Homo sapiens*.[54] O estupro seria, então, uma forma de homens com pouca habilidade e/ou *status* obter parceiras para satisfação sexual e, inconscientemente, conseguirem sucesso reprodutivo.

O primatólogo Frans de Waal[80] discorda frontalmente. Para ele, muitas especulações falsas foram feitas nas últimas décadas tentando argumentar a favor de uma "tendência animal" para a violência sexual, já que a cópula forçada foi descrita em animais, sobretudo em chimpanzés. Segundo de Waal, em sociedades animais ou humanas, quando os machos dominam e as fêmeas não têm recursos para se defender, a cópula forçada pode ocorrer. Chimpanzés, por exemplo, em cativeiro, raramente "estupram" as fêmeas, que, próximas umas das outras, formam alianças entre si, interrompendo investidas indesejadas. Já na natureza, as fêmeas são mais vulneráveis, afirma o primatólogo. Os machos, ao que tudo indica após aprendizado social, forçam-nas a se deslocar para a periferia do grupo, levando à força geralmente uma fêmea com intumescimento genital para um "safári" e aí a obriga à cópula (junto ao grupo maior, as fêmeas escolhem se querem ou não a cópula). Esse seria um modelo para explicar a base animal do estupro em humanos. Entretanto, em bonobos ou chimpanzés pigmeus, praticamente nunca se observa a cópula forçada.

Os bonobos são geneticamente tão semelhantes aos humanos quanto os chimpanzés; ao contrário dos chimpanzés, formam sociedades não apenas centradas nas fêmeas, mas dominadas por elas. Além disso, o sexo é uma atividade essencial para os bonobos. Estes ficam excitados com facilidade e expressam tal excitação com contatos genitais, fazendo posições de cópula. Utilizam a atividade sexual para dissolver tensões e desviar a atenção. A atividade sexual entre os bonobos é diversificada; além de serem frequentes os contatos homossexuais, preferem o sexo frente a frente (algo anteriormente só observado na espécie humana), praticam com frequência o sexo oral, massagem genital do outro e intensos beijos de língua.[80] Como as fêmeas são dominantes e formam poderosas alianças entre si, os machos, mesmo que quisessem, jamais conseguiriam obrigar uma fêmea à cópula se esta não quisesse.

Para de Waal, o estupro em humanos e a cópula forçada em primatas não humanos não é um fenômeno genético ou instintivo. Trata-se de uma possibilidade comportamental, em geral aprendida, sempre que o domínio dos machos sobre as fêmeas for marcante e as fêmeas não dispuserem de recursos para se defender.

Sono e transtornos relacionados ao sono

O sono e as necessidades de sono são controlados por dois processos: os **processos circadianos**, regulados por ciclos de luminosidade, que têm no núcleo supraquiasmático do hipotálamo dos mamíferos o seu relógio interno, e os **pro-**

cessos homeostáticos, que fazem aumentar a necessidade de sono na medida em que aumenta o tempo de vigília e diminui o tempo de sono do indivíduo.[81] Há uma grande variabilidade individual em relação ao padrão e à necessidade de sono. Algumas pessoas sentem-se descansadas e ativas durante o dia dormindo cinco horas por noite; outros necessitam 10 a 12 horas de sono para sentirem-se bem durante o dia.

Insônia
Constitui uma experiência muito comum. Cerca de um terço da população adulta tem pelo menos alguns dias de insônia clinicamente significativa durante um ano. A insônia caracteriza-se pela dificuldade em adormecer (insônia inicial), pela dificuldade em permanecer adormecido (sono entrecortado) ou pelo despertar muito precoce, acordando de madrugada (geralmente por volta de 3 a 5 horas da manhã), não conseguindo voltar a dormir, a chamada insônia terminal.[82]

Não só importa a redução da quantidade de sono, mas também a qualidade do sono e, sobretudo, a sensação de ter tido um sono reparador. A insônia pode ser aguda (de alguns dias até três meses) ou crônica (mais de três meses). Ter insônia implica prejuízo no funcionamento diário e piora na qualidade de vida em decorrência do sono ruim.

No Brasil, 10 a 40% da população apresenta queixas de insônia (5% de insônia crônica). Em torno de metade dos quadros de insônia está associada a transtornos psiquiátricos (depressão, ansiedade, fobias, dependências químicas, transtorno bipolar, etc.) ou condições médicas (obesidade, síndromes dolorosas, refluxo gastroesofágico, dificuldades respiratórias, insuficiência cardíaca congestiva e hipertrofia prostática). A insônia ocorre mais comumente entre mulheres, idosos, pessoas de baixo nível socioeconômico e pessoas divorciadas ou viúvas, em indivíduos internados em hospital geral ou em prisões.[83] Hábitos inadequados, como dormir muito durante o dia, ou acordar em horas diferentes a cada dia, uso excessivo de café durante o período noturno, abuso de álcool ou outras substâncias, comer demais à noite, realizar tarefas e atividades muito tensas no período noturno, têm sido associados à insônia.[84]

Transtornos do sono associados à apneia
De modo geral, a apneia do sono caracteriza-se pela ocorrência de pausas respiratórias curtas, de 10 a 50 segundos, durante o sono. Nesses episódios, o indivíduo geralmente ronca, a saturação sanguínea de oxigênio cai e, frequentemente, ocorre um breve despertar. Para o diagnóstico, exige-se que ocorram pelo menos 30 episódios de pausas em uma noite. De modo geral, os apneicos apresentam cerca de 200 a 600 pausas respiratórias em uma noite, que produzem, em média, 400 a 500 rápidos despertares, alterando gravemente a arquitetura do sono, o que impede um sono restaurador e, como consequência, produz cansaço, irritabilidade e dificuldades de concentração durante o dia seguinte.

As pessoas acometidas se queixam de constante sonolência, dores de cabeça, fadiga e irritação durante o dia. Durante o sono, manifestam roncos, pausas respiratórias, sono muito agitado e sudorese. Para confirmar a apneia, faz-se necessário um estudo polissonográfico. Estima-se que cerca de 9% da população masculina de meia-idade e 4% da população feminina após a menopausa sofra de apneia obstrutiva do sono.[84] Além de frequente, é uma condição que causa sérios prejuízos. O indivíduo dorme no trabalho, no carro, parado no semáforo; sente-se irritado, ansioso, esgotado e deprimido, ocorrendo morbidade e mortalidade aumentadas (por arritmias cardíacas, infarto do miocárdio, acidentes, etc.).

Essa condição divide-se em três subtipos: a apneia obstrutiva (colabamento periódico das vias aéreas superiores, associado a obesidade, pescoço curto, palato rebaixado), a central (déficit no comando neuronal respiratório) e a mista.[85]

Narcolepsia

A narcolepsia caracteriza-se por "ataques" diurnos de sono REM (movimento rápido dos olhos, *rapid eye movement*), com sonolência intensa, como se a atividade neurofisiológica característica do sono REM "invadisse" a vigília.[86] Além da sonolência diurna, a narcolepsia manifesta-se clinicamente por ataques de cataplexia, que é uma crise imperceptível de fraqueza de grupos musculares (queixo, cabeça, joelho), ocorrendo a queda da mandíbula, da cabeça, fraqueza nos joelhos e, eventualmente, queda abrupta e completa no solo. Podem ocorrer também alucinações hipnagógicas (ao adormecer) ou hipnopômpicas (ao despertar). Os "ataques de sono" costumam ser desencadeados por emoções fortes, riso, raiva e excitação sexual. Surgem geralmente na adolescência e mantêm-se ao longo da vida. Ocorrem em 0,02 a 0,1% dos adultos, com leve predomínio entre o sexo masculino. A causa da narcolepsia está associada a perda precoce de neurônios hipotalâmicos secretores de hipocretinas, relacionada a possíveis mecanismos genéticos e autoimunes.

Aspectos evolucionistas relacionados ao sono

Mesmo havendo controvérsias sobre as funções exatas do sono, há consenso de que o sono é de vital importância para os animais. Também existe concordância de que tanto os comportamentos de sono (imobilidade comportamental prolongada, elevação do limiar para reações, adoção de determinadas posturas, reversibilidade comportamental rápida provocada por certos estímulos) como aspectos genéticos, bioquímicos e fisiológicos relacionados ao sono são muito conservados na evolução, embora haja diferenças importantes em alguns aspectos do sono entre invertebrados e vertebrados.[81]

Intuitivamente, a recuperação de energia empregada no período de vigília sempre foi considerada uma das principais finalidades do sono, e ainda há concordância acerca disso.[87] Entretanto, mais recentemente, outras funções têm sido sugeridas para o sono, tais como: promoção do metabolismo e da plasticidade sináptica, síntese de macromoléculas e proteção contra o estresse da vigília. Em particular, em mamíferos, o sono tem sido associado à promoção de plasticidade neuronal e, em insetos, ao aprendizado e à memória (embora muitos autores também proponham aprendizado e memória para vertebrados).[81]

Há muitas evidências de que tanto animais invertebrados como vertebrados apresentam ciclos de vigília e sono. O sono de insetos como a *Drosophila melanogaster*, a mosca-das-frutas, tem sido muito investigado. O padrão de períodos comportamentais de atividade seguidos de inatividade corresponde a mudanças eletrofisiológicas (chamadas de *local field potentials*) em seus cérebros (sobretudo nos já mencionados *mushroom bodies*), obviamente distintas do que se vê nos vertebrados, pois se trata de uma arquitetura neuronal muito distinta. Também os ciclos sono-vigília de vermes nematodos como *Caenorhabditis elegans* têm revelado que muitos mecanismos moleculares de regulação do sono se conservam ao longo da evolução filogenética. Ações do neurotransmissor dopamina, por exemplo, ao que parece, modulam a atividade de vigília (relacionando-se negativamente com a atividade do sono), em animais tão distantes como insetos, vermes, os vários grupos de vertebrados, até a espécie humana.[81]

Nos vertebrados, o ciclo sono-vigília varia entre as classes.[87] Entre peixes e anfíbios, parece haver apenas duas fases; a de vigília, com atividade eletrofisiológica cerebral rápida e amplitude elevada, e de sono, em que a atividade cerebral diminui em frequência e amplitude. Nesses grupos não se verificou uma diferenciação entre sono não REM e sono REM. O surgimento de sono do tipo REM parece estar presente em forma rudimentar em alguns répteis, como em certas tartarugas e em iguanas. Nas aves, nota-se com clareza, além do padrão da vigília, um período de sono eletrofisiologicamente lento (sono não REM) intercalado por breves períodos de dessincronização cerebral e relaxamento muscular profundo (análogo ao sono REM dos mamíferos). Nos mamíferos se observa uma diferença entre os placentários e os marsupiais, os quais apresentam os dois tipos de sono, REM e não REM, e os monotremados, como as équidnas, que, apesar de "bons dormidores" (muitos períodos de sono lento durante um ciclo), não apresentam sono REM.[87]

Com certeza, o padrão de comportamento e o *habitat* do animal relacionam-se ao padrão do sono. Assim, predadores, pouco vulneráveis, tendem a ter sono mais profundo, enquanto presas, permanentemente em perigo, apresentam sono mais superficial e facilmente interrompido. Mamíferos marinhos, que necessitam respirar pelos pulmões, como golfinhos, têm microssonos ou "dormem" com apenas um dos hemisférios cerebrais, mantendo atividade motora basal ou intermitente, para evitar o afogamento. Com as pressões seletivas, a evolução foi moldando o padrão de sono às demandas comportamentais do animal.

Os mecanismos bioquímicos que controlam o sono são conservados na evolução filogenética. Por conta disso, os neurotransmissores acetilcolina, glutamato, noradrenalina, dopamina, serotonina, histamina, adenosina, GABA e orexina estão presentes em uma grande variedade de animais, exercendo funções centrais e complexas na regulação do ciclo sono-vigília. Muitos aspectos do sono são fortemente controlados por mecanismos genéticos, sendo tal controle de natureza poligênica. Os genes e os mecanismos genéticos de controle do sono foram bastante conservados na evolução filogenética.[87]

REFERÊNCIAS

1. Nesse RM, Williams GC. Why we get sick: the new science of Darwinian medicine. New York: Times Books; 1994.

2. Bufill E. Los cambios evolutivos explican que la enfermedad de Alzheimer sea exclusivamente humana? In: Sanjuan J, Cela-Conde CJ. La profecia de Darwin: del origen de la mente a la psicopatologia. Barcelona: Ars Medica; 2005.

3. Berrios GE. Descriptive psychopathology. In: Berrios GE. The history of mental symptoms: descriptive psychopathology since the nineteenth century. Cambridge: Cambridge University Press; 1996.

4. Kandel ER. A new intellectual framework for psychiatry. Am J Psychiatr. 1998;155(4):457-69.

5. Leckman JE, Mayes LC. Understanding developmental psychopathology: how useful are evolutionary accounts? J Am Acad Child Adolesc Psychiatr. 1998;37(10):1011-21.

6. Crichton-Browne J. On the weight of the brain and its component parts in the insane. Brain. 1878;1:504-18.

7. Jackson JH. Evolution and dissolution of the nervous system. Br Med J. 1884;591:660-703.

8. Jackson JH. The factors of the insanities. Med Press Circ. 1894;108:615-9.

9. Finger C. Theories of emotion from Democritus to William James. In: Finger S. Origins of neuroscience: a history of explorations into brain function. New York: Oxford University Press; 1994.

10. Serpa OD Jr. Mal-estar na natureza: estudo crítico sobre o reducionismo biológico. Rio de Janeiro: Te Corá; 1998.

11. Freud S. Neuroses de transferência: uma síntese. Rio de Janeiro: Imago; 1987.

12. Ritvo LB. A influência de Darwin sobre Freud: um conto de duas ciências. Rio de Janeiro: Imago; 1992.

13. Ferenczi S. Thalassa: ensaio sobre a teoria da genitalidade. São Paulo: Martins Fontes; 1990. Publicado originalmente em 1924.

14. Abed RT. Psychiatry and Darwinism. Time to reconsider? Br J Psychiatry. 2000;177:1-3.

15. Gilbert P. Depression: the evolution of powerlessness. Hove: Lawrence Erlbaum Associates; 1992.

EVOLUÇÃO DO CÉREBRO

16. Crow TJ. A Darwinian approach to the origins of psychosis. Br J Psychiatry. 1995;167(1):12-25.

17. Stevens A, Price J. Evolutionary psychiatry: a new beginning. 2nd ed. London: Routledge; 2000.

18. Melo ALN. Psiquiatria. Rio de Janeiro: Civilização Brasileira; 1979. v. I.

19. Melo ALN. Psiquiatria. Rio de Janeiro: Civilização Brasileira; 1979. v. II.

20. Dalgalarrondo P. Psicopatologia e semiologia dos transtornos mentais. 2. ed. Porto Alegre: Artmed; 2008.

21. Andreasen NC, Black DW. Introdução à psiquiatria. 4. ed. Porto Alegre: Artmed; 2009.

22. Bruch H. Eating disorders: obesity, anorexia nervosa and the person within. New York: Basic Books; 1973.

23. Bernard P, Trouvé S. Sémiologie psychiatrique. Paris: Masson; 1977.

24. Halford JCG. Psicobiologia do apetite: a regulação episódica do comportamento alimentar. In: Nunes MAA, Appolinário JC, Galvão AL, Coutinho W, editores. Transtornos alimentares e obesidade. 2. ed. Porto Alegre: Artmed; 2006.

25. Ulijaszek SJ, Lofink H. Obesity in biocultural perspective. Annu Rev Anthropol. 2006;35:337-60.

26. Neel JV. Diabetes mellitus: a thrifty genotype rendered detrimental by progress. Am J Hum Genet. 1962;14:353-62.

27. Clement K. Genetics of human obesity. Proc Nutri Soc. 2005;64:133-42.

28. Wadden TA. Obesity. In: Kaplan HI, Sadock BJ, editors. Comprehensive textbook of psychiatry. Baltimore: Williams & Wilkins; 1995.

29. Nishida C, Mucavele P. Monitoring the rapidly emerging public health problem of overwight and obesity: the WHO global database on body mass index. SCN News. 2005;29:5-12.

30. de Garine I, Pollock NJ, editors. Social aspects of obesity. Amsterdan: Luxembourg: Gordon and Breach; 1995.

31. Mokdad AH, Ford ES, Bowman BA, Dietz WH, Vinicor F, Bales VS, et al. Prevalence of obesity, diabetes, and obesity-related health risk factos: 2001. JAMA. 2003;289(1):76-9.

32. Vaidya V. Psychosocial aspects of obesity. In: Vaidya V, editor. Health and treatment strategies in obesity. Basel: Karger; 2006; p. 73-85.

33. Wilson GT, Shafran R. Eating disorders guidelines from NICE. Lancet. 2005;365(9453):79-81.

34. Keel PK, Fichter M, Quadflieg N, Bulik CM, Baxter MG, Thornton L, et al. Application of a latent class analysis to empirically define eating disorder phenotypes. Arch Gen Psychiatry. 2004;61(2):192-200.

35. Mehler PS. Clinical practice Bulimia nervosa. N Engl J Med. 2003;349(9):875-81.

36. Brown PJ. Culture and the evolution of obesity. Hum Nat. 1991;2(1):31-57.

37. Saad MJA. A origem evolucionária da epidemia de obesidade: seleção natural do genótipo econômico/inflamatório ou deriva genética consequência da extinção do predador? Boletim da FCM. 2009;5(5):8-9.

38. Brüne M. Autism and other pervasive developmental disorders. In: Brüne M. Textbook of evolutionary psychiatry: the origins of psychopathology. Oxford: Oxford University Press; 2008.

39. Basson R. Sexual desire and arousal disorders in women. N Engl J Med. 2006;354(14):1497-506.

40. Federman DD. The biology of human sex differences. The New England Journal of Medicine. 2006;354:1507-14.

41. Gregersen E. Práticas sexuais: a história da sexualidade humana. São Paulo: Roca; 1983.

42. Basson R, Schultz WW. Sexual sequelae of general medical disorders. Lancet. 2007;369(9559):409-24.

43. Cohen-Kettenis PT, Gooren JG. Transsexualism: a review of etiology, diagnosis and treatment. J Psycho Res. 1999;46(4):315-33.

44. Byne W, Parsons B. Human sexual orientation. Arch Gen Psychiatry. 1993;50(3):228-39.

45. Endleman R. Homosexuality in tribal societies. Transcultural Psychiatric. 1986;23(3):187-218.

46. Warner J, McKeown E, Griffin M, Johnson K, Ramsay A, Cort C, et al. Rates and predictors of mental illness in gay men, lesbians and bisexual men and women: Results from a survey based in England and Wales.. Br J Psychiatry. 1994;185:479-85.

47. Ghorayeb DB, Dalgalarrondo P. Homosexuality: mental health and quality of life in a Brazilian socio-cultural context. Int J Soc Psychiatry. 2010. No prelo.

48. Le Vay S. A difference in hypothalamic structure between heterosexual and homosexual men. Science. 1991;253(5023):1034-7.

49. Hamer DH, Hu S, Magnuson VL, Hu N, Pattatucci AM. A linkage between DNA markers on the X chromosome and male sexual orientation. Science. 1993;261(5119):321-7.

50. Stein E. Essentialism and constructionism about sexual orientation. In: Hull DL, Ruse M, editors. The philosophy of biology. Oxford: Oxford University Press; 1998.

51. Hamer D, Copeland P. Living with our genes: why they matter more than you think. New York: Doubleday; 1998.

52. Charam I. O estupro e o assédio sexual: como não ser a próxima vítima. Rio de Janeiro: Rosa dos Tempos; 1997.

53. Organización Mundial de la Salud. Estudio multipaís de la OMS sobre salud de la mujer y violencia doméstica contra La mujer. Genebra: OMS; 2005.

54. Ghiglieri MP. The dark side of man: tracing the origins of male violence. Reading: Perseus Books; 1999.

55. Brown J, Cohen P, Johnson JG, Smailes EM. Childhood abuse and neglect: specificity of effect on adolescent and young depression and suicidaliy. J Am Acad Child Adoles Psychiatry. 1999;38(12):1490-6.

56. Saunders BE, Villeponteaux LA, Lipovsky JA, Kilpatrick DG, Veronen LJ. Child sexual assault as a risk factor for mental disorders among women: a community survey. J Interp Viol. 1992;7(2):189-204.

57. Heinsohn G. Genocide: Historical aspects. In: Smelser NJ, Baltes PB. International encyclopedia of the social & behavioral sciences. Amsterdam: Elsevier; 2001.

58. Sontag S. Diante da dor dos outros. São Paulo: Companhia das Letras; 2003.

59. Beevor A. Berlim 1945: a queda. São Paulo: Record; 2004

60. Jewkes R, Abrahams N. The epidemiology of rape and sexual coercion in South Africa: an overview. Soc Sci Med. 2002;55(7):1231-44.

61. Lindow M. South africa's rape crisis: 1 in 4 men say they've done it [Internet]. Time Magazine; 2009 [capturado em 21 maio 2010]. Disponível em: http://www.time. com/time/world/article/0,8599,1906000,00.html.

62. Coetzee JM. Desonra. 2. ed. São Paulo: Companhia das Letras, 2000.

63. Nunomura M. Motivos de adesão à atividade física em função das variáveis idade, sexo, grau de instrução e tempo de permanência. Rev Bras Ativ Fís Saúde. 1998;3:45-58.

64. Schraiber LB, D'OliveiraI AFPL, França-Junior I, Diniz S, Portella AP, Ludermir AB, et al. Prevalência da violência contra a mulher por parceiro íntimo em regiões do Brasil. Rev Saúde Pública. 2007;41(5):797-807.

65. Vargas JD. Análise comparada do fluxo do sistema de justiça para o crime de estupro. Dados: Revista de Ciências Sociais. 2007;50(4):671-97.

66. Campos MAMR, Schor N. Violência sexual como questão de saúde pública: importância da busca ao agressor. Saúde Soc. 2008;17(3):190-200.

67. Teixeira EH, Dalgalarrondo P. Crime, diagnóstico psiquiátrico e perfil da vítima: um estudo com a população de uma casa de custódia do Estado de São Paulo. J Bras Psiquiatr. 2006;55(3):192-4.

68. Marshall Graves JA. Weird animal genomes and the evolution of vertebrate sex and sex chromosomes. Annu Rev Genet. 2008;42:565-86.

69. Tinbergen N. Social behaviour in animals, with special reference to vertebrates. London: Chapman and Hall; 1990. Publicado originalmente em1953.

70. Poole JH. Sex differences in the behavior of African elephants. In: Short RV, Balaban E, editors. The differences between sexes. Cambridge: Cambridge University Press; 1994.

71. Federman DD. The biology of human sex differences. N Engl J Med. 2006;354(14):1507-14.

72. Wingfield JC, Hegner RE, Dufty AM Jr, Ball GF. The "challenge hypothesis": theoretical implications for patterns of testosterone secretion, mating systems, and breeding strategies. Am Nat. 1990;136:829-46.

73. Hirschenhauser K, Oliveira RF. Social modulation of androgens in male vertebrates: meta-analyses of the challenge hypothesis. Anim Behav. 1996;71(2):265-77.

74. Insel TR, Shapiro LE. Oxytocine receptor distribution reflects social organization in monogamous and polygamous voles. Proc Natl Acad Sci U S A. 1992;89(13):5981-5.

75. Wyatt TD. Pheromones and animal behavior: communication by smell and taste. Cambridge: Cambridge University Press; 2003.

76. Demski LS, Northcutt RG. The terminal nerve: a new chemosensory system in vertebrates? Science. 1983;220(4595):435-7.

77. Fields RD. Segredos da atração. Mente & Cérebro: Revista de Psicologia, Psicanálise, Neurociências e Conhecimento. 2007;14(172):47-53.

78. Bagemihl B. Biological exuberance: animal homosexuality and natural diversity. New York: St. Martin's Press; 1999.

79. Bailey NW, Zuk M. Same-sex sexual behavior and evolution. Trends Ecol Evol. 24(8):439-46. Epub 2009 Jun 17.

80. de Waal F. Eu, primata: por que somos como somos. São Paulo: Companhia das Letras; 2007.

81. Andretic R, Franken P, Mehdi T. Genetics of sleep. Annu Rev Genet. 2008;42:361-88.

82. Silber MH. Clinical practice. Chronic Insomnia. N Engl J Med. 2005;353(8):803-10.

83. Moraes PAC, Dalgalarrondo P. Mulheres encarceradas em São Paulo: saúde mental e religiosidade. J Bras Psiquiatr. 2006;55(1):50-56.

84. Azevedo AP, Aloé F, Tavares SMA. Transtornos do sono. In: Louzã Neto MR, Elkis H. Psiquiatria básica. 2. ed. Porto Alegre: Artmed; 2007.

85. Tavares S, Aloé F. Classificação das insônias. Atualização em neuropsiquiatria. 1998;1:8-19.

86. Dauvilliers Y, Arnulf I, Mignot E. Narcolepsy with cataplexy. Lancet. 2007;369(9560):499-511.

87. Ayala-Guerrero F. Evolução do sono nos vertebrados. J Bras Psiquiatr. 1994;(supl 1):49S-55S.

14

TRANSTORNOS MENTAIS SEGUNDO A PERSPECTIVA EVOLUCIONISTA

TRANSTORNOS PSICÓTICOS: ESQUIZOFRENIA

A esquizofrenia é a principal forma de transtorno psicótico. As psicoses caracterizam-se por sintomas como alucinações ("ouvir vozes", "ver vultos") e delírios (ideias e juízos morbidamente falsos), pensamentos e comportamentos desorganizados e/ou claramente bizarros.[1] Os sintomas relacionados à sensação intensa de ser perseguido (ditos "sintomas paranoides"), e o ouvir vozes acusatórias ou depreciativas são, possivelmente, os sintomas mais frequentes nas psicoses.[2] Em parte dos casos observa-se, também, uma desorganização mais ou menos profunda da vida mental e do comportamento.[3] Alguns autores dão ênfase à perda de contato com a realidade como dimensão central das psicoses. Nessa perspectiva, o sujeito com uma psicose passaria a viver fora da realidade, sem ser regido pelo princípio de realidade. Indivíduos psicóticos tipicamente têm *insight* (consciência da doença) prejudicado em relação aos seus sintomas e condição clínica geral.[4]

Especificamente no caso da esquizofrenia, os sintomas mais significativos para o diagnóstico são aqueles que o psicopatólogo alemão Kurt Schneider (1887-1967) denominou **sintomas de primeira ordem** (ditos, então, de Schneider). Eles são os seguintes:[5]

- **Alucinações auditivas características:** como as "vozes que comentam a ação" e as "vozes que comandam a ação" do sujeito acometido.

380   capítulo 14   TRANSTORNOS MENTAIS SEGUNDO A PERSPECTIVA EVOLUCIONISTA

▮ **Percepção delirante:** uma percepção normal recebe uma significação delirante, que ocorre simultaneamente ao ato perceptivo, em geral de forma abrupta, como uma espécie de "revelação".

▮ **Eco do pensamento ou sonorização do pensamento** (*Gedankenlautwerden*): o paciente escuta seus pensamentos ao pensá-los.

▮ **Difusão do pensamento:** nesse caso, o sujeito tem a sensação de que seus pensamentos são ouvidos ou percebidos claramente pelos outros, no momento em que os pensa.

▮ **Roubo do pensamento:** experiência na qual o indivíduo tem a sensação de que seu pensamento é inexplicavelmente extraído de sua mente, como se fosse roubado.

▮ **Vivências de influência nas esferas corporal, afetiva, volitiva ou ideativa:** aqui dois tipos de vivências de influência são mais significativos:
  – *Vivências de influência corporal* são experiências nas quais o paciente sente que uma força ou ser externo age sobre seu corpo, sobre seus órgãos, emitindo raios, influenciando as funções corporais, etc.
  – *Vivências de influência sobre o pensamento* referem-se à experiência de que algo influencia seus pensamentos, o paciente recebe pensamentos impostos de fora, **pensamentos feitos,** postos em seu cérebro, etc. Também as **vivências corporais, volitivas, de impulsos ou sentimentos** têm a qualidade de serem experimentadas como "feitas", como "impostas de fora".

Os sintomas de primeira ordem indicam uma profunda alteração da relação eu-mundo, uma danificação radical das "membranas" que delimitam o eu em relação ao mundo, uma perda acentuada da dimensão da intimidade. Ao sentir que algo é imposto de fora, feito a sua revelia, o sujeito vivencia a perda do controle sobre si mesmo, a invasão do mundo sobre seu ser íntimo, podendo agir em função de seus delírios e alucinações.[6] Esse tipo de experiência psicótica, dos pensamentos, sentimentos ou impulsos mais íntimos serem imediatamente percebidos pelas outras pessoas, expressa a vivência de uma considerável "fusão" com o mundo, um avançar terrível do mundo público sobre o privado, assim como um extravasamento involuntário da experiência pessoal e interior sobre o mundo circundante.[7]

A definição precisa de esquizofrenia, seus sintomas mais fundamentais e característicos, aquilo que lhe é mais peculiar e central, é ainda tema de debates em psicopatologia.[8] Apesar do surgimento dos antipsicóticos de primeira e segunda geração, a clínica das psicoses em geral e da esquizofrenia em particular permanece, com algumas mudanças superficiais, com a mesma estrutura básica.[9] Entre as mais importantes definições de sintomas essenciais na esquizofrenia estão as apresentadas pelos autores clássicos e aquelas dos sistemas diagnósticos atuais, expostas no Quadro 14.1.

Os psicopatólogos do final do século XIX e início do XX distinguiram quatro **subtipos de esquizofrenia**: a forma **paranoide**, caracterizada por alucinações e

EVOLUÇÃO DO CÉREBRO   **381**

Quadro 14.1
DEFINIÇÕES DE ESQUIZOFRENIA SEGUNDO OS AUTORES CLÁSSICOS DA PSICOPATOLOGIA

EMIL KRAEPELIN (1856-1926)[13]

- Alterações da vontade (perda do elã vital, negativismo, impulsividade, etc.)
- Embotamento afetivo
- Alterações da atenção e da compreensão
- Transtorno do pensamento, no sentido de associações frouxas
- Alucinações, especialmente auditivas
- Sonorização do pensamento
- Vivências de influência sobre o pensamento
- Evolução deteriorante (83% dos casos), no sentido de um embotamento geral da personalidade

EUGEN BLEULER (1857-1939)[14]

- Alterações formais do pensamento, de afrouxamento até perda das associações de ideias
- Ambivalência afetiva; afetos contraditórios vivenciados intensamente ao mesmo tempo
- Autismo, como tendência a um isolamento psíquico global em relação ao mundo, um "ensimesmamento" radical
- Dissociação ideoafetiva, desarmonia profunda entre as ideias e os afetos
- Evolução muito heterogênea, podendo muitos casos apresentarem evolução benigna

KARL JASPERS (1883-1969)[15]

- Ideias delirantes primárias, não compreensíveis psicologicamente
- Humor delirante precedendo o delírio
- Alucinações verdadeiras, primárias
- Vivências de influência, vivências do "feito"
- Ocorrência ou intuição delirante
- Na visão de Jaspers, analisando-se a vida total do paciente, nota-se que

ocorre uma quebra na curva existencial, os surtos fazem parte de um processo insidioso que transforma radicalmente a personalidade, a existência da pessoa acometida

KURT SCHNEIDER (1887-1967)[16]

- Percepção delirante
- Vozes que comentam a ação
- Vozes que comandam a ação
- Eco ou sonorização do pensamento
- Difusão do pensamento
- Roubo do pensamento
- Vivências de influência no plano corporal, do pensamento, dos afetos e volição

CID-10 (Organização Mundial da Saúde)[17]

- Alteração das funções mais básicas que dão à pessoa senso de individualidade, unicidade e de direção de si mesma
- Eco, inserção, irradiação ou roubo do pensamento
- Delírios de influência, controle ou passividade
- Vozes que comentam a ação
- Delírios persistentes culturalmente inapropriados
- Alucinações persistentes de qualquer modalidade, sem claro conteúdo afetivo (não deriváveis de estados de humor)
- Interceptações ou bloqueios do pensamento
- Comportamento catatônico, com flexibilidade cerácea, negativismo, mutismo, etc.
- Sintomas negativos (empobrecimento afetivo, autonegligência, diminuição da fluência verbal, etc.)
- Alteração significativa na qualidade global do comportamento pessoal, perda de interesse, retração social. Os sintomas devem estar presentes por, pelo menos, 1 mês.

▶ ▶ ▶

► ► ► Quadro 14.1
DEFINIÇÕES DE ESQUIZOFRENIA SEGUNDO OS AUTORES CLÁSSICOS DA PSICOPATOLOGIA

DSM-IV (American Psychiatric Association)[10]
Dois ou mais dos seguintes sintomas (de 1 a 5) devem estar presentes com duração significativa, por um período de, pelo menos, 1 mês:
1. Delírios
2. Alucinações
3. Discurso desorganizado
4. Comportamento amplamente desorganizado ou catatônico

5. Sintomas negativos (embotamento afetivo, alogia, avolição)
- Disfunções sociais, no trabalho e/ou no estudo, denotando perdas nas habilidades interpessoais e produtivas

- Duração dos sintomas principais (de 1 a 5), de, pelo menos, 1 mês e do quadro deficitário (sintomas negativos, déficit funcional, etc.), por, pelo menos, 6 meses

ideias delirantes, principalmente de conteúdo persecutório; a forma **catatônica**, marcada por alterações motoras, hipertonia, flexibilidade cerácea e alterações da vontade, como negativismo, mutismo e impulsividade; a forma **hebefrênica**, caracterizada por um pensamento desorganizado, comportamento bizarro e afeto pueril; e, por fim, definiu-se um subtipo **simples**, no qual, apesar de faltarem sintomas característicos, observa-se um lento e progressivo empobrecimento psíquico e comportamental, com negligência quanto aos cuidados de si (higiene, roupas, saúde), embotamento afetivo e distanciamento social.[10] Nas últimas décadas, tem-se dado mais importância à diferenciação da esquizofrenia em três subtipos: 1) síndrome negativa ou deficitária; 2) síndrome positiva ou produtiva; e 3) síndrome desorganizada. Apresentamos a seguir esses subtipos.[3]

Síndrome negativa ou deficitária (sintomas negativos)

Os sintomas negativos das psicoses esquizofrênicas caracterizam-se pela perda de certas funções psíquicas (na esfera da vontade, do pensamento, da linguagem, etc.) e pelo empobrecimento global da vida afetiva, cognitiva e social do indivíduo.[11] Os principais sintomas ditos negativos ou deficitários nas síndromes esquizofrênicas são:

- **Distanciamento afetivo**, em graus variáveis, de empobrecimento da vida afetiva até o completo embotamento afetivo. Trata-se da perda de capacidade de sintonizar-se afetivamente com as pessoas, redução da mímica, de demonstrar ressonância afetiva no contato interpessoal.
- **Retração e isolamento social**: o paciente vai se isolando progressivamente do convívio social.

EVOLUÇÃO DO CÉREBRO

- **Empobrecimento da linguagem, da fluência verbal e do pensamento (alogia)**.
- **Diminuição da vontade (avolição) e hipopragmatismo**, ou seja, dificuldade ou incapacidade de realizar ações, tarefas, trabalhos, minimamente organizados, que exijam um mínimo de iniciativa, organização, monitoração comportamental e persistência.
- **Negligência quanto a si mesmo**, que se revela pelo descuido consigo mesmo, pela falta de higiene, por desinteresse pela própria aparência, pela própria saúde, pela vestimenta, etc.
- **Lentificação e empobrecimento psicomotor**, com restrição do repertório da esfera gestual e motora.

Síndrome positiva ou produtiva (sintomas positivos)

Ao contrário dos sintomas negativos, que se manifestam por ausências e déficits comportamentais, os sintomas ditos positivos são manifestações novas, floridas e produtivas do processo esquizofrênico.[12] Os principais sintomas positivos das síndromes esquizofrênicas são:

- **Alucinações**, ilusões ou pseudoalucinações, sobretudo auditivas (mais frequentes), mas podem ser também visuais ou de outro tipo.
- **Ideias delirantes**, de conteúdo paranoide, autorreferente, de influência, ou de outra natureza.
- **Comportamento bizarro**, atos impulsivos.
- **Agitação psicomotora.**
- **Ideias bizarras**, não necessariamente delirantes.
- Produções linguísticas novas, como **neologismos** e **parafasias**.

Síndrome desorganizada, com predomínio de desorganização mental e comportamental

Essa síndrome corresponde, de alguma forma, ao subtipo classicamente denominado esquizofrenia hebefrênica. Assim, nas formas desorganizadas de síndrome esquizofrênica, há:

- **Pensamento progressivamente desorganizado,** de um leve afrouxamento das associações até uma total desagregação e produção de um pensamento totalmente incompreensível.
- **Comportamentos desorganizados** e incompreensíveis, particularmente comportamentos sociais e sexuais inadequados, agitação psicomotora, vestimenta e aparência bizarras.
- **Afeto inadequado**, ambivalente, descompasso entre as esferas afetivas, ideativas e volitivas.

Afeto pueril, em que o paciente reage globalmente de forma infantil, muito puerilizado.

Alterações cerebrais na esquizofrenia (neuroimagem estrutural e funcional)

Nos últimos 40 anos, um grande número de pesquisas identificou alterações cerebrais significativas nas psicoses, sobretudo na esquizofrenia.[18] As alterações mais consistentes foram: 1) redução do volume cerebral total e da substância cinzenta global; 2) redução do volume do hipocampo; 3) redução do volume do lobo frontal, sobretudo da substância cinzenta pré-frontal, da área orbitofrontal e do cíngulo anterior; 4) redução do lobo temporal, em especial de suas estruturas mediais (além do hipocampo, da amígdala e do giro para-hipocampal); 5) aumento do volume dos núcleos da base; 6) redução do volume do tálamo e da ínsula.

Do ponto de vista funcional, estudos de neuroimagem sugerem redução da atividade metabólica em áreas pré-frontais em pacientes esquizofrênicos, sobretudo naqueles com quadros mais graves e deficitários.[19] O comprometimento é particularmente significativo nas regiões dorsolateral do córtex pré-frontal, no córtex do cíngulo anterior, implicando também o núcleo mediodorsal do tálamo.[20] As hipóteses explicativas para essas alterações estruturais e funcionais na esquizofrenia relacionam-se a alterações do neurodesenvolvimento (pré ou perinatais),[21] poda sináptica excessiva e alterações neuropatológicas adicionais após o período inicial da doença.[22,23]

As causas da esquizofrenia permanecem tema de disputas, mas há considerável convergência para fatores genéticos e ambientais precoces.[24]

Perspectivas evolucionistas sobre a esquizofrenia

Partindo-se do pressuposto sugerido pelas pesquisas psiquiátricas relacionadas à causa da esquizofrenia, há convergência em torno de um componente genético relevante nessa condição. Genes em quase todos os cromossomos foram identificados, mas ainda não replicados de forma consistente; a origem do quadro permanece, portanto, nebulosa.[25]

Tendo-se em conta também que os pacientes com o transtorno esquizofrênico apresentam menor fertilidade, em relação à população em geral,[26] é natural que surja a pergunta: por que não ocorre, com o passar do tempo, uma redução da prevalência da esquizofrenia, até a sua "extinção"? De fato, não há evidências nos estudos epidemiológicos dos últimos 100 anos de que a esquizofrenia esteja desaparecendo ou mesmo diminuindo em sua incidência e prevalência.

Uma das possíveis respostas a esse paradoxo é a que sugere que a esquizofrenia venha ligada a alguma vantagem adaptativa para os familiares consanguíneos das pessoas acometidas, que seriam então portadores de um componente genético sem apresentarem o transtorno completo. O geneticista Jón Löve Karlsson, no início dos anos 1970, a partir de levantamentos populacionais na Islândia, sugeriu que parentes de primeiro grau de pessoas com esquizofrenia seriam mais criativos, exercendo profissões em que tal criatividade é valorizada, havendo, por exemplo, mais escritores, arquitetos, cientistas e artistas entre eles.[27] Nancy Andreasen, posteriormente, revisou a literatura, encontrando achados corroborando em parte essa linha de hipótese.[28] Outros autores tentam associar a esquizofrenia com outras pretensas vantagens evolutivas (além de criatividade nos parentes das pessoas acometidas), seja ela fisiológica, psicológica ou social.[29] Contudo, atualmente, há sérias dúvidas sobre possíveis vantagens adaptativas tanto em indivíduos acometidos como em parentes de pessoas com esquizofrenia.[26]

No século XIX, o médico e alienista Crichton-Browne, correspondente assíduo de Darwin, sugeriu que a alienação mental (como as psicoses eram denominadas no século XIX) deveria estar relacionada com alterações em áreas cerebrais evolutivamente novas, áreas essas que diferenciariam o *Homo sapiens* dos grandes símios, como os parentes mais próximos dos humanos, chimpanzés e gorilas. Achados da linha de pesquisa sobre neuroimagem estrutural e funcional da esquizofrenia indicam que a região dorsolateral do lobo pré-frontal está particularmente envolvida nessa condição, e essa região é bastante nova na perspectiva filogenética.[18,20] Assim, Crichton-Browne, ao que parece, não estava totalmente enganado em suas intuições.

No contexto da psiquiatria contemporânea, a esquizofrenia tem sido o transtorno mental mais abordado por hipóteses evolucionistas. Um dos primeiros autores a sugerir um modelo evolucionista para a esquizofrenia foi Randall, em 1980.[30] Esse autor propôs, na mesma linha que Crichton-Browne no século XIX, que áreas "recentes" do cérebro do *Homo sapiens,* como as áreas da linguagem ou estruturas relacionadas com a assimetria cerebral, deveriam ser as mais implicadas na esquizofrenia. Como Randall seguiu a linha de que a evolução do cérebro dos hominíneos incluiu o aumento de estruturas filogeneticamente recentes relacionadas com a conexão neuronal, a estrutura candidata seria o corpo caloso. Dessa forma, os déficits de assimetria cerebral descritos em pacientes esquizofrênicos seriam uma prova da alteração da conectividade e do corpo caloso. Ainda que alterações no corpo caloso tenham sido verificadas na esquizofrenia,[31] elas não revelam a centralidade patológica sugerida por Randall.

A hipótese de Tim Crow

Na atualidade, o britânico Tim Crow[32] é o autor mais paradigmático em relação à hipótese evolucionista da esquizofrenia. Para ele, há dados suficientes para afirmar que a esquizofrenia é uma condição universal, presente em toda espécie humana, sendo muito antiga e tendo surgido, possivelmente, junto com o processo de hominização, o que resulta, portanto, em implicações evolutivas. Assim, a doença guardaria relação com a própria origem do *Homo sapiens*. O elemento específico de nossa espécie, segundo esse autor, é o surgimento de uma linguagem articulada e simbólica. Tendo-se em conta que a linguagem, na maior parte da humanidade, está localizada no hemisfério esquerdo, se houvesse uma alteração da lateralização hemisférica relacionada à linguagem nos pacientes, isso seria, segundo Crow, um forte argumento a favor de tal hipótese evolucionista.

De fato, os estudos sobre padrão de assimetrias hemisféricas, comparando pacientes com a doença e pessoas sadias, indicam que o cérebro dos indivíduos com esquizofrenia é significativamente menos assimétrico do que o da população saudável, sem esquizofrenia.[33] No modelo de Crow, a vulnerabilidade genética para a esquizofrenia e a determinação genética da lateralidade cerebral deveriam, de alguma forma, estar relacionadas. Os genes que determinam a assimetria cerebral provocariam a dominância do lado direito do corpo; estando ausentes tais genes, a dominância seria do lado esquerdo (ou, no caso não genético de dominância esquerda, teria havido alguma "lesão" no hemisfério direito).[34]

A princípio, Crow pensava que o gene ou genes associados à lateralização cerebral no *Homo sapiens* e à esquizofrenia deveriam localizar-se principalmente no cromossomo X. Isso explicaria também diferenças em termos de idade de surgimento da esquizofrenia em homens e mulheres (nelas a condição surge alguns poucos anos mais tarde do que nos homens). De fato, há evidências de que as translocações no cromossomo X foram importantes na evolução genética dos primatas e na diferenciação entre o *Homo sapiens* e os símios próximos a ele, como os chimpanzés. Contra a hipótese de Crow, entretanto, os estudos genéticos mais recentes não têm indicado que o cromossomo X tenha uma significativa importância na genética da esquizofrenia.[35]

Mais recentemente, contudo, Crow[32] reformulou sua tese, atribuindo a uma mutação no cromossomo Y à possível origem da psicose (mas também à origem da especificidade humana e da linguagem!). No brevíssimo artigo-parágrafo "Psychosis – the price *Homo sapiens* pays for language", procurou expressar de forma rápida e contundente sua tese. Para Crow, a uniformidade com que as psicoses ocorrem em termos de faixa etária e sexo, assim como a rede de subestruturas cerebrais relacionadas à linguagem e aos sintomas da psicose, indicam a relação necessária entre os cromossomos sexuais (Y e X) e fenômenos como a psicose, a linguagem e mesmo a especiação do *Homo sapiens*. Ele afirma:

> O evento de especiação ocorreu há 160 mil anos na cópia Y (PCDHY) do par de genes homólogos protocadherina XY, com subsequente mudança no PCDHX. Assim, a linguagem, o *Homo sapiens* e a predisposição para a psicose resultaram de um evento singular aleatório ocorrido em um macho, selecionado por fêmeas.[32]

Ainda que os argumentos de Tim Crow sejam sofisticados (e ele mesmo seja um incansável e competente pesquisador), faltam ainda evidências empíricas básicas e confiáveis necessárias para que sua ousada argumentação seja considerada "mais do que uma entre tantas" hipóteses infundadas sobre a origem da esquizofrenia, que tem surgido de tempos em tempos.

Em um achado recente relacionado ao estudo do genoma nuclear do neandertal foi identificado um pequeno número de genes humanos novos, genes que só pertencem ao *Homo sapiens* (que surgiram por mutação depois de 300 mil anos atrás, após a separação da linhagem dos *sapiens* da dos neandertais).[36,37] Esses genes se relacionam a proteínas diversas, expressas na pele, nas glândulas sudoríparas, nas raízes dos cabelos, genes relacionados ao movimento dos flagelos dos espermatozoides e a proteínas relacionadas à cicatrização de feridas. Entre tais genes novos, identificou-se o NRG3, ou neuroregulina 3, um gene localizado no braço longo do cromossomo 10 (10q22-q23). O NRG3 tem sido associado a risco de esquizofrenia em diversas populações, como chineses Han[38] e judeus Ashkenazi, entre outros.[39] Assim, apesar da incompletude dos dados, é intrigante pensar que genes novos, estritamente da linhagem humana, estejam associados à vulnerabilidade de uma das mais importantes formas de psicose nos seres humanos.

Em relação aos sintomas clínicos da esquizofrenia, o conteúdo das alucinações e dos delírios (incluindo também os transtornos delirantes), frequentemente implicando a sensação de ser perseguido (nos delírios, a perseguição, em homens, tende a ser de grupos de outros homens estranhos e, em mulheres, de pessoas de seu ambiente familiar), sugere, segundo alguns autores, relação com possíveis ambientes e cenários evolutivos arcaicos.[26,40] Sintomas catatônicos, com a sua peculiar imobilidade motora, sugerem padrões de respostas anormais e exageradas do tipo "medo paralisante" ou resposta de "congelamento" de um animal aterrorizado, ou em estado de ambivalência luta-ou-fuga. A imobilidade tônica é, de fato, uma resposta de medo intenso observada em muitas espécies de animais. Assim, os sintomas catatônicos poderiam ter sua origem em estruturas arcaicas assentadas, que são evocadas pelo processo patológico da esquizofrenia.[41]

AUTISMO

Definição, quadro clínico e prevalência

O autismo faz parte do grupo de transtornos mentais e comportamentais graves que iniciam na infância denominados **transtornos globais do desenvolvimento (TGDs)** (outra denominação é **condições do espectro autista; CEAs**). Nesse grupo são incluídos o próprio autismo, os transtornos de Asperger, de Rett, de Heller, o autismo atípico e outros quadros mais leves que se situam no limiar entre um TGD e modos de ser anômalos, mas ainda pertencentes à normalidade.

Um dos principais pesquisadores de TGD/CEA é o professor Simon Baron-Cohen. Ele resumiu recentemente em 100 palavras (originalmente em inglês) o essencial dessa condição:[42]

As condições do espectro autista (CEAs) ocorrem em 1% da população, são fortemente herdáveis e resultam de neurodesenvolvimento atípico. Autismo clássico e síndrome de Asperger (SA) compartilham dificuldades no funcionamento social, comunicação, em lidar com mudanças, juntamente com interesses restritos incomuns. No Asperger, QI é médio ou elevado, com aquisição da linguagem na média ou precoce. Nas CEAs, muitas áreas do "cérebro social" são anômalas. CEAs têm perfil de empatia deficitária, junto a acentuada "sistematização". Assim, CEAs implicam deficiências (quando empatia é necessária) e talentos (quando sistematização intensa é vantajosa). Intervenções psicológicas que focam a empatia utilizando sistematização podem ser úteis.

Assim, os TGDs são transtornos neuropsiquiátricos caracterizados por atraso e desvio significativo do desenvolvimento social, comunicativo e cognitivo da criança, cujo surgimento se dá nos primeiros anos de vida, geralmente antes dos 2,5 ou 3 anos de idade.[43] Por definição, o autismo inicia antes dos 3 anos (caso inicie depois, deve-se pensar em outro TGD). O autismo, o transtorno mais paradigmático entre os TGDs, é caracterizado por três agrupamentos de sintomas:[43]

- **Alterações graves do desenvolvimento da interação social**, com sintomas como limitações importantes no uso de comportamento social não verbal (como aconchegar-se no colo, gostar de abraçar e ser abraçado, de interagir, etc.), incapacidade ou recusa do contato do olhar, ausência do olhar simultâneo e conjunto (com alguém) para algo no campo visual, e também séria dificuldade com expressão facial, postura e gestos que regulam e permitem a interação social.
- **Alterações graves do desenvolvimento da comunicação**, sobretudo verbal; com atraso significativo na aquisição (ou mesmo nenhuma aquisição) da linguagem falada, não compensado por tentativa de usar outro meio de comunicação. Há também incapacidade acentuada para iniciar ou manter uma conversa com os outros, usos repetitivos e estereotipados da linguagem (como ecolalia) ou linguagem muito idiossincrática. Neste item descrevem--se também a ausência do brincar variado e espontâneo ou do brincar imitativo socializado, apropriados ao estágio de desenvolvimento esperado para a idade da criança.
- **Padrões restritos e estereotipados de comportamentos**, interesses e atividades muito restritos, manifestados através de maneirismos motores estereotipados e repetitivos (como balanceio do tronco, bater as mãos ou os pés como se fossem asas [*flapping*] e torcer as mãos [*twisting*], andar na ponta dos pés, etc.), adesão compulsiva a rotinas ou rituais não funcionais, preocupação excessiva com padrões restritos de interesses, anormais tanto na intensidade como no foco do interesse, intolerância a mudanças ambientais (*sameness*) e preocupação e interesse com partes de objetos (sobretudo objetos giratórios, como rodas, hélices, objetos brilhantes, etc.).

EVOLUÇÃO DO CÉREBRO 389

Deve-se assinalar que, como afirma Stubbe, a forma limitada, bizarra ou estereotipada de essas crianças se relacionarem com outras pessoas e se comunicarem é a condição *sine qua non* do autismo e dos TGDs em geral.[44] Os TGDs não são quadros raros na população, como há algumas décadas se pensava. Apresentam uma prevalência em torno de 19 casos por 10 mil habitantes (em uma cidade com 1 milhão de habitantes deve haver em torno de 1.900 casos de crianças com TGD). Já o autismo, definido de forma mais estreita revela uma prevalência em torno de 5,2 casos por 10 mil habitantes (520 casos em uma cidade com 1 milhão de habitantes).[45]

Etiologia e mecanismos neuronais presentes no autismo

Várias abordagens têm sido utilizadas para identificar alterações neuronais no autismo. Tanto estudos do cérebro *post mortem* como de neuroimagem (ressonância magnética, principalmente) implicam, em pessoas com autismo, as estruturas do sistema límbico e circuitos que conectam esse sistema com o lobo frontal.[43]

Um dos achados replicados de forma mais consistente na literatura sobre alterações neuronais no autismo refere-se ao fato do tamanho global do cérebro estar aumentado nessa condição. Ao nascer, o tamanho do cérebro está na faixa normal, mas, até o final do primeiro ano de vida, torna-se anormalmente maior do que a média das crianças sadias. Por volta do segundo ao quarto ano de vida, o tamanho do cérebro é 5 a 10% maior do que o normal, mas após os quatro anos o crescimento desacelera, de tal forma que, em adultos, o cérebro de autistas é apenas levemente maior do que o das pessoas sadias. Parece que o aumento de volume, embora global, é mais acentuado nos lobos frontais e temporais e um pouco maior na substância branca do que na cinzenta.[43]

Uma hipótese explicativa sugere que o aumento de substância branca é causado pelo incremento de vias de curta distância, havendo mesmo redução das conexões de longa distância. Esse padrão estaria associado ao aspecto comportamental de crianças autistas que tendem a focar sua atenção e interesse em detalhes e a ter dificuldades com a compreensão conceitual. Nessa mesma linha, o aumento global do cérebro, com a redução das conexões de longa distância, se refletiria em um padrão anormal de conectividade funcional, implicando uma forma anômala de processar as informações. As habilidades especiais bizarras (de tipo *savant*) de uma parte das crianças autistas, como decorar longas listas de carros, números telefônicos ou tipos de dinossauros, assim como operações como saber o dia da semana de datas antigas, revelariam a fragmentação de partes do cérebro e da mente que funcionariam de forma desconectada, quase autonomamente.[43]

No que se refere a estudos com neuroimagem funcional (ressonância magnética funcional, SPECT, PET), o achado mais consistente diz respeito à deficiência em ativar determinadas áreas corticais relacionadas a distintas tarefas de reconhecimento de faces. O giro fusiforme, localizado na porção inferior e posterior do lobo temporal, é uma área-chave nas tarefas de reconhecimento de faces; em pessoas com autismo, quando submetidas a tais tarefas, essa área não é ativada, como ocorre em pessoas sadias.

Além do giro fusiforme e da amígdala (hipoativa em uma série de tarefas sociais), também estão implicadas como disfuncionais no autismo outras áreas cerebrais relacionadas com um circuito denominado "**cérebro social**" (visto no item sobre ToM). Essas áreas incluem partes do giro frontal inferior (hipoativas em tarefas de imitação da expressão facial), áreas adjacentes ao sulco temporal superior posterior (hipoativas em tarefas de percepção de expressão facial e do olhar conjunto), giro frontal superior e áreas paracingulares anteriores (hipoativos em tarefas relacionadas à capacidade para a "teoria da mente").[43]

Outro achado de interesse nos estudos neuronais do autismo diz respeito a uma possível disfunção em uma subpopulação de neurônios chamados "neurônios em espelho". Tais populações de neurônios, localizadas principalmente nos lobos temporais e nas áreas pré-frontais, são ativadas quando uma pessoa aprende novas tarefas através da imitação. Verificou-se que esses neurônios disparam tanto quando a pessoa realiza uma tarefa com a própria mão ou quando vê alguém fazê-lo. Esses neurônios disparam mesmo quando o resultado final da ação é encoberto, indicando que eles também estão implicados em percepções visuais complexas relacionadas a processos cognitivos de antecipação. Há algumas evidências indiretas de que o sistema de neurônios em espelho seja defectivo em pessoas com autismo, pois, nessa condição, a espessura de áreas corticais pré-frontais nas quais uma boa parte da população dos neurônios em espelho está localizada apresenta-se diminuída.[26]

Causas do autismo: genética e fatores ambientais

O autismo e os demais TGDs parecem ser condições altamente herdáveis. Mesmo que, dos anos 1940 (quando se descreveu a síndrome) até os anos 1980, muito tenha sido discutido e sugerido em termos de tipos de pais (mães do tipo "geladeira") e de relações parentais e modos de educar as crianças, até o momento nenhum trabalho científico com métodos rigorosos encontrou evidências seguras de que formas de educar e fatores psicológicos, da interação pais-criança, tenham papel central na origem do autismo. Pais e mães de crianças autistas sofrem e vivem sob estresse; eles, de fato, têm o mesmo nível de estresse e conflitos que pais com crianças com outros problemas e limitações graves, como retardo mental ou deficiências físicas significativas.[26,43,44]

O risco de um irmão biológico de uma criança com autismo desenvolver autismo é de 30 a 120 vezes maior do que a ocorrência na população em geral. Gêmeos monozigóticos revelam uma taxa de concordância entre 40 e 90%; quando se trata de autismo definido de forma mais restrita (autismo típico, dito de Kanner), a concordância situa-se por volta de 60%. Em contraposição, gêmeos dizigóticos apresentam concordância de, no máximo, 10%.[26]

Não sendo uma condição única e homogênea (ao que parece, representando antes uma síndrome com várias causas e subtipos), não se espera encontrar um único gene ou uma única alteração genética para o autismo. Cerca de 10 a 20 alelos diferentes já foram implicados pelos pesquisadores. Genes localizados nos cromossomos 1q, 2q, 3p, 4, 7q, 15q, 17q e nos cromossomos sexuais parecem ter algum papel nos TGD.[26]

De grande interesse é o envolvimento de alguns alelos situados no cromossomo 7q, localizados em uma área importante para a linguagem e a fala (gene FOXP2). Também parecem relevantes no autismo os alelos relacionados ao 3p, ou seja, a genes do receptor de ocitocina (implicada no contato e no apego entre indivíduos). Outras hipóteses relevantes são aquelas associadas à duplicação do cromossomo 15q, que se relaciona a anormalidades citogenéticas, assim como variações gênicas no cromossomo 17q, que implicam variações do gene de transporte da serotonina.[26]

Ainda que muito interesse tenha sido dedicado a possíveis fatores ambientais relacionados à causa do autismo, não foi possível demonstrar que agentes como metais pesados ou imunização MMR (sarampo, caxumba e rubéola) tenham relevância na etiologia do autismo. Infecções durante a gestação por citomegalovírus ou rubéola pré-natal e drogas teratogênicas são responsáveis por casos esporádicos dessa condição. Condições genéticas associadas ao retardo mental, como a síndrome do X frágil e a esclerose tuberosa, produzem também quadros de autismo com considerável frequência.[43]

Perspectivas etológicas no autismo

Posto que as crianças autistas raramente usam a comunicação verbal, não relatando seus estados mentais internos, e que a metodologia de investigação em etologia usa outros elementos que não a expressão verbal, a abordagem etológica, em princípio, poderia fornecer novas perspectivas de observação e análise de pessoas com transtornos autistas. Desde o início dos anos 1970, diversos estudos etológicos em crianças com autismo têm realçado fenômenos como evitação do olhar, ignorar as pessoas como se elas não existissem e a impressão acentuada de distância afetiva. A configuração facial humana parece produzir mais evitação do que faces de outras espécies, e faces com sorrisos, que convidam à interação, são peculiarmente evitadas.[46]

Em 1973, Niko Tinbergen[47] proferiu uma conferência na solenidade de recebimento do Prêmio Nobel, em que, juntamente com sua esposa, Elizabeth, impressionados com crianças autistas que apresentavam grandes dificuldades em adquirir linguagem ou regressão da linguagem e outras habilidades cognitivas e sociais, estereotipias obsessivas, preocupação com número limitado de objetos,

392 capítulo 14 TRANSTORNOS MENTAIS SEGUNDO A PERSPECTIVA EVOLUCIONISTA

além de ações aparentemente sem sentido, resolveram, então, estudar, com toda a competência da metodologia etológica, crianças com autismo infantil de Kanner. Niko e Elizabeth, ao estudarem a questão do autismo, consideravam que os fatores ambientais fossem mais importantes do que os genéticos. Para eles, uma grande proporção dessas crianças seria vítima de estresses ambientais precoces (um acidente ameaçador, p. ex.), de natureza emocional, com impactos sobre a socialização subsequente.

As abordagens etológicas do autismo utilizam filmagens com grupos de crianças autistas, evidenciando seus padrões peculiares de atividade lúdica e de interação social anômalas. Pedersen e colaboradores, por exemplo, comparam com metodologia etológica 18 crianças, divididas em subgrupos com hiperatividade, com retardo mental e com autismo.[48] As crianças com autismo revelavam comparativamente menos contato visual (olhar na face do outro), porém mais contato físico e menor distância física, possivelmente implicando um contato indiferenciado com outras crianças, não reconhecendo o outro como realmente "outro".

Perspectivas evolucionistas

Teoria da mente (ToM) em crianças com autismo

Um aspecto relevante do funcionamento mental de pessoas com autismo é, a despeito de, em alguns casos, haver uma inteligência na faixa normal, verificando-se mesmo habilidades avançadas para tarefas técnicas que exigem habilidades visuoespaciais sofisticadas, não conseguirem realizar quaisquer tarefas que pressuponham uma ToM. Tem-se verificado que crianças com autismo são "cegas" para a ToM; não conseguem compreender situações em que outro sujeito tenha uma falsa crença sobre determinada realidade, mas reconhecem em fotos a falsidade da situação.[49]

Crianças autistas podem ser hábeis em realizar atividade gestual instrumental (gestos para obter respostas objetivas, não pessoais), mas têm muitas dificuldades com gestos expressivos que impliquem interação social. Na área da comunicação, da mesma forma, as crianças autistas que adquirem linguagem conseguem entender expressões literais, mas fracassam em compreensão de expressões metafóricas.

Crianças com transtorno de Asperger, que pertence ao espectro do autismo, mas em que há preservação da linguagem e da inteligência geral, conseguem ir bem em tarefas cognitivas, desde que não impliquem a manipulação de estados mentais e a percepção de estados mentais em outros.[49] Além disso, indicando dificuldade de lidar com aspectos simbólicos da realidade e do mundo social, crianças autistas têm grandes dificuldades para pintar animais imaginários.[50]

Como discutido no item sobre aspectos evolucionistas da ToM, ao longo do desenvolvimento ontogenético, a grande parte das crianças humanas revela-se capaz de realizar tarefas que implicam a posse da ToM, já por volta dos 3 anos.

As crianças humanas sadias, ao final do quarto ano, possuem capacidades marcantes em termos de ToM. A incapacidade das crianças autistas em relação à ToM pode, dessa forma, indicar que vários aspectos do "cérebro social" humano, produto de milhares de anos de evolução, por motivos ainda ignorados, estão bloqueados ou perdidos, e isso, ao que parece, representa o núcleo central do fenômeno psicopatológico do autismo.

Provindo dos estudos recentes sobre o genoma nuclear do neandertal, é curioso notar que, relacionado à evolução recente do *Homo sapiens* e ao surgimento de novos genes após a divergência do *Homo sapiens* do *Homo neanderthalensis*, há cerca de 300 mil anos, foram identificados dois genes novos, estritamente da linhagem do *Homo sapiens* (e não do *H. neanderthalensis*), situados no braço longo do cromossomo 7q (o cromossomo onde se situa o gene FOXP2), genes esses que já haviam sido anteriormente relacionados ao autismo.[36] O AUTS2 (na região 7q11.2),[51] cuja função ainda é desconhecida, é um gene altamente expresso no córtex cerebral em desenvolvimento, assim como no cerebelo (ambas regiões afetadas no autismo).[52] O outro gene é o CAPS2 ou CADPS2, relacionado à proteína secretora 2, dependente de cálcio; é também um gene relacionado ao fator neurotrófico derivado do cérebro (BNDF) e à neurotrofina 3 (NT-3),[53,54] tendo também sido associado ao autismo.[55] Levanta muitas questões o achado de que entre os poucos genes novos, estritamente pertencentes à linhagem específica do *Homo sapiens*, dois deles (AUTS2 e CAPS2) são genes relacionados ao cérebro, associados à vulnerabilidade para o autismo. O significado evolutivo e para a psicopatologia evolucionista desses novos achados ainda precisará ser muito mais explorado e analisado pelos pesquisadores.

TRANSTORNOS DE ANSIEDADE E FOBIAS

Os transtornos de ansiedade são ordenados em quadros nos quais a ansiedade é intensa, constante e permanente (ansiedade generalizada, livre e flutuante) e quadros em que há crises de ansiedade, abruptas e, em geral, muito intensas. Essas são as chamadas crises de pânico, que podem configurar, se ocorrerem de modo repetitivo, o transtorno de pânico.[56]

Ansiedade generalizada

O quadro de ansiedade generalizada caracteriza-se pela presença de sintomas ansiosos excessivos, na maior parte dos dias, por pelo menos seis meses, que causam sofrimento ou limitação significativa da vida. O indivíduo vive angustiado, tenso, preocupado, nervoso ou irritado. São frequentes sintomas como insônia, dificuldade em relaxar, angústia constante, irritabilidade aumentada e dificuldade em concentrar-se. São também comuns sintomas físicos como cefaleia, dores musculares, dores ou queimação no estômago, taquicardia, tontura, formigamentos e sudorese fria.[57] Alguns termos populares para esses estados são: "gastura", "repuxamento dos nervos" e "cabeça ruim".

Crises de ansiedade, crises de pânico, síndrome e transtorno de pânico

As **crises de pânico** são crises intensas de ansiedade, nas quais ocorre importante descarga do sistema nervoso autonômico. Assim, ocorrem sintomas como: batedeira ou taquicardia, suor frio, tremores, desconforto respiratório ou sensação de asfixia, náuseas, formigamentos em membros e/ou lábios. Nas crises intensas, os pacientes podem experimentar diversos graus da chamada despersonalização. A despersonalização se revela como a sensação da cabeça "ficar leve", do corpo ficar estranho, sensação de perda do controle, estranhar-se a si mesmo. Pode ocorrer também a desrealização (sensação de que o ambiente, antes familiar, parece estranho, diferente, não familiar). Além disso, ocorre com frequência nas crises de pânico um medo importante de ter um "ataque do coração", um infarto, de morrer e/ou de enlouquecer.[58] As crises são de início abrupto (chegam a um pico em 5 a 10 minutos) e de curta duração (duram em geral não mais do que uma hora). Tendem a ser desencadeadas por condições como aglomerados humanos, ficar "preso" (ou com dificuldade para sair) em congestionamentos no trânsito, supermercados com muita gente, *shopping centers*, situações de ameaça, etc.

Denomina-se **transtorno de pânico** o quadro em que as crises são recorrentes, com desenvolvimento de medo de ter novas crises, preocupações sobre possíveis implicações da crise (perder o controle, ter um ataque cardíaco ou enlouquecer) e sofrimento subjetivo significativo. A condição pode ou não ser acompanhada de agorafobia.[59]

O quadro de ansiedade pode ser de origem orgânica, claramente decorrente de uma doença, uso de fármacos ou outra condição orgânica. Nesses casos, a síndrome ansiosa segue-se à instalação de uma doença orgânica (p. ex., hipertireoidismo, lúpus eritematoso sistêmico, etc.) ou condição orgânica (uso de medicamentos como corticoides, medicamentos para o tratamento da hepatite C, como o interferon, ou ainda de substâncias tóxicas, como o chumbo ou o mercúrio). As síndromes ansiosas são também comuns nos quadros psicopatológicos associados ao período pré-menstrual. Na ansiedade de base orgânica, é particularmente frequente a presença da irritabilidade e da labilidade do humor.

Perspectivas evolucionistas da ansiedade

A visão evolucionista tende a propor que a ansiedade patológica seja um exagero ou um déficit em comportamentos e estados emocionais que, em algum período evolutivo, foram adaptativos. O objetivo básico e inicial de qualquer ser vivo é sobreviver. O perigo representado por predadores, outras espécies que competem por território ou por coespecíficos que lutam por dominação ou competição em relação a parceiros sexuais é uma constante na vida dos organismos vivos, incluindo os primatas e os primeiros humanos.

A evolução proporcionou aos organismos múltiplos sistemas de reconhecimento de perigos e ameaças: sistemas de detecção de perigo, de resposta geral de alarme, sistema motor para efetuar uma resposta de luta, fuga ou submissão e um sistema coordenador para esses subsistemas.[60] Assim, distintos estímulos ambientais potencialmente ameaçadores podem gerar respostas de medo e alarme, subdivididas em três tipos: 1) geneticamente determinadas; 2) aprendidas através da observação de outros indivíduos coespecíficos; 3) atravessadas por significados simbólicos compartilhados culturalmente. Os quadros de ansiedade, muito frequentes nos seres humanos atuais, são vistos por essa perspectiva evolucionista como uma hiper-resposta disfuncional desses sistemas de medo e alarme. São respostas patologicamente exageradas, falsos alarmes, a estímulos internos ou externos percebidos como perigosos ou ameaçadores. Nesse sentido, para Nesse e Williams, isso ocorre pois "o custo de morrer uma só vez é muito superior ao custo de centenas de falsos alarmes".[61]

No caso das síndromes ansiosas, vistas como respostas de alarme disfuncionais, Brune[62] utiliza a imagem do *detector de fumaça*, como um dispositivo para prevenir incêndios que, regulado em um nível de muita sensibilidade, tem a vantagem de identificar melhor o risco, com o custo de disparar um grande número de falsos alarmes.

Segundo Ledoux,[63] ao longo da evolução, genes, neurotransmissores, receptores e circuitos neuronais primários implicados na resposta geral de alarme mudaram relativamente pouco entre os animais vertebrados; assim, no que se refere a identificar e a responder ao perigo, o cérebro não mudou muito. As funções da amígdala em peixes, répteis, aves e mamíferos variaram relativamente pouco; o que mudou foi a forma de processar os estímulos, a complexidade comportamental das respostas. As estruturas corticais mais recentes passaram a modular e controlar a resposta global. De modo geral, com a hiper-resposta de alarme, há uma ativação do eixo hipotalâmico-hipofisário-adrenal (eixo HHA), com intensa liberação do hormônio de estresse, o cortisol. Os níveis sanguíneos altos e contínuos de cortisol podem ter um efeito tóxico sobre o cérebro, em particular em áreas do hipocampo, produzindo perda neuronal. Nesse sentido, o custo de estados de alarme crônicos (transtornos de ansiedade graves e persistentes) pode ser muito alto, sobretudo para o ser humano nos contextos contemporâneos.

FOBIAS

As síndromes fóbicas caracterizam-se por medos intensos e irracionais por situações, objetos ou animais que objetivamente não oferecem ao indivíduo um perigo real e proporcional à intensidade de tal medo. As mais importantes são descritas a seguir.[64]

Agorafobia: medo e angústia relacionam-se a espaços amplos ou com muitas pessoas, à possibilidade de estar em locais de onde possa ser difícil escapar, ou onde o auxílio ou a presença de pessoas próximas não seja rapidamente acessível. Os indivíduos com agorafobia costumam ter crises de medo e angústia quando estão fora de casa, em um congestionamento, em uma ponte ou túnel, em meio à multidão, em um *shopping center*, em um grande supermercado, cinema ou teatro. Têm, com frequência, medo de viajar de ônibus, automóvel ou avião. Há tendência, por parte do indivíduo afetado, de evitar tais situações, o que leva geralmente a um estreitamento das possibilidades vivenciais, restringindo-se, às vezes, a sua casa e a ambientes muito familiares e seguros.

A **fobia simples ou específica** caracteriza-se por medo intenso, persistente, desproporcional e irracional de objetos simples ou animais, como medo de animais (barata, sapo, cobra, passarinho, cachorro, cavalo, etc.) ou medo de ver objetos como seringas, sangue, faca, vidros quebrados, etc. A exposição ao objeto ou animal fobígeno costuma deflagrar uma crise de angústia ou mesmo de pânico. Os indivíduos acometidos reconhecem o caráter irracional e desproporcional de seus medos.

A **fobia social** é constituída por um medo intenso e persistente de situações sociais que envolvam expor-se ao contato interpessoal, a demonstrar certo desempenho ou situações competitivas ou de cobrança. O indivíduo sente intensa angústia ao ter que falar em público, dar um seminário, fazer uma palestra, ler um trecho de um livro, etc. O medo à exposição é mais forte com pessoas estranhas ou hierarquicamente percebidas como superioras. O indivíduo tenta evitar tais situações e reconhece o caráter absurdo de seus temores.

Perspectivas evolucionistas das fobias

Fobias simples, como fobias de cobras, aranhas e sangue, têm sido objeto de debates e explicações evolucionistas há várias décadas. O risco que serpentes e outros animais peçonhentos, assim como ratos e predadores maiores (lobos, hienas, felinos, etc.) representou para a espécie humana ao longo de sua história evolutiva não é desprezível. As víboras foram provavelmente os primeiros predadores de mamíferos placentários que vivem em bandos.[65] O quanto tais fobias estão como que "inscritas" no sistema genético de alarme e o quanto elas se originam de aprendizagem grupal (o filhote observando os adultos se apavorarem perante uma víbora, uma aranha ou o sangue de um coespecífico atacado por um predador) é tema de disputas contínuas.

A agorafobia, ou medo patológico de espaços amplos e abertos (frequentemente associada a medos de multidões ou aglomerações humanas), seria, nessa perspectiva, o extremo patológico de comportamentos evolutivamente conservados, comum em muitas espécies animais, que teriam como objetivo originário a proteção do organismo em relação a entrar em territórios desconhecidos e, assim, ser ameaçado por predadores, bandos estranhos ou coespecíficos que competem pelo mesmo território. A **claustrofobia**, medo de ficar confinado em espaço fechado, se relacionaria ao risco de ficar aprisionado, com menores chances de fuga em relação a predadores ou outros eventos ameaçadores.[62]

A fobia social, que caracteristicamente é mais marcante em relação a pessoas consideradas pelo sujeito como superiores em hierarquia, pode ser interpretada como um conjunto de atitudes, estados emocionais e gestos relacionados à submissão exagerada desencadeada por situações de conflito (competição aberta ou subentendida, rivalidades expressas ou encobertas) que podem gerar perda de *status* ou humilhação.[62]

Cabe lembrar que, no ser humano, os objetos e as situações fobígenas são quase sempre envoltos por significações acentuadamente simbólicas. Assim, além do componente de "medo ancestral" selecionado em períodos pregressos da história da espécie, medos de cobras podem estar relacionados à simbolização da cobra como elemento fálico, de animais predadores como potenciais castradores, de figuras de autoridade como os pais da infância, de ambientes grandes como *shopping centers* como o perigo do anonimato e do desamparo ameaçadores dos meios urbanos modernos.

OBSESSÕES, COMPULSÕES E TRANSTORNO OBSESSIVO-COMPULSIVO

O transtorno obsessivo-compulsivo (TOC) caracteriza-se por ideias, fantasias e imagens obsessivas e por atos, rituais ou comportamentos compulsivos. Esses sintomas são vividos como algo que se impõe sobre o indivíduo, que o obriga e o submete. Diferentemente da psicose, a pessoa acometida tem crítica em relação ao absurdo de suas ideias obsessivas e compulsões. Por exemplo, o pensamento repetitivo de que a Virgem Maria é prostituta em um jovem intensamente religioso, ou que deve lavar as mãos 40 vezes pois, do contrário, será contaminado pela AIDS, são padrões sintomáticos observáveis. Pode-se dividir o TOC em dois subtipos básicos: quadros nos quais predominam as ideias obsessivas, imagens ou fantasias persistentes e recorrentes, e aqueles nos quais predominam atos, rituais e comportamentos compulsivos. Com muita frequência, entretanto, observam-se formas mistas.

No TOC, os sintomas são vivenciados com angústia, como algo que se impõe ou "invade" a consciência. O indivíduo reconhece o caráter irracional e absurdo desses pensamentos, tentando, às vezes, neutralizá-los com outros pensamentos ou com atos e rituais específicos. Entretanto, em alguns pacientes (sobretudo adolescentes ou pessoas com limitações cognitivas), pode ser difícil diferenciar entre uma ideia delirante (um juízo falso sobre a realidade produzido por psicose, em que o indivíduo tem convicção plena da sua realidade) e uma ideia obsessiva, principalmente quando esta ocorre com pouca ou ausência de crítica e *insight*.

Além disso, na prática clínica, nem sempre é fácil demarcar com precisão o limite entre uma obsessão e uma fobia ("obsessão" por limpeza ou "fobia" de sujeira ou contaminação, p. ex.).

Os sintomas ditos "compulsivos" caracterizam-se por comportamentos e rituais repetitivos, como lavar as mãos inúmeras vezes, tomar muitos banhos em um mesmo dia, verificar se portas ou janelas estão trancadas por dezenas de vezes, geralmente em resposta a uma ideia obsessiva (eu devo estar com AIDS ou sífilis, devo então me lavar constantemente). Também são considerados sintomas obsessivos os atos mentais do tipo repetir palavras mentalmente em silêncio, fazer determinadas contas ou listas mentais.

Os comportamentos e atos compulsivos podem expressar-se como o cumprimento de regras mágicas que precisam ser rigidamente seguidas. Atos e rituais compulsivos ocorrem não infrequentemente associados a pensamentos mágicos que vinculam a realização do ato compulsivo com o afastamento de algum evento temível ou indesejado (*se eu der quinze voltas no quarteirão antes de entrar em casa, ninguém da família irá morrer proximamente*).

Alterações neuronais

Sendo os sintomas do TOC muitas vezes caracterizados por comportamentos repetitivos ou estereotipados, é possível que as alterações neuronais relacionadas a padrões psicomotores correlacionem-se com a presença do TOC. Tais padrões dizem respeito à seleção, ao início e à manutenção de atividades cognitivo--motoras relativamente organizadas.[66]

Há evidências de que um circuito cerebral que integra áreas corticais com os núcleos da base, o circuito **córtico-estriato-talâmico-cortical (CSTC)**, seja de fundamental importância em tais padrões motores, assim como sua disfunção seja relevante para o TOC.[67] Além disso, tanto comportamentos repetitivos em humanos como o aprendizado e a execução de padrões habituais de ações fixas e repetitivas em animais em geral implicam os núcleos da base.[66,68] Emoções importantes encontradas em pacientes com TOC, como o sentimento profundo de desconforto e aversão (*disgust*) relacionado a temas de contaminação, parecem também envolver o sistema CSTC.[69]

É interessante notar que, em condições neurológicas que "danificam" os núcleos da base, tais como no transtorno de tique grave e complexo (transtorno de Tourette), assim como nas doenças de Sydenham e de Huntington, os sintomas obsessivos e compulsivos são relativamente frequentes.[70] Além disso, os pacientes com TOC têm tiques com frequência acima da população em geral.[71] Estudos de imagem cerebral em pacientes com TOC indicam alterações nos núcleos da base,[72] como reduzido volume do núcleo caudado. Estudos funcionais indicaram aumento de atividade pré-frontal antes do tratamento e redução de atividade neuronal no núcleo caudado após o tratamento eficaz para sintomas do TOC.[73]

Perspectivas evolucionistas do transtorno obsessivo-compulsivo

Como visto, comportamentos repetitivos e padrões de ação fixos são comuns no TOC, sobretudo nos quadros em que predominam as compulsões. Em muitos mamíferos, em especial nos primatas, comportamentos como manipular o pelo com os dedos e limpar e manusear o corpo de parceiros ou companheiros do grupo (o chamado *grooming* descrito por primatólogos) favorecem as ligações sociais e também funcionam como defesas contra a infestação de parasitas como piolhos, pulgas, carrapatos e percevejos.[74,75] Assim, é possível que alguns comportamentos vistos no TOC possam ter sido úteis em outros períodos da história do *Homo sapiens* ou de seus antecessores primatas, aflorando no TOC por alterações do estado mental e/ou do funcionamento neuronal. Além disso, comportamentos de territorialidade, de verificação para a manutenção de utensílios, áreas e parceiros, assim como armazenamento e esconderijo de alimentos e outras posses, necessários para garantir a sobrevivência, podem ter sido ativamente selecionados na evolução dos mamíferos.[76]

Um apoio à perspectiva evolucionista do TOC vem de estudos com animais.[77,78] Observações de etólogos e veterinários revelaram que uma série de estereotipias em animais podem ressurgir pelo confinamento ou pela administração de deterninados medicamentos. Assim, no dia a dia dos veterinários, eles observam fenômenos patológicos como os comportamentos estereotipados, que incluem o lamber compulsivo das patas em cachorros que desenvolvem dermatite por lambedura das extremidades (*acral lick dermatitis*).[78] Em gatos não é raro o fenômeno de autoarrancar os pelos. Em algumas aves, verifica-se o autoarrancar de penas, conhecido como *preening* (ajeitar as penas com o bico) excessivo e disfuncional.

Desde há décadas, vários autores têm sugerido que comportamentos repetitivos observados no TOC ou em transtornos do espectro obsessivo, como tiques, automutilação ou picar-se compulsivamente, assim como a tricotilomania (arrancar compulsivamente os próprios cabelos e pelos), poderiam ser reminiscências de tais comportamentos desinibidos em certas aves ou mamíferos.[79,80] Alguns estudos com animais sugerem que os circuitos neuronais ativados em comportamentos repetitivos excessivos ou inapropriados são os mesmos que aqueles observados no TOC em humanos.[78]

Disfunções serotonérgicas parecem estar envolvidas em tais comportamentos repetitivos anormais, tanto em humanos como em animais. Substâncias que interferem na serotonina nas fendas sinápticas parecem relacionadas a comportamentos estereotipados em camundongos.[81] Nessa linha, a serotonina também parece estar implicada em comportamentos de *grooming* excessivo em animais; bloqueadores da recaptação de serotonina suprimem o *grooming* induzido por novidade.[82] Um subgrupo de neurônios do núcleo dorsal da rafe (de onde fibras serotonérgicas partem) é especialmente ativado no gato quanto ele se lambe, mastiga ou morde.[83] Overall e Dunham[78] estudaram 103 cães e 23 gatos que apresentavam comportamentos compulsivos disfuncionais e que foram tratados com uma combinação de técnicas comportamentais e medicamentos antidepressivos. De modo geral, responderam ao agente serotonérgico clomipramina, mas não à amitriptilina (que tem pouca ação serotonérgica).

Além da serotonina, também o neurotransmissor dopamina relaciona-se a comportamentos motores estereotipados, tanto em roedores (lamber a pata da frente) quanto em primatas. Tais comportamentos podem ser desencadeados por agonistas dopaminérgicos e bloqueados por drogas que antagonizam esses receptores.[84] Além disso, comportamentos de esconder alimentos (*hoarding behaviors*) em animais parecem também ser mediados pelo sistema dopaminérgico.[85]

Brüne[62] sugere que há dois sistemas neuronais associados ao TOC, um sistema mais antigo evolutivamente, "sistema de respostas padronizadas habituais", e um sistema mais recente, o "sistema de flexibilidade cognivo-motora". As respostas flexíveis envolvem a capacidade de selecionar *inputs* sensoriais relevantes, mudar o foco de atenção (*shifting*), fazer a melhor escolha perante desafios ambientais e, em alguns casos, suprimir respostas mais salientes (mais espontâneas em termos de respostas padronizadas habituais) em favor de respostas menos salientes. Tanto em primatas não humanos como em humanos, o córtex pré-frontal dorsolateral, o córtex orbitofrontal, o córtex cingulado, a área motora suplementar, estruturas palidoestriatais e partes do tálamo contribuem para a execução de comportamentos flexíveis, assim como o tálamo opera como filtro para informações que chegam ao sistema nervoso. A integridade dessas áreas cerebrais relacionadas ao sistema de flexibilidade cognitivo-motora é fundamental, e lesão nessa área pode fazer emergir padrões habituais antigos e disfuncionais em forma de sintomas de TOC.

Cabe lembrar e acentuar, por fim, que, sendo óbvio que o ser humano difere radicalmente de todos os outros animais, em várias dimensões, modelos animais só podem ser aplicados aos humanos com modificações pertinentes, sobretudo quando o que está envolvido são representações mentais complexas, símbolos e fenômenos culturais. É inegável que no TOC sintomas que evocam aspectos cognitivos complexos, fenômenos simbólicos e processos mediados pela cultura humana são muito frequentes e importantes. Assim, não há modelos animais para os aspectos mais relacionados à dimensão obsessiva, ou seja, às ideias e representações mentais repetitivas e repulsivas que invadem a mente de uma pessoa com TOC. Para compreender o TOC em humanos, principalmente a sua dimensão relacionada às obsessões, é necessário ir além dos modelos sugeridos pela pesquisa com animais, ou seja, é preciso utilizar modelos baseados em cognição complexa, simbolização e outros aspectos da subjetividade propriamente humana.

TRANSTORNOS DO HUMOR: DEPRESSÃO

O termo depressão em psicopatologia pode indicar tanto o sintoma "tristeza patológica" ou os chamados "transtornos depressivos".[86] Como sintoma, depressão é definida como o estado afetivo de tristeza, que, por sua intensidade, duração e não correspondência com as ocorrências que a desencadearam, é classificada como patológica, anormal.[87] Como transtorno ou grupo de transtornos, indica síndromes psicopatológicas em que depressão é o sintoma central, mas não o único. A classificação dos transtornos depressivos é abrangente, havendo dúvidas se sob a rubrica "depressão" não estariam muitas condições diversas e relativamente heterogêneas.[17] Assim, os transtornos depressivos, além de ter como elemento central o **humor triste**, com muita frequência, também o **desânimo** está presente.[57] A partir de tais sintomas centrais, também ocorre uma multiplicidade de outros sintomas em distintas esferas da vida mental, como mostra o Quadro 14.2.

Marcadores neurobiológicos na depressão

Nos quadros depressivos graves, verifica-se, eventualmente, que alguns marcadores biológicos podem ser associados à ocorrência da depressão.[88] Os marcadores biológicos mais investigados são alterações neuroquímicas nos sistemas serotonérgico, noradrenérgico, dopaminérgico, GABA e glutamatérgico.[89] Além disso, verifica-se inversão cronobiológica (p. ex., da arquitetura do sono, com redução da latência para o primeiro ciclo de sono REM). Verifica-se também ausência de resposta ao teste de supressão do cortisol pela dexametasona.

Alterações neuroestruturais e neurofuncionais

Os sintomas afetivos, cognitivos e psicomotores relacionados à depressão sugerem que alguns sistemas neuroanatômicos estão mais envolvidos com essa condição. Níveis baixos de afeto positivo, por exemplo, têm sido associados à hipoativação do córtex frontal,[90] enquanto que a apatia foi relacionada com o circuito que liga os lobos frontais aos núcleos da base.[91]

Pesquisas com neuroimagem estrutural (em particular com ressonância magnética) identificaram, em pacientes com depressão, sobretudo nos casos mais graves (com maior recorrência e duração dos episódios depressivos), alterações principalmente em duas regiões significativas: o neocórtex pré-frontal e estruturas límbicas, particularmente o hipocampo e a amígdala.[92] Nas regiões pré-frontais, verificou-se que o córtex orbitofrontal, o cíngulo anterior (em particular o córtex pré-frontal subgenual, ou seja, a região ventral ao joelho do corpo caloso, área de Brodmann 25), são as que apresentam mais redução volumétrica. Em relação às estruturas límbicas, o hipocampo tem sido mais estudado.[93,94] De modo geral, a maioria dos estudos revela a redução global do volume dos hipocampos (embora haja evidências iniciais de que subáreas do hipocampo estejam mais alteradas do que outras). A amígdala também revela alterações volumétricas que variam com a fase do transtorno; seu volume tende a estar au-

Quadro 14.2
SINTOMAS DOS TRANSTORNOS DEPRESSIVOS EM VÁRIAS ESFERAS

Sintomas afetivos

– Tristeza, melancolia
– Choro fácil e/ou frequente
– Apatia (indiferença afetiva, "tanto faz como tanto fez")
– Sensação de falta de sentimento ("é terrível, não consigo sentir mais nada!")
– Sentimento de tédio, de aborrecimento crônico
– Aumento da irritabilidade (a ruídos, pessoas, vozes, etc.)
– Angústia ou ansiedade
– Desespero
– Desesperança

Alterações da esfera instintiva

– Anedonia (incapacidade de sentir prazer em várias esferas da vida)
– Fadiga, cansaço fácil e constante (sente o corpo pesado)
– Desânimo, diminuição da vontade (hipobulia, "não tenho pique para mais nada")
– Insônia ou hipersonia
– Perda ou aumento do apetite
– Constipação, palidez, pele fria, com diminuição do turgor
– Diminuição da libido (do desejo sexual)
– Diminuição da resposta sexual (disfunção erétil, orgasmo retardado ou anorgasmia)

Alterações ideativas

– Ideação negativa, pessimismo em relação a tudo
– Ideias de arrependimento e de culpa
– Ruminações com mágoas antigas
– Visão de mundo marcada pelo tédio ("a vida é vazia, sem sentido, nada vale a pena")
– Ideias de morte, desejo de desaparecer, dormir para sempre
– Ideação, planos ou atos suicidas

Alterações cognitivas

– Déficit de atenção e concentração
– Déficit secundário de memória
– Dificuldade de tomar decisões
– Pseudodemência depressiva

Alterações da autovaloração

– Sentimento de autoestima diminuída
– Sentimento de insuficiência, de incapacidade
– Sentimento de vergonha e autodepreciação

Alterações da vontade e da psicomotricidade

– Tendência a permanecer na cama por todo o dia (com o quarto escuro, recusando visitas, etc.)
– Aumento na latência entre as perguntas e as respostas
– Lentificação psicomotora até o estupor
– Estupor hipertônico ou hipotônico
– Diminuição da fala, redução da voz, fala muito lenta
– Mutismo (negativismo verbal)
– Negativismo (recusa à alimentação, à interação pessoal, etc.)

Sintomas psicóticos (no caso de depressões com sintomas psicóticos)

– Ideias delirantes de conteúdo negativo (delírio de ruína, doença, culpa ou miséria)
– Delírio de negação dos órgãos
– Delírio de inexistência (de si e/ou do mundo)
– Alucinações, geralmente auditivas, com conteúdos depressivos
– Ilusões auditivas ou visuais
– Pode ocorrer ideação paranoide e outros sintomas psicóticos, humor incongruente

mentado nas fases iniciais e reduzido em fases avançadas da depressão.[92] Tanto o hipocampo como a amígdala são estruturas ricas em receptores de glicocorticoides (os hormônios do estresse). Tais hormônios têm importante ação neurotóxica, sendo muito plausível que, com os estresses cumulativos dos episódios depressivos, tais estruturas sofram processos de neurotoxicidade que culminam em lesão neuronal.[94] Em pacientes idosos, encontram-se alterações vasculares, sobretudo na substância branca periventricular (microangiopatia).

Em estudos de neuroimagem funcional, estados induzidos de tristeza transitória em sujeitos normais indicam que circuitos corticolímbicos são importantes para a modulação do humor e para a avaliação do significado emocional dos estímulos. Nos quadros depressivos, ocorre redução da perfusão sanguínea ou do metabolismo nos lobos frontais (hipofrontalidade), em particular no já citado córtex pré-frontal subgenual (área de Brodmann 25), conforme observado em exames do cérebro em ação, como ressonância magnética funcional, SPECT e PET.[92,95,96]

Importância do ambiente: perdas e traumas precoces e depressão

Do ponto de vista psicológico, os transtornos depressivos têm uma relação fundamental com as experiências de perda.[97] As síndromes e as reações depressivas surgem com muita frequência após perdas significativas: de uma pessoa muito querida, de um emprego, de um local de moradia, do *status* socioeconômico ou de algo puramente simbólico. Além disso, o papel de perdas, traumas e sofrimentos precoces (nos primeiros anos de vida) para o desenvolvimento da depressão tem sido reiteradamente estabelecido por pesquisas. Problemas com o vínculo precoce com as figuras parentais (*early attachment*) são riscos bem conhecidos para a depressão, assim como sequelas de traumas e agressões psicossociais e neurobiológicas tem sido cada vez mais bem compreendidas.[98] Ainda que a depressão leve possa ser uma resposta adaptativa normal a perdas e separação breve, as depressões graves, consequências de repetidas separações, perdas e traumas intensos, que causam muito sofrimento e disfunção, parecem bem mais fenômenos patológicos do que adaptativos.

Perspectivas evolucionistas da depressão

Submissão e dominação são elementos intrínsecos das espécies animais sociais com sistemas de hierarquias, como em muitos mamíferos, primatas e no homem.[62] As assimetrias de *status* social e a competição por recursos e parceiros devem ser permanentemente negociadas. Na natureza, sistemas flexíveis de hierarquia evitam lutas fatais; de modo geral, entre os animais, o indivíduo dominador expressa comportamentos de ameaça, irritação e agressão (em geral não sérias) para seus coespecíficos, enquanto o animal subalterno expressa atitude de evitação, ansiedade e sinais de submissão. Ascender e descender no *ranking* social tende a se associar, respectivamente, a comportamento eufórico e a expressão do tipo depreciação/depressão. Dessa forma, a depressão inibe a conduta de ameaça do animal e previne que, ao buscar manter o *status* inicial (ou mesmo superá-lo), persistindo inutilmente na luta, incorra em riscos graves de lesão ou morte.[99]

Alfred Adler (1870-1925), inicialmente colaborador de Freud, foi um dos primeiros autores a propor que as situações de interação social marcadas por dominação e subordinação estavam relacionadas a transtornos mentais. Em casos em que o indivíduo se sente profundamente inferiorizado (sentimentos de inferioridade infantil, de "inferioridade orgânica"), surgem mecanismos neuróticos de compensação, que se expressam em forma de psicopatologia. Para Adler, há na depressão um sentimento de inferioridade intensificado.[100] Nos depressivos, a autovaloração é, desde a infância, muito baixa. Nas autoacusações e autocensuras dos melancólicos nunca faltam acusações veladas contra sua herança e educação recebida dos pais; contra as "faltas brutais cometidas por seus parentes ou superiores". Além disso, para Adler, a agressão é um impulso básico e primário, não necessariamente relacionado à destruição, mas antes à busca de poder e reconhecimento. A saúde mental relaciona-se à capacidade de desenvolver sentimentos sociais produtivos e de autoconfiança. Assim, a formulação de Adler pode ser vista como um esboço *avant la lettre* das modernas teorias psicopatológicas evolucionistas, em particular da depressão.

A depressão é proposta pelo modelo evolucionista contemporâneo como uma forma de adaptação a situações nas quais esforços contínuos para alcançar determinados objetivos conduzem o indivíduo ao perigo ou à perda de recursos importantes para sua sobrevivência. Tais situações incluem, por exemplo, a luta inútil com uma figura dominante no ambiente do indivíduo. Em humanos, os indivíduos com depressão tendem a se comportar de forma submissa, tensa, e a explorar menos o ambiente; o sujeito deprimido comumente se sente inferior, o que Gilbert[101] denomina "autopercepção involuntária de subordinação".

Gilbert e Allan[102] identificaram que um "senso de derrota", após uma situação de luta ou competição em que houve um fracasso percebido ou uma perda de *status*, correlaciona-se fortemente com o advento de quadro depressivo. Nesse sentido, a depressão é mais comum epidemiologicamente em sociedades e culturas com padrões rígidos de hierarquia, sobretudo entre pessoas com dificuldades para abdicar de objetivos inalcançáveis ou de difícil obtenção.

Para garantir a sobrevivência, o indivíduo (animal ou humano) que vive em grupos sociais e que tende a perder no conflito deve dispor de mecanismos que inibam seus comportamentos desafiantes e reduzam o enfrentamento.[101,103] Assim, falhas repetidas em alcançar objetivos importantes na vida precisam ser moduladas por padrões realistas de investimento.[104] A retração ou evitação da competição com membros dominantes ou mais fortes pode ser benéfica em termos de reduzir, além dos riscos físicos, a perda de energia e mesmo de confiança. Nesse sentido, Nesse[104] afirma que: "Just as anxiety inhibits dangerous actions, depression inhibits futile efforts", ou seja, da mesma forma que a ansiedade inibe ações perigosas, a depressão inibe esforços fúteis.

Fenômenos análogos à depressão são vistos nos animais após uma perda ou fracasso competitivo, ou quando surgem lesões ou doenças físicas, nos quais certa *retração comportamental* pode ser útil para preservar energia. Em humanos, o chamado "realismo depressivo" (*depressive realism*), uma apreensão mais acurada da realidade por pessoas com humor depressivo, pode propiciar vantagens em circunstâncias existenciais adversas. Por outro lado, enquanto o humor depressivo pode representar uma forma exitosa de adaptação, a depressão clínica (com sintomas marcantes como tristeza profunda, anedonia, desânimo intenso e atos suicidas) tende a ser vista como a persistência inapropriada de tais mecanismos adaptativos (ou seja, a *retração comportamental* e o *realismo depressivo*).[103]

Além disso, como mamíferos, nascemos extremamente vulneráveis e temos uma dependência acentuada dos cuidados parentais, necessitando muito do estabelecimento de vínculos. Tal necessidade faz com que as experiências de separação sejam com muita frequência fontes importantes de estresse. Quando um filhote de mamífero perde sua mãe, após um período inicial de choro de protesto, tende a calar-se e a permanecer imóvel e na espera, mantendo suas energias e evitando a atenção de possíveis predadores. Ao que parece, esta é uma estratégia involuntária de importante valor de sobrevivência.[60]

Os dados empíricos que deveriam dar sustentação às especulações evolucionistas da depressão são ainda precários. Tendo-se em vista o envolvimento do sistema serotonérgico na depressão, é interessante notar que ratos subordinados em situação de estresse social têm uma redução dos receptores de serotonina do tipo 5-HT1A em seu neocórtex.[105] Pesquisas com primatas revelaram que a derrota em competição social ou a perda de *status* no grupo produzem um declínio gradual dos níveis de serotonina no cérebro.[106] De modo geral, indivíduos subordinados tendem a ser mais agressivos, emocionalmente lábeis e menos exploradores de seu ambiente, em comparação aos dominantes. Por fim, pesquisas com primatas não humanos revelaram que negligência, estresse intenso ou abuso no início da vida podem estimular respostas imunes protoinflamatórias, que, por sua vez, aumentam a ativação de transportadores de serotonina, resultando em menor disponibilidade de serotonina na fenda sináptica.[62]

TRANSTORNOS DO HUMOR: MANIA E TRANSTORNO BIPOLAR

O quadro de mania

O quadro psicopatológico conhecido como "mania" refere-se a um estado alterado da mente e do comportamento em que predominam os estados de euforia ou alegria patológica, assim como a elação (ou expansão do eu).[107] Nos episódios de mania, quase sempre é destacada a aceleração de todas as funções psíquicas

406

capítulo 14 TRANSTORNOS MENTAIS SEGUNDO A PERSPECTIVA EVOLUCIONISTA

(taquipsiquismo), manifestando-se como agitação psicomotora, exaltação, produção aumentada da fala (loquacidade) até a perda das concatenações lógicas (logorreia) e pensamento acelerado até a perda da lógica entre as ideias pela extrema aceleração.[108]

A atitude geral do paciente é, muitas vezes, alegre, brincalhona, mas, com o tempo, revela-se irritada, arrogante ou beligerante. Além das alterações propriamente do humor (euforia, elação) e do ritmo psíquico (aceleração), na esfera ideativa verifica-se um pensamento geralmente superficial e impreciso; o paciente *fala mais do que pensa*.[109] Os sinais e sintomas dos quadros maníacos estão expostos no Quadro 14.3.[110]

Quadro 14.3
SINAIS E SINTOMAS NOS QUADROS MANÍACOS

Aumento da autoestima: sentir-se superior, melhor, mais potente do que os outros

Elação, sentimento de expansão e engrandecimento do eu

Insônia, ou, mais precisamente, redução da necessidade de sono

Loquacidade, produção verbal rápida, fluente e persistente

Logorreia, produção verbal muito rápida, fluente, com perda das concatenações lógicas

Pressão para falar: paciente sente uma tendência irresistível de falar sem parar

Distrabilidade: a atenção voluntária está reduzida, e a espontânea, aumentada

Agitação psicomotora: que pode ser muito intensa, até chegar a um quadro de *furor maníaco*

Arrogância: em alguns pacientes maníacos, é um sintoma destacável

Irritabilidade: que pode ocorrer em graus variados, desde leve irritabilidade, passando pela beligerância, até a franca agressividade

Heteroagressividade, geralmente desorganizada e sem objetivos precisos

Desinibição social e sexual, levando o paciente a comportamentos inadequados em seu meio sociocultural; comportamentos que o paciente não realizaria fora da fase maníaca

Tendência exagerada a comprar objetos ou a dar seus pertences indiscriminadamente

Ideias de grandeza, de poder, de importância social, que podem chegar a configurar verdadeiros delírios místico-religiosos, de grandeza ou de poder

Alucinações: em geral auditivas, com conteúdo de grandeza ou místico-religioso

TRANSTORNO BIPOLAR

Em psiquiatria, quando uma pessoa apresenta em sua vida mais de um episódio de mania ou episódios de mania intercalados com períodos de normalidade e episódios de depressão, denominam-se tais quadros como transtorno bipolar do humor. Os transtornos bipolares têm como dimensão marcante apresentarem-se como uma condição fásica (fases de mania e depressão, sendo a depressão não obrigatória), episódios de um quadro mental que são relativamente delimitados no tempo (durando semanas a meses). Os episódios de mania e depressão ocorrem, portanto, de modo relativamente delimitado no tempo e, no mais das vezes, há períodos de remissão em que o humor do paciente encontra-se normal, eutímico, e as alterações psicopatológicas regridem de todo (ou quase), podendo ou não haver dificuldades cognitivas nos períodos entre os episódios (Quadro 14.4).[111]

Alterações cerebrais no transtorno bipolar

Kempton e colaboradores[112] revisaram 141 estudos de neuroimagem em pacientes bipolares, realizados entre 1980 e 2007. Desses estudos, os 98 com melhor metodologia foram selecionados para uma metanálise. Os autores concluíram que o transtorno bipolar está associado com o aumento dos ventrículos laterais (tamanho do efeito = 0,39) e com aumento de alterações do tipo "hiperintensidades na substância branca profunda" (*deep white matter hyperintensities*) (razão de chances = 2,49). O volume da substância cinzenta aumenta entre os pacientes na proporção em que aumenta a proporção de pacientes que utilizaram sais de lítio em seus tratamentos. Os autores concluíram que o conjunto de estudos revela alterações significativas no cérebro de pacientes bipolares, mas tais alterações não são muito específicas em termos de determinada região do cérebro acometida.

Perspectivas evolucionistas da mania e do transtorno bipolar

Enquanto a depressão, na perspetiva da psicopatologia evolucionista, representa o extremo patológico de uma estratégia de submissão, a mania parece representar o extremo patológico de estratégias comportamentais de dominação e de competição desafiante, tanto no nível emocional, como cognitivo. É patente que o indivíduo em fase de mania busca o contato social, interage com pessoas do sexo oposto de forma provocativa e, frequentemente, se relaciona de forma litigiosa com pessoas do mesmo sexo. A abordagem etológica revela que pessoas em fase maníaca apresentam incremento do contato visual, expansividade dos gestos e da expressão facial e posturas corporais sugestivas de atitude de dominação.[62]

A assimetria de *status* social entre o indivíduo acometido e os outros é percebida de forma bem distinta em relação ao que se percebe na depressão. O com-

408 capítulo 14 TRANSTORNOS MENTAIS SEGUNDO A PERSPECTIVA EVOLUCIONISTA

Quadro 14.4
CRITÉRIOS DIAGNÓSTICOS PARA EPISÓDIOS DE MANIA E PARA TRANSTORNOS BIPOLARES

Diagnóstico de episódio de mania*	Subtipos de transtorno bipolar (TB)
Episódio maníaco Três ou mais dos sintomas (quatro se o humor for apenas irritado) por pelo menos uma semana: – Autoestima elevada – Grandiosidade – Muito falante, loquaz ou logorreico – Fuga de ideias – Distraibilidade – ↓ necessidade de sono – Aceleração psicomotora – Desinibição social e/ou sexual – ↑↑↑ gasto de dinheiro – ↑↑↑ envolvimento em atividades prazerosas	**TB tipo I** com mais de um episódio (maníaco ou depressivo maior, mas pelo menos um maníaco): – Especificar se o episódio atual ou mais recente for do tipo hipomaníaco, maníaco, misto ou depressivo.
Episódio hipomaníaco Por pelo menos quatro dias, três ou mais sintomas bem demarcados de humor persistentemente elevado, irritado ou expansivo. Não pode haver sintomas psicóticos. Os sintomas não perturbam claramente o funcionamento profissional ou social e não há necessidade de hospitalização.	**TB tipo II** com mais de um episódio (hipomaníaco ou depressivo maior, mas pelo menos um hipomaníaco): especificadores semelhantes aos acima descritos (menos maníacos) **Transtorno ciclotímico**: por pelo menos dois anos numerosos períodos com sintomas hipomaníacos e sintomas depressivos (que não satisfazem os critérios para um episódio depressivo maior ou grave) Período de pelo menos 1 semana com sintomas bem demarcados de humor persistentemente elevado, irritado ou expansivo.

* Período de pelo menos uma semana com sintomas bem demarcados de: humor persistentemente elevado, irritado ou expansivo.
Fonte: Organização Mundial da Saúde.[17]

---

portamento do paciente maníaco é constantemente desafiador, arrogante e exigente. Emocionalmente, os pacientes com mania revelam humor elevado e irritabilidade, o que pode também transmitir aos pares uma atitude de dominação. No estado de elevação do humor, a autoconfiança aumentada do paciente pode relacionar-se com avaliações cognitivas distorcidas em relação à possibilidade de sucesso em um confronto competitivo. O paciente maníaco tem a sensação de que todos os seus objetivos são alcançáveis. Assim, do ponto de vista evolutivo e etológico, o indivíduo em fase maníaca costuma adotar estratégias adaptativas de alto risco, que, em tese, propiciam a chance de vitória no embate social, mas que, no caso de derrota, podem também implicar riscos sérios para o sujeito. Os episódios de mania, em certo sentido, podem ser vistos como estratégias compensadoras (embora inadequadas) para superar o outro extremo da depressão, estratégia que considera o mundo e as oportunidades menos ameaçadoras, pelo menos por um período determinado de tempo.[62]

PERSONALIDADE E SUAS ALTERAÇÕES

A personalidade é definida como o conjunto, o somatório, de traços e aspectos emocionais, comportamentais e intelectuais, as formas de reagir aos eventos, o modo de ser e sentir ao longo da vida de uma pessoa.[113] Segundo Bastos, no construto personalidade há um duplo aspecto: ela é relativamente estável e relativamente dinâmica; embora constante no tempo, está sujeita a determinadas modificações, dependendo de mudanças existenciais, aprendizado ou alterações neurobiológicas.[114]

Segundo a tradição psicopatológica clássica, distinguem-se os seguintes aspectos relacionados à personalidade e a sua expressão: constituição corporal, temperamento e caráter.[115,116] A **constituição corporal** é o conjunto de propriedades morfológicas, metabólicas, bioquímicas, hormonais, entre outras, transmitidas ao indivíduo principalmente pelos mecanismos genéticos. Já o **temperamento** é o conjunto de particularidades psicológicas inatas que diferenciam um indivíduo de outro. Os temperamentos são determinados por fatores genéticos ou constitucionais precoces produzidos por fatores cerebrais, endócrinos ou metabólicos. Assim, sugere-se que alguns indivíduos nascem com uma tendência à passividade, à menor atividade ou a mais timidez; outros nascem com temperamentos ativos, com forte tendência à iniciativa e a reagir prontamente aos estímulos ambientais, mais ousados socialmente, e assim por diante. Por fim, o **caráter** é a soma de traços de personalidade, expressas no modo básico do indivíduo reagir perante a vida, seu estilo pessoal, suas formas de interação social, gostos, aptidões, etc. O caráter reflete o temperamento moldado, modificado e inserido no meio familiar e sociocultural. É a resultante, ao longo da história pessoal, da interação constante entre o temperamento e as expectativas e exigências conscientes e inconscientes dos indivíduos que criaram determinada pessoa.

Tipologias humanas ou tipos de personalidade

As primeiras tipologias desenvolvidas na história da medicina e da psicologia foram as concepções da escola hipocrática-galênica. A medicina hipocrática é essencialmente ambientalista. Os elementos da natureza (água, vento, solo, umidade do ar, alimentos, etc.) interagem permanentemente com o organismo para determinar a saúde ou a doença. Nesse sentido, todas as questões médicas repousam sobre a teoria dos quatro elementos do filósofo pré-socrático Empédo-

410 capítulo 14 TRANSTORNOS MENTAIS SEGUNDO A PERSPECTIVA EVOLUCIONISTA

cles (500-430 a.C.), a saber: água, terra, ar e fogo. A esses quatro elementos correspondem quatro qualidades: úmido, frio, seco e quente. Hipócrates de Cós (cerca de 460-377 a.C.), ao utilizar essa concepção quaternária da natureza, desenvolve uma concepção correspondente do organismo humano, com quatro fluidos ou humores básicos e quatro tipos de indivíduos: sanguíneos (reativos, otimistas, emocionais), fleumáticos (racionais, frios, pacíficos), atrabiliáticos, da bílis negra (melancólicos, solitários) e biliáticos (coléricos, ambiciosos).

Modelos atuais de personalidade obtidos por estudos empíricos e psicométricos

O modelo de Eysenck e o modelo dos cinco fatores (*the big five model*)

O trabalho de Eysenck e Eysenck, desenvolvido nos anos 1950 e 1960, situa-se entre uma perspectiva genética e psicofisiológica da personalidade e a aceitação de aspectos da teoria comportamental.[117] Sua teoria de personalidade, amplamente testada em estudos empíricos, inclui três dimensões: "neuroticismo" (traços ansiosos, como tensão, preocupação, autopiedade, instabilidade), "extroversão/introversão" (extroversão indicando propensão a atividade, energia, entusiasmo, busca dos outros, assertividade e introversão sendo o seu oposto) e, por fim, "psicoticismo". Essa última dimensão foi acrescentada um pouco mais tarde ao modelo inicial e inclui traços que pessoas normais compartilhariam com indivíduos psicóticos: descuido ou negligência em relação a si mesmo, descaso pelo senso comum e expressão incomum das emoções.

Um segundo modelo de estudos de personalidade, o **modelo dos cinco fatores** (*five-factor model* ou *the big-five*) foi proposto inicialmente por E. Tupes e R. Christal nos anos 1960, mas aplicado amplamente em pesquisa por McCrae e John,[118,119] assim como por Costa e Widiger. Nesse modelo, foram obtidas empiricamente, por meio de técnicas psicométricas empregadas em diversas populações, cinco dimensões da personalidade que se revelaram estáveis e consistentes em numerosos estudos posteriores. As dimensões são as seguintes:

- **Neuroticismo**: traços ansiosos, tensão, preocupação, autopiedade, instabilidade
- **Extroversão**: propensão a atividade, energia, entusiasmo, busca dos outros, assertividade (a **introversão** é o seu oposto)
- **Abertura**: curiosidade, imaginação, originalidade, tendência à arte, maior *insight* e abertura de interesses
- **Amabilidade**: gentil, confiável, valorizador, generoso, empático, perdoador
- **Conscienciosidade**: organizado, eficiente, responsável, confiável, planejador

Como o modelo dos cinco fatores tem sido muito utilizado e validado em pesquisas, vários estudos têm sido feitos no sentido de verificar a correlação entre as dimensões desse modelo e os transtornos da personalidade segundo o DSM-IV e a CID-10.[120]

O modelo de personalidade de Cloninger

Robert Cloninger tem descrito, desde o final dos anos 1970, um modelo de personalidade que busca fundamentos neuroestruturais, neuroquímicos e genéticos para identificar padrões de reação a estímulos específicos.[115] Assim, por meio de estudos de famílias em desenvolvimento, com análises psicométricas somadas a pesquisas neuroanatômicas e neuroquímicas e investigações comportamentais e de aprendizagem, em homens e animais, Cloninger[115] identificou três dimensões da personalidade, que seriam, segundo seus postulados, geneticamente independentes. Tais dimensões revelariam "padrões predizíveis de interação em suas respostas adaptativas a classes específicas de estímulos do meio ambiente". Assim esse autor descreveu as seguintes dimensões:

- **Procura por novidade** (*novelty seeking*): nessa dimensão, os estímulos mais relevantes são a novidade, a recompensa potencial e o alívio de monotonia. Aqui há uma tendência herdável para a excitação e a exaltação perante estímulos novos, assim como a busca intensa por aventuras e explorações emocionantes. O sujeito é intolerante em relação à monotonia. Suas decisões são baseadas em intuições e impressões globais vagas. Ele age impulsivamente e muda rapidamente de interesses e amizades. As vias neuronais mais ativadas nesse padrão são os sistemas dopaminérgicos de recompensa. Tem-se buscado associar esse padrão de Cloninger a um maior risco de abuso e dependência de drogas entre adolescentes e a comportamentos de risco em geral.
- **Evitação de danos** (*harm avoidance*): aqui há uma tendência inata do sujeito de responder intensamente a sinais de estímulos aversivos. O sujeito é quase sempre temeroso, antecipando os danos possíveis. Isso revela uma pessoa pessimista e inibida, que evita com intensidade os menores riscos e busca avidamente o familiar e o previsível. As vias neuroquímicas envolvidas são as serotonérgicas.
- **Dependência de recompensa** (*reward dependence*): em tal dimensão, há uma tendência herdável do sujeito a responder intensamente a sinais ou indicativos de recompensa (em especial sinais de aprovação social). Nos sujeitos em que predomina esse padrão verifica-se extrema dependência de apoios emocionais e intimidade com os outros, são muito sensíveis às sugestões sociais e responsivos à pressão social, além de serem extremamente sensíveis à rejeição, mesmo em relação a pequenos menosprezos. As vias neuroquímicas envolvidas são as noradrenérgicas.

TRANSTORNOS DA PERSONALIDADE

O transtorno da personalidade foi, ao longo dos últimos dois séculos, nomeado de diversas formas: insanidade moral (*moral insanity* de Prichard), monomania moral, transtorno ou neurose de caráter, etc. Entretanto, o termo que mais se tornou popular entre os profissionais de saúde mental foi o de "psicopatia".

412 capítulo 14 TRANSTORNOS MENTAIS SEGUNDO A PERSPECTIVA EVOLUCIONISTA

Infelizmente, foi utilizado de modo muito impreciso, ora se identificando "psicopatia" com personalidade sociopática ou antissocial, ora com transtornos da personalidade em geral.

Segundo a classificação atual de transtornos mentais da OMS,[17] a CID-10, **os transtornos da personalidade** são definidos pelas seguintes características:

- Em geral, **surgem na infância ou na adolescência** e tendem a permanecer relativamente estáveis ao longo da vida do indivíduo.
- Manifestam um conjunto de **comportamentos e reações afetivas desarmônicas**, envolvendo vários aspectos da vida do indivíduo, como, por exemplo, a afetividade, o controle de impulsos, o modo e o estilo de relacionamento com os outros, etc.
- O padrão anormal de comportamento e de respostas afetivas e volitivas é permanente, de longa duração e **não limitado ao episódio de uma doença mental** associada (como uma fase maníaca ou depressiva, um surto esquizofrênico, etc.).
- O padrão anormal de comportamento inclui **muitos aspectos do psiquismo e da vida social** do indivíduo, não sendo restrito a apenas um tipo de reação ou a uma área do psiquismo.
- O padrão comportamental é **mal-adaptativo**, produz uma série de dificuldades para o indivíduo e/ou para as pessoas que com ele convivem.
- São condições **não relacionadas diretamente à lesão cerebral** evidente ou a outro transtorno psiquiátrico (embora existam alterações de personalidade secundárias à lesão cerebral).
- O transtorno da personalidade leva a algum grau de **sofrimento** (angústia, solidão, sensação de fracasso pessoal, dificuldades no relacionamento vividas com amargura, etc.); entretanto, salienta a CID-10, tal sofrimento pode tornar-se aparente para o indivíduo apenas tardiamente em sua vida.
- Geralmente o transtorno da personalidade contribui para um **mau desempenho ocupacional** (no trabalho, nos estudos, etc.) e **social** (com familiares, amigos, colegas de trabalho ou de escola). Entretanto, o desempenho precário não é condição obrigatória.

Transtornos da personalidade segundo as classificações psiquiátricas oficiais

Segundo a CID-10[17] e o DSM-IV[10] (com algumas modificações do autor), os **transtornos da personalidade** podem ser agrupados em três grandes subgrupos: A, "esquisitos e/ou desconfiados"; B, "instáveis e/ou manipuladores"; C, "ansiosos e/ou controlados-controladores". Descrevem-se, assim, os transtornos da personalidade específicos, segundo o Quadro 14.5.

EVOLUÇÃO DO CÉREBRO

Quadro 14.5
TIPOS E CARACTERÍSTICAS DOS TRANSTORNOS DA PERSONALIDADE CONFORME O GRUPO

Grupo A	Grupo B	Grupo C
Esquisitice e/ou desconfiança	**Impulsividade e/ou manipulação**	**Ansiedade e/ou controle**
Paranoide	*Borderline*	**Ansiosa**
– Desconfiança constante	– Relações pessoais muito instáveis	– Dificuldade em descontrair-se
– Sensível a decepções e críticas	– Atos autolesivos repetitivos	– Preocupa-se facilmente
– Rancoroso, arrogante	– Humor muito instável	– Teme situações novas
– Culpa os outros	– Impulsivo e explosivo	– Atento a si próprio
– Reivindicativo	– Sérios problemas de identidade	– Muito sensível à rejeição
– Sente-se frequentemente prejudicado nas relações	– Sentimentos intensos de vazio e aborrecimento crônico	– Extremamente inseguro
		Anancástica/obsessiva
Esquizoide	**Sociopática**	– Rígido, metódico, minucioso
– Frio (indiferente)	– Irresponsável, inconsequente	– Não tolera variações ou improvisações
– Distante, sem relações íntimas	– Frio, insensível	– Perfeccionista e escrupuloso
– Esquisito (estranho)	– Sem compaixão	– Muito convencional, segue rigorosamente as regras
– Vive no seu próprio mundo	– Agressivo, cruel	– Controlador (dos outros e de si)
– Solitário (isola-se)	– Não sente culpa ou remorsos	– Indeciso
– Não se emociona (imperturbável)	– Não aprende com a experiência	**Dependente**
Esquizotípica	– Mente de forma recorrente	– Depende extremamente dos outros
– Ideias e crenças estranhas e de autorreferência	– Aproveita-se dos outros	– Necessita muito agradar
– Desconforto nas relações interpessoais	**Histriônica**	– Desamparado quando sozinho
– Pensamento muito vago e excessivamente metafórico	– Dramatiza, é muito teatral	– Sem iniciativa e sem energia
– Aparência física excêntrica	– Sugestionável e superficial	– Sem autonomia pessoal
	– Necessita de atenção	
	– Manipulativo	
	– Infantil e pueril	
	– Erotiza situações não comumente "erotizáveis"	

Aspectos evolucionistas da personalidade

A visão tradicional da psicologia e da psicopatologia foi, até poucas décadas atrás, a de que a personalidade e suas variações diziam respeito apenas aos seres humanos. A personalidade foi, desse modo, considerada um fenômeno bastante subjetivo, intimamente relacionado ao caráter individual de uma pessoa, à organização dinâmica interna do sujeito e mesmo à "estrutura de sua alma". Pensada assim, a personalidade só poderia ser considerada um atributo exclusivamente humano.

Em contraposição, a noção de que não apenas os humanos, mas também os animais possuem traços e tendências comportamentais que diferem os indivíduos entre si, assim como esses traços tendem a ser consistentes internamente ao indivíduo e ao longo do tempo, tem marcado uma reviravolta nos estudos etológicos evolutivos.[121,122] A variação individual em termos de traços de personalidade, como confiança, atividade e agressividade tem sido descrita de forma consistente em muitas espécies animais.[123]

Vários autores têm proposto que as diferenças individuais, a personalidade e mesmo a marca de subjetividade não são fenômenos exclusivos da espécie humana, incentivando o estudo e a reflexão sobre a personalidade e a variabilidade individual em um sentido evolutivo, com todas as consequências filosóficas de tal perspectiva.[124] Na mesma linha, o reconhecimento das diferenças individuais pelos pares da mesma espécie no reino animal, sobretudo em vertebrados, tem sido descrito.[125]

Os principais traços de personalidade mais estudados em animais são: atividade *versus* passividade, timidez em contraposição a confiança/coragem (*boldness*) em resposta a situações de risco, exploração (resposta a situações novas), agressividade e sociabilidade.[122] Têm sido verificados níveis de correlação entre tais traços, pois indivíduos expressando maior atividade tendem, por exemplo, a revelar maior confiança/coragem, ou a tendência a explorar (o ambiente, situações novas) pode estar associada a maior agressividade.

Em primatas, sobretudo grandes símios, os primeiros estudos de estilos de personalidade e cognição feitos por Wolfgang Köhler[126] e as pesquisas em condições naturais desenvolvidas por Jane Goodall[127] revelaram que um chimpanzé não é, de modo algum, igual a outro. Köhler, por exemplo, atribuiu nomes particulares a cada chimpanzé, tais como Grande, Sultan, Konsul, Tercera, Rana, Chica, Koko e ficou impressionado com as diferenças individuais, afirmando que gostaria, em seus escritos, de "passar a impressão sobre as diferenças completas de personalidade que existem entre os chimpanzés". Descreve chimpanzés amáveis, brincalhões, gentis e amigáveis, egoístas *par excellence*, reclamões, mal-humorados, "muito inteligentes", "limitados", etc. Goodall[127] descreve seus "filhos chimpanzés" Lucy, Figan, Humphrey, Fifi, Evered, Satan, Goblin, Passion, Pom, Gilka, Grub, Gigi, Melissa, Flo, Prof e muitos outros. Flo é uma mãe altamente competente, afetuosa, tolerante, brincalhona e protetora, Pom passou por períodos de depressão e ansiedade, sendo insegura e exigente de atenção.

Figan era um macho alfa excepcionalmente inteligente, autoconfiante, audacioso, um tanto exibicionista. Os exemplos são mais numerosos e bem mais detalhados do que o aqui mencionado.

Nas últimas três décadas, várias novas pesquisas têm relatado de forma confiável e padronizada adjetivos descritivos de variações da personalidade. Assim, James King e Aurelio José Figueredo[128] realizaram uma investigação com 100 chimpanzés de 12 zoológicos nos Estados Unidos (associados ao Jane Goodall Institute), a fim de verificar se as dimensões do principal modelo de personalidade utilizado em humanos ("modelo dos cinco fatores") podem ser observadas em chimpanzés.

Os chimpanzés puderam ser analisados tendo-se em conta 43 adjetivos referentes a traços e variações individuais, avaliados por 53 experientes cuidadores de chimpanzés. Os 100 indivíduos puderam ser agrupados de modo bastante confiável em seis dimensões (que explicaram 72,4% do total da variância): 1) sociabilidade/extroversão (ativo, sociável e brincalhão), 2) conscienciosidade (com escores significativamente negativos para comportamento errático, imprevisível e desorganizado), 3) amabilidade (simpático, tendência a ajudar e a ser sensível em relação aos outros), 4) emocionabilidade/neuroticismo (com escores negativos para estabilidade, excitabilidade e não emocionalidade), 5) abertura (curiosidade e inventividade). Esses cinco fatores correspondem muito proximamente aos cinco fatores do modelo amplamente replicado entre as culturas em populações humanas. Um sexto fator encontrado entre os chimpanzés, que não faz parte do modelo humano, diz respeito ao que os autores denominaram "dominação" (independente, confiante e destemido). Outros estudos do mesmo grupo puderam correlacionar os traços e as dimensões de personalidade identificados com a previsão de comportamentos e estimativas de satisfação individual.[129,130]

Esse conjunto de estudos aponta para continuidades interessantes entre a distribuição de traços de personalidade em populações humanas e populações de grandes símios, espécies filogeneticamente muito próximas. Apoiam, enfim, a ideia de continuidade entre o homem e os animais proposta por Darwin, no século XIX, desta vez em relação a traços de personalidade, uma dimensão em geral considerada como exclusivamente humana.

Aspectos evolucionistas dos transtornos da personalidade

Os traços de personalidade na população humana distribuem-se de modo contínuo, tendendo à distribuição normal ou gaussiana. Os ditos transtornos da personalidade devem ser considerados, na verdade, como extremos de dimensões desse padrão de distribuição. Certo afastamento da norma, em grau leve ou moderado, pode ser adaptativo, em termos de vantagens na vida social, na competição por recursos e na reprodução.[131]

Ao agrupar traços e estratégias comportamentais que os indivíduos humanos dispõem nas seguintes linhas: dominação *versus* submissão, competição *versus* cooperação, dependência *versus* cuidado, assertividade *versus* evitação, agressão *versus* defesa e tomada de riscos *versus* evitação, é possível vislumbrar sentidos biológicos adaptativos potenciais neles. Por exemplo, em certos contextos, envolver-se em situações de risco, possuir traços agressivos e impulsivos, pode ter valor de sobrevivência para o indivíduo ou para o grupo. Em outras situações, são os traços de evitação, ansiedade e atenção redobrada em relação aos perigos potenciais que podem ser vantajosos. Assim, a variabilidade em termos de traços de personalidade é um elemento adaptativo potencial, e isso deve ter contribuído para a sua permanência no elenco de recursos da espécie humana. No entanto, seus extremos, expressos pelos transtornos da personalidade, tendem a ser por demais disfuncionais e, portanto, não adaptativos (seja no contexto atual ou no passado da espécie).

Os transtornos da personalidade do Grupo A (esquisitice e/ou desconfiança), representados pelos transtornos esquizoide, paranoide e esquizotípico, caracterizam-se por estratégias de baixo risco e por uma vigilância aumentada em relação a possíveis ameaças do ambiente social. Os transtornos do Grupo B (impulsividade e/ou manipulação), representados pelos transtornos *borderline*, sociopático e histriônico, podem ser vistos, de forma inversa, como extremos de estratégias de alto risco, que visaram, em algum momento, a maximizar a possibilidade de se alcançar importantes objetivos sociais e de sobrevivência. Já o Grupo C (ansiedade e/ou controle), caracterizado pelos transtornos ansioso, obsessivo e dependente, representa a tendência a conseguir mais ajuda fornecida por pares significativos (transtorno dependente), por ganhar controle sobre dificuldades através da ritualização ou antecipação de ameaças futuras (transtorno obsessivo) ou de evitar a interação, apesar do desejo de realizá-la (transtorno da personalidade ansiosa).[62]

Se, por um lado, estima-se que cerca de 50% das pessoas com transtorno sociopático conseguem algum êxito social e não são detectadas pelo sistema legal,[132] também é de se constatar que mulheres com transtorno *borderline* se reproduzem três vezes menos do que pessoas da população em geral,[133] e ambos, transtorno *borderline* e sociopático, têm taxas altas de mortalidade (inclusive por suicídio). Assim, de fato, os dados epidemiológicos indicam que, de modo geral, as alterações da personalidade só podem ser vantajosas em um nível atenuado, quando se observam apenas fenômenos subclínicos dos transtornos.

USO, ABUSO E DEPENDÊNCIA DE SUBSTÂNCIAS PSICOATIVAS

O uso de substâncias psicoativas como álcool, maconha, cocaína, café, chá, benzodiazepínicos, nicotina ou heroína pode resultar em quadros de intoxicação, abuso e dependência. Trata-se aqui de uma forma particular de relação dos seres humanos com substâncias químicas que possuem uma ação específica sobre o sistema nervoso central (SNC) e, por consequência, sobre o psiquismo. As substâncias psicoativas produzem, de modo geral, uma sensação de prazer, sedação ou excitação, cuja correspondência cerebral está com certa frequência vinculada às chamadas áreas de recompensa do cérebro, como o estriado ventral (o *nucleus accumbens*), a área tegmental ventral e o *locus ceruleus*.[134]

Intoxicação é definida como uma síndrome reversível específica (alterações comportamentais ou mentais, como alteração da consciência e outras reações cognitivas, beligerância, agressividade e/ou humor instável) causada por uma substância psicoativa recentemente ingerida. O **abuso** de substâncias psicoativas ocorre quando há um uso prejudicial ou mal-adaptativo (levando a prejuízos ou sofrimento clinicamente significativos). O conceito de **uso nocivo** de uma substância psicoativa é mais restrito do que abuso. Refere-se a um padrão de uso que causa dano à saúde física (esofagite ou hepatite alcoólica, bronquite por tabagismo) ou mental (depressão associada a grande consumo de álcool).[17]

Fissura (correspondente do *craving*, em inglês) é o termo que se dá ao desejo intenso de usar uma substância. Com o termo *binge* descrevem-se os episódios de uso intenso e compulsivo de uma substância.[135] A **tolerância** refere-se à diminuição do efeito de uma substância após administrações repetidas. O organismo passa a necessitar de quantidades cada vez maiores da substância para que se mantenha o mesmo nível inicial de seu efeito. As substâncias que produzem tolerância tendem a causar mais dependência física. Contudo, há substâncias químicas que produzem rápida tolerância (como o LSD), mas que não produzem dependência física significativa. A **síndrome de abstinência** é o conjunto de sinais e sintomas (frequentemente ansiedade, náuseas, tremor, sudorese) que ocorrem horas ou dias após o indivíduo cessar ou reduzir a ingestão da substância que vinha sendo consumida de forma pesada e contínua.[10] Para cada substância ou grupo de substâncias há diferentes sinais e sintomas de abstinência.

A **dependência** a substâncias inclui fenômenos como tolerância, sintomas de abstinência, uso contínuo ou muito frequente de quantidades significativas da substância (em geral maiores do que as pretendidas pelo sujeito). Há, na dependência, um grande envolvimento do sujeito com a substância, gastando muito tempo (e interesse) em atividades que implicam obtenção ou consumo. Tipicamente, o sujeito estreita seu repertório de interesses, abandonando outras atividades sociais, pessoais ou ocupacionais que não estejam associadas ao consumo. Por fim, na dependência, embora o sujeito possa ter consciência (mesmo que apenas parcial) dos problemas físicos, psicológicos e sociais gerados em sua vida, o uso da substância permanece contínuo.[10] A chamada **dependência física** é um estado de adaptação do corpo manifestado por distúrbios físicos quando o uso da substância é interrompido. Um dos indicativos de dependência física é a ocorrência de tolerância e síndrome de abstinência que surge quando o dependente fica sem ingerir a substância.[135]

As teorias causais sobre adição ou dependência de substâncias psicoativas variam desde possíveis mecanismos neurobiológicos, teorias de comportamento

Início e desenvolvimento do abuso e da dependência de substâncias

Não há uma razão única que explique, para todas as pessoas, por que se passa do uso recreativo, delimitado a certos contextos, para o abuso e a dependência de substâncias.[136] Verifica-se, entretanto, para muitos adolescentes, que o início do abuso está relacionado aos seguintes fatores: curiosidade, excitação de estar fazendo algo ilegal, secreto, convivência e pressão de pares ou companheiros que já fazem uso da substância, aceitação do grupo, sensação de fazer parte de uma subcultura, expressão de hostilidade e independência em relação a pais, professores e outras figuras de autoridade e para reduzir sensações desagradáveis (tensão, ansiedade, solidão, tristeza, sensação de impotência, etc.).

Desenvolvimento da dependência de substâncias

Quando a dependência a uma substância começa a se desenvolver, é comum (principalmente para substâncias que envolvam o mecanismo de tolerância) que o indivíduo aumente as doses e a frequência do consumo. A maioria das pessoas dependentes aumenta a dose da substância até chegar a um platô, no qual se estabiliza a dose. Costuma haver períodos de aumento e de redução, assim como de abstinências e recaídas.

Com o desenvolvimento da dependência, ocorre, principalmente para as substâncias ilegais, um aumento da preocupação e de atitudes no sentido de se ocupar com a busca e a aquisição da substância. Vai se intensificando uma redução dos interesses do indivíduo por questões não relacionadas à substância (redução do repertório), passando o sujeito a dedicar todo o seu tempo e energia para localizar, adquirir e consumir a substância. Essa obsessão o leva a negligenciar outros aspectos de sua vida e a desinteressar-se por assuntos e pessoas que antes lhe despertavam a atenção e o interesse.[137]

A diminuição da autoestima é um ponto importante da dependência de substâncias. Ela ocorre associada à redução dos interesses, à deterioração dos cuidados consigo mesmo, à perda de vínculos sociais (que não relacionados à substância) e ao envolvimento com atividades criminosas para obter a substância. Essa diminuição da autoestima relaciona-se também a perda do autorrespeito, sentimentos de vazio, de solidão e depressão. Nas últimas décadas, um conjunto de estudos tem indicado uma relação consistente entre o uso de maconha entre adolescentes e um maior risco de desenvolver psicoses funcionais, como a esquizofrenia.[138] Alem disso, o uso contínuo de maconha entre adultos tem sido associado de forma também consistente a prejuízos cognitivos, como dificuldades de memória, atenção e aprendizado.[139]

Perspectivas evolucionistas

Substâncias que exercem ação sobre o cérebro, interferindo diretamente no estado mental, são comuns na natureza. Alcaloides tóxicos e com potente ação sobre o sistema nervoso, por exemplo, evoluíram para inibir o consumo de certas plantas por animais. Muitas plantas produzem substâncias como os açúcares (sacarose, frutose, p. ex.) em seus frutos, que atraem animais frugívoros, os quais devoram tais frutas e ajudam a dispersar suas sementes.

Na natureza, frutas maduras podem produzir quantidades consideráveis de etanol (até 5%) pela fermentação dos açúcares. Para os animais, tanto os açúcares como o etanol contidos nas frutas são alimentos altamente energéticos. Nesse sentido, em milhões de anos de evolução, os organismos dos animais passaram a produzir enzimas para digerir não só os açúcares como o etanol. As enzimas alcooldesidrogenase (ADH) e aldeidodesidrogenase (ALDH), que metabolizam o álcool e seu derivado, são enzimas filogeneticamente antigas, já presentes na mosca-das-frutas e em outros invertebrados.

Os ancestrais da espécie humana provavelmente, assim como os primatas atuais, tiveram uma dieta rica em frutas, dependente da disponibilidade sazonal. Mesmo as populações humanas atuais de caçadores-coletores subsistem em grau considerável por meio do consumo de frutas.[140] Assim, é possível concluir que a espécie humana foi selecionada para a aptidão de consumir pequenas quantidades de etanol.[62]

No ambiente ancestral dos primeiros humanos, é plausível que os homens já consumissem substâncias com ação psicoativa para distintos propósitos. Na Pré-história, os arqueólogos documentaram festas comunais relativamente frequentes com amplo e intenso uso de bebidas alcoólicas.[141] Esses banquetes ou festivais teriam importância estratégica em termos sociais, políticos e econômicos, sinalizando solidariedade, indicando *status*, pagando dívidas e rendendo tributos. Nos períodos pré-históricos produziam-se cervejas a partir de, entre outros, trigo, cevada, milho, arroz e agave (este, sobretudo, na Mesoamérica) e vinho, a partir da uva e do mel. O vinho da uva foi domesticado na Mesopotâmia e no Levante pelo menos já no quinto milênio a.C. A espécie de uva (*Vitis vinefera*) mostrou-se resistente a doenças e ao frio, e devido a sua acidez natural e ao alto conteúdo de açúcar, se estabeleceu como uma espécie ideal para a produção de bebida alcoólica. A fermentação de bebidas e alimentos (sobretudo o vinho da uva e a cerveja do arroz) serviu também à melhor conservação e concentração de nutrientes energéticos.[141]

O uso ritual de substâncias psicoativas é documentado por etnólogos em grande número de culturas indígenas.[142] Tais substâncias dividem-se em bebidas fermentadas para festas e rituais, ervas, folhas, cascas e raízes como medicamentos para tratar doenças internas e externas, para cicatrizar ferimentos, tratar picadas de cobra, de aranhas, ferimentos de arraia e flechas envenenadas. Algumas plantas são usadas como afrodisíacos ou como anticoncepcionais. Além disso, muitas substâncias psicoativas produzem sensações prazerosas, aumentam poderosamente a sensação de coesão grupal e o estado de ânimo para a cooperação, elementos importantes em rituais de diferentes culturas.

As sociedades modernas dos últimos três séculos, sobretudo no Ocidente, com o advento da indústria e do capitalismo, incrementaram, particularmente no último século, a produção em massa de bens de consumo (incluindo substâncias psicoativas). Junto a esse processo econômico e social, foi sendo consubstanciado um tipo de organização sociocultural denominada "sociedade ocidental afluente de consumo" (*afluent western consumer society*). Nesta, a possibilidade de consumo amplo e crescente gerou uma ética e um *ethos* marcadamente consumistas, com base na gratificação rápida, se possível instantânea.[143] Nesse contexto, proliferaram, principalmente a partir da segunda metade do século XX, as chamadas "patologias do consumo". O consumo de substâncias psicoativas nas sociedades modernas atuais pode ser compreendido como um elemento normativo e não transgressivo, como muitas vezes é percebido pela medicina e psicologia.

Em uma sociedade em que consumir produtos, eventos e substâncias que propiciam prazer imediato é tido como uma das formas dominantes de como se deve viver, consumir álcool, maconha, cocaína, medicamentos psicoativos ou outras substâncias, embora em um nível possa ser percebido como nefasto, prejudicial à saúde e à autonomia do indivíduo, em outro plano, pode ser sentido como um modo, por excelência, adequado, de se realizar como sujeito livre. Segundo a socióloga escocesa Gerda Reith, há, de fato, uma profunda contradição entre a ideologia do consumo, do prazer imediato e da liberdade de escolha, intensamente incentivados, e as noções de autocontrole, disciplina e medicalização (do uso, abuso e dependência de substâncias) preconizados no contexto social contemporâneo.[144]

Pode-se traçar, portanto, uma profunda transformação social ocorrida desde as sociedades indígenas, rurais ou de pequenos povoados, nas quais a prática de usar substâncias era marcada por uma ritualização culturalmente desenhada. A disponibilidade de substâncias psicoativas, assim como sua concentração em termos de princípios ativos, eram e ainda são consideravelmente mais baixos do que nas sociedades industrializadas atuais. Nas sociedades urbanas contemporâneas, a disponibilidade de substâncias psicoativas é farta, seja através da indústria e do comércio legal (bebidas alcoólicas, cigarro, medicamentos), seja através da produção e comércio ilegal (maconha, cocaína, opioides, drogas sintéticas), e a concentração, modos de ingestão e contextos transgressivos (subculturas de adolescentes e jovens envolvidos com substâncias), favoreceram um uso de alto risco à saúde física e mental.

Sistema neuronal relacionado a motivação, recompensa e prazer

Nas últimas décadas, os neurocientistas descreveram um sistema neuronal relacionado a motivação, recompensa e prazer. Esse sistema opera principalmente

EVOLUÇÃO DO CÉREBRO

através das vias dopaminérgicas. Neurônios dopaminérgicos que se originam na área tegmentar ventral, no mesencéfalo, projetam para o *nucleus accumbens*, na parte ventral do corpo estriado, que finalmente projeta para o córtex pré-frontal. Do córtex pré-frontal há vias de retroalimentação para a área tegmentar e o *nucleus accumbens*.[145] Esse sistema ascendente mesocortical (pré-frontal) e mesolímbico (área tegmentar e *nucleus accumbens*) estimula o comportamento apetitivo envolvido tanto no forrageio (busca de alimentos) como no apetite sexual.

A ingestão de substâncias psicoativas como etanol e cocaína produzem um estímulo incondicionado nesse sistema dopaminérgico ascendente. No córtex pré-frontal, são adicionadas informações de contextos e situações que sinalizam recompensa, o que torna tal sistema dopaminérgico mais sensibilizado. No estado sensibilizado da área tegmentar e do *nucleus accumbens* de pessoas com dependência alcoólica, por exemplo, apenas o cheiro do álcool ativa tais estruturas. O ser humano, portanto, tem aptidões neurobiológicas para o usofruto dos efeitos de substâncias psicoativas, aptidões selecionadas pela evolução e utilizadas ancestralmente, ao longo da história das sociedades humanas.

Segundo a perspectiva evolucionista, a vulnerabilidade atual do ser humano para o abuso e a dependência de substâncias e a alarmante epidemia mundial relacionada à dependência de substâncias, sobretudo entre adolescentes, é consequência de um desajuste entre o funcionamento normal do sistema neuronal relacionado a motivação, recompensa e prazer formado ancestralmente pela evolução e a atual cultura do consumo e alta disponibilidade de substâncias psicoativas. Acresce-se a isso que tais substâncias, além de fartamente disponíveis, foram quimicamente concentradas por processos industriais (destilação do álcool, produção industrial de bebidas alcoólicas, de tabaco) por tecnologia agrícola (melhoria genética de plantas produtoras de cocaína, maconha, com maior concentração do princípio ativo), passando a ser administradas por vias que permitem níveis mais altos no organismo.

Randolph Nesse e Kent Berridge[146] têm proposto que o uso de substâncias psicoativas purificadas e as vias de administração mais diretas (via pulmonar ou intravenosa, p. ex.) possam ser vistas como "novidades trágicas", do ponto de vista evolucionista. Substâncias psicoativas como álcool, cocaína, maconha, anfetaminas ou heroína, que induzem emoções prazerosas ou positivas, fornecem, nessa perspectiva evolucionista, uma espécie de "falso sinal" de que algo benéfico (posto que prazeroso) em termos de aptidão para a vida está sendo oferecido. O sinal produzido pelas substâncias psicoativas, segundo eles, "sequestra" e "monopoliza" mecanismos psicológicos de "gostar" e "desejar" que podem resultar no uso contínuo da substância, mesmo quando já não produz a sensação inicial de prazer, e, de modo progressivo, gera sofrimento. Substâncias que bloqueiam emoções negativas, por sua vez, podem impedir que defesas úteis sejam ativadas pelo indivíduo.

DEMÊNCIAS

As demências são definidas por perdas progressivas de múltiplas habilidades cognitivas e funcionais, ocorrendo, na maioria das vezes, em pessoas idosas. Pode haver, com o avançar da doença, desorganização progressiva da vida mental e social do indivíduo. Há um doloroso empobrecimento e apagamento da vida psíquica vivenciados pelas pessoas mais próximas à pessoa acometida.[147] Os aspectos mais relevantes das demências são:

- **Perda progressiva da memória:** é o elemento central das demências. O déficit de memória é, de modo geral, multimodal, abarcando várias modalidades de memória (não se restringindo apenas à verbal), pois a síndrome demêncial não é de natureza focal. A perda de memória concentra-se, principalmente, na memória recente, de fixação, sobretudo para eventos autobiográficos da vida cotidiana recente do sujeito afetado. Apenas em fases avançadas há a perda da memória de eventos remotos e da capacidade de evocação.
- **Perda de múltiplas funções cognitivas:** além da memória, ocorrem alterações da linguagem (no início, dificuldade em encontrar as palavras; posteriormente, parafasias semânticas e narrativas; por fim, as afasias), agnosias (p. ex., dificuldade ou incapacidade de reconhecer pessoas ou locais conhecidos), das atividades gestuais no vestir-se, de construir objetos (apraxias), do raciocínio complexo, de habilidades aritméticas (acalculia), da compreensão de problemas e de novas situações ambientais e da capacidade de aprendizagem e julgamento.
- **Alterações das funções executivas** associadas ao lobo frontal: perda da capacidade de planejamento e monitoração de atos complexos, da capacidade para solução de problemas novos, redução da fluência verbal, perseveração, perda da flexibilidade cognitiva, dificuldades com o pensamento abstrato, etc.
- **Alterações psiquiátricas e da personalidade**, com a perda de hábitos sociais mais refinados, do controle emocional, com atitudes grosseiras e inadequadas. Verifica-se também progressivo desleixo com higiene pessoal, vestimenta, alimentação, atividades fisiológicas e de toalete. Há, como consequência, tendência à desinibição da personalidade e deterioração do comportamento social global. Os **sintomas psiquiátricos** mais comuns são ideias paranoides (crer falsamente que está sendo roubado), depressão, ansiedade, alucinações e heteroagressividade.
- **O curso é insidioso e progressivo**. Muitas vezes, é também irreversível, mas, embora represente uma pequena minoria, existem formas tratáveis e reversíveis de demência.
- **Alterações difusas no tecido cerebral,** principalmente do córtex dos hemisférios cerebrais (mas atualmente se reconhece também a importância das

EVOLUÇÃO DO CÉREBRO

demências subcorticais, acometendo a substância branca subcortical e a glia). A síndrome demencial é, portanto, por definição, decorrente de doença cerebral difusa, crônica e geralmente progressiva.

▌ **O nível de consciência tende a apresentar-se normal**, o paciente está desperto, vigil, seu sensório é claro. Não há obnubilação de consciência (ausência do *delirium* na maior parte do tempo).

As demências podem ter diversas etiologias, sendo as principais a doença de Alzheimer, uma doença primária do tecido cerebral, e as demências vasculares, associadas a degeneração vascular dos vasos que irrigam o cérebro. No Quadro 14.6 são apresentadas as principais causas de demência.

Doença de Alzheimer

Representando cerca de dois terços de todas as demências,[148] trata-se de uma condição progressiva, decorrente de um processo degenerativo do tecido cerebral, que se manifesta por perdas cognitivas, em particular da memória, reconhecimento e linguagem, com empobrecimento progressivo das habilidades e das atividades da vida diária. Os primeiros sintomas cognitivos são os prejuízos da memória episódica verbal e visual, implicando eventos autobiográficos.[149] Sintomas psicopatológicos não cognitivos também ocorrem com frequência; alterações do humor (depressão, labilidade do humor, desinibição) surgem precocemente e acompanham o curso da doença. Sintomas psicóticos (delírios, ilusões e alucinações), assim como a agitação psicomotora, costumam surgir nas fases intermediárias e finais da doença.[150]

A instalação do quadro é insidiosa e a evolução lenta (duração média de 8 a 10 anos). A doença de Alzheimer é uma condição intimamente associada ao envelhecimento, sendo seu início geralmente a partir dos 65 anos de idade, duplicando sua prevalência a cada cinco anos. Na população acima de 85 anos, sua prevalência oscila entre 20 e 40%.[148] Há polêmica sobre se todo ser humano, caso viva o suficiente, irá necessariamente desenvolver a condição, ou seja, de haver ou não uma relação intrínseca e necessária entre envelhecimento cerebral, sobretudo nas faixas etárias muito avançadas, e a doença.[151]

No cérebro das pessoas com demência de Alzheimer ocorrem alterações histológicas, histoquímicas e celulares características, como gliose cortical, degeneração granulovacuolar, angiopatia amiloide de vasos cerebrais, além dos emaranhados neurofibrilares e placas neuríticas. Em termos de áreas cerebrais acometidas, as alterações começam pelo córtex entorrinal, progridem para o hipocampo e, depois, envolvem os córtices dos lobos temporais e outras áreas corticais do isocórtex. A atrofia do hipocampo é, de modo geral, um aspecto progressivo na evolução da doença.

Central no processo patológico é que, **no interior dos neurônios**, surgem os emaranhados neurofibrilares formados por agregados intracelulares de proteí-

Quadro 14.6
PRINCIPAIS CAUSAS DE DEMÊNCIA

1. Demências por doenças degenerativas cerebrais
Doença de Alzheimer, doença de Parkinson, demência por corpos de Lewy, coreia de Huntington, doença de Wilson, paralisia supranuclear progressiva, degeneração corticobasal, degeneração de múltiplos sistemas

2. Demências vasculares
Demência por pequenos vasos (infartos lacunares na substância branca subcortical), demência após acidentes vasculares (AVCs), doença oclusiva de artérias carótidas, doença de Binswanger, vasculites, hemorragia subaracnoide

3. Demências por deficiências vitamínicas
Vitamina B_{12} (cianocobalamina), ácido fólico, vitamina B_1 (tiamina), ácido nicotínico

4. Demências por infecções do sistema nervoso central
Neurossífilis, neurocisticercose, demência como sequela de encefalites (herpes simples, por exemplo), HIV (ver a seguir)

5. Demências secundárias a infecção por HIV
Complexo cognitivo-motor da AIDS, leucoencefalopatia multifocal, neurotoxoplasmose, neurotuberculose, meningoencefalite por citomegalovírus, linfoma do sistema nervoso central

6. Demência associada a substâncias tóxicas
Demência associada a alcoolismo crônico, intoxicações crônicas por metais pesados, como mercúrio, chumbo, arsênico, tálio

7. Demências por hidrocefalias
Hidrocefalia de pressão normal, outras hidrocefalias

8. Demência por traumas físicos
Trauma cranioencefálico, choque elétrico, choque térmico, hipertermia, hipotermia

9. Demências por tumores intracranianos
Hematoma subdural crônico, grandes aneurismas, neoplasias cerebrais, meningeomas

10. Demências por endocrinopatias e causas metabólicas
Hipotireoidismo, hipo ou hiperparatireoidismo, hiperinsulinismo, demência dialítica

Fonte: Adaptado de Askin-Edgar e colaboradores.[150]

nas *tau* hiperfosforiladas que produzem alteração do citoesqueleto, destruindo os neurônios por dentro. **Fora do neurônio**, no espaço extracelular, aparecem as placas β-amiloides (placas neuríticas), constituídas por uma proteína de transmembrana, a proteína precursora da β-amiloide, dando ensejo à cascata do

EVOLUÇÃO DO CÉREBRO

amiloide, processo que destrói os neurônios "de fora para dentro". Ambas as alterações patológicas, em seu aspecto histomorfológico, foram descritas pelo neuropsiquiatra alemão Alois Alzheimer, há mais de 100 anos. Além disso, tanto a cascata do amiloide como os emaranhados neurofibrilares relacionados às alterações do citoesqueleto neuronal são influenciados pela enzima glicogeniossintasequinase (GSK-3).[152] Essas alterações resultam em perda sináptica, e o acúmulo de tais alterações acaba também por produzir morte neuronal.[153]

Demência vascular

Atualmente, utiliza-se o termo demência vascular para agrupar o conjunto de quadros progressivos de perdas cognitivas e alterações da personalidade que englobam uma síndrome demencial e que estão associadas a distintas doenças cerebrovasculares.[154] Tem sido proposto o termo comprometimento cognitivo vascular (CCV) como categoria ampla que incluiria tanto formas leves de comprometimento cognitivo de origem vascular até, propriamente, as demências vasculares.[154,155]

Com mais frequência, a demência vascular é expressão de uma doença vascular isquêmica subcortical (36 a 67% das demências vasculares). Trata-se de um quadro demencial secundário a pequenos infartos lacunares e lesões isquêmicas da substância branca, de efeito cumulativo, decorrentes de alterações degenerativas de pequenos vasos arteriais.[155] Em alguns casos, a demência vascular pode também ser decorrente de lesões de vasos arteriais grandes em regiões corticais (as demências após acidentes vasculares corticossubcorticais de grandes vasos (AVCs) representam 20 a 30% das demências vasculares). Mais raramente, podem ocorrer quadros demenciais associados a encefalopatia anoxicoisquêmica difusa e isquemia após vasoespasmo na hemorragia subaracnoide.[155]

Outras formas de demência relevantes (mas que não serão abordadas aqui) são: demência frontotemporal, demência por corpos de Lewy, demência associada à doença de Parkinson e demência associada ao alcoolismo crônico.

Aspectos evolutivos

Apolipoproteínas E

Ainda que vários fatores de risco para doença de Alzheimer tenham sido identificados, tais como carga genética, analfabetismo ou baixa escolaridade, depleção de estrógeno na menopausa, além de traumas cranioencefálicos, acidentes vasculares cerebrais e estresse oxidativo, considera-se que esteja intimamente associada ao polimorfismo da família das apolipoproteínas E (ApoE).[62]

Essas proteínas, cujos genes situam-se no braço longo do cromossomo 19, participam do transporte e da recaptação de colesterol, promovendo *clearance* da proteína β-amiloide. Além disso, regulam a interação entre o neurônio e o

426 capítulo 14 TRANSTORNOS MENTAIS SEGUNDO A PERSPECTIVA EVOLUCIONISTA

meio extracelular e influem tanto na estabilização do citoesqueleto neuronal como na preservação da integridade sináptica.[156]

Há vários polimorfismos para a ApoE, com três alelos importantes na espécie humana: €2, €3 e €4, codificando as proteínas ApoE€2, ApoE€3, ApoE€4, respectivamente. Os portadores do alelo €4, codificador da proteína ApoE€4, têm bem mais chance de desenvolver doença de Alzheimer e doença cardiovascular (além de pior recuperação após traumatismo cranioencefálico, acidente vascular cerebral e politrauma-demência dos boxeadores). Mesmo não sendo nem condição necessária, nem suficiente, em idade avançada, portar o alelo €4 é considerado o principal fator de risco para doença de Alzheimer; indivíduos homozigóticos têm risco 10 vezes maior de desenvolver a doença, e os heterozigóticos, quatro vezes maior.[157]

As populações de animais não humanos só apresentam um alelo do gene codificador da ApoE, geralmente o €4. Na espécie humana, há uma variação de frequência desses alelos em diferentes subpopulações.[158] Em brancos, por exemplo, três quartos apresentam a isoforma ApoE€3; a ApoE€4 foi encontrada em 15% e a ApoE€2 em 8%. Já nos BaMbuti da África, cerca de 54% têm o alelo da ApoE€3 e 41% o alelo da ApoE€4. Em populações indígenas de origem maia, 91% das pessoas apresentam o alelo da ApoE€3.

Presume-se que o alelo ancestral da espécie humana seja o €4, e os outros alelos tenham surgido posteriormente, por mutações.[159] Assim, estima-se que os alelos €2 e €3 surgiram de mutações de €4 (primeiro o €3 e, deste, o €2). As primeiras mutações possivelmente ocorreram entre 220 e 150 mil anos atrás e as últimas mutações há cerca de 60 mil anos. Tais mutações parecem ter um sentido protetor em relação a permitir melhores condições cerebrais e metabólicas, favorecendo as pessoas que alcançam idades mais avançadas.

Mas por que foi importante o aumento do tempo de vida para os humanos se a reprodução está limitada, nas mulheres, aos meados da quinta década de vida? É possível que as pessoas mais velhas, sobretudo as mulheres após o período fértil, passaram a representar elemento importante para a sobrevivência do grupo, como cuidadoras e educadoras das crianças e como arquivos e transmissoras dos conhecimentos culturais; essa é a chamada "hipótese das avós", formulada por Hawkes e colaboradores.[160]

Reelina

Outra proteína importante para a preservação do cérebro e implicada na doença de Alzheimer é a reelina. Trata-se de uma grande proteína (385 kDa) que existe em várias isoformas. Durante o desenvolvimento embrionário, expressam-se nos neurônios de Cajal-Retzius e se associam à matriz extracelular, regulando a migração e o posicionamento neuronal.[161]

Especula-se que a reelina possa ter tido um papel importante na evolução do córtex cerebral dos mamíferos. Nessa classe ocorreu uma amplificação da síntese de reelina e das células produtoras dessa proteína, o que contribuiu para o crescimento neocortical ao permitir a migração de neurônios recém-formados para as camadas mais superficiais durante o desenvolvimento cerebral.[161] A reelina se expressa de forma diferencial em distintas ordens de mamíferos, sobretudo nos interneurônios de roedores, carnívoros e primatas adultos. Entretanto, apenas nos primatas se observam depósitos dessa proteína em volta das células piramidais, sugerindo que, neles, a reelina influi de forma mais importante para a função de tais neurônios.[162] Ao que parece, a expressão da reelina incrementou-se com o aumento da complexidade cerebral, com a relevância que a memória e o aprendizado ganharam em algumas espécies de mamíferos. Provavelmente ela se associa à geração de novas sinapses, o que, no *Homo sapiens*, pode ter produzido um aumento da expressão cerebral dessa proteína.[163]

Porém, qual a relação entre o incremento de reelina na espécie humana e a doença de Alzheimer? A acoplagem da reelina aos seus receptores neuronais desencadeia uma cascata de eventos intracelulares, fosforilando e ativando proteínas celulares como Dab1, P35 e Cdk5, que contribuem para modificações no citoesqueleto. A desregulação da via de sinalização da reelina pode induzir a hiperfosforilação da *tau*, produzindo alterações do citoesqueleto que precedem a formação dos emaranhados neurofibrilares, característicos da doença de Alzheimer.[161] Também foi encontrada reelina em placas β-amiloides no hipocampo e no isocórtex, sugerindo uma relação entre disfunções da via da reelina e os depósitos de placas β-amiloides encontrados na doença de Alzheimer.

Enfim, o aperfeiçoamento evolutivo que as apolipoproteínas E e a reelina propiciaram aos primatas e, sobretudo, ao *Homo sapiens* favoreceu o incremento funcional em áreas cerebrais relacionadas à capacidade cognitiva, como memória, aprendizado e outras funções complexas, incremento esse relacionado a áreas de associação neocortical e ao sistema límbico. É provável que o *Homo sapiens* revele um grau de plasticidade neuronal aumentado em relação aos outros primatas. Presume-se que tanto o incremento da expressão da reelina como a seleção dos alelos €2 e €3 da ApoE estejam relacionados ao aumento de plasticidade neuronal nos humanos.[161]

É interessante notar que as áreas cerebrais associadas a funções cognitivas complexas são as mesmas que revelam, na doença de Alzheimer, uma maior frequência de emaranhados neurofibrilares, sugerindo que níveis elevados de plasticidade neuronal e sináptica aumentam a vulnerabilidade dessas áreas para lesões do citoesqueleto. Arendt[164] sugere que a peculiaridade única de auto-organização e remodelação contínua do cérebro humano o tornaria mais vulnerável à degeneração neuronal. Assim, uma parte dos neurônios teria conseguido reter um alto grau de plasticidade à custa de manter um estado lábil e vulnerável de baixa diferenciação. No caso de ocorrer desregulações de vias relacionadas à neuroplasticidade, essas células sofreriam uma desdiferenciação, marcada pela expressão anômala de genes relacionados ao desenvolvimento cerebral.

Isoladamente, a idade é o principal fator associado à eclosão das demências, incluindo a doença de Alzheimer. Em comparação com outros animais, a espécie humana caracteriza-se por marcante longevidade; primatas não humanos alcan-

428 capítulo 14 TRANSTORNOS MENTAIS SEGUNDO A PERSPECTIVA EVOLUCIONISTA

çam uma longevidade de, no máximo, 60 anos, já os humanos podem alcançar 90 a 100 anos de idade. Com o avançar da idade, ocorre diminuição de síntese e *turnover* proteico. Por conta disso, a síntese de proteínas relacionadas à neuroplasticidade poderia diminuir e não conseguir fazer frente à demanda de auto-organização que o cérebro humano exige. Maior longevidade implica também aumento da probabilidade de mais mutações, que, ao afetar proteínas relacionadas à neuroplasticidade, podem gerar desregulação de determinadas vias metabólicas e o acúmulo de proteínas anormais, como a proteína precursora da β-amiloide e a hiperfosforilação da *tau*.[161]

Tanto o aumento da longevidade como o incremento da plasticidade neuronal em áreas relacionadas às funções cognitivas complexas talvez expliquem por que a doença de Alzheimer é, supostamente, exclusiva do *Homo sapiens*. Essa doença é tida por autores como Buffil[161] como o preço que a espécie humana deve pagar por possuir capacidades cognitivas sofisticadas como a linguagem e a capacidade para gerar, armazenar, desenvolver e transmitir cultura simbólica.

REFERÊNCIAS

1. Janzarik W. Der Psychose-Begriff und die Qualität des Psychotischen. Der Nervenarzt. 2003;74(1):3-11.

2. Dalgalarrondo P, Dantas CR, Banzato CEM, Pereira MEC. Delírio: características psicopatológicas e dimensões comportamentais em amostras clínicas. J Bras Psiquiatr. 2003;52(3):191-9.

3. Andreasen NC, Arndt S, Alliger R, Miller D, Flaum M. Symptoms of schizophrenia: methods, meanings, and mechanisms. Arch Gen Psychiatry. 1995;52(5):341-51.

4. Dantas CR, Banzato CEM. Predictors of insight in psychotic patients. Schizoph Res. 2007;91(1):263-5.

5. Tandon R, Greden JF. Schneiderian first rank symptoms: reconfirmation on high specificity for schizophrenia. Acta Psychiatr Scand. 1987;75(4):392-6.

6. Teixeira EH, Dalgalarrondo P. Violent crime and dimensions of delusion: a comparative study of criminal and noncriminal delusional patients. J Am Acad Psychiatry Law. 2009;37(2):225-31.

7. Cutting J, Shepherd M, editors. The clinical roots of the schizophrenia concept. Cambridge: Cambridge University Press; 1987.

8. Dalgalarrondo P. Esquizofrenia: diagnóstico diferencial. J Bras Psiquiatr. 1989;38(4):174-9.

9. Leme LJ. Mudança da psicopatologia das psicoses sob a ação dos neurolépticos. J Bras Psiquiatr. 1979;28(1-4):1-6.

10. American Psychiatric Association. Manual diagnóstico e estatístico de transtornos mentais: DSM-IV. 4. ed. Porto Alegre: Artmed; 2002.

EVOLUÇÃO DO CÉREBRO

11. Parnas J, Bovet P. Autism in schizophrenia revisited. Compr Psychiatry. 1991;32(1):7-21.

12. Tsuang MT, Stone WS, Faraone SV. Toward reformulating the diagnosis of schizophrenia. Am J Psychiatry. 2000;157(7):1041-50.

13. Kraepelin E. La demencia precoz: I parte. Buenos Aires: Polemos; 1996.

14. Bleuler E. Lehrbuch der psychiatrie. Berlin: Springer Verlag; 1920.

15. Jaspers K. Allgemeine psychopathologie, neunte. Berlin: Springer Verlag; 1973.

16. Schneider K. Psicopatologia clínica. São Paulo: Mestre Jou; 1976.

17. Organização Mundial da Saúde. Classificação de transtornos mentais e de comportamento da CID-10. Porto Alegre: Artmed; 1993.

18. Honea R, Crow TJ, Passingham D, Mackay CE. Regional deficits in brain volume in schizophrenia: a meta-analysis of voxel-based morphometry studies. Am J Psychiatry. 2005;162(12):2233-45.

19. Tost H, Ende G, Ruf M, Henn FA, Meyer-Lindenberg A. Functional imaging research in schizophrenia. Int Rev Neurobiol. 2005;67:95-118.

20. Minzenberg MJ, Laird AR, Thelen S, Carter CS, Glahn DC. Meta-analysis of 41 functional neuroimaging studies of executive function in schizophrenia. Arch Gen Psychiatry. 2009;66(8):811-22.

21. Lewis DA, Levitt P. Schizophrenia as a disorder of neurodevelopment. Annu Rev Neurosci. 2002;25:409-32.

22. Keshavan MS. Development, disease and degeneration in schizophrenia: a unitary pathophysiological model. J Psychiatr Res. 1999;33(6):513-21.

23. Jarskog LF, Miyamoto S, Lieberman JA. Schizophrenia: new pathological insights and therapies. Annu Rev Med. 2007;58:49-61.

24. Gattaz WF, Häfner H. Search for the causes of schizophrenia. Berlin: Springer Verlag; 2004. v. 5.

25. DeLisi LE. Searching for inherited causes for schizophrenia: has progress been made? In: Gattaz WF, Häfner H. Search for the causes of schizophrenia. Berlin: Springer Verlag; 2004. v. 5.

26. Brüne M. Autism and other pervasive developmental disorders. In: Brüne M. Textbook of evolutionary psychiatry: the origins of psychopathology. Oxford: Oxford University Press; 2008.

27. Karlsson JL. Genetic association of giftedness and creativity with schizophrenia. Hereditas. 197;66:177-82.

28. Andreasen NC. Creativity and mental illness: a conceptual and historical overview. In: Schildkraut JJ, Otero A, editors. Depression and the spiritual in modern art. Chichester: John Wiley; 1996.

29. Polimeni J, Reiss JP. Evolutionary perspectives on schizophrenia. Can J Psychiatry. 2003;48(1):34-9.

30. Randall PL. A neuroanatomical theory on the aetiology of schizophrenia. Med Hypotheses. 1980;6:645-58.

31. Arnone D, McIntosh AM, Chandra P, Ebmeier KP. Meta-analysis of magnetic resonance imaging studies of the corpus callosum in bipolar disorder. Acta Psychiatr Scand. 2008;118:357-62.

32. Crow T. Psychosis: the price Homo sapiens pays for language. Br J Psychiatry. 2008;192:289.

33. Sommer I, Ramsey N, Kahn R, Aleman A, Bouma A. Handedness, language lateralization and anatomical asymmetry in schizophrenia: meta-analysis. Br J Psychiatry. 2001;178:344-51.

34. Annett M. Laterality and cerebral dominance. J Child Psychol Psychiatry. 1991;32(2):219-32.

35. Sanjuán J, González JC. La esquizofrenia y el processo de especiación del Homo sapiens. In: Sanjuán J, Cela Conde CJ. La profecia de Darwin: del origen de la mente a la psicopatologia. Barcelona: Ars Medica, Barcelona; 2005.

36. Green RE, Krause J, Briggs AW, Maricic T, Stenzel U, Kircher M, et al. A draft sequence of the neanderthal genome. Science. 2010;328(5979):710-22.

37. Gibbons A. Paleogenetics. Close encounters of the prehistoric kind. Science. 2010;328(5979):680-4.

38. Wang YC, Chen JY, Chen CH, Lai IC, Chen TT, Hong CJ, et al. Neuregulin 3 genetic variations and susceptibility to schizophrenia in a Chinese population. Biol Psychiatry. 2008;64(12):1093-6.

39. Chen PL, Avramopoulos D, Lasseter VK, McGrath JA, Fallin MD, Liang KY, et al. Fine mapping on chromosome 10q22-q23 implicates Neuregulin 3 in schizophrenia. Am J Hum Genet. 2009;84(1):21-34.

40. Green M, Phillips ML.Social threat and the evolution of paranoia. Neurosci Biobehav Rev. 2004;28:332-43.

41. Moskowitz AK. Scared stiff: catatonia as an evolutionary-based fear response. Psychol Rev. 2004;111:984-1002.

42. Baron-Cohen S. Autism. Br J Psychiatry. 2008;193:321.

43. Volkmar FR, Lord C, Klin A, Schultz R, Cook EH. Autism and the pervasive developmental disorders. In: Martin A, Volkmar FR, editors. Lewis's child and adolescent psychiatry: a comprehensive textbook. Philadelphia: Wolters Kluver; 2007.

44. Stubbe D. Transtornos globais do desenvolvimento: transtornos do espectro autista. In: Stubbe D. Psiquiatria da infância e adolescência. Porto Alegre: Artmed; 2008.

45. Fombonee E. The epidemiology of autism: a review. Psychol Med. 1999;29:769-86.

EVOLUÇÃO DO CÉREBRO   431

46. Hutt C, Hutt SJ. Stereotypes and their relation to arousal: a study of autistic children. In: Hutt C, Hutt SJ. Behavior studies in psychiatry. Oxford: Pergamon Press; 1970.

47. Tinbergen N. Ethology and stress diseases [Internet]. Nobel Lecture; 1973 (capturado em 24 maio 2010). Disponível em: http://nobelprize.org/nobel_prizes /medicine/ laureates/1973/tinbergen-lecture.pdf.

48. Pedersen J, Livoir-Petersen MF, Schelde JTM. An ethological approach to autism: an analysis of visual behaviour and interpersonal contact in a child versus adult interaction Acta Psychiatr Scand. 1989;80(4):346-55.

49. Obiols JE, Pousa E. La teoria de la mente como módulo cerebral evolutivo. In: Sanjuán J, Cela Conde CJ. La profecia de Darwin: del origen de la mente a la psicopatologia. Barcelona: Ars Medica; 2005

50. Scott F, Baron-Cohen S. Imagining real and unreal objects: an investigation of imagination in autism. J Cog Neurosci. 1996;8:400-11.

51. Kalscheuer VM, FitzPatrick D, Tommerup N, Bugge M, Niebuhr LM, Neumann LM, et al. Mutations in autism susceptibility candidate 2 (AUTS2) in patients with mental retardation. Hum Genet. 2007;121(3-4):501-9.

52. Bedogni F, Hodge RD, Nelson BR, Frederick EA, Shiba N, Daza RA, et al. Autism susceptibility candidate 2 (Auts2) encodes a nuclear protein expressed in developing brain regions implicated in autism neuropathology. Gene Expr Patterns. 2010;10(1):9-15.

53. Sadakata T, Furuichi T. Developmentally regulated Ca2+-dependent activator protein for secretion 2 (CAPS2) is involved in BNDF secretion and is associated with autism susceptibility. Cerebellum. 2009;8(3):312-22.

54. Sadakata T, Furuichi T. Ca(2+)-dependent activator protein for secretion 2 and autistic-like phenotypes. Neuroscience Research. 2010. (Epub ahead of print).

55. Sadakata T, Washida M, Iwayama Y, Shoji S, Sato Y, Ohkura T, et al. Autistic-like phenotypes in Cadps2-knockout mice and aberrant CADPS2 splicing in autistic patients. J Clin Invest. 2007;117(4):931-43.

56. Holllander E, Simeon D. Transtornos de ansiedade. Porto Alegre: Artmed; 2004.

57. Del Pino CC. Teoría de los sentimientos. Barcelona: Fabula TusQuets; 2003.

58. Costa PE. Pânico: contribuição à psicopatologia dos ataques de pânico. São Paulo: Lemos; 1997.

59. Nardi AG, Valença AM. Transtorno de pânico: diagnóstico e tratamento. Rio de Janeiro: Guanabara Koogan; 2005.

60. Sanjuán J, Cases N. Ansiedad y depression como extremos de reacciones adaptativas. In: Sanjuán J, Cela Conde CJ. La profecia de Darwin: del origen de la mente a la psicopatologia. Barcelona: Ars Medica; 2005.

61. Nesse RM, Williams GC. Evolution and healing: the new science of Darwinian medicine. London: Weidenfeld & Nicolson; 1995.

62. Brüne M. Anxiety disorders. In: Brüne M. Textbook of evolutionary psychiatry: the origins of psychopathology. New York: Oxford University Press; 2008.

63. Ledoux J. The emotional brain: the mysterious underpinnings of emotional life. London: Weidenfeld & Nicolson; 1996.

64. Holllander E, Simeon D. Transtornos de ansiedade. Porto Alegre: Artmed; 2004.

65. Isbell LA. Snakes as agents of evolutionary change in primate brains. J Hum Evol. 2006;51:1-35.

66. Saint-Cyr JA, Taylor AE, Nicholson K. Behavior and the basal ganglia. Adv Neurol. 1995;65:1-28.

67. Rauch SL, Whalen PJ, Curran T, Shin LM, Coffey BJ, Savage CR, et al. Probing striato-thalamic function in obsessive-compulsive disorder and Tourette syndrome using neuroimaging methods. Adv Neurol. 2001;85:207-24.

68. Lacerda ALT, Dalgalarrondo P, Camargo EE. Achados de neuroimagem no transtorno obsessivo-compulsivo. Rev Bras Psiquiatr. 2001;23(Supl 1):24-7.

69. Stein D. Obsessive-compulsive disorder. Lancet. 2002;360(9330):397-405.

70. Cummings JL, Cunningham K. Obsessive-compulsive disorder in Huntington's disease. Biol Psychiatry. 1992;31(3):263-70.

71. Holzer JC, Goodman WK, McDougle CJ, Baer L, Boyarsky BK, Leckman JF, et al. Obsessive-compulsive disorder with and without a chronic tic disorder: a comparison of symptoms in 70 patients. Br J Psychiatry. 1994;164:469-73.

72. Rauch SL, Baxter LR Jr. Obsessive-compulsive disorders. St Louis: Mosby; 1998.

73. Insel TR. Toward a neuroanatomy of obsessive-compulsive disorder. Arch Gen Psychiatry. 1992;49:739-44.

74. Hutchins M, Barash DP. Grooming in primates: implications for its utilitarian function. Primates. 1976;17(2):145-50.

75. Schino G. Grooming, competition and social rank among female primates: a meta-analysis. Anim Behav. 2001;62:265-71.

76. Joiner TE Jr, Sachs-Ericsson N. Territoriality and obsessive-compulsive symptoms. J Anxiety Disord. 2001;15(6):471-99.

77. Rapoport JL, Ryland DH, Kriete M. Drug treatment of canine acral lick: an animal model of obsessive-compulsive disorder. Arch Gen Psychiatry. 1992;49(7):517-21.

78. Overall KL, Dunham AE. Clinical features and outcome in dogs and cats with obsessive-compulsive disorder: 126 cases (1989–2000). J Am Vet Med Assoc. 2002;221(10):1445-52.

79. Berkson G, Mason WA, Saxon SV. Situations and stimulus effects on stereotyped behaviors of chimpanzees. J Comp Physiol Psychol. 1963;56:786-92.

80. Garner JP, Mason GJ, Smith R. Stereotypic route-tracing in experimentally caged songbirds correlates with general behavioural disinhibition. Anim Behav. 2003;66(4):711-27.

81. Reith MEA, Meisler BE, Sershen H, Lajtha A. Structural requirements for cocaine congeners to interact with dopamine and serotonin uptake sites in mouse brain and to induce stereotyped behavior. Biochem Pharmacol. 1986;35(7):1123-9.

82. Rodríguez Echandía EL, Fóscolo MR, Gonzalez A. Effect of perinatal exposure to therapeutic doses of chlorimipramine on grooming behavior in the adult rat. Ann N Y Acad Sci. 1988;525:80-8.

83. Fornal CA, Metzler CW, Marrosu F, Ribiero LEV, Jacobs BL. A subgroup of dorsal raphe serotonergic neurons in the cat is strongly activated during oral-buccal movements. Brain Res. 1996;716(1-2):123-33.

84. Kelley AE, Lang CG, Gauthier AM. Induction of oral stereotypy following amphetamine microinjection into a discrete subregion of the striatum. Psychopharmacology. 1988;95(4):556-9.

85. Kelley AE, Stinus L. Disappearance of hoarding behavior after 6hydroxydopamine lesions of the mesolimbic dopamine neurons and its reinstatement with LDopa. Behav Neurosci; 1985;99:531-45.

86. Berrios GE. Affect and its disorders. In: Berrios GE. The history of mental symptoms. Cambridge: Cambridge University Press; 1996.

87. Del Porto JA. Conceito de depressão e seus limites. In: Lafer B, Almeida OP, Fráguas R Jr, Miguel EC. Depressão no ciclo da vida. Porto Alegre: Artmed; 2000.

88. Dubovsky SL, Dubovsky AN. Transtornos do humor. Porto Alegre: Artmed; 2004.

89. Fleck MPA, Shansis F. Depressão. In: Kapczinski F, Quevedo J, Izquierdo I. Bases biológicas dos transtornos psiquiátricos. Porto Alegre: Artmed; 2004.

90. Luu P, Collins P, Tucker DM. Mood, personality, and self-monitoring: negative affect and emotionality in relation to frontal lobe mechanisms of error monitoring. J Exp Psychol Gen. 2000;129:43-60.

91. Levy R, Dubois B. Apathy and the functional anatomy of the prefrontal cortex-basal ganglia circuits. Cereb Cortex. 2006;16(7):916-28.

92. Lorenzetti V, Allen NB, Fornito A, Yücel M. Structural brain abnormalities in major depressive disorders: a selective review of recent MRI studies. J Affec Disord. 2009;117:1-17.

93. Frodl T, Meisenzahl EM, Zetzsche T, Born C, Groll C, Jäger M, et al. Hippocampal changes in patients with a first episode of major depression. Am J Psychiatry. 2002;159:1112-8.

94. Sheline Y. 3D MRI studies of neuroanatomic changes in unipolar major depression: the role of stress and medical comorbidity. Biol Psychiatry. 2000;48(8):791-800.

95. Drevets WC. Functional neuroimaging of depression: the anatomy of melancholia. Annu Rev Med. 1998;49:341-61.

96. Rogers MA, Kasai K, Koji M, Fukuda R, Iwanami A, Nakagome K, et al. Executive and prefrontal dysfunction in unipolar depression: a review of neuropsychological and imaging evidence. Neurosci Res. 2004;50(1):1-11

capítulo 14 TRANSTORNOS MENTAIS SEGUNDO A PERSPECTIVA EVOLUCIONISTA

97. Hofer MA. On the nature and consequences of early loss. Psychosom Med. 1996;58:570-81.

98. Sánchez MM, Ladd CO, Plotsky PM. Early adverse experience as a developmental risk factor for later psychopathology: evidence from rodent and primate models. Develop Psychopathol. 2001;13(3):419-49

99. Cases N, Sanjuán J. Teoría de la competición social y trastornos afectivos. In: Sanjuán J, Cela Conde CJ. La profecia de Darwin: del origen de la mente a la psicopatologia. Barcelona: Ars Medica; 2005.

100. Adler A. Melancolia y paranoia. In: Adler A. Practica y teoria de la psicologia del individuo. Buenos Aires: Paidós; 1967.

101. Gilbert P. Depression: the evolution of powerlessness. Hillsdale: Lawrence Erlbaum Associates; 1992.

102. Gilbert P, Allan S. The role of defeat and entrapment (arrested flight) in depression: an exploration of an evolutionary view. Psychol Med. 1998;28:585-8.

103. Stevens A, Price J. Evolutionary psychiatry: a new beginning. 2nd ed. London: Routledge; 2000.

104. Nesse RM. Is depression an adaptation? Arch Gen Psychiatry. 2000;57:14-20.

105. McEwen BS. Stress and hippocampal plasticity. Ann Rev Neurosci. 1999;22:105-22.

106. Sanchez MM, Alagbe O, Felger JC. Activated p38 MAPK is associated with decreased CSF-5-HIAA and increased maternal rejection during infancy in rhesus monkeys. Mol Psychiatry. 2007;12:895-7.

107. Belmaker RH. Bipolar disorder. N Engl J Med. 2004;351:476-86.

108. Cassidy F, Forest K, Murry E, Carroll BJ. A factor analysis of the signs and symptoms of mania. Arch Gen Psychiatry. 1998;55:27-32.

109. Binswanger L. Sobre la forma maníaca de vida. In: Binswanger L. Artículos y conferencias escogidas I-II. Madrid: Gredos; 1973.

110. Monedero C. La mania: una psicopatologia de la alegria. Madrid: Biblioteca Nueva; 1975.

111. Azorin JM. Qu'est-ce que le trouble bipolaire? L'Encephale. 2006;32:489-96.

112. Kempton MJ, Geddes JR, Williams SCR, Grasby PM. Meta-analysis, database, and meta-regression of 98 structural imaging studies in bipolar disorder. Arch Gen Psychiatry. 2008;65(9):1017-32.

113. Pervin LA, John OP. Personalidade: teoria e pesquisa. Porto Alegre: Artmed; 2004.

114. Bastos CL. Exame psíquico: uma introdução prática à psicopatologia. Rio de Janeiro: Revinter; 1997.

115. Cloninger RC. Um método systemático para descrição clínica e classificação de variantes da personalidade. In: Valladares DC. As várias faces da personalidade. Belo Horizonte: Libru; 1991.

116. Livesley WJ, Jang KL, Jackson DN, Vernon PA. Genetic and environmentl contributions to dimensions of personality disorder. Am J Psychiatry. 1993;150:1826-31.

117. Eysenck HJ, Eysenck M. Personality and individual differences. London: Plenum; 1985.

118. McCrae RR, John OP. An introduction to the five-factor model and its applications. J Personal. 1992;60:175-92.

119. Costa PT, Widiger TA. Personality disorders and the five-factors model of personality. Washington: American Psychological Association; 1994.

120. Widiger TA. Five factor model of personality disorder: integrating science and practice. J Res Personal. 2005;39:67-83.

121. Sih A, Bell A, Johnson JC. Behavioral syndromes: an ecological and evolutionary overview. Trends Ecol Evol. 2004;19(7):372-8.

122. Réale D, Reader SM, Sol D, McDougall PT, Dingemanse NJ. Integrating animal temperament within ecology and evolution. Biol Rev Camb Philos Soc. 2007;82(2):291-318.

123. Biro PA, Stamps JA. Are animal personality traits linked to life-history productivity? Trends Ecol Evol. 2008;23(7):361-8.

124. Lestel D. As origens animais da cultura. Lisboa: Instituto Piaget; 2002.

125. Tibbetts EA, Dale J. Individual recognition: it is good to be different. Trends Ecol Evol. 2007;22(10):529-37.

126. Köhler W. The mentality of apes. London: Routledge & Kegan Paul; 1925.

127. Goodal J. The chimpanzees of gombe: patterns of behavior. Boston: Harvard University Press; 1986.

128. King JE, Figueredo AJ. The five-factor model plus dominance in chimpanzee personality. J Res Personal. 1997;31:257-71.

129. King JE, Landau VI. Can chimpanzee (Pan troglodytes) happiness be estimated by human raters? J Res Personal. 2003;37:1-15.

130. Pederson AK, King JE, Landau VI. Chimpanzee (Pan troglodytes) personality predicts behavior. J Res Personal. 2005;39:534-49.

131. Valdés M. Los trastornos de la personalidad desde la perspective evolucionista. In: Sanjuán J, Cela Conde CJ. La profecia de Darwin: del origen de la mente a la psicopatologia. Barcelona: Ars Medica, Barcelona; 2005.

132. MacGuire M, Troise A. Darwinian psychiatry. New York: Oxford University Press; 1998.

133. Paris J. Personality disorders over time. Washington: American Psychiatric Press; 2003.

134. Camí J, Farré M. Drug Addiction. N Engl J Med. 2003;349:975-86.

135. Ribeiro PL, Andrade AG. Transtornos mentais relacionados ao uso de substâncias psicoativas. In: Louzã Neto MR, Hélio Elkis. Psiquiatria básica. Porto Alegre: Artmed; 2007.

136. Dawes MA, Antelman SM, Vanyukov MM, Giancola P, Tarter RE, Susman EJ, et al. Developmental sources of variation in liability to adolescent substance use disorders. Drug Alcohol Depend. 2000;61:3-14.

137. Frances RJ, Franklin JE. Concise guide to treatment of alcoholism and addictions. Washington: American Psychiatric Press; 1989.

138. Arseneault L, Cannon M, Poulton R. Cannabis use in adolescence and risk for adult psychosis: longitudinal prospective study. Br Med J. 2002;325:1212-3.

139. Solowij N, Stephens RS, Roffman RA. Cognitive functioning of long-term heavy cannabis users seeking treatment. JAMA. 2002;287:1123-31.

140. Eaton SB, Eaton SB 3rd. Hunter-gatherers and human health. In: Lee RB, Daly R, editors. The Cambridge encyclopedia of hunters and gatherers. Cambridge: Cambridge University Press; 1999.

141. Jennings J, Antrobus KL, Atencio SJ, Glavich E, Johnson R, Loffler G, et al. Drinking beer in a blissful mood: alcohol production, operational chains, and feasting in the Ancient World. Curr Anthropol. 2005;46(2):275-303.

142. Lévi-Strauss C. O uso de plantas silvestres da América do Sul tropical. In: Ribeiro D, editor. Suma etnológica brasileira 1: etnobiologia. Petrópolis: Vozes; 1986.

143. Campbell C. The romantic ethic and the spirit of modern consumerism. Oxford: Basil Blackwell; 1987.

144. Reith G. Consumption and its discontents: addiction, identity and the problems of freedom. Br J Sociol. 2004;55(2):283-300.

145. Contreras NS, Bittencourt JC. Comportamentos motivados e emoções. In: Lent R, editor. Neurociência: da mente e do comportamento. Rio de Janeiro: Guanabara Koogan; 2008.

146. Nesse RM, Berridge KC. Psychoactive drug use in evolutionary perspective. Science. 1997;278(5335):63-6.

147. Garner J. Dementia: an intimate death. Br J Med Psychol. 1997;70:177-84.

148. Mesulam MM. Principles of behavioral and cognitive neurology. New York: Oxford University Press; 2000.

149. Cummings JL. Alzheimer disease. N Engl J Med. 2004;351:56-67.

150. Askin-Edgar S, White KE, Cummings JL. Aspectos neuropsiquiátricos da doença de Alzheimer e de outras demências. In: Yudofsky SC, Hales RE. Neuropsiquiatria e neurociências na prática clínica. 4. ed. Porto Alegre: Artmed; 2006.

151. Ritchie K. Eugeria, longevity and normal ageing. Br J Psychiatry. 1997;171:501.

EVOLUÇÃO DO CÉREBRO

152. Forlenza OV. Influência de mecanismos colinérgicos nos processos neurodegenerativos relacionados à formação de amilóide e fosforilação da proteína Tau. [Tese]. São Paulo: Faculdade de Medicina da Universidade de São Paulo; 2000.

153. Schott JM, Kennedy J, Fox NC. New developments in mild cognitive impairment and Alzheimer's disease. Curr Opin Neurol. 2006;19:552-8.

154. de Haan EH, Nys GM, van Zandvoort MJ. Cognitive function following stroke and vascular cognitive impairment. Curr Opin Neurol. 2006;19:559-64.

155. Engelgardt E, Moreira DM, Laks J, Alves G, Lanna ME, Aalves CE, et al. Demência vascular: os grandes subtipos clínico-patológicos isquêmicos. Rev Bras Neurol. 2006;42(4):5-15.

156. Weeber EJ, Beefert U, Jones C. Reelin and APoE receptors cooperate to enhance hippocampal synaptic plasticity and learning. J Biol Chem. 2002;277:394-52.

157. Mayeux R, Ottman R, Mastre G. Synergistic effects of traumatic heart injury and apoliprotein E4 in patients with Alzheimer'disease. Neurology. 1995;45:555-7.

158. Fullerton SM, Clark AG, Weiss KM. Apolipoprotein E variations at the sequence haplotype level: implications for the origin and maintenance of major human polymorphism. Am J Hum Gen. 2000;67:881-900.

159. Mahley RW, Rall SC. Is •4 the ancestral human ApoE allele? Neurobiol Aging. 1999;20:429-30.

160. Hawkes K, O'Connell JT, Blurton-Jones NG. Grandmothering, menopause, and the evolution of human life histories. Proc Natl Acad Sci U S A. 1989;95:1336-9.

161. Buffil E. Los cambios evolutivos explican que la enfermedad de Alzheimer sea exclusivamente humana? In: Sanjuán J, Cela Conde CJ. La profecia de Darwin: del origen de la mente a la psicopatologia. Barcelona: Ars Medica, Barcelona; 2005.

162. Aboitiz F, Montiel J, López J. Critica steps in the early evolution of the isocortex: Insights from developmental biology. Braz J Med Biol Res. 2002;35:1455-72.

163. Herz J, Chen Y. Reelin, lipoprotein receptors and synaptic plasticity. Nat Rev Neurosci. 2006;7:850-9.

164. Arendt T. Alzheimer's disease as a disorder of mechanism underlying structural brain self-organization. Neuroscience. 2001;102:723-65.

CONCLUSÃO: DILEMAS E PERSPECTIVAS NA EVOLUÇÃO DO CÉREBRO HUMANO

O cérebro humano é o resultado de mais de 3 bilhões de anos de evolução orgânica. Sugere-se, aqui, pensar em sete episódios de grandes novidades evolutivas, a partir das quais, não uma linha, mas determinadas plataformas evolutivas fundamentais em termos de organização do sistema nervoso e do cérebro puderam surgir e permitir o desenvolvimento de estruturas neuronais e comportamentais:

1. O primeiro episódio foi o surgimento da **multicelularidade**, há cerca de 1,5 a 2,0 bilhões de anos. Com o surgimento de organismos multicelulares, grupos de células se diferenciaram, alguns deles se especializaram na percepção de estímulos e outros em respostas comportamentais. Passam a existir o tecido e o sistema nervoso, que, de forma gradativa, se organizam segundo os princípios de centralização, cefalização, simetria e regionalização.
2. O segundo foi o surgimento do **encéfalo vertebrado** a partir do sistema nervoso dos invertebrados, produzindo um *bauplan* novo, enriquecendo muito a estrutura do sistema nervoso com suas três estruturas e cinco subestruturas, aumentando as possibilidades sensoriais, motoras e comportamentais, principalmente relacionadas à obtenção ativa de alimentos.
3. O terceiro episódio foi o advento do **cérebro mamífero**, com córtex bem maior e complexo, reorganizado em seis camadas, resultando em telencefalização acentuada, enfim, cérebros claramente distintos e significativamente maiores do que os dos outros vertebrados.

4. No quarto episódio, com a ordem dos primatas, sobretudo a subordem *Anthropoidea*, surgiu o **cérebro primata**, com aumento não apenas das funções visuais, mas do córtex associativo, incrementando as possibilidades de memória, aprendizagem e capacidades neuronais vinculadas ao "cérebro social".
5. O quinto, o surgimento dos **hominíneos**, há 7 milhões de anos, com a postura ereta e a marcha bípede, abriu o caminho de uma linhagem particular de antropoides.
6. O sexto, há 2 a 3 milhões de anos, o **gênero *Homo***, com um crescimento marcante do cérebro (o volume cerebral praticamente triplicou dos primeiros australopitecinos para os últimos hominíneos do gênero *Homo*) e o surgimento das indústrias de produção de ferramentas de pedra.
7. O sétimo, finalmente, refere-se ao surgimento do ***Homo sapiens***, com um cérebro não apenas desproporcionalmente grande, mas organizado de tal forma que possibilitou a linguagem articulada, a produção de arte e de sociedades com cultura simbólica.

Assim, como visto ao longo de todo este livro, embora o cérebro humano seja um fenômeno ímpar na evolução, na verdade, ele é a radicalização de um fenômeno natural, de algo que já estava inscrito em sua condição de hominíneo, primata, mamífero e vertebrado. Assim, o cérebro humano se coloca em relação a uma série de estruturas relativas na história filogenética de ser "vertebrado", ser "mamífero", ser "primata antropoide" e, sobretudo, ser "primata da família *Homininae* e do gênero *Homo*". Para exprimir quantitativamente essa noção, deve-se lembrar que, se o cérebro do *Homo sapiens* revela um quociente de encefalização (QE) entre 6,5 e 7,0, que é cerca de três vezes acima do que se espera para um grande primata, os grandes símios, como o chimpanzé (QE entre 2,5 e 3,0), o gorila (QE entre 1,4 e 1,8) e o orangotango (QE de 2,4), têm cérebros de 2 a 3 vezes o cérebro de um mamífero médio. Os mamíferos, por sua vez, possuem, em média, cérebros (considerando o tamanho dos corpos) de 4 a 10 vezes maior em comparação com répteis e anfíbios, e os vertebrados representam, em relação aos invertebrados, desenvolvimento *sui generis* do sistema nervoso, com aumento de massa encefálica em um complexo estruturado em três compartimentos especializados, incrementando capacidades sensoriais, motoras e de aprendizagem. Assim, estudar a evolução do cérebro e buscar compreender o cérebro humano pressupõe acompanhar os desdobramentos da evolução filogenética desses vários grupos animais.

Longe da imagem simplificada que o esquema aqui exposto possa indicar, muitas questões nos interstícios desses sete episódios permanecem incompreendidas. Como, então, avançar? Desde o século XIX até as últimas décadas, o estudo da evolução do cérebro em animais e no homem baseou-se, de forma predominante, na chamada neuroanatomia descritiva comparativa. Certamente, essa tradição das neurociências contribuiu muito para a melhor compreensão de como os cérebros se transformaram ao longo da evolução filogenética. Entretanto, muitos pesquisadores[1-3] passaram, nos últimos anos, a perceber que são necessá-

EVOLUÇÃO DO CÉREBRO

rias mudanças tanto metodológicas como de enfoque global para que seja possível avançar no estudo evolutivo dos sistemas nervosos animais e humanos.

Para Alexander Pollen e Hans Hofmann, o estudo da evolução do cérebro dos animais deve investir em quatro frentes: 1) uso de análises não enviesadas do comportamento animal caracterizando diferenças relevantes entre espécies; 2) análises comparativas de processos fisiológicos e de desenvolvimento relacionados às diferenças neuroanatômicas e comportamentais entre as espécies; 3) métodos que possibilitem a identificação da base genética para diferenças fenotípicas, tais como comparações genômicas amplas (*genome-wide*), incluindo o mapeamento de ligações de sequências genômicas extensas (*genome-wide linkage mapping*), perfil de transcrições (*transcriptional profiling*) e comparações diretas de sequências de DNA; 4) finalmente, análises de marcas de seleção (*signatures of selection*) em sequências de DNA, que poderiam fornecer chaves para o entendimento das mudanaças genéticas adaptativas que afetaram o sistema nervoso. Todo esse programa depende, além disso, de partir-se de filogenias bem resolvidas, utilizando-se os recursos que a cladística e a análise filogenética contemporânea oferecem.[2]

Tal programa permitiria um avanço substancial da compreensão dos processos evolutivos subjacentes à evolução do cérebro. O campo da neurociência evolutiva tem sido criticado por focar demais em medidas volumétricas do cérebro inteiro. Diferenças significativas em subestruturas cerebrais e comportamento são notadas mesmo entre espécies muito próximas. Ao estudar essas diferenças, o campo deverá revelar relações entre estrutura e função, assim como os constrangimentos impostos pelo contexto ecológico e pelas pressões seletivas. Assim, deve-se buscar um cenário comparativo que permita a análise funcional de fenótipos neuronais no contexto do desenvolvimento, da fisiologia, do comportamento e do nicho ecológico.

Ao utilizar as técnicas genéticas e genômicas, talvez seja possível identificar fatores genéticos e moleculares que subjazem às diferenças entre as espécies animais, sejam elas da estrutura ou da função do cérebro, sejam elas comportamentais. Um exemplo bem-sucedido relaciona-se a alguns estudos de aves. Foi possível estabelecer relações funcionais precisas entre os centros nervosos vocais de aves e a complexidade de seus cantos,[4] entre os núcleos mesencefálicos de aves e sua capacidade de localização auditiva,[5] assim como as relações já bem estabelecidas entre a memória e o aprendizado espacial e o hipocampo.[6] Particularmente promissora é a possibilidade de integrar estudos morfológicos, fisiológicos e etológicos às análises genéticas e genômicas, a fim de identificar o mecanismo molecular da evolução fenotípica adaptativa do sistema nervoso.

EVOLUÇÕES NAS TEORIAS DA EVOLUÇÃO

Em 2005, a geneticista e filósofa da biologia Eva Jablonka, da Universidade de Tel Aviv, junto com Marion Lamb, bióloga do desenvolvimento, da Universida-

CONCLUSÃO: DILEMAS E PERSPECTIVAS NA EVOLUÇÃO DO CÉREBRO HUMANO

de de Londres, lançaram um livro[7] que revela, utilizando uma ampla análise de pesquisas recentes, em um leque de disciplinas que engloba genética molecular, biologia do desenvolvimento, ecologia, etologia, linguística e antropologia cultural, o surgimento de uma mudança no pensamento evolucionista, considerada por elas revolucionária. Em *Evolution in Four Dimentions: Genetic, Epigenetic, Behavioral, and Symbolic Variation in the History of Life*, Jablonka e Lamb propõem que a visão da variação hereditária baseada apenas em processos aleatórios de mudanças nos genes que não são afetados por condições de desenvolvimento é uma base inadequada para as teorias evolucionistas. Os dados indicam, afirmam elas, que o genoma é muito mais responsivo ao ambiente do que previamente se pensava.

Assentadas em ampla base de dados produzidos por ciência atual de alta qualidade, elas identificaram quatro grandes formas de herança que se relacionam à evolução por intermédio, principalmente, da seleção natural, herança genética baseada na informação contida no DNA, herança epigenética, herança comportamental e herança baseada em símbolos. Elas argumentam que há muito mais do que apenas genes no que concebemos como herança, que algumas variações hereditárias não são aleatórias em sua origem, que algumas informações adquiridas são herdadas e que mudanças evolutivas podem resultar de instrução, assim como de seleção.

A **herança genética** baseada no conjunto de informações contidas no DNA de fato representa um núcleo extremamente importante dos mecanismos de herança e evolução; a objeção das autoras é que as concepções evolucionistas baseadas na síntese produzida pela associação do darwinismo à genética de Mendel, nos anos 1930, tornou essa forma de herança (mutações aleatórias no DNA) o único e exclusivo modo pelo qual os organismos transmitem seus legados às novas gerações e evoluem.

O que se convencionou chamar de **herança epigenética** (sistema epigenético de herança; SEH) refere-se, em sentido amplo, à herança de variações fenotípicas que não provêm de diferenças na sequência do DNA. Ela inclui a herança celular, a transferência de informação corpo a corpo (*body-to-body information transfer*) baseada na interação de grupos de células, sistemas e indivíduos, mas não na transmissão feita pelas células germinativas. A herança epigenética celular, que não depende da herança genética via DNA, é composta por quatro tipos de herança:

1. Laços autossustentados de retroalimentação (*self-sustaining feedback loops*), nos quais os produtos de genes agem como reguladores que, direta ou indiretamente, mantêm sua própria atividade de transcrição, o que garante que, durante a divisão celular, o mesmo estado de atividade gênica seja reconstruído nas células-filhas.
2. Herança estrutural, na qual estruturas celulares preexistentes agem como molde (*template*) para a produção de estruturas semelhantes, que se tornam os componentes das células-filhas.

EVOLUÇÃO DO CÉREBRO

3. Marcas de cromatina, que são proteínas e grupos químicos pequenos (como o radical metil) ligados ao DNA, influenciam a atividade gênica. Elas segregam junto com filamentos de DNA durante a replicação e nucleiam (*nucleate*) a reconstrução de marcas similares nas células-filhas.

4. Herança mediada por RNA: por exemplo, estados transcripcionais silenciosos (*silent transcriptional states*) são ativamente mantidos por meio da interação repressora entre pequenas moléculas de RNA transmissíveis e replicantes e moléculas de RNA-mensageiro, das quais eles são parcialmente complementares.

A informação epigenética que uma célula recebe depende das condições que as células ancestrais experimentaram, em quais genes foi induzida a atividade, em quais proteínas estão presentes e como elas são organizadas. Um exemplo de herança epigenética celular observado em camundongos está relacionado com a herança de pelugem amarela, obesidade e propensão ao câncer. O grau de expressão desses fenótipos é herdado, e isso se correlaciona com marcas de cromatina (metilação extensa) associadas a sequências específicas de DNA. Particularmente interessante nesse caso é que o fenótipo dos descendentes (e as marcas subjacentes) pode mudar através da alteração do estado nutricional das mães durante a gestação.[8] Nessa mesma linha, compostos industriais que alteram o sistema endócrino produzem mudanças epigenéticas em células germinativas associadas a doenças dos testículos. Tais mudanças podem ser herdadas até pelo menos quatro gerações.[9] Em humanos, Marcus Pembrey e colaboradores[10] estão pesquisando o efeito transgeracional do fumo e da disponibilidade de alimentos em linhagens masculinas, e revelam que alguns mecanismos de transmissão da informação epigenética, ao que tudo indica, ocorrem. Jablonka e Lamb defendem que há evidências de que a herança epigenética é um elemento importante para a evolução de todos os grupos de organismos, inclusive os animais vertebrados.

Além desses mecanismos celulares de herança epigenética, Jablonka e Lamb[7] explicam que o ambiente do desenvolvimento do organismo e seu contexto ecológico fornecem uma espécie de legado que é também transmitido em forma de herança. As mães transmitem informação através de substâncias nos ovos e, em mamíferos, no útero e através do aleitamento. Pais e mães transferem informações através de fezes, saliva e odores. Em mamíferos, muitas informações epigenéticas são transmitidas pelo útero materno; a desnutrição no período fetal relaciona-se a maior probabilidade de obesidade no período adulto. No gerbo, um pequeno roedor da Mongólia, semelhante a um rato, a proporção de machos é enviesada e o comportamento agressivo em fêmeas é mantido, possivelmente porque o fenótipo da mãe reconstrói um ambiente uterino rico em testosterona que induz os mesmos estados hormonais e comportamentais em suas filhas.[7]

Além da herança genética e da epigenética, as autoras consideram outros dois tipos de herança: a comportamental, baseada em tradições animais, e a simbólica, exclusivamente humana. Pelo aprendizado imitativo e não imitativo,

CONCLUSÃO: DILEMAS E PERSPECTIVAS NA EVOLUÇÃO DO CÉREBRO HUMANO

muitas espécies de animais criam tradições que são transmitidas de geração para geração e que também interagem com processos evolutivos. A herança simbólica, exclusiva da espécie humana (mas também possivelmente presente em alguns hominíneos extintos), baseia-se na comunicação simbólica, que tem na linguagem humana articulada o seu exemplo mais bem acabado. Os símbolos, para essas autoras, são unidades de significado (palavras, sentenças, imagens, unidades vocais, etc.) passíveis de organização em termos de combinações que são recursivas e teoricamente ilimitadas em seus objetivos e alcances. Os símbolos precisam ser aprendidos, e o aprendizado é um elemento importante do desenvolvimento biológico. Segundo as autoras, tanto elementos genéticos como epigenéticos e comportamentais, assim como simbólicos e culturais, foram centrais na evolução do *Homo sapiens*.

As concepções e teorias evolutivas a partir da década de 1990 e da virada do milênio, segundo as autoras, devem integrar esses quatro mecanismos de herança. Os quatro interagem de maneira intensa entre si, resultando nos processos evolutivos que ocorreram e continuam a ocorrer. Em uma nova apresentação de sua teoria,[11] resumem a sua perspectiva em seis linhas:

1. A hereditariedade é vista como o resultado de processos de reconstrução do desenvolvimento que articulam ancestrais e descendentes e conduzem à similaridades entre eles. Ela inclui tanto os processos de replicação cega para funções (como a replicação do DNA) quanto processos de reconstrução que dependem e são determinados por funções. Assim, o DNA é visto como crucial, mas não exclusivo, como recurso hereditário do desenvolvimento.

2. As unidades da variação herdáveis são genes (alelos), variações celulares epigenéticas, legados do desenvolvimento transmitidos pela mãe durante a embriogênese, legados comportamentais transmitidos por aprendizagem social, informação simbólica e legados ecológicos construídos pelas gerações ancestrais.

3. Variações herdáveis podem ser, como postula o neodarwinismo, aleatórias em sua origem e cegas para a função (como a maioria das mutações clássicas), mas algumas podem ser respostas ao ambiente, construídas e produzidas ao longo do desenvolvimento.

4. Unidades de seleção ou alvos de seleção são entidades que revelam reprodução diferencial. Elas são os indivíduos, mas podem ser também grupos de indivíduos e espécies e, em nível pré-celular, moléculas replicantes ou complexos moleculares.

5. As unidades de evolução são tipos herdáveis variáveis (sobretudo tipos de traços), cuja frequência muda ao longo do tempo evolutivo.

6. A evolução ocorre por meio de uma série de processos que conduzem a mudanças na natureza e na frequência dos tipos herdáveis em uma população.

Riqueza e variedade de processos hereditários estão na base da evolução, não apenas mutações de DNA ao acaso. Segundo as autoras, a herança epigenética está presente em todos os organismos; ela não é uma exceção bizarra e rara nos processos hereditários ordinários, mas representa um fenômeno importante e, possivelmente, central para a herança e evolução. A herança comportamental é um modo bem aceito de transmissão de informações em animais sociais, e os símbolos são elementos centrais para a vida humana e para a evolução dos hominíneos. Tal perspectiva tem implicações importantes, tanto para campos de aplicação da ciência (medicina, agricultura, biologia da conservação) como para os estudos ecológicos, genéticos e evolutivos. Para as autoras, a perspectiva aberta pela "evolução em quatro dimensões" permite uma abordagem mais realista e fértil dos processos e dos eventos evolutivos. Alex Mesoudi[12] acrescenta à proposta de Jablonka e Lamb novas perspectivas abertas pela ecologia e pela biologia do desenvolvimento ("construção do nicho", "teoria sistêmica do desenvolvimento" e *evo-devo*) e enfatiza que, a partir de uma biologia mais complexa e dinâmica, a evolução biológica e a cultural não devem ser vistas como fundamentalmente diferentes.

A proposta ousada de Jablonka e Lamb[7] tem sido recebida ora com entusiasmo, ora com ceticismo. Zen Faulkes e Anita D. Baines, por exemplo, argumentam que as evidências de que a herança epigenética tenha um impacto importante sobre a evolução são limitadas.[13] Além disso, os mecanismos epigenéticos não revelam regras claras para determinar como traços fenotípicos possam ser herdados e transmitidos ao longo de gerações, em contraste com o claro entendimento de tais regras na herança genética.

PERSPECTIVAS DO ESTUDO DA EVOLUÇÃO GENOMA-CÉREBRO

A base molecular para as peculiaridades estruturais e funcionais que distinguem o cérebro humano de seus ancestrais e o de seus parentes próximos (os grandes símios africanos) repousa, entre outros fatores, em mudanças na sequência do DNA que ocorreram na linhagem humana após a separação do ancestral comum homem-chimpanzé, algo em torno de 7 milhões de anos atrás.[1] Tais mudanças implicam tanto genes codificadores de proteínas como genes que regulam a expressão de outros genes (sendo estes possivelmente mais relevantes do que os primeiros). Duas áreas de estudo em genômica e paleogenômica devem propor importantes *insights* no futuro próximo para a compreensão da evolução do cérebro humano: a comparação, que se iniciou na década de 1990, do genoma do homem com o do chimpanzé[14-16] e a comparação do genoma do *Homo sapiens* com o do *Homo neanderthalensis*.[17-20]

DIFERENÇAS ENTRE O GENOMA HUMANO E O DO CHIMPANZÉ

Algumas diferenças genéticas entre o homem e o chimpanzé já são conhecidas há tempos e foram bem estabelecidas por estudos citogenéticos e de bandas

CONCLUSÃO: DILEMAS E PERSPECTIVAS NA EVOLUÇÃO DO CÉREBRO HUMANO

cromossomais;[21] por exemplo, o *Homo sapiens* possui 23 pares de cromossomos e os chimpanzés 24, um a mais (gorilas e orangotangos também têm 24 pares). Cada braço do cromossomo 2 em humanos corresponde a um cromossomo individual nesses grandes símios. Segmentos cromossômicos identificáveis pelas bandas estão "ao contrário" em uma espécie em relação à outra; assim, há inversões cromossômicas nos cromossomos 2, 5, 12, 15, 17 e 18. O chimpanzé tem, além disso, um fragmento central do cromossomo 13, que não existe no homem.

Estudos recentes[14,16] indicam que também ocorreram muitas translocações no cromossomo X na espécie humana, assim como várias mutações e polimorfismos específicos. Além disso, no *Homo sapiens*, a expressão gênica no tecido cerebral é significativamente maior do que no chimpanzé. Os primeiros estudos de genoma completo evidenciaram que a diferença do genoma humano e do chimpanzé em áreas que puderam ser alinhadas com precisão estava em torno de 1%, representando cerca de 35 milhões de pares de bases distintas. Mais recentemente, verificou-se que em torno de 45 milhões de inserções e deleções de nucleotídeos são únicas para cada linhagem, fazendo as atuais estimativas de diferença dos dois genomas saltar para algo em torno de 4%.[22]

Cabe lembrar que a maioria das diferenças genômicas constatadas entre humanos e chimpanzés é provavelmente neutra em relação ao fenótipo; a maior parte das substituições acumuladas ao longo da evolução não afeta o fenótipo, ou seja, não tem repercussões para a vida do organismo. Apenas uma pequena fração de todas as mudanças na sequência do DNA observada entre humanos e chimpanzés é relevante para as diferenças fenotípicas entre as duas espécies.[1] Os exemplos mais significativos parecem ser de genes relacionados à linguagem (FOXP2) e ao tamanho do cérebro (MCPH1 e ASPM1).

Como visto no capítulo sobre linguagem (Capítulo 10), o FOXP2 é um gene cuja mutação em humanos causa importantes disfunções da linguagem. Mesmo sendo um dos genes mais conservados em mamíferos, com apenas algumas substituições correspondentes à codificação de três aminoácidos tendo ocorrido desde a divergência entre a linhagem humana (primata) e a dos roedores, mais de 80 a 120 milhões de anos atrás, é de se ressaltar que duas dessas três substituições ocorreram nos últimos 5 a 6 milhões de anos, já no interior da linhagem hominínea, ou seja, em ancestrais humanos já bípedes. Além disso, um padrão não usual de polimorfismos dos nucleotídeos desse gene é observado nos humanos atuais, indicando que essas mutações ocorreram nos últimos 200 mil anos, nos primeiros *Homo sapiens* modernos, tendo se expandido para todos os humanos por processos de seleção positiva.[1]

O FOXP2 codifica uma proteína cuja função é ligar e desligar a atividade de outros genes do corpo. A atuação desse gene parece estar implicada na comunicação vocal em outras espécies além da humana, pois, em camundongos, a disfunção das cópias de FOXP2 elimina completamente as vocalizações ultrassônicas que costumam ser observadas quando os filhotes são afastados de suas mães. Em pássaros canoros, como os tentilhões-zebra, a área X do núcleo

UMA PALAVRA SOBRE GENES, GENOMAS E GENOMA HUMANO

Os genes dos organismos eucariotos são descontínuos. Assim, as moléculas de DNA possuem trechos que codificam proteínas, os chamados éxons, e trechos que não as codificam (cujas funções são menos claras, talvez relacionadas a mecanismos de controle da codificação nos éxons), chamados íntrons. No *Homo sapiens*, a quantidade de íntrons é bem maior do que a de éxons.

O genoma humano contém cerca de 3 bilhões de pares de bases, que configuram algo em torno de 25 a 30 mil genes (uma bactéria apresenta cerca de 2.500 a 3.000 genes). A diferenciação entre o *Homo sapiens* e o chimpanzé não depende apenas dos genes presentes em um e outro, mas, fundamentalmente, de como os genes funcionam e como se expressam nas duas espécies. Trata-se da "programação gênica", ou seja, como agem os genes que "ligam" e "desligam" outros genes. Quanto mais complexo é um organismo biológico (p. ex., organismos eucariotos *versus* procariotos), maior o tamanho do chamado *carboxi terminal domain* (CTD), da polimerase RNA. O CTD funciona como um elemento importante para permitir que se aumente a quantidade de interações relativas a fatores reguladores da transcrição do DNA. Por exemplo, nas leveduras, o CTD tem cerca de cinco aminoácidos e, na espécie humana, em torno de 70.

Um elemento genômico importante para a evolução de todas as espécies e do *Homo sapiens* é a transposição. Nela, elementos de DNA (regiões discretas do genoma) revelam a propriedade de mobilidade, de se mover de um local para outro do genoma. A transposição pode resultar em duplicação de partes do genoma, sendo um mecanismo importante para a duplicação de genes, que, por sua vez, é um elemento fundamental da evolução genética dos organismos. Ainda que os elementos de transposição sejam ubíquos em quase todas as espécies de organismos, na espécie humana, a transposição é um fenômeno particularmente frequente. A transposição é um fenômeno muito importante para a ocorrência de mutações, sendo, possivelmente, a principal causa de mutação em organismos eucariotos. A transposição teve, ao que tudo indica, importância central na evolução genética da espécie humana.

Em mamíferos, até o presente, apenas o soletramento dos genomas do homem e do rato chegaram à fase final. Os outros genomas (do chimpanzé e do neandertal, p. ex.) representam rascunhos, versões (*drafts*) ainda mais ou menos completas.

estriado, necessária para o aprendizado do canto nesses pássaros, expressa mais FOXP2 durante o aprendizado do canto nos jovens pássaros do que os tecidos vizinhos. Dessa forma, a relação entre as mudanças do FOXP2 e a evolução da comunicação vocal parece ter sido muito importante para a espécie humana, mesmo que tais tendências não sejam exclusivas do *Homo sapiens*. Também é muito interessante notar que, embora nos humanos as adaptações evolutivas do FOXP2 tenham ocorrido no nível da sequência gênica, nos pássaros, essas adaptações parecem ter ocorrido no nível da regulação da expressão gênica.[1]

CONCLUSÃO: DILEMAS E PERSPECTIVAS NA EVOLUÇÃO DO CÉREBRO HUMANO

Outro exemplo de seleção positiva relevante que ocorreu na linhagem humana (mas não na linhagem do chimpanzé), no nível da sequência de proteínas, são os genes envolvidos na regulação do tamanho do cérebro, MCPH1 e ASPM1. Mutações e disfunções nesses genes são responsáveis pela alteração fetal conhecida como microcefalia, caracterizada por dramática redução do tamanho cerebral. Para esses dois genes, um aumento não usual do número de substituições de aminoácidos é observado durante a evolução dos hominineos, em particular na linhagem humana. Assim, embora o maior aumento do tamanho do cérebro na linhagem humana tenha se iniciado há 2 milhões de anos, seleções positivas nos genes MCPH1 e ASPM1 indicam que a regulação do tamanho do cérebro teve um papel importante no estabelecimento da funcionalidade dos cérebros humanos modernos. Outros genes também envolvidos no desenvolvimento e nas funções cerebrais têm sido estudados segundo a perspectiva da evolução recente do cérebro humano, tais como os genes relacionados à formação embrionária do cérebro humano, como genes da monoaminoxidase A, da glutamatodesidrogenase e o MYH16.[1]

O GENOMA DO *HOMO NEANDERTHALENSIS*

O estudo comparativo do genoma do chimpanzé, do neandertal e dos humanos modernos poderá revelar, no futuro próximo, quais genes mudaram mais recentemente na história evolutiva humana, bem como a relação de tais genes com a evolução do cérebro e a cognição humana, permitindo um parâmetro mais preciso de comparação de evolução genética e talvez avançar no estudo sobre o que nos faz singular, pelo menos do ponto de vista biológico, no reino animal. O estudo de material genético de espécies extintas, conhecido como "genômica antiga ou ancestral" (*ancient genomics*), tem utilizado amostras congeladas e/ou preservadas no *permafrost* (solo de altas latitudes ou altitudes com mistura de terra, gelo e rochas) ou de espécies mumificadas, arquivos de material biológico ou restos vegetais ainda disponíveis. Por exemplo, tem-se obtido DNA de milhos extintos, mamutes lanosos, ursos e bisões extintos, do *quagga* (*Equus guagga*, que, por tais estudos, revelou-se um parente próximo da zebra), do moa gigante da Nova Zelândia e, particularmente relevante para o estudo da evolução humana, do neandertal.[23] É uma área fascinante que, pela disponibilidade de tecnologia recente altamente sofisticada e eficaz, mas viável do ponto de vista econômico, permite vislumbres novos, prometendo profundos *insights* sobre a evolução de diversas espécies, inclusive da nossa.

A primeira versão (*first draft*) do genoma nuclear do *Homo neanderthalensis* foi anunciada em fevereiro de 2009 pelos paleogeneticistas Jean-Jacques Hublin e Svante Pääbo, do Instituto Max Plank de Antropologia Evolutiva de Leipzig, na Alemanha.[19] Trata-se da análise do DNA nuclear de um fóssil de 38 mil anos encontrado na Croácia. Foi um trabalho de mais de quatro anos, em que foi sequenciado de 66 a 70% de todo o genoma neandertal, implicando mais de 3,7 milhões de pares de bases de DNA.[20] Trata-se, entretanto, de um rascunho ainda grosseiro do genoma nuclear completo. Até agora, a equipe leu apenas 60% dos genes do neandertal, mas já pôde fazer algumas comparações muito relevantes com o genoma humano.

Estima-se que a separação evolutiva entre *sapiens* e neandertal ocorreu há cerca de 450 mil anos (existe ainda controvérsia sobre tal datação). As duas espécies são contemporâneas no planeta desde há 200 mil (quando surge o *sapiens*) até 29 mil anos atrás, quando os neandertais foram extintos. No Oriente Médio, conviveram lado a lado por cerca de 30 mil anos, pois o *Homo sapiens* moderno lá chegou há 93 mil anos e os neandertais há 60 mil anos. Na Europa, também conviveram no mesmo território por mais de 10 mil anos (de 40 a 29 mil anos atrás).

O sequenciamento completo do DNA mitocondrial do neandertal, também coordenado por Svante Pääbo, indicou inicialmente que não ocorreu fluxo gênico entre as duas espécies.[17] Belle e colaboradores[24] estudaram o DNA mitocondrial de vários espécimes de neandertal da Itália, da Alemanha, da Croácia e da Rússia e compararam com espécimes de Cro-Magnon (*Homo sapiens*) e de humanos atuais da Europa, não encontrando evidências de genealogia próxima entre as duas espécies. Entretanto, pondera Pääbo, se o *Homo sapiens* exerceu ação dominante sobre o neandertal, como pensam muitos paleoantropólogos, então teria havido cruzamento de homens *sapiens* com mulheres neandertais, os filhos comumente ficando com as mães, e isso não deixaria rastros dos *sapiens* no DNA mitocondrial (que só é herdado por via materna) dos neandertais.[20] Segundo publicação recente do grupo de Pääbo,[20] a comparação do DNA nuclear de três neandertais com cinco humanos atuais (dois africanos, um chinês, um francês e um papua nova-guinense) indicou que houve fluxo genético dos neandertais para os humanos (mas não o contrário), e que tal fluxo é responsável por 1 a 4% do DNA dos humanos atuais não africanos (em africanos tal fluxo não houve, pois o contato reprodutivo ocorreu no Oriente Próximo, quando os primeiros humanos migrantes da África entraram em contato com os neandertais, que para lá também migraram). Enfim, ao que parece, as duas espécies interagiram reprodutivamente. Novos estudos em futuro próximo irão possivelmente indicar de forma mais clara como esse processo ocorreu.

A sequência de DNA completa do neandertal revela grande semelhança dele com o *sapiens*; 99,5% da sequência parece ser idêntica nas duas espécies. Com a análise preliminar de 60% dos genes, já é possível saber, por exemplo, que o neandertal era intolerante à lactose (não possuía o gene da enzima lactase que permite aos humanos adultos digerirem o leite). O gene da lactase costuma ser desligado depois da fase da amamentação. Na espécie humana, devido ao grande ganho nutricional que o consumo de leite de animais de criação passou a representar para populações de pastores do norte da Europa e da África Oriental, mutações que mantêm o gene da lactase ligado no período adulto foram selecionadas e espalharam-se por um grande contingente populacional do *Homo sapiens*. O que o genoma do nenadertal mostra, como era de se esperar, por ele

CONCLUSÃO: DILEMAS E PERSPECTIVAS NA EVOLUÇÃO DO CÉREBRO HUMANO

não ter tido o seu Neolítico, a sua fase de pastor, que não houve pressão seletiva para que o gene de manutenção da lactase fosse selecionado. Contudo, o neandertal possuía algo bem mais importante do que o gene da lactase: trazia consigo exatamente a mesma versão do gene FOXP2 dos humanos modernos, já mencionada. Assim, pelo menos do ponto de vista genômico, o neandertal, ao que parece, teria a mesma bagagem genético-linguística que nós, os humanos atuais.

Há um acalorado debate na paleoantropologia contemporânea sobre a capacidade para linguagem articulada e para simbolização complexa entre neandertais. Enfim, seriam os neandertais "humanos" como nós, que falavam, simbolizavam, se exasperavam, tinham cognição complexa e talvez, por que não, possuíam uma alma* como a nossa? É claro que a análise completa do genoma do neandertal não resolverá definitivamente essas controvérsias, mas é possível que traga novas e importantes contribuições para o desdobramento de tal debate.

NOVAS PERSPECTIVAS EM GENÉTICA MOLECULAR RELACIONADAS AO CÉREBRO E À COGNIÇÃO HUMANA

Os neurocientistas John S. Mattick e Mark F. Mehler,[25] buscando desvendar os intricados mecanismos relacionados à evolução do *Homo sapiens* e a sua cognição especialmente sofisticada, propõem que se olhe para outro aspecto da genética molecular relacionado à evolução do cérebro humano, além das sequências de DNA.[25] Eles afirmam que a "edição de RNA" (*RNA editing*) seja um mecanismo de importância estratégica, se não central, na coevolução cérebro-cognição-cultura ocorrida entre os humanos.

Em todos os seres vivos, a informação genética é feita em duas etapas: transcrição e tradução. A princípio, a informação contida na sequência de DNA é **transcrita** para uma molécula de RNA intermediário; esta é sintetizada como uma sequência exatamente complementar àquela do DNA codificador. Na segunda etapa do processo unidirecional de fluxo de informação genética, o RNA-mensageiro **traduz** suas sequências de nucleotídeos em sequências correspondentes de aminoácidos, para formar proteínas e enzimas.[26]

No processo de edição de RNA, uma sequência de bases de RNA é alterada após a transcrição. A edição de RNA ocorre em todos os tecidos do corpo humano, mas é particularmente ativa no sistema nervoso. Ela tem um efeito modulador importante, em especial na modificação de transcritos de proteínas envolvidas na transmissão neuronal rápida, por exemplo, nos canais iônicos. Mais relevante ainda é que a edição de RNA pode alterar a função cerebral em

---

* Alma entendida aqui não necessariamente em sentido imaterial ou espiritual.

EVOLUÇÃO DO CÉREBRO 451

resposta a experiências, como é o caso do aprendizado, com provável importância na evolução de capacidades cognitivas sofisticadas na espécie humana. Mattick e Mehler[25] enfatizam que, embora a edição de RNA tenha sido bastante reconhecida na evolução animal em geral, verifica-se um dramático incremento de edição de RNA na evolução dos vertebrados, sobretudo em mamíferos e primatas. O *Homo sapiens,* particularmente, é a espécie que revela os mais altos níveis de edição e multiedição de RNA; os humanos apresentam o dobro de edição de RNA em relação a outros mamíferos.

Em relação ao sistema nervoso, a edição de RNA é importante tanto na formação embriológica como nas adaptações de organismos maduros. Tem sido demonstrada edição de RNA em processos diversos como indução neural e padronização na formação embriológica do tubo neural anterior (prosencéfalo), influência sobre células neuronais embrionárias, sobre precursores da migração neuronal, assim como participação nos processos adaptativos de maturação neuronal. No sistema nervoso já maduro, de organismos adultos, a edição de RNA participa de fenômenos diversos, como a viablilidade e a excitabilidade neuronal, a interação neuronal célula-célula e célula-ambiente, no agrupamento cooperativo de receptores sinápticos de neurotransmissores, na transdução de sinais neuronais, na plasticidade neuronal e no metabolismo energético dos neurônios.[25]

Dessa forma, a edição de RNA parece ser um mecanismo muito ativo no cérebro dos humanos e intimamente associado à evolução e à função cerebral atual. A reprogramação das informações genéticas contidas no genoma humano desencadeada por situações ambientais, como aprendizado e interações sociais, deve ter contribuído de forma significativa para a coevolução biológica--cultural da espécie humana. Esta é, possivelmente, uma área rica e promissora em investigações sobre a evolução do cérebro humano, muito fértil para a compreensão de mecanismos de interação cérebro-cultura.

INTEGRANDO A EVOLUÇÃO DE DISTINTOS CÉREBROS

Por fim, uma perspectiva mais abrangente e integradora da evolução da complexidade e da riqueza de sistemas nervosos são os *insights* e modelos apresentados pelo canadense Louis Lefebvre e pelo espanhol Daniel Sol. Para esses autores, o estudo comparativo do sistema nervoso e da cognição de grupos (*taxa*) de animais filogeneticamente distantes revela tendências semelhantes que relacionam complexidade de organização cerebral com riqueza cognitiva. Em abelhas, peixes, aves e primatas, alguns princípios comuns parecem influenciar a evolução dos cérebros e da cognição, em *taxa* tão amplamente divergente.[27]

Parece haver entre os animais dos distintos *taxa* associações entre, por exemplo, cérebros relativamente maiores em relação ao tamanho do corpo e habilidades cognitivas complexas como aprendizado social e capacidade para a trapaça (*social deception*) entre primatas, assim como inovação e complexidade

452

CONCLUSÃO: DILEMAS E PERSPECTIVAS NA EVOLUÇÃO DO CÉREBRO HUMANO

dos cantos e uso de ferramentas em pássaros. Por exemplo, Lefebvre e Sol[27] relataram correlações significativas entre o uso de ferramentas e o tamanho relativo de estruturas encefálicas, tanto em aves como em primatas, situando--se tais correlações na ordem de 35 a 40%. Justifica-se, então, a pergunta: haveria uma tendência geral relacionando cérebros e cognição complexos, no sentido de a evolução favorecer algo como uma "inteligência geral"?

As forças da seleção natural modulam o tamanho cerebral para o incremento da cognição a partir de três contextos principais;[27] a busca e a obtenção de alimentos (forrageio), o cuidado parental e os relacionamentos sociais. Centros neurais maiores permitem que muitas espécies de animais sejam mais flexíveis do que outras em suas técnicas de forrageio; elas se revelam mais hábeis para monitorar variações espaciais e temporais quando a fonte de alimentos é desigual e variegada, assim como podem processar melhor informações sobre múltiplos tipos de alimentos. Encéfalos relativamente maiores permitem, da mesma forma, o relacionamento com um maior número de parceiros sociais e maior habilidade de aprendizagem social. Robin Dunbar[28,29] se notabilizou por seus estudos que demonstram em primatas e na linhagem humana a íntima correlação entre tamanho do neocórtex e tamanho e complexidade do grupo social.

A riqueza cognitiva e cerebral pode, além disso, afirmam Lefebvre e Sol, aumentar as chances de sobrevivência na natureza.[27] Em aves, a mortalidade média dos adultos é menor em populações, espécies e famílias com cérebros relativamente maiores.[30] Em pássaros e mamíferos introduzidos por humanos em novos ambientes (mais de 400 eventos), a sobrevivência de longo prazo das populações é muito maior em espécies com cérebros relativamente maiores, independentemente de outros fatores.[31] Os autores acreditam, além disso, que a mudança ambiental é um fator-chave para a evolução de cérebros maiores.

Lefebvre e Sol[27] descrevem em detalhes como em pássaros e primatas parece haver um marcante grau de convergência nas relações entre área global do *pallium* (que corresponde ao córtex cerebral) e nível de inovação comportamental, uso de ferramentas e o paradigma de aprendizado reverso, associado a flexibilidade cognitiva. Em primatas, o tamanho do grupo social e as capacidades para aprendizado social, assim como para trapaça em interações sociais, correlacionam-se de forma positiva com a área global do *pallium*. Em pássaros também há tal correlação, mas ela não é linear, e sim curvilienar, ocorrendo em grupos de até 70 indivíduos, pois mais que isso são grupos grandes demais para que haja reconhecimento e relações individuais com vantagens evolutivas. Por fim, a ideia de que dietas mais amplas poderiam ser uma das forças importantes para a evolução do cérebro e da cognição tem apoio de estudos com aves, primatas, morcegos, peixes e mesmo insetos. Em todos esses grupos, estilos de vida que demandam mais processamento de informação parecem selecionar áreas neuronais e cérebros maiores. O princípio ecológico de que a não previsibilidade de recursos no espaço e no tempo pode impulsionar, no mesmo sentido, diferentes tipos de cognição (sociais e não sociais) deve ser retomado em estudos futuros.

Para as investigações futuras, faz-se necessário que se identifiquem processos que impulsionam o aumento, a diversificação e a complexidade das estruturas cerebrais e que se integrem abordagens ecológicas, de desenvolvimento (evo-devo) e cognitivas aos projetos de estudo de evolução do cérebro em diferentes *taxa* e espécies. Assim, a partir de abordagens mais integrativas, será talvez possível que se construa, nos próximos anos, uma teoria geral plausível da evolução do cérebro, a estrutura mais enigmática e maravilhosa produzida pela evolução.

UMA PALAVRA FINAL SOBRE OS DESDOBRAMENTOS SOCIAIS E POLÍTICOS DA PERSPECTIVA EVOLUCIONISTA

Desde a época de Darwin, as teorias evolucionistas não ficaram restritas às questões biológicas. Como bem demonstra o principal historiador do evolucionismo, Peter J. Bowler, as teses e metáforas darwinistas logo foram lidas, transformadas e adaptadas, por pensadores sociais e políticos, para diferentes finalidades.[32,33] Se a natureza progride através da competição individual, assim a sobrevivência do mais apto (*survival of the fittest*) deveria ser pensada como o pilar do progresso social e econômico da humanidade.[32] Ao contrário de Darwin, que via a competição centrada no indivíduo, para tais pensadores sociais,[34] a principal área de luta seria entre nações e raças, o que fornecia as melhores justificativas para o colonialismo, o imperialismo, o racismo e mesmo para a escravidão.

Os termos "evolucionismo social" e "darwinismo social" tornaram-se ideias-força no final do século XIX e na primeira metade do XX. A historiadora Greta Jones[35] revela como tais termos implicam usos múltiplos; não apenas defensores do colonialismo e do racismo se apegaram ao darwinismo social, mas também liberais e socialistas de diferentes matizes. Nazistas, por exemplo, no século XX, segundo Bowler,[32] utilizaram marginalmente a metáfora darwinista, baseando mais suas políticas e ideologias no sentimento racista de um *Volk* (povo) superior, em distorções e manipulações tanto da noção nietzschiana de super-homem como da teoria idealista de estado de Hegel. As ideias de que os cidadãos devem se submeter ao estado e de que um grande líder sabe e pode conduzir a nação são justificadas com mais facilidade por manipulações do idealismo hegeliano do que pelo darwinismo, afirma Bowler.

Além disso, é bem sabido que o darwinismo social é antes um desdobramento das teses do filósofo liberal Herbert Spencer (1820-1903) do que de Darwin, de resto avesso a polêmicas sociais e políticas. Curiosamente, a filosofia social de Spencer é de extração lamarckiana e não darwinista, não utiliza a ideia de seleção natural, mas antes a visão vitoriana, popular na época, de autorrealização (*self-help*), que é uma naturalização da ética do trabalho, de extração protestante.[32]

CONCLUSÃO: DILEMAS E PERSPECTIVAS NA EVOLUÇÃO DO CÉREBRO HUMANO

As relações entre teoria científica e política e ideologia são complexas e dinâmicas, pois, como afirma Bowler, "The link between science and ideology is also a two-way process; scientific theories to some extent are modeled on the social environment in which they are created".[*32] Assim, da mesma forma como o darwinismo e o evolucionismo influenciaram o pensamento social e político, o contexto social, político e cultural da Europa, no século XIX, marcaram as teorizações biológicas. Isso, certamente, continua a ocorrer nos dias de hoje.

Um dos piores desdobramentos do pensamento evolucionista no século XX foram a ideia e as práticas políticas em torno da eugenia; a noção nefasta de que é possível e desejável selecionar artificialmente, por meio de políticas de massa, uma "cepa" melhor de humanidade. Criada pelo primo de Darwin, Francis Galton (1822-1911), o pensamento eugênico influenciou, em países e regiões como Estados Unidos, Escandinávia e Alemanha nazista, políticas seletivas de aceitação ou rejeição de imigrantes, esterilizações em massa de pessoas com síndromes genéticas, retardo mental e doenças mentais e genocídios de grupos étnicos e religiosos. Galton, ele mesmo, não era, de fato, um darwinista; defendia junto com os primeiros geneticistas que a evolução ocorria por mutações súbitas e não pela seleção de variações individuais. A eugenia foi uma política primordialmente de governos de direita; entretanto, alguns pensadores de esquerda, em alguns momentos, também a defenderam.[36]

Já no início do século XX, sociólogos e antropólogos desencantaram-se progressivamente com o pensamento evolucionista. Nos Estados Unidos, Franz Boas, mestre fundador da antropologia norte-americana, se opõe de forma resoluta ao evolucionismo sociocultural, que se traduzia, segundo ele, por um amontoado de conjeturas fantasiosas, sem qualquer fundamento empírico.[37] Seu aluno Alfred L. Kroeber[38] afirma que a cultura humana, o campo do "superorgânico", transmitida por aprendizagem social e não geneticamente, controla e determina muito mais os seres humanos, individual e socialmente, do que os determinismos genéticos e biológicos. Na Europa, primeiro Emile Durkheim[39] e Max Weber,[40] depois Alfred R. Radcliffe-Brown[41] e Bronislaw Malinowski[42] defenderão, cada um nos seus termos, que a ideia de evolução, extraída de metáforas biológicas e, mais ainda, que perspectivas hierárquicas de classificação de sociedades em superiores e inferiores devem ser abandonadas e mesmo enfaticamente rejeitadas no campo das ciências sociais. Ao longo do resto do século XX, apenas tentativas não hegemônicas[43,44] irão tentar retomar a perspectiva evolucionista (agora já sem o viés racialista, mas influenciadas pelo marxismo e outras visões materialistas) fora do campo das ciências da vida.

Nos últimos anos, entretanto, o pensamento evolucionista se firmou plenamente nas ciências biológicas; é o paradigma fundamental não apenas de disci-

---

* A relação entre ciência e ideologia é também um processo de duas vias; teorias científicas, até certo ponto, são modeladas no contexto social no qual foram criadas.

EVOLUÇÃO DO CÉREBRO

plinas "íntimas" do assunto, como, por exemplo, genética, zoologia, botânica e paleontologia, mas abarca áreas de aplicação como, entre outras, agronomia, medicina e nutrição. Muito mais do que isso, para além de teoria básica das ciências da vida, o pensamento evolucionista está se expandindo nos dias de hoje para áreas como psicologia, antropologia, ética e política, criando fortes tensões e gerando acalorados debates.

O filósofo David N. Stamos[45] publicou recentemente uma excelente obra sobre a relação entre as noções evolucionistas e as questões mais candentes de nossa época. *Evolution and the big questions* aborda não apenas como os fundamentos do conhecimento, da linguagem e da consciência estão recebendo abordagens evolucionistas, mas também questões como sexo, feminismo, raça, ética, religião e até a reflexão sobre o sentido da vida são inundadas por debates em torno do evolucionismo. Para Stamos, os jovens estudantes universitários e as novas gerações em geral não podem ficar fora desse debate e entrincheirar-se em posições dogmáticas defendidas por muitos de seus professores, ou na superespecialização atual das disciplinas universitárias e técnicas, que rejeita ou impede o conhecimento abrangente e crítico sobre as grandes questões.

Nunca, entretanto, o conhecimento acadêmico e científico esteve mais dividido entre os dois grandes campos do saber atual: de um lado, as ciências naturais, incluindo a biologia e a teoria evolucionista, de outro, as humanidades, as artes e as ciências sociais. O fosso entre as "duas culturas" de que nos falava há mais de 50 anos o físico e literato C. P. Snow[46] está cada vez mais fundo e largo. Suas propostas para uma educação dinâmica da juventude que as integre soam hoje ainda mais ingênuas do que possivelmente eram quando ele as formulou. Mais que distância, há uma verdadeira guerra teórica e de egos e poder[47] que só faz empobrecer os dois lados.

O antropólogo Mauro W. Barbosa de Almeida[48] analisou, nesse sentido, as guerras culturais entre perspectivas intelectuais contemporâneas, como o caso da contraposição entre ciências naturais e humanidades, ditas *hard* e *soft*, assim como os alcances e limites do relativismo cultural, o debate em torno da construção social ou da realidade universal de noções científicas fundamentais (como o próprio Almeida faz com o caso do número π ou 3,14). Assim, diz ele, havendo diversas ontologias (no sentido de perspectivas, concepções sobre as coisas, sobre o mundo), não se deve negar com um relativismo cultural radical e cego que *há ontologias mais pobres e ontologias mais ricas, e diferentes ontologias não são equivalentes em suas consequências pragmáticas e éticas*. Mesmo assim (ou por isso mesmo), argumenta o autor, é possível uma convivência fértil entre elas, é possível um *acordo pragmático, ainda que parcial*, tomando-se em conta, sobretudo, as consequências da ação sobre o mundo que as diversas ontologias implicam.

Permanece, enfim, a questão de como integrar de forma consistente esses dois continentes (ciências naturais e humanidades), preservando o que há de mais fértil e genuíno nos dois campos, sem concessões fáceis ou imposições sutis. Trata-se de um importante desafio para as novas gerações de cientistas e pensadores, tanto no campo das ciências naturais, como nas áreas das ciências sociais e humanidades. A compreensão do cérebro humano, sua estrutura e funcionamento normais e alterados e as relações entre função cerebral e temas fundamentais como linguagem, capacidade simbólica e cognição, assim como temas aparentemente mais distantes, como liberdade e consciência, exigem tanto uma ciência sofisticada e crítica do lado dos cientistas naturais como, por parte de filósofos, antropólogos, psicólogos e intelectuais em geral, a elaboração de pesquisas e teorizações igualmente sofisticadas e críticas. Mas todos necessitam estar bem informados e poder pensar e debater sobre os conhecimentos empíricos fundamentais das ciências relacionadas ao cérebro, ao comportamento e à mente humana. E, entre tais conhecimentos, o estudo da evolução do cérebro possivelmente é um dos mais férteis e relevantes.

REFERÊNCIAS

1. Creely H, Khaitovich P. Human brain evolution. Prog Brain Res. 2006;158:295-309.

2. Pollen AA, Hofmann HA. Beyond neuroanatomy: novel approaches to studying brain evolution. Brain Behav Evol. 2008;72(2):145-58. Epub 2008 Oct 7.

3. Vallender EJ. Exproring the origins of the human brain through molecular evolution. Brain Behav Evol. 2008;72(2):168-77. Epub 2008 Oct 7.

4. Spencer KA, Buchanan KL, Leitner S, Goldsmith AR, Catchpole CK. Parasites affect song complexity and neural development in a songbird. Proc Biol Sci. 2005;272(1576):2037-43.

5. Iwaniuk AN, Hurd PL, Wylie DRW. Comparative morphology of the avian cerebellum: I. Degree of foliation. Brain Behav Evol. 2006;68(1):45-62. Epub 2006 May 24.

6. Reboreda JC, Clayton NS, Kacelnik A. Species and sex differences in hippocampus size in parasitic and non-parasitic cowbirds. Neuroreport. 1996;7(2):505-8.

7. Jablonka E, Lamb M. Evolution in four dimentions: genetic, epigenetic, behavioral, and symbolic variation in the history of life. Cambridge: MIT; 2005.

8. Dolinoy DC, Weidman JR, Waterland RA, Jirtle RL. Maternal genistein alters coat color and protecs Atry mouse offspring from obesity by modifying the fetal epigenome. Environ Health Perspec. 2006;114:567-72.

9. Anway MD, Cupp AS, Uzumcu M, Skinner MK. Epigenetica transgerational actions of endocrine disruptor and male fertility. Science. 2005;308(5727):1466-9.

10. Pembrey ME, Bygren LO, Kaati G, Edvinsson S, Northstone K, Sjöström M, et al. Sex-specific, male-line transgerational responses in humans. Eur J Hum Genet. 2006;14(2):159-66.

11. Jablonka E, Lamb MJ. Précis of evolution in four dimensions. Behav Brain Sci. 2007;30(4):353-65; discusssion 365-89.

EVOLUÇÃO DO CÉREBRO

457

12. Mesoudi A. Extended evolutionary theory makes human culture more amenable to evolutionary analysis. Behav Brain Sci. 2007;30:374.

13. Faulkes Z, Baines AD. Evolutionary string theory. Behav Brain Sci. 2007;30:369-70

14. Khaitovich P, Hellmann I, Enard W, Nowick K, Leinweber M, Franz H, et al. Parallel patterns of evolution in the genomes and transcriptomes of humans and chimpanzees. Science. 2005;309(5742):1850-4. Epub 2005 Sep 1.

15. The Chimpanzee Sequencing and Analysis Consortium. Initioal sequence of the chimpanzee genome and comparison with the human genome. Nature. 2005;437(7055):69-87.

16. Varki A, Altheide TK. Comparing the human and chimpanzee genomes: searching for needles in a haystack. Genome Res. 2005;15(12):1746-58.

17. Green RE, Krause J, Ptak SE, Briggs AW, Ronan MT, Simons JF, et al. Analysis of one million base pairs of Neanderthal DNA. Nature. 2006;444(7177):330-6.

18. Noonan JP, Coop G, Kudaravalli S, Smith D, Krause J, Alessi J, et al. Sequencing and analysis of Neanderthal genomic DNA. Science. 2006;314(5802):1113-8.

19. Mason I. Neanderthal genome first draft unveiled [Internet]. National Geographic News; 2009 [capturado em 21 maio 2010]. Disponível em: http://news.national geographic.com/news/2009/02/090212-neanderthal-genome.html.

20. Pääbo S. Mapping the Neanderthal genome. Edge Foudation; c2009 [capturado em 21 maio 2010]. Disponível em: http://www.edge.org/3rd_culture/paabo09/paabo09_index.html.

21. Langaney A. Os homens: passado, presente, condicional. Lisboa: Gradiva; 1994.

22. Varki A, Nelson DL. Genomic comparisons of humans and chimpanzees. Annu Rev Anthropol. 2007;36:191-209.

23. Millar CD, Huynen L, Subramanian S, Mohandesan E, Lambert DM. New developments in ancient genomics. Trends Ecol Evol. 2008;23(7):386-93. Epub 2008 May 22.

24. Belle EM, Benazzo A, Ghirotto S, Colonna V, Barbujani G. Comparing models on the genealogical relationships among Neandertal, Cro-Magnoid and modern Europeans by serial coalescent simulations. Heredity. 2009;102(3):218-25. Epub 2008 Oct 29.

25. Mattick JS, Mehler MF. RNA editing, DNA recoding and the evolution of human cognition. Trends Neurosci. 2008;31(5):227-33. Epub 2008 Apr 7.

26. Passarge E. Genética: texto e atlas. Porto Alegre: Artmed; 2003.

27. Lefebvre L, Sol D. Brains, lifestyles and cognition: are there general trends? Brain Behav Evol. 2008;72(2):135-44. Epub 2008 Oct 7.

28. Dunbar RIM. Co-evolution of neocortex size, group size and language in humans. Behav Brain Sci. 1993;16(4):681-735.

29. Dunbar RIM. The human history. London: Faber; 2004.

30. Sol D, Szekely T, Liker A, Lefebvre L. Big-brained birds survive better in natures. Proc R Soc B. 2007;274(1611):763-9.

31. Sol D, Bacher S, Reader SM, Lefebvre L. Brain size predicts the success of mammal species introduced into novel environments. Am Natural. 2008;172 Suppl 1:S63-71.

32. Bowler PJ. The social implications of evolutionism. In: Bowler PJ. Evolution: the history of an idea. Berkeley: University of California Press; 1983.

33. Bowler PJ. Theories of human evolution: a century of debate, 1844-1944. Baltimore: Johns Hopkins University Press; 1987.

34. Bagehot W. Physics and politics: our thoughts on the application of the principles of "natural selection" and "inheritance" to political society. London: Farnborough; 1971.

35. Jones G. Social darwinism and english thought: the interaction between biological and social theory. Brighton: Harvester Press; 1980.

36. Paul D. Eugenics and the left. J Hist Ideas. 1984;45(4):567-90.

37. Boas F. The mind of primitive man. New York: Macmillan; 1911.

38. Kroeber AL. The superorganic. Am Anthropol. 1917;19:163-213.

39. Durkheim E. As regras do método sociológico. São Paulo: Companhia Editora Nacional; 1978.

40. Weber M. Die "objekivität" sozialwissenschaftlicher und sozialpolitischer Erkenntnis. Archiv für Sozialwissenschaft und Sozialpolitik. 1904;1:22-87.

41. Radcliffe-Brown AR. Puluga: a reply to Father Schmidt. Man. 1910;10(17):33-7.

42. Malinowski B. Kula: the circulating exchanges of valuables in the archipelagoes of Eastern New Guinea. Man. 1920;51:926-30.

43. White LA. Energy and the evolution of culture. Am Anthropol. 1943;45(3):335-56.

44. Steward JH. Theory of culture change: the methodology of multilinear evolution. Urbana: University of Illinois Press; 1955.

45. Stamos DN. Evolution and the big questions: sex, race, religion, and other matters. Malden: Blackwell; 2008.

46. Snow CP. As duas culturas e uma segunda leitura. São Paulo: EDUSP; 1995.

47. Ruse M. Science wars. In: Ruse M. Mystery of mysteries: is evolution a social construction? Cambridge: Harvard University Press; 1999.

48. Almeida MWB. Guerras culturais e relativismo cultural. Revista Brasileira de Ciências Sociais. 1999;14(41):5-13.

LIVROS, REVISTAS CIENTÍFICAS E *SITES* RECOMENDADOS

A seguir, são listados revistas científicas, livros e *sites* especialmente recomendados para oferecer aos leitores aprofundamento e atualização constante nos temas tratados neste livro. Os periódicos e *sites* podem ser encontrados na Internet (pelo menos os resumos) ou nas bibliotecas das principais universidades brasileiras.

Annual Review of Anthropology: excelente coletânea de artigos de revisão e atualização nas principais áreas da antropologia, incluindo, além da antropologia social e cultural, artigos em paleoantropologia, arqueologia, antropologia linguística e antropologia evolucionista e, eventualmente, traz também artigos de psicologia evolucionista e evolução do cérebro. As publicações da série *Annual Review* são, de modo geral, sempre de ótima qualidade.

Annual Review of Neuroscience: em linhas gerais, mas sobre neurociências, o mesmo que se disse sobre a *Annual Review of Anthropology.*

Behavioral and Brain Sciences: periódico científico dos mais interessantes. Organizado em forma de um ou dois grandes artigos que expõem teses atuais, originais e instigantes sobre temas que não se restringem apenas às neurociências, mas incluem cognição humana e animal, antropologia evolucionista e antropologia social, biologia evolutiva, neurociências comparativas, genética e comportamento, psicologia cognitiva, psicologia evolucionista, psicopatologia e outras áreas relacionadas. Os artigos são seguidos de réplicas feitas pelos melhores pesquisadores da área em questão e de tréplica dos autores, ao final, resultando em debates muito ricos e originais.

LIVROS, REVISTAS CIENTÍFICAS E *SITES* RECOMENDADOS

BioEssays e Bioscience: são duas excelentes revistas de biologia geral que trazem revisões críticas sobre temas relacionados à evolução em geral e do homem.

Biology and Philosophy: traz artigos interessantes e acessíveis sobre filosofia da biologia e revisões críticas em grandes temas da biologia, com ênfase em biologia evolucionista.

Brain, Behavior and Evolution: é uma das principais publicações sobre evolução do cérebro e do sistema nervoso animal em perspectiva evolucionista, publicando artigos originais e revisões amplas de grande interesse.

Current Anthropology: talvez a melhor revista atual de antropologia, inclui artigos de antropologia em geral (social e cultural, linguística, psicológica, etc.), publicando igualmente artigos importantes de paleoantropologia e antropologia evolucionista. Aqui também uma parte dos artigos são seguidos de réplicas feitas pelos melhores pesquisadores da área em questão e de tréplica dos autores, com a produção de debates interessantíssimos.

Evolutionary Anthropology: periódico de antropologia evolucionista, primatologia e paleoantropologia, publica revisões e debates críticos, em geral com artigos sumamente interessantes.

Journal of Comparative Neurology: embora de leitura menos atraente que *"Brain, Behavior and Evolution"*, é também um dos principais veículos de publicação de dados originais sobre neurociências comparativas.

Journal of Human Evolution: uma das principais revistas científicas internacionais sobre paleoantropologia. Traz artigos muito relevantes sobre a evolução dos primatas, dos hominíneos e da espécie humana.

Nature: junto com *Science*, PNAS e PLoS, compõe o grupo das grandes revistas científicas atuais, verdadeiro pilar do conhecimento ocidental moderno e contemporâneo. Todas elas são altamente recomendadas, pela grande qualidade e originalidade do que nelas se publica. Entretanto, na avalanche de informações sempre novas, o leitor deverá buscar com lupa o que lhe interessa de fato, no meio de tanta produção científica de alta qualidade.

Nature Reviews: fazendo parte de *Nature*, particularmente as series *Nature Reviews: Neuroscience* e *Nature Reviews: Genetics*, traz resumos e atualizações extremamente úteis para o leitor e pesquisador interessado.

PNAS – Proceedings of the National Academy of Sciences (Estados Unidos): o mesmo que se disse sobre *Nature*.

PRAS – *Proceedings of the Royal Academy of Sciences (Reino Unido):* o mesmo que se disse sobre *Nature*.

Science: o mesmo que se disse sobre *Nature*.

Trends in Ecology and Evolution: traz artigos muito interessantes sobre evolução biológica, evolução do cérebro e paleoantropologia.

LIVROS ESPECIALMENTE RECOMENDADOS

Sugestões de livros de maior interesse para quem quer se aprofundar em alguns dos temas tratados no livro:

Allman J. Evolving brains. New York: Scientific American Library; 1999.

Lewin R. Evolução humana. São Paulo: Atheneu; 1999.

Rose S. O cérebro no século XXI. São Paulo: Globo; 2006.

SITES RECOMENDADOS

Paleoanthropology Links é um excelente *"site de sites"*, que fornece uma lista grande de *links* de ótima qualidade sobre paleoantropologia, origem do homem, neandertais, museus de paleoantropologia e hominíneos.

Comparative Mammalian Brain Collections: Brain Evolution das instituições University of Visconsin, Michigan State University e National Museum of Health and Medicine, é um *site* ótimo e acessível sobre a evolução do cérebro.

Evolution of the Human Brain traz informações úteis sobre evolução do cérebro e aspectos da cognição humana.

http://human-nature.com/ *site* sobre evolução do homem e psicologia evolucionista.

Evolutionary Psychology index é um *site* com textos relevantes sobre psicologia evolucionista.

Great Ideas in Personality-Evolutionary Psychology este *site* contém muitos *links* para outros *sites* sobre psicologia evolucionista.

Anthropology Links (da American Anthropology Association), *site* com muitos *links* sobre antropologia.